제3판

일상생활동작학

ACTIVITIES OF DAILY LIVING

최 혜 숙 외

계 축 문 화 사

머리말 Preface

우리가 살아가는 데 가장 기본적인 일상생활활동들, 즉 잠자고 일어나서 옷을 입고, 화장실에 가고, 세수하고, 몸치장하고, 밥을 먹고, 소속된 업무에 임하는 것, 이러한 하루의 생활들이 곧 일상생활동작들이다.

이러한 활동들이 신체적, 물리적, 사회적 또는 환경적인 문제로 인하여 자기관리가 안 되고, 하고 싶은 일들을 못할 때, 우리는 장애를 가지고 있다고 말한다. 어떠한 이유에서건 자기관리와 관련된 활동들을 독립적으로 하지 못한다면, 그것은 안타깝고 우울한 일이 아닐 수 없을 것이다.

본서는 일상생활동작 훈련에 필요한 동작과 질환에 따른 훈련방법들을 제시하였다.

제1부에서는 작업치료를 토대로 한 일상생활동작에 대한 평가와 분석, 그리고 접근방법을 소개하였다.

제2부에서는 일상생활동작에 필요한 기본동작과 장애를 가지고 이동하는 다양한 방법과 기술들을 제시하였다.

제3부에서는 현대사회에서 중요성이 더 해가고 있는 뇌졸중과 척수손상, 장애아동 등 각 질환에 따른 일상생활동작 훈련방법들을 제시하였다.

제4부에서는 장애를 가지고 일상생활을 함에 있어 능률적이고, 효율적인 일상생활동작 훈련 방법들을 소개하였다.

3판에서는 부록에서 SCIM내용을 추가하였다. 모두 18장으로 구성되어 있는 각 장마다 이론적 개념과 재활치료적 접근방법들을 제시함으로써, 재활을 공부하는 학생들에게는 필요한 기본개념 학습에 도움을 주고, 임상가들에게는 양질의 치료를 제공하는 데 도움을 주고자 하였다.

끝으로 이번 3판에 참여해주신 강보선, 김금숙, 송창순, 장철, 정복희, 정상미, 황기철 교수님께 감사의 마음을 표하며, 본서가 나오기까지 수고해 주신 계축문화사 직원 여러분께 감사의 마음을 올린다.

2013년 8월

저자대표 최 혜 숙 씀

차 례 Contents

제1부 이론적 기초

제2부 일상생활활동에 필요한 동작

부 록

Activities of Daily Living

제 1 부

일상생활동작 개요

제1장 일상생활동작의 개념

제2장 일상생활동작 평가

제3장 일상생활동작 훈련

제4장 일상생활동작 분석

제5장 일상생활의 작업치료적 접근방법

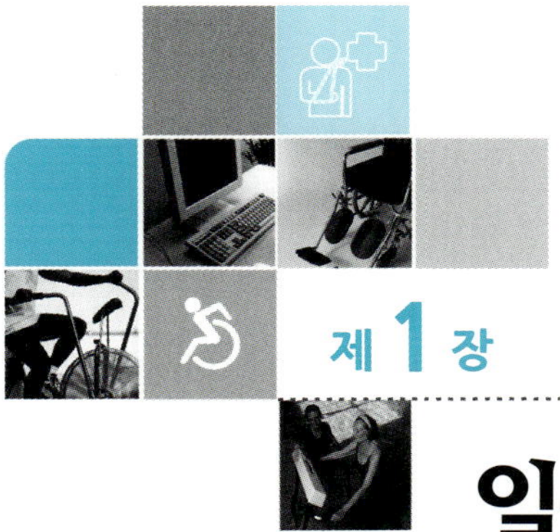

제 1 장

일상생활동작의 개념

일상생활활동(Activities of Daily Living : ADL)의 목적은 인간의 삶에서 자기관리를 스스로 유지하고, 개인의 일들을 수행함으로써 자신의 역할과 자아성취를 이루는데 있다. 그러나 장애를 가지면 신체적, 인지적, 심리적 기능에 대한 부족으로 일상생활을 유지하기 어렵다. 자기 자신에 대한 관리와 환경적 관리에 대한 능력 상실은 자존감의 상실, 의존성, 그리고 어린아이와 같은 감정을 가지는 결과를 가져올 수도 있다.

일상생활을 독립적으로 수행할 수 없는 사람은 자신의 역할 상실은 물론이며, 보호자가 환자의 기능을 대신 하기 때문에 가족들의 할 일에 영향을 미치기도 한다.

일상생활동작은 기본적 일상생활활동(Basic Activities of Daily Living : BADL)과 수단적 일상생활활동(Instrumental Activities of Daily Living : IADL)의 두 가지 영역으로 분류할 수 있다.

1. 일상생활활동 (Activities of Daily Living : ADL)

일상생활활동(Activities of Daily Living : ADL)은 기본적 일상생활활동(Basic Activities of Daily Living) 혹은 개인적 일상생활활동(Personal Activities of Daily Living : PADL)이라고도 하는데, 이는 생활 속에서 기본적으로 필요한 모든 동작들 즉, 자기관리(식사하기, 옷 입기, 몸치장하기, 화장실가기, 목욕하기, 위생처리하기 등)와 침대에서 움직이고, 앉은 자세를 유지하고 한 장소에서 다른 장소로 이동하는 것, 애정표현하기를 포함하는 모든 일을 독립적으로 하는 활동들이다. 그리고 전화 받기, 의사소통하기, 제시간에 약 복용하기, 지역사회 생활하기 등에 이르는 잡다한 일들로 구성된 활동들과 화재, 태풍, 자동차 사고와 혼자 있을 때 발생할 지도 모르는 응급사건과 마주칠 경우 대처하는 일들도 포함한다. 이러한 일들은 사회생활을 하기 위한 기초적인 것으로 기본적인 생존과 안녕을 가능하게 한다.

이러한 기본적 일상생활의 동작들이 때로는 인지와 지각의 손상으로 인한 자기 상(body image)의 상실은 일상생활을 독립적으로 수행하는데 영향을 줄 수 있다. 작업치료사가 환자에게 일상생활활동을 독립적으로 수행할 수 있도록 기능을 증진시키는 훈련은 재활에 있어 가장 중요한 역할을 한다.

2. 수단적 일상생활활동 (Instrumental Activities of Daily Living : IADL)

일상생활활동(ADL)은 자기관리를 하는데 기본적인 기술을 요구하는 반면, 수단적 일상생활활동(IADL)은 보다 진보된 것으로써 지역사회에서 생활하는데 문제해결능력, 사회적 기술, 그리고 더 복잡한 환경적 상호작용이 요구된다. 수단적 일상생활활동은 도구적 일상생활활동이라고도 하는데 가정관리, 음식준비하기, 집안일, 빨래하기, 장보기, 돈 관리하기, 지역사회 생활기술(communication living skill) 등 좀 더 구체적이고 수단적인 방법들이 포함되는 활동들을 말한다.

치료사는 일상생활활동의 수행능력을 평가하고, 독립성을 방해하는 문제점을 알아내어, 치료의 목표를 설정한다. 그리고 환자의 활동수행에 방해되는 물리적, 인지적, 사회적, 그리고 심리적인 장애물들을 제거하거나 감소시켜 일상생활활동 훈련을 시행하여 독립성을 증진시킨다. 환자 개인에 따라 필요하다면 치료적 보조도구들을 제공한다. 그러나 일상생활에서의 과제를 독립적으로 수행하는데 있어 새로운 보조도구 사용하는 방법과 적응하기 위한 생활은 장애의 정도와 회복의 과정에 따라 차이가 있을 것이다.

일상생활활동(ADLs)	수단적 일상생활활동(IADLs)
자신의 신체를 돌보기 위한 활동. 일상생활활동은 기본적 일상생활활동(BADLs)과 개인적 일상생활활동(PADLs)으로 나누어진다. 이러한 활동은 사회에서 살아가기 위해 필수적인 것이며, 기본적인 생존과 안녕을 위해 보장해 준다. • **목욕/샤워**(Bathing/showering) : 물품을 구하고 사용하기, 비누칠하기, 헹구기, 몸 말리기, 목욕 자세를 취하고, 유지하고, 자세변경하기 • **대・소변관리**(Bowel and bladder management) : 장 움직임과 방광을 수의적으로 완벽하게 조절하는 것과 방광 관리 조절을 위해 필요한 기구를 사용하거나 약 복용하기 • **옷입고 벗기**(Dressing) : 시간, 날씨, 옷에 맞는 악세서리를 적절히 선택하기, 옷장에서 옷을 꺼내기, 순서에 따라 입고 벗기, 옷과 신발 끈을 묶고 조절하기, 개인적인 용품이나 보조기, 의수족 사용하기 • **먹기**(Eating) : 음식 혹은 액체를 입안에 넣어 조절하고 유지하며 삼키는 능력 • **식사**(Feeding) : 그릇이나 컵에서 음식물을 입으로 가져가는 과정, 자가식사(self-feeding)이라고도 함 • **기능적 이동**(Functional mobilty) : 한 장소에서 다른 장소로 자세를 바꾸거나 이동하는 것(일상생활을 수행하는 동안). 침상 이동, 휠체어 이동, 자리 이동(침대, 자동차, 욕조, 화장실, 샤워, 의자, 바닥 등). 기능적인 보행과 수송 수단도 포함 • **개인도구 관리**(Personal device care) : 개인용품들을 사용하고, 닦고, 관리하는 것을 포함(청각보조기, 콘택트렌즈, 안경, 보조기, 의수족, 보조장비, 개인적인 품목인 피임도구나 성인용품 • **개인위생 및 몸치장하기**(Personal hygience and grooming) : 물품을 구하고, 사용하는 것, 체모제거(면도칼, 핀셋, 로션 등 사용), 세수하고, 말리기, 화장하고 지우기, 빗질하기, 멋내기, 솔질, 머리 정돈하기, 손・발톱 관리하기, 피부, 귀, 눈, 코 관리하기(탈취제사용), 구강청결(양치질과 치실사용, 치아교정기와 틀니 등 사용하고, 제거, 닦기, 다시 끼워 넣기)	가정과 지역사회에서 일상생활을 유지하기 위한 활동으로 기본적인 일상생활활동에서 사용되는 자기관리 보다 더 복잡한 상호작용이 요구된다. • **다른 사람 돌보기**(간병인 선택, 감독하는 것 포함(care of others) : 다른 사람 돌보기를 준비하고 감독하거나 직접 돌보기 • **애완동물 돌보기**(Care of pets) : 애완동물이나 서비스 대상 동물 돌보기를 준비하고 감독하거나 직접돌보기 • **아이 양육**(Child rearing) : 아이의 발달적 욕구를 채워주기 위해 돌보거나 돌보는 것을 감독하기 • **의사소통 관리**(Communication management) : 다양한 방식과 장비를 사용하여 정보를 보내고, 받고, 해석하기. 필기 도구, 전화기, 타자기, 시청각 기록기, 컴퓨터, 의사소통 도구, 호출 신호, 응급체계, 점자기, 보안대체 의사소통 체계 및 개인적인 디지털 보조도구 사용 및 관리하기 • **지역사회 이동**(Community mobility) : 지역사회 안에서 이동하고 대중교통이나 개인 이동수단을 사용하는 것. 운전하기, 걷기, 자전거 타기, 버스나 택시 등 다른 이동수단에 접근하고 이용하기 • **재정관리**(Financial management) : 재정적 자원의 사용, 재정적 거래 방법을 변경하고, 장・단기 목표를 계획하고 추진하기 • **건강관리 및 유지**(Health management) : 건강과 안녕을 위한 일상생활을 개선하고 관리・유지하는 것. 신체적 건강, 영양, 건강의 위험요소의 감소 및 규칙적인 약 복용하기 • **가정관리 및 유지**(Home establishment and management) : 개인 재산과 가족의 재산, 환경(집, 정원, 뜰, 전기기구, 자동차 등)을 취득하고 관리하는 것. 개인적인 소유물(옷과 가정 용품)을 유지하고 보수하는 것과 도움이 필요할 때 누구에게 어떻게 연락해야 하는지 아는 것 • **식사준비와 설거지**(Meal preparation and clean up) : 음식을 계획하고, 준비하며 영양이 있고 균형 있는 식단을 세우고, 음식을 차리고 식사 후 그릇과 음식을 치움

일상생활활동(ADLs)	수단적 일상생활활동(IADLs)
• **성적 활동**(Sexual activity) : 성적 만족을 위한 활동에 참여하기	• **종교 의례**(Religious observance) : 종교에 참여하는 것. 종료란 '신성하거나 초연적인 존재와 밀접한 관계를 맺기 위한 믿음, 관례, 의식 및 상징적인 것들의 조직화된 체계'를 말함 • **안전과 응급상황 관리**(Safety and emergency maintenance) : 안전한 환경을 유지하기 위해 예방방법을 아는 것과 행하는 것. 갑자기 예측할 수 없는 위험상황을 인식하고 건강과 안전에 대한 위협을 낮추기 위해 응급조치를 취하는 것

Occupational Therapy Practice Framework : Domain and Process, 2nd Edition by American Occupational Therapy Association. 2008, 62(6) ; 632–633.

3. 환자의 환경관리

기능적 장애로 인하여 역량이 감소된 환자의 환경을 관리하는 것은 환자의 인생에 있어 만족감을 주기 위해서 중요한 요인이 된다. 하루하루 살아가면서 인간은 어느 정도 판단할 수 있고, 의사결정을 실행할 수 있을까? 환자는 유지할 수 있는 환경을 어느 정도 인식할 수 있는가? 이러한 환경관리에 개입하는 궁극적인 목표는 환자들이 가능한 수준의 독립적인 기능을 최대한으로 회복할 수 있도록 도와주는 것이다. 또한, 환자의 환경을 통제하는 것은 자기 자신의 가치와 독립성을 느낄 수 있도록 해주는데 특히 중요하다. 어떤 한 분야에 있어서 무력감은 또 다른 분야로 확산될 수 있다. 치료사들은 자신의 독립적 기능을 유지하지 않으려 하는 환자들을 쉽게 만날 수 있다.

1) 환경 평가

치료사는 직접적으로 집안과 밖의 모든 분야에 관심을 가진다. 치료사의 치료목표는 조언 뿐 아니라 평가의 정도에도 영향을 미친다. 완전한 회복이 기대되어지는가? 기대되었던 균형이 어느 정도의 손상으로 남는가? 환자가 두 손의 기능을 잃어버렸는가? 등 모든 경우에 있어서 치료사는 환자의 안전에 관한 기능과 실제적인 환경평가와 조언의 변화를 고려해야 한다.

환자 평가는 계속 진행되어야 한다. 처음 목표는 환자가 실제적으로 사용하는 현관, 침실, 욕실과 같은 곳으로 제한된다. 의사에게 진찰을 받기 위해서 병원에 가는 것은 회복기 초기에는 주된 장애요인이 될 수 있다. 그리고 기능이 증진됨에 따라 화장실, 부엌, 일하는 방, 거실, 베란다, 주차장이나 지역사회 접근에 필요한 사용법들은 배워야 한다. 내부환경이나 외부환경에 대한 평가가 진행되어야 하며, 환자의 기능 회복에 대한 예측을 가지고 충분히 평가하여야 한다.

주거환경 평가지(표 1-1)에서 기록된 문제점들과 조언은 유용한 지침이 될 수 있으므로 관심 있게 보아야 한다. 평가에 있어 환자와 가족은 필수적으로 포함되어야 한다. 환경에 따르는 환자의 상호작용은 주거평가에 초점이 맞추어져 있으므로 환자의 기능적인 능력은 주거의 전체적인 평가에 있어서 반드시 필요한 부분이다. 환자와 보호자는 이 평가에 반드시 참여해야 하며 장애와 잠재적인 위험요소가 있는 환경에 대한 중요한 정보를 제공해줄 수 있다.

(1) 이상적인 환경

이상적인 환경이란 인간의 삶을 제한하는 것이 아니라 인간을 돕는 것이다. 환경은 사람들에게 육체적, 정신적 그리고 사회적으로 필요한 것들이 제공되는 동안 능력과 만족을 촉진시킨다. 또한 이상적인 환경은 안전하고 필요한 자원을 공급하여 각 개인의 미적 욕구를 만족시킨다.

(2) 안전

안전의 범주는 개인, 가족 그리고 집 안과 밖 모두의 안전을 포함한다. 지역사회에서의 개인적인 안전은 삶의 만족과 밀접한 관계를 가지고 있다. 장애를 가진 환자나 노인들을 위해서 안전은 중요하게 고려되어야 할 조건이다. 최근 연구에 의하면 노인들에게 발생되는 치명적인 낙상이 82%에 이른다고 추정하고 있다. 그리고 많은 치료사들은 한밤 중에 일어나서 움직이다가 엉덩뼈가 부러진 노인들을 돌보고 있다. 따라서 환경적인 방해물을 자각하고 줄이는 것은 치료과정에서 필수적인 부분으로 볼 수 있다.

2) 실내 환경

환자와 가족, 특히 오랫동안 같은 환경에서 살고 있는 사람들은 자신들의 규칙화된 가정생활에 적응되어 있다. 집의 구조, 가구의 모양과 위치, 전등의 위치, 카페트는 화분들이 있고 없느냐와 벽에 그림이 있고 없는 것과 마찬가지로 집의 미적 특성에 많은 부분을 차지한다. 그래서 치료사는 그것을 변화시키기가 어렵다. 운동성에 제한이 있는 환자들은 휠체어를 가지고 가정생활을 해야 하기 때문에 휠체어로 이동하기에 편리하도록 실내에 깔개 또는 카페트는 사용하지 않는 것이 바람직하다. 또한 실내의 문과 문턱은 이동하기 편리하도록 개조해야 한다. 치료사는 가끔 환자의 가정을 방문할 때, 현관에 있는 깔개를 치우는 것을 요구하지만, 다시 방문했을 때도 같은 장소에 있는 것을 발견한다. 그러므로 치료사는 환자와 가족과 함께 안전하고 기능적인 집을 만들기 위해서 노력해야 할 것이다.

치료사는 첫 번째로 환자의 제한된 범위에 대하여 정확히 알아내야 한다. 단지 한손만 쓸 수 있는 환자는 고정된 기구(물건)의 보조가 필요할 것이고, 신체적으로 약한 환자는 좀더 가벼운 장비가 필요할 것이다. 휠체어를 타고 생활하는 환자들을 위해서는 많은 변형된 기구와 장비로 잃어버린 기능을 보상할 수 있게 조절한다. 그리고 치료사는 환자에게 장비의 목적에 따른 용도를 설명해야 한다.

어떤 장비는 환자보다 오히려 가족 구성원을 도울 수 있거나 일의 수행보다 안전성에 중점을 둘 수 있다. 장비의 선택은 장애에 따른 기능제한의 종류, 수행하는 일의 형태, 환자의 보조 요구 정도에 의해 결정된다.

(1) 조명과 알람

많은 집들은 어둡다. 그러므로 침침한 시야를 가진 노인들에게는 적당한 조명이 필수적이다. 불의 밝기는 전등의 수와 전구 밝기에 따라 다르다. 화재경보기는 그 위치와 기능을 적어두어야 하며 화재경보기를 경제적인 이유로 설치하지 못한 환자에게는 설치하도록 조언해야 한다.

(2) 불빛

① 각방에는 여러 곳에서 빛이 나오게 되어 있는가?

② 빛이 발산되는가?

③ 빛이 충분히 밝은가?

④ 창문을 통해 햇빛이 비치는 얇은 커튼이나 예쁜 장식의 커튼 또는 빛을 볼 수 없는 (차단)커튼이 드리워져 있는가?

⑤ 거울은 많은 빛이 반사되지 않는 곳에 놓여 있는가?

(3) 색상

① 벽의 색상이 마루와 양탄자의 색상과 대조되는가?
② 빨강, 오렌지, 핑크, 노랑색이 주요 색상인가?
③ 푸른색과 녹색은 바랜듯하기 보다 진한 편인가?
④ 계단, 장애물 가장자리 색상이 표시되어 있는가?
⑤ 마루의 색상이 작은 양탄자와 잘 비교가 되는가?
⑥ 베이지, 흰색, 노랑들의 따뜻한 느낌의 색상이 사용되었는가?

(4) 글씨

① 방, 사무실, 표시, 엘리베이터, 우체통, 메뉴, 경고판, 스케줄 같은 것들이 충분히 크고 보기 좋게(잘 간격을 두고) 표시되었나?
② 문자와 숫자들이 뒷 배경과 잘 비교되는가?
③ 노인, 시력이 좋지 않은 환자들이 읽기 쉽게 인쇄되어 있는가?
④ 기구들의 ON/OFF 또는 HOT/COLD 등의 표시를 쉽게 식별하도록 표시되었나?
⑤ 개인서신이 읽기 쉬운 메모나 큰 형태로 쓰여 있는가?

(5) 듣는 환경

① 주위에 좋지 않은 소음을 가능한 최소로 줄일 수 있는가?
② 전화, 사람 또는 소음에 의해 일어나는 방해를 최소화 했는가?
③ 방들은 대화하기 쉽게 적당히 방음되어 있는가?
④ 대화 장소는 소음이 발생되는 기구들로부터 분리되어 있는가?

(6) 대화

① 대화자의 목소리 어조는 온화한가?
② 소리 지르는 것을 삼가하는가?
③ 대화자의 말하는 속도가 적당한가?
④ 단어를 정확히 발음하는가?
⑤ 얼굴을 바로 보고 상대의 관심을 끌었는가?
⑥ 잘 듣지 못하는 사람에게 대화에 있어서 변화를 주었는가?
⑦ 노인 환자들과 대화할 때 50~60㎝이내에 있는가?

⑧ 아이들에게 청각에 문제가 있는 사람이나 노인과 상호 작용하는 방법을 가르쳤는가?
⑨ 전화의 증폭기(확성기)를 이용하는가?
⑩ 관공서나 교회 등에서 수신기는 이용하는가?
⑪ 입 모양을 보고 얼굴표정을 파악하기에 빛이 적당한가?

(7) 위험 지역

① 계단의 가장자리에는 밝고 대비되는 색으로 표시되었나?
② 마루나 벽의 돌출부분을 주의 깊게 표시했는가?
③ 장애물이나 차도를 선명히 표시했는가?
④ 주방 기구, 샤워기, 욕조 등에 ON/OFF 또는 HOT/COLD의 위치를 선명히 표시했는가?
⑤ 계단 바닥은 미끄럽지 않는가?
⑥ 계단 가장자리는 발을 헛디뎌 넘어지지 않게 눈에 잘 보이게 표시되어 있는가?
⑦ 계단은 잘 수리되어 있는가?
⑧ 계단에는 손잡이가 있는가?
⑨ 손잡이는 안전하게 잘 고정되어 있는가?
⑩ 인도에는 표면이 매끄럽지 않게 덮여 있거나, 발에 걸려 넘어질 가능성이 있는 물건들이 있는가?
⑪ 밤에도 안전하게 이동할 수 있도록 충분한 실외등이 있는가?

(8) 내부 장치

① 광도는 한계 시야 범위만큼 충분하게 비출 수 있는가?
② 스위치는 환자가 방에 들어서기 전에 손이 쉽게 닿을 수 있는가?
③ 불빛이 너무 부시지 않는가?
④ 계단에는 적당하게 불이 켜져 있는가?
⑤ 현재 계단의 양쪽 손잡이가 있는가?
⑥ 손잡이가 벽에 안전하게 고정되어 있는가?
⑦ 계단 가장자리는 색깔 있는 고정 테이프나 미끄럼 방지기로 선이 그어져 있는가?
⑧ 양탄자는 뒤로 밀리지 않게 안전하게 되어 있는가?
⑨ 양탄자의 가장자리는 바닥에 잘 고정되어 있는가?

⑩ 방들은 움직임을 방해하지 않도록 혼란스럽지 않는가?
⑪ 집에 있는 의자들을 이동할 때 받쳐줄 수 있게 충분히 튼튼한가?
⑫ 의자에는 옮기는 동안 지지해 줄 수 있는 팔받침이 있는가?
⑬ 식당의 탁자는 기대였을 때 충분히 받쳐줄 수 있는가?
⑭ 낮은 상태의 물건들이 현재 발에 걸려 넘어질 위험이 있지 않은가?
⑮ 전화기는 쉽게 접촉할 수 있는 곳에 있는가?

(9) 가구

노인이나 장애를 가지고 가정생활을 하기 위해 안전한 가구 선택이 필요하다.
① 가구의 날카로운 모서리는 위험요소이다.
② 다용도의 낮은 탁자들은 이동하는데 불편을 준다.
③ 너무 낮거나 흔들의자와 회전의자는 불안정하여 피해야 한다.
④ 특별한 장애가 있는 환자는 좌석의 형태가 중요하다.
⑤ 부드러운 팔걸이의자는 엉덩관절 교정이나 불량한 해부학적 자세에서의 엉덩관절 골절이 있는 환자를 위해서 쓸 수 있다.
⑥ 뇌졸중 환자는 골반의 후방 굽힘(posterior tilting) 자세가 되기 쉬우므로 너무 푹신한 의자는 피한다.

(10) 바닥

정돈되어 있지 않은 깔개는 방해물이 되므로 치운다. 커다란 양탄자 역시 방해물이 될 수 있는데 왜냐하면 환자는 모서리 끝에 걸려서 넘어질 수 있기 때문이다. 바닥덮개의 종류와 상태는 각 방마다 다를 수 있으며, 만약 그것이 닳았다면 문제를 발생시킬 수 있고, 너무 두껍다면 걸을 때나 휠체어의 안전한 이동에 문제가 될 수 있다.

(11) 부엌

부엌은 높은 보관용 찬장과 낮은 오븐 등 여러 가지 어려움을 가지고 있다. 부엌의 평가는 오븐의 형태(가스나 전기), 밸브의 위치, 주요 사용기구의 접근성과 독립적인 기능에 어떤 제한이 있는지가 포함된다.
① 낮은 위치(지역)는 발끝으로 서거나 의자에 기대지 않고 물건을 쉽게 찾을 수 있는가?
② 바닥 깔개가 있는 바닥은 미끄럽지 않은가?

③ 싱크대 지역에는 넘친 물을 빨아들이는 미끄러지지 않는 매트가 있는가?
④ 바퀴가 달려 자유롭고 팔베개가 있으며 움직이기에 안전하고 적당한 무게의 의자가 있는가?
⑤ 점화용 불씨가 스토브 밖으로 튀었을 때 환자가 경계할 수 있도록 가스 냄새가 풍기는가?
⑥ 계단의 발판은 힘을 받쳐주기에 충분히 튼튼한가?
⑦ 발판은 미끄럼을 방지하고 잘 수리되어 있는가?
⑧ 휠체어를 사용하는 환자의 경우 싱크대에서 부엌일을 할 수 있도록 싱크대 및 찬장의 높낮이를 조절할 수 있는 가구를 사용할 수 있는가?(그림 1-1, 2, 3, 4).

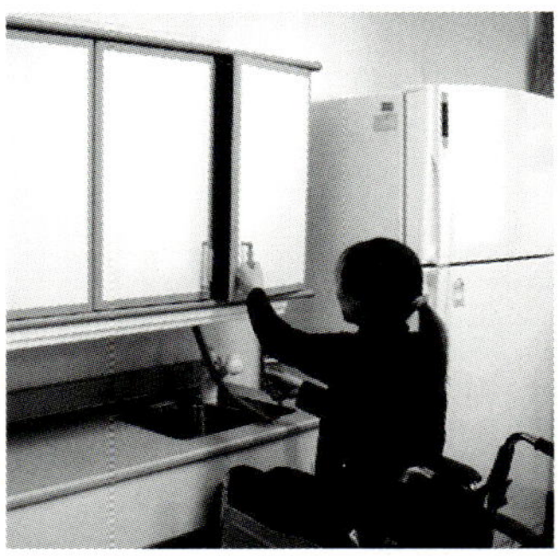

그림 1-1. 위치작동에 의해 찬장이 낮아진다.

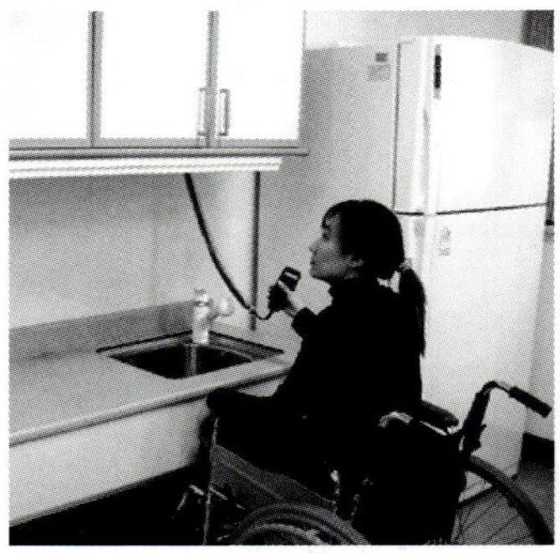

그림 1-2. 설거지할 때, 찬장을 높게 한다.

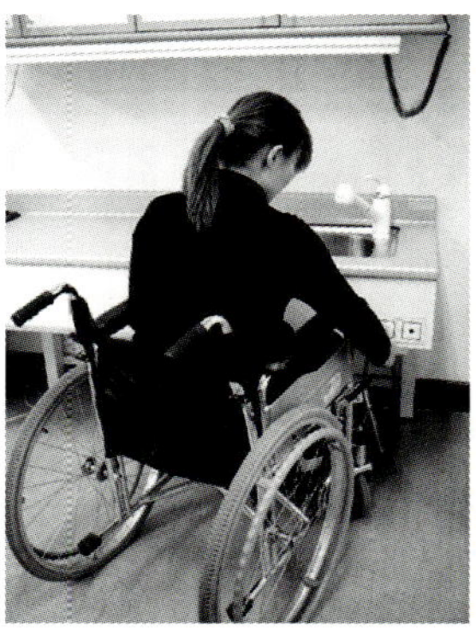

그림 1-3. 싱크대가 낮아진다.

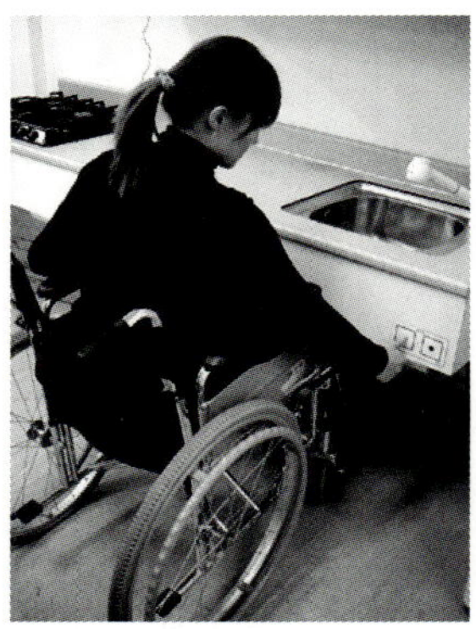

그림 1-4. 싱크대가 높아진다.

(12) 욕실

환자들은 일상생활활동 중에서 목욕하는 것을 가장 어렵고 두렵게 생각한다. 욕실은 몸을 움직이기에 충분한 공간 부족과 바닥의 미끄러움으로 넘어짐에 대한 두려움이 더욱 증가한다. 안전을 위해 욕실은 바닥에 미끄럼 방지를 위한 매트를 깔아주거나, 목욕용 의자를 사용하고, 변기시트는 높게, 세면대는 낮게 설치허 주고 손잡이 바(bar)도 설치해 주는 것이 좋다. 수건걸이는 넘어짐에 대한 두려움으로 환자가 손잡이 바(bar)로 이용할 수도 있으므로 불안정한 수건걸이는 교체하든지 아니면 견고하게 고정시켜야 한다. 유리로 된 문이 있다면 커튼으로 바꿔야 하며 조명은 밝게 해 주어야 한다.

욕실의 평가에서는 주된 사용품목과 이동 공간뿐만 아니라 안전한 손잡이가 있는가? 그리고 특별한 장비를 이용할 수 있는가 기록되어야 한다. 또한 타월걸이의 위치와 구조를 기록하는 것은 유용하다.

치료사는 일의 수행과 운동감각, 인지력, 정신 사회적인 기능의 결손을 증명하거나 장비를 사용하기에 가능한 일을 판단하여 기능의 개선을 시작할지 아닐지를 측정해야 하거나 위의 두 가지를 모두 하여야 한다. 치료의 결정에는 환자의 생활방식과 문화, 주거 형태, 결손의 원인, 치료사의 지시체제가 영향을 미친다. 이 단원에서는 적합한 장비의 선택에 초점을 두었다.

① 어떤 장비(물건)를 가지고 들어갈 때 방해되지 않게 충분히 문이 넓은가?

② 문에는 발을 헛디뎌 넘어질 문지방이 있는가?

③ 바닥이 젖어 있을 때 미끄러운가?

④ 욕조나 샤워하는 장소에 미끄럼을 방지하는 천이나 매트가 있는가?

⑤ 욕조나 변기 손잡이가 쓸 만한가?

⑥ 손잡이 바(bar)는 확실히 안전하게 고정되어 있는가?

⑦ 변기 높이는 적당한가?

⑧ 변기로 이동하는데 도움이 되도록 변기의 높이는 올렸는가?

(13) 욕실장비

화장실에는 안전을 위협하거나 이용하기 어려운 것들이 많은데, 이런 것들은 보조 도구들로 변형이 가능하다. 변기는 보통 의자들보다 낮게 만들어져 있기 때문에 허리 문제나 관절문제로 쉽게 앉았다 일어설 수 없는 사람들은 변기 높임 시트를 필요로 하기도 한다. 치료사나 의사는 각 제품의 장단점을 고려해야 한다. 예를 들어, 이동식 변기시트는 쉽게 탈 부착 할 수 있지만, 그 만큼 단단히 고정되지는 않는다. 몇몇의 싼 모델은 부러지기 쉬운 플라스틱 나사못을 쓰고 있기 때문에 철물점에서 파는 긴 쇠못으로 대체해야 하기도 한다.

① 씻을 때는 침대나 싱크대에서의 사용을 위해 샴푸를 넣어두는 통, 밀어 올리는 뚜껑식 병, 벽에 붙여서 조절할 수 있는 돋보기나 거울 등이 있으면 더 편리하다.

② 줄이 달린 비누나 목욕 장갑에 비누 주머니가 있는 것은 비누를 쉽게 사용할 수 있게 해준다.

③ 스펀지가 달린 긴 목욕 막대기나 길게 접어서 양쪽에 고리를 단 목욕타월은 환자가 혼자서 닿지 않았던 곳까지 닦을 수 있다.

④ 플라스틱 손잡이에 얇은 스펀지가 달린 것은 발가락 사이를 닦기 위해 필요하며, 스틱에 고무줄로 목욕타월을 묶어서 쓸 수도 있다.

⑤ 진공으로 부착된 솔(suction brush)은 환자가 손을 씻거나 한 손으로 틀니를 닦아야 할 때 유용하다. 부드러운 샤워솔을 샤워장 벽에 진공부착으로 부착하여 손을 쓰지 않고도 등을 닦을 수 있게 한다.

⑥ 모서리에 부착되어 있는 선반은 환자가 서서 샤워를 할 때 쉽게 물건들을 쓸 수 있게 해준다.

⑦ 욕조로 이동이 어려운 환자는 아래와 같이 기계적인 이동을 사용한다(그림 1-5).

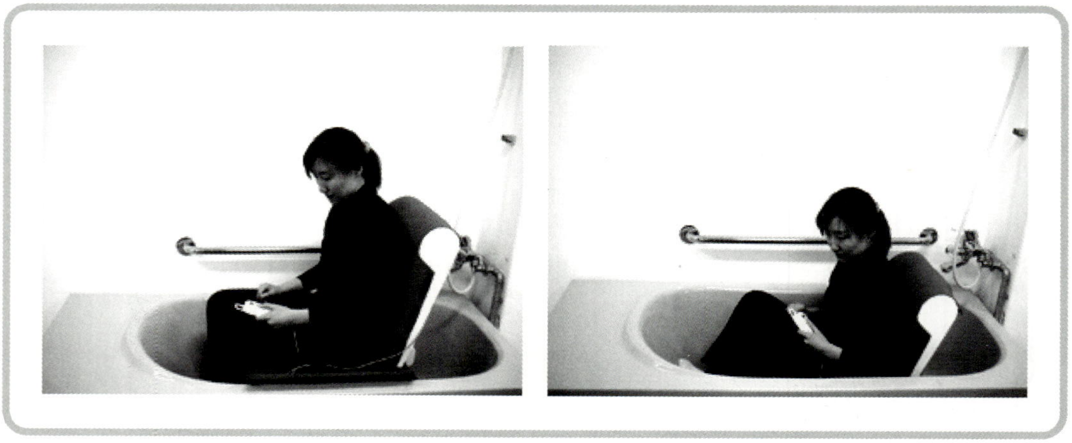

그림 1-5. 기계적 욕조 이동

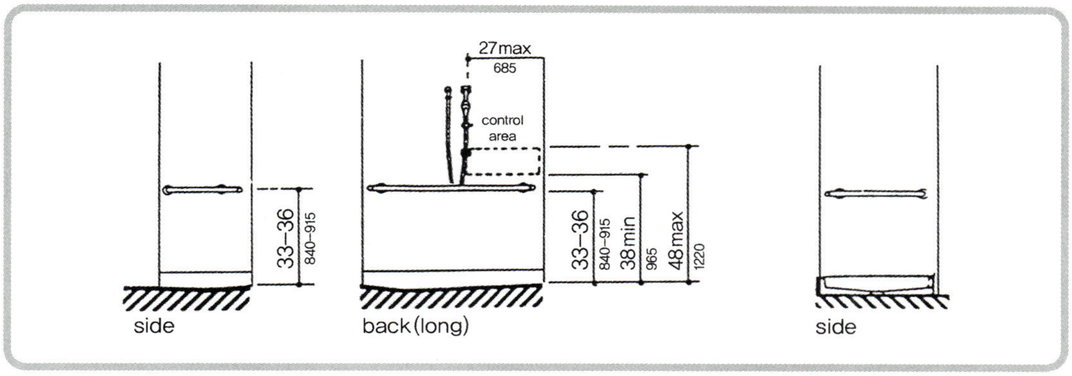

그림 1–6. 샤워 헤드와 벽 손잡이의 높이(30in by 60in(760mm by 1525mm)Stall

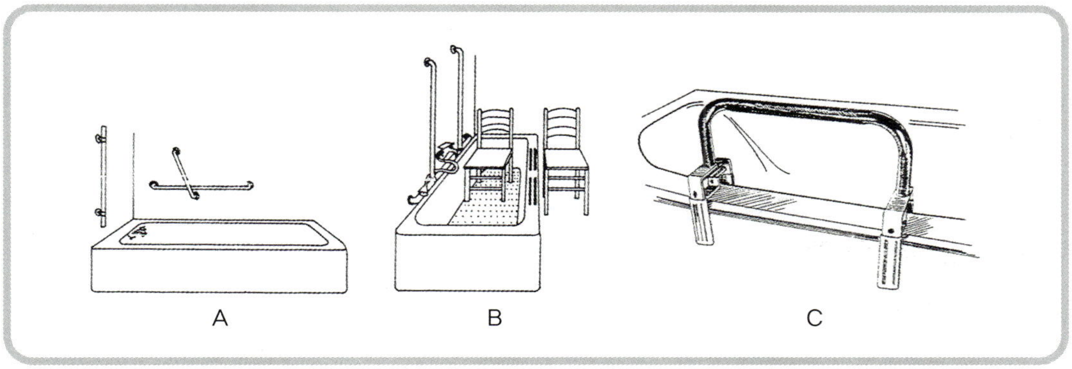

그림 1–7.

A. 앉아서 또는 서서 욕조 안으로 들어가기 위한 손잡이 바(bar)
B. 앉아서 샤워할 때 미끄럼 방지매트와 안전한 손잡이 바(bar), 욕조에 들어가기 편리하게 욕조 밖에 의자를 놓아 준다.
C. 욕조에 부착된 손잡이 바(bar)

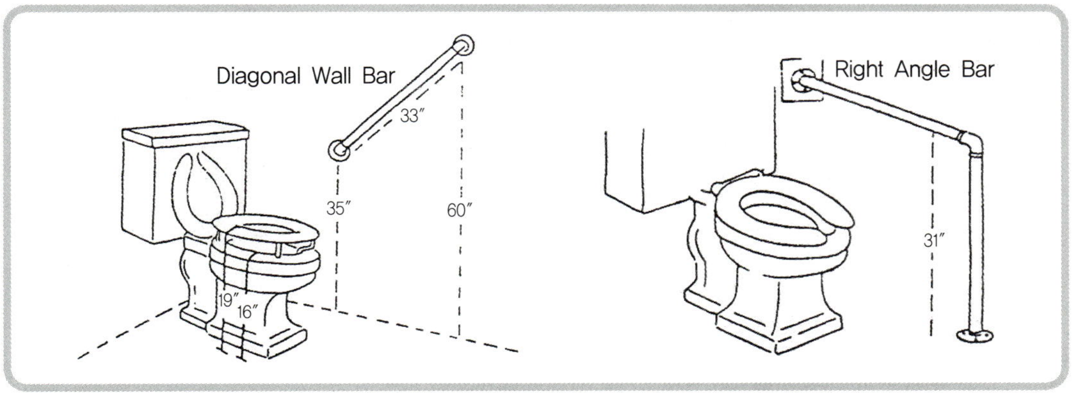

그림 1–8. 화장실에 부착된 안전한 손잡이 바(bar) 의 높이

(14) 침실

① 손쉽게 닿을 수 있고 적당한 곳에서 전등을 이용할 수 있는가?

② 전등이나 침대 옆의 램프가 밤에 화장실에 갈 때 유용한가?

③ 침실에는 욕실로 가는 통로가 움직임에 방해되지 않게(특히 밤에) 깨끗하게 준비되어 있는가?

④ 침대에 오르고 내릴 때 표면은 안전을 고려하기에 적당한 높이인가?

⑤ 침실 바닥은 미끄럽지 않은 것으로 덮여 있고 발에 걸려 넘어질 수 있는 물건들이 없지 않는가?

⑥ 환자는 발끝으로 서거나 의자에 기대지 않고 벽장 선반의 물건에 다다를 수 있는가?

(15) 침실 장비

① 두꺼운 모양의 시트나 넓은 매트리스 패드는 매트리스 위를 덮은 각각의 모서리를 잡아당길 필요가 없다.

② 침대주머니(휴지나 안경, 원격 조정기 등을 넣을 수 있는 두 개의 주머니가 있는 박스와 스프링과 매트리스 사이에 위치한 작은 주머니)는 환자가 자주 사용하는 물건들을 편리하게 보관할 수 있도록 팔을 뻗어 닿을 수 있는 침대가장자리에 위치하게 한다. 또한 이 침대주머니는 잠자기 전 전등을 켜기 위해 손을 뻗치다가 발생할 수 있는 낙상을 예방하기도 한다.

③ 온열담요는 이불보다 더 가볍고, 만약 환자가 긴 집게(reacher)를 사용하고 있다면 이불을 잡아당기기가 훨씬 쉬워질 것이다.

④ 사다리 모양의 침대용 보조대는 한 쪽으로 돌아서 손을 짚고 앉지 못하는 환자를 위해 유용하게 사용된다.

⑤ 작은 받침대나 발판은 발끝의 이불무게를 유지할 수 있게 한다.

⑥ 쐐기모양의 머리 받침대는 짧은 시간동안 침대에 앉아 있도록 도와주는데 유용하게 사용되며 머리받침이 올림되는 전동침대는 환자가 장시간 침대를 사용할 때 훨씬 더 편리하다.

⑦ 병원용보다 가정용으로 만들어진 전동침대는 문을 통과하기에 적합하며 모양이 획일적이지 않고, 환자가 자세를 바꿀 수 있도록 되어 있다. 전동침대는 환자의 안정을 위해 침대 위치를 낮게 할 수 있고, 간병인의 편리를 위해 침대의 위치를 높게 조절할 수도 있다. 수동조절은 값이 싼 반면 실용적이지 못하다. 치료사는 후견인

에게 전동조절침대의 부가적인 비용을 정당화하기 위해 추가적인 정보를 제공할 필요가 있다.

⑧ 풀오버(목부터 입는 스웨터)보다는 앞 단추가 있는 긴 소매 옷, 단추나 지퍼 보다는 벨크로가 부착된 옷 등이 편리하다.

⑨ 변형된 신발, 끈, 옷걸이, 단추 고리 등은 환자들이 사용가능한지 여부를 알아보기 위해 먼저 사용해보도록 한다.

⑩ 길고 가벼운 플라스틱 손잡이의 신발주걱은 금속보다 편리하다.

⑪ 일부 금속 봉으로 된 신발 신는 보조 장치는 탄력양말을 신는 것을 도와주지만 그 봉 위로 양말을 벌려 넣는 데는 힘이 요구된다.

⑫ 침상에 앉아서 책보기 어려운 환자는 아래와 같은 책 독서대를 사용한다(그림 1-9).

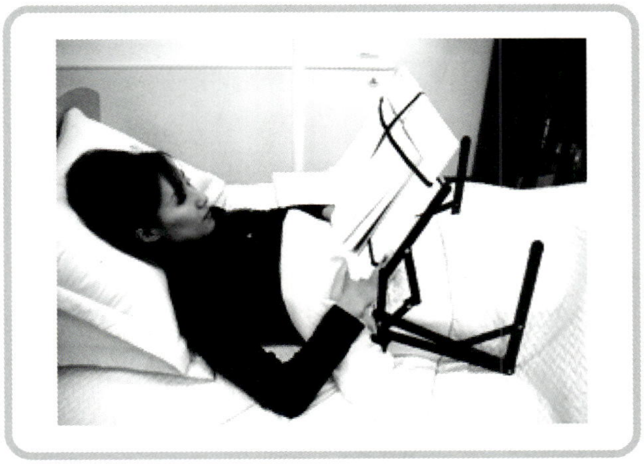

그림 1-9. 책 독서대

3) 감각 환경

일반적이고 빠른 평가는 감각 환경에서의 문제점을 알아 낼 수 있다. 환경 안의 각각의 범위는 감각 결여를 가진 환자들을 위해 조심스럽게 평가되어야 한다. 감각에 대하여 많은 치료사들은 특별한 평가 방법들을 사용하고 있으며, 환자 개인이 각기 다른 감각에 대한 손상을 가지고 있으므로 감각에 대한 치료 접근 방법은 다양하다.

(1) 청각 손상(hearing impaired) 환자를 위한 환경

① 말은 천천히 그리고 분명하게 하지만, 짧게 하지 않는다.
② 상대방의 입술을 읽을 수 있는 수준으로 눈을 상대방에게로 향한다.
③ 고주파에 예민한 환자는 목소리를 낮게 하여 대화한다.
④ 가능한 배경음악을 피하고 조용한 환경을 선택한다.
⑤ 청각 조력이 있고 적당하게 적용되는지 검토한다.
⑥ 대화 중 말을 사용하지 않는 전달방법 예를 들면 미소, 부드러운 몸동작, 포인트 등으로 대화자의 메시지를 강조한다.
⑦ 긴 설명을 필요로 하는 메시지는 글로 표현한다.
⑧ 의사전달의 곤란을 느끼지 않는 활동을 한다(예, 카드놀이, 볼링 등).
⑨ 듣지 못하는 사람은 대화와 화제에 이질적이 되므로 흥미를 감소시키며 편집병 비슷한 상태 혹은 폐쇄적인 상태가 될 수 있다.
⑩ 선택적인 청각은 고주파, 피로 그리고 환경의 산만한 것에 의해 생기며, 이것이 어떤 양상을 갖는지 기억해야 한다.

(2) 시각 손상(visual impaired) 환자를 위한 환경

① 눈 부시는 빛은 피하는 것이 좋다.
② 반짝이는 표면에서의 반사되는 빛을 피한다. 즉, 창문 덮개, sunglasses, 혹은 챙이 둘러져 있는 모자 등을 사용하여 태양광선으로부터 반사되는 빛을 피한다.
③ 안전이 한 요소가 되었을 때 색깔의 부조화를 피해야 한다. 파스텔색채, 푸른색, 녹색 그리고 매우 어두운 색깔들은 모두 동일하게 보일 수 있다. 색을 확인시키기 위해서는 노랑과 파랑처럼 강하게 대조되는 색을 사용한다.
④ 빛의 갑작스런 변화를 피한다. 빛은 적당하게 배열되어 있어야 하고 어떤 불빛은 일정한 위치에 둔다. 예를 들면 밤에 침실의 불빛, 거실과 목욕탕 같은 곳에서의 불빛분포는 좌측에 있어야 한다.
⑤ 모든 서명, 지시서, 라벨 등은 크게 인쇄해 사용한다. 큰 인쇄는 모든 사람들이 보기에 용이하다.
⑥ 백내장인 사람은 교차로 혹은 심부지각력이 필요할 때 도움이 필요하다.
⑦ 큰 활자 책, 확대경과 같은 저시력 보조물이 도움이 된다.
⑧ 시각에 제한이 있을 때 접촉을 사용해 의사전달을 할 수도 있다. 손으로 가볍게 두

드리는 것은 대화자와 청취하고 다른 사람이 알게 하는 데 도움을 준다.

⑨ 시각 손상을 가진 환자는 새로운 방 혹은 환경을 구두로 묘사해 주어야 한다. 위험한 장소와 가구의 위치를 알려주고 누군가 방안에 있어 이들을 도와준다. 이들이 편안하게 적응할 수 있을 때까지 환자들과 함께 머무르는 게 좋다.

재활전문가는 많은 정보들이 실린 문헌을 참고하여 환자의 감각 상실을 보완할 수 있어야 한다. 환경의 안정성은 감각이 손상된 환자들에게 차단된 환경의 범위에서 보장되어야 한다.

(3) 접촉(touch)

① 환자들이 접근하기 쉬운 느낌을 가질 수 있는 정서적인 감촉을 느끼기에 충분한 환경을 가지고 있는가?

② 환자가 관심을 가지고 환경에 다가갈 수 있는 풍부한 다양성을 가지고 있는가?

③ 당신과 그 밖의 사람들은 노인이나 환자들이 당신에게 올 때 따뜻한 악수로써 환영했는가?

④ 당신은 당신과 상호관계를 맺고 있는 환자들이 어떤 형태의 접촉을 하는지 알고 있는가?

4) 일상생활활동 훈련의 환경

(1) 의복선택

① 앞 트인 옷이 환자들에게는 편리하다.

② 타이즈들은 용변을 볼 때 벗을 필요 없이 열 수 있어야 한다.

③ 만일 환자가 용변을 본 후 바지를 끌어올리기 어렵다면 벨트보다 멜빵바지가 더 편리하다.

④ 커다란 허리띠가 있는 겉옷과 겹쳐져 있는 옷들은 환자가 걸려 넘어질 위험이 있다.

⑤ 털로 된 모자나 옷을 입으면 신축성이 있어서 편리할 뿐만 아니라 환자를 따뜻하게 하는데 도움이 된다.

⑥ 양말은 목 부분에 탄력성이 높으면, 신고 벗기에 어려움이 있으므로 약하게 해 준다.

(2) 먹기 활동

먹기에 심한 장애가 있는 환자는 Winsford Self Feeder로 혼자 먹을 수 있다. 이 장치는 환자가 접시나 그릇을 돌려야 할 때 사용할 수 있으며 숟가락을 올리거나 내릴 수 있도록 한다. 이 장치는 값이 비싸므로 공급자들은 환자로 하여금 구입하기 전에 사용해보도록 한다. 좀더 기능적인 활동을 할 수 있는 환자는 적당한 길이의 숟가락과 손잡이가 환자의 기능에 맞추면 편리하고, 구부러져 있는 숟가락은 관절가동범위에 기능 제한이 있는 환자에게 적당하며, 유니버살 커프(universal cuff)를 사용하면 손의 기능이 부족한 환자에게 적합하다. 또한 협응 능력이 부족한 환자는 접시에 방어대(plate guard)를 해주거나 움푹한 접시(scoop dish)에 음식물을 담아서 먹고, 컵으로 마시기보다는 긴 빨대로 마시는 것이 안전하며, 뚜껑과 손잡이가 있는 컵이 좋으며 컵 아래 부분이 묵직한 컵을 사용하는 것이 환자가 음식물을 흘리지 않고 먹는데 도움이 될 것이다. 목을 펴하기 어려운 척수손상 환자나 뇌손상 환자는 컵의 한쪽 부분을 자른(cutout) 컵을 사용하면 편리하다. 그리고 환자는 머그컵, 긴 빨대, 빨대를 끼우는 뚜껑이 있는 컵을 더 선호한다. 때때로 환자들은 어떤 장비를 사용하기보다는 가족들이 먹여주는 것을 더 좋아한다.

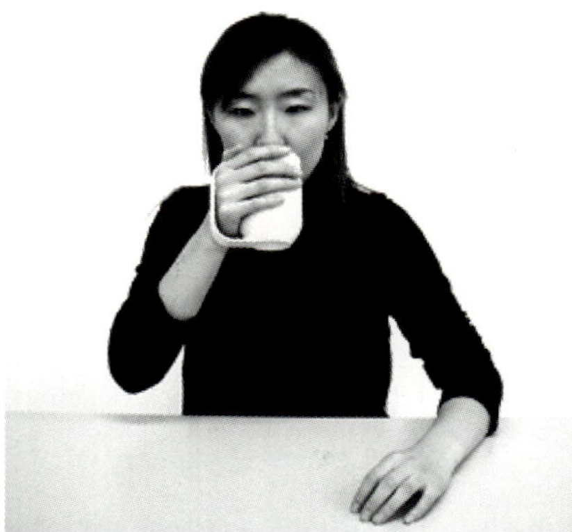

그림 1-10. 쥐기 능력이 부족한 환자가 사용하는 손잡이가 큰 컵

식탁용 회전식 쟁반은 허약한 환자가 접시를 넘겨주고 조미료를 건네줄 수 있게 해준다. 채색된 식탁용 매트나 대조되는 색의 접시는 환자가 식기를 배치할 때 혼동하는 것을 줄여준다. 환자가 주머니가 있는 성인용 턱받이를 차고 음식을 먹으면 편안하게 먹을

수 있다, 휠체어를 사용하는 환자들은 무릎 위에 올려놓는 탁자를 대신하는 판자나 끌어올리는 식탁을 필요로 한다. 이동에 문제가 있는 어떤 환자들은 팔걸이가 있거나 높은 좌석이 있는 부엌용 의자를 필요로 한다, 약 복용을 필요로 하는 환자에게는 큰 숫자로 써서 약물의 라벨을 환자가 잘 읽을 수 있도록 해 주는 것이 좋으며, 어린아이가 있는 경우 뚜껑에 잠근 장치가 있어 돌려서 여는 뚜껑이 좋다. 치료사는 유색 분류된 병이 필요하며 약물, 투약에 관한 지시, 예방법, 의사가 방문하여 규정한 부작용을 기록한 큰 인쇄물을 준비할 필요가 있다.

① 먹기 활동에서 쥐기 능력이 부족한 환자는 다음과 같은 도구를 사용하여 먹는다(그림 1-11).

② 관절가동범위 제한이 있는 환자들이 사용할 수 있는 신장된 손잡이의 숟가락으로 먹는다(그림 1-12).

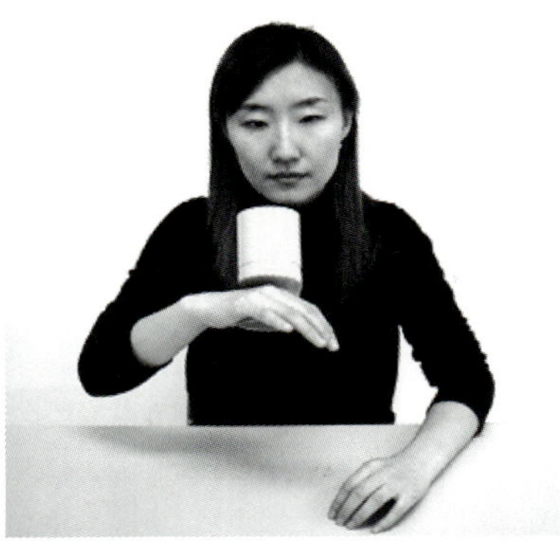

그림 1-11. 쥐기 능력이 부족한 환자가 사용하는 손잡이가 없는 컵

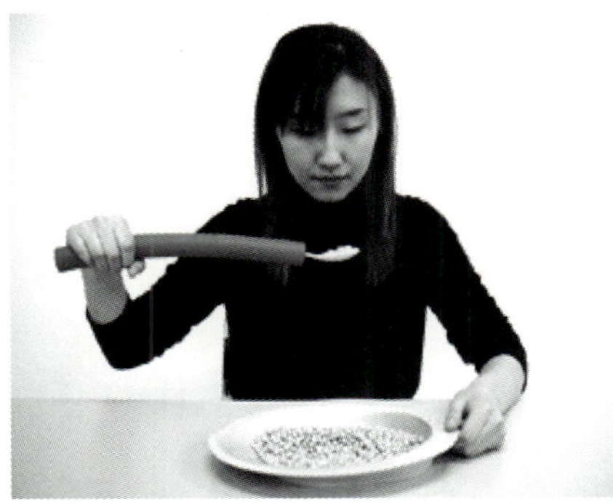

그림 1-12. 팔굽관절 가동범위 부족한 환자의 식사 훈련

(3) 부엌환경과 요리

대부분 이동에 제한을 가진 환자들이 적합하게 활동할 수 있도록 개수대와 싱크대를 포함하여 휠체어를 사용하는 환자들이 요리활동 할 수 있는 환경을 제공해 주는 것이 좋다. 전자레인지 등 기구의 선택은 환자들이 사용하는 환경의 제한에 따라 선택한다. 조명은 눈이 부시지 않은 것을 선택한다.

하루 종일 혼자 있어야 하고 침실에서 떠나지 못하는 환자의 가족들은 보온병이나 작은 냉장고에 조리된 음식을 넣어둔다. 어떤 가족들은 작은 부엌을 만들기 위해 작은 전자레인지나 사무용 냉장고를 구입한다. 혼자 사는 환자들은 조식이나 간식을 준비할 수 있지만 주식은 준비하지 못할 수도 있다.

요리를 할 수 있는 환자들은 다양한 크기의 도구와 적당한 부엌용 도구들을 선택해야 한다. 또한 필요한 물건을 사러갈 수 있다면 가공 저장되어 만들어 놓은 식품을 구매하고 식료품 배달 서비스를 이용할 수도 있다. 한 손만 사용하는 환자들은 병따개, 뚜껑을 돌려서 여는 도구, 컵을 씻기 위한 솔이 달린 흡착식 솔, 한손을 위한 강판이 필요할 것이다. 스파이크 판(spike board)은 나무를 절단하여 만든 판에 두 개의 스테인레스 강철 못을 박아 만들어진 것을 사용하면 한 손으로 재료를 썰 때 도움이 될 것이다. 미끄럼방지 식탁용 매트는 융단재 매트나 고무제품으로 만들어져 있으며, 자루가 긴 팬 손잡이는 한 손으로 쉽게 사용할 수 있게 해준다.

휠체어 높이에 경첩달린 선반과 분리된 무릎길이의 앞치마는 하반신마비 환자에게 편리하다. 레버형 손잡이, 발로 조작하는 스위치, 시각 제어기는 부엌에 있는 수도꼭지 옆에 추가로 부착할 수 있다. 코드화된 계량컵과 그림으로 설명된 요리책은 지각력이 부족한 환자들에게 도움이 된다. 치료사는 요리에 필요한 물품을 결정하고 장비의 선택을 재고하며, 환자와 간병인이 함께 목록들을 재검토해야 한다.

① 한 손으로 요리하는 환자의 경우 도마에 못을 박고 음식물을 부착하여 깎는다(그림 1-14).

② 한 손으로 재료를 자를 때 고정시키는 작용이 있는 도마를 사용한다(그림 1-13, 14).

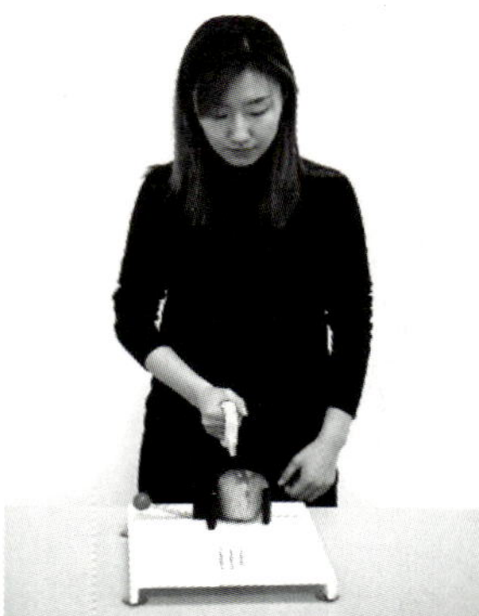

그림 1-13. 한 손으로 과일 자르기

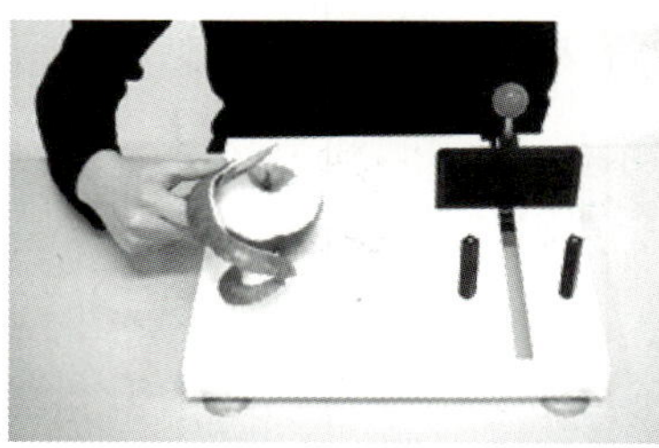

그림 1-14. 한 손으로 과일 깎기

(4) 청소와 세탁

긴 손잡이 달린 스펀지와 쓰레받기 모양의 리쳐(reacher)와 유연한 손잡이가 있는 자루걸레는 관절가동범위 제한이나 유연성이 부족한 환자가 청소하는데 도움이 된다. 전동빗자루는 진공청소기를 무거워하는 환자에게 적합하지만, 그것에 몸을 기대려고 한다면 위험하다. 유연한 호스가 있는 진공청소기는 휠체어를 타고 사용하기에 더 편리하다. 주머니가 많이 달린 앞치마는 이동하며 청소할 때 물건을 담기에 편리하며, 손기능이 제한된 환자에게는 청소용 걸레보다는 오히려 깃털달린 먼지 털이나 청소용 긴 장갑이 더 편리하다. 바퀴가 있는 손수레는 세탁물을 운반하는데 편리하며, 건조기는 허리를 굽히기 힘든 환자를 위해 단이 높은 곳에 놓는 것이 좋다. 세탁실 거울은 환자가 휠체어 높이에서 볼 수 있도록 경사지게 걸어주고, 리쳐는 옷을 잡을 수 있도록 준비한다.

(5) 이동에 필요한 장비

치료사는 환자의 기능에 따라 이동장비의 종류를 결정하지만, 그 이전에 논의된 장비가 주거환경에 적합하다면, 그것으로 결정할 수 있다. 예를 들면, 넓은 지지면을 가진 네발 지팡이는 안정적이지만 매일 계단을 오르는 환자에게는 적합하지 않다. 그리고 네발 지팡이의 다리들은 비품에 걸리거나 통로를 혼란스럽게 할 수도 있다. 커다란 이동용 바퀴가 달린 워커는 편평하지 않은 입구가 있거나 환자가 산책하기를 즐긴다면 필요하다. 그리고 접이식 워커는 차량 운송을 위해 필요하다.

① 작은 주택에 있는 환자는 방향조정이 쉬운 가벼운 휠체어가 필요하다.

② 짧은 거리만 이동할 수 있는 환자는 더 긴 거리의 이동을 위해 전동장치를 장착한 스쿠터가 필요할 것이다.

③ 휴대용 램프는 응급상황에서 유용하게 쓰일 수 있다.

④ 문의 걸쇠 장치는 지렛대 작용이 있는 손잡이의 모양으로 교체한다.

⑤ 맞춤 열쇠 손잡이나 문에 붙인 고리는 안전한 잠금키로 유지할 수 있다.

⑥ 복도에 설치된 이동 감지 전등의 스위치도 안전에 도움을 준다. 전등의 밝기는 출입구에서 이동하는 데 도움이 되지만 침상에서는 그렇지 않다. 자동타이머 장치의 전등은 환자가 화장실로 갔다 되돌아오기까지 충분히 복도를 밝힐 수 있도록 조절되어야 한다.

⑦ 어떤 특별한 기구는 환자가 침대에서 몸을 돌리도록 해준다. 그러나 만일 환자가 침대에서 벗어나려고 시도한다면 알람이 울리도록 한다.

어떤 변형된 장비들은 가정 내에서의 움직임에 편리함을 준다. 흔들의자에 달린 전등의 스위치들은 누르기에 편리하다. 또한, 무선 전화기의 벨트로 된 손잡이, 목소리가 잘 들리는 인터폰은 불안이 많고 움직임이 제한되어 있는 환자가 간병인을 부를 때 도움이 된다. 조절장치는 많은 종류가 있는데, 출입구에서 응답하고 블라인드를 열 수 있는 복잡한 장치는 출구에서 작동시키고 정지시킬 수 있도록 간단한 것들로 배치한다.

(6) 여가 활동

성인 놀이는 레크리에이션과 여가(leisure)로 분류된다. 레크리에이션은 노동 역할을 지지하기 위한 에너지를 재생성시킨다. 여가는 사회 역할 의무와 압박으로부터의 자유의 최소한도내에서 활동의 편의를 위해 간단하게 수행되고 자유롭게 선택되는 활동이다.

환자들은 지속적인 야외 활동과 여가 활동으로 용기를 얻는다.

① 바퀴달린 정원용 의자는 환자가 일어나지 않고 꽃밭에서 잡초를 뽑을 수 있도록 해준다.

② 편마비 환자는 나일론 소재의 벨크로 장갑(velcro mitt)을 사용하여 공을 주고받는 놀이를 할 수 있다.

③ 카드 섞기, 크게 인쇄되었거나 점자로 만들어진 카드나 크게 인쇄된 득점 종이철(한 장씩 떼어 쓰게 만든)을 이용하는 것도 여가 활동의 한가지이다.

④ 뜨개바느질 그릇, 바늘에 실 꿰는 도구, 돋보기, 한손용 자수틀, 전동 가위들은 환자가 취미로 바느질을 할 수 있게 해준다.

5) 외부환경

직접적인 외부환경은 출입구, 마당, 주차장 그리고 인도, 도로, 길 앞, 걸을 수 있는 가까운 지역의 출입구를 포함한다. 이 평가는 시골, 준도시, 도시 등 집이 위치한 지역과 단독주택, 아파트, 다가구 주택 등 어느 곳에 사느냐에 따라서 달라진다.

(1) 교통(Transportation)

교통에 대한 평가는 집으로 진입하는 일상적인 교통수단의 종류를 고려해야 한다. 도시의 주된 교통수단이 자동차라면 평가는 환자가 차를 타고 내릴 능력이 있는지, 운전을 할 수 있는 지 등을 포함해야 한다. 또한 대중교통 수단을 이용한다면 평가의 초점은 가장 가까운 교통수단으로부터 환자가 타고 내릴 수 있는 능력이 어느 정도인지에 맞추어져야 한다. 만일 일반적인 교통수단의 형태가 편리하지 않다면 다른 수단이 필요하다.

어떤 도시에서는 노인들을 위한 교통서비스를 제한적으로 제공해주기도 한다. 가정보건 치료사는 지역사회의 이런 자원을 인식하고 있어야 한다.

(2) 집 밖(Home Exterior)

치료사는 출입구 주변도로들을 조사해야 하며 이는 환자의 접근과 안전을 위해서 유용하게 사용된다. 평가는 길 표면의 종류와 상태 그리고 도착지점까지의 거리와 조명들을 포함한다. 만일 출입구와 집 앞의 공간이 아파트, 콘도, 세든 집 등과 같이 환자와 가족의 소유가 아니라면 변형시키는 데에는 어려움이 따른다.

시골지역에 사는 사람은 특별한 문제들에 직면할 수 있다. 주차장, 입구, 인도들은 포장이 좋지 않거나 경사져 있을 수 있다. 하지만 집 안과 밖의 작은 도로는 약간의 보수를 통해서 안전해질 수 있다. 보도블럭 사이에 있는 잡초는 뽑아주고 진흙길에 있는 도로는 평평하게 해주어야 한다. 만약 조명이 없다면 설치할 수도 있다.

(3) 집 입구(Home Entrances)

환자의 이동 장비 모양이 어떤 형태이든지 집의 출입구 사용에 있어서 하나의 전용 출입구가 필요하다. 현관문은 쉽고 부드럽게 열리며 환자가 안전하게 들어올 수 있을 때까지 열려있어야 한다. 엘리베이터 문은 환자가 들어갈 수 있는 충분한 시간이 필요하고 적당한 밝기의 불빛이 필요하다. 그리고 환자가 중심을 잃지 않고 열고 닫을 수 있어야 한다. 출입구 문의 무게, 열리는 넓이, 문턱의 높이와 모양 그리고 환자가 지나갈 동안 문이 열려있는 상태가 유지되는 시간 등을 주의 깊게 살핀다. 보통 문 앞의 유리 끼운 덧문이나 방충망은 위험할 수가 있으며 특히 잠겨 있다면 더욱 위험을 일으킬 수 있다. 그 밖에 출입계단, 손잡이, 현관의 크기가 고려되어야 한다. 최근에 지어진 많은 구조물들은 계단에 손잡이를 부착하지만 오래된 빌딩이나 특히 대도시는 그렇지 않은 곳이 많다. 계단의 수와 높이, 상태, 현관의 유무 역시 평가 대상이 된다. 또한 환자가 문을 열고 이동할 수 있는 충분한 공간이 있어야 한다.

만일 환자가 영구적으로 움직일 수 없게 되어 외부적인 도움을 받거나 휠체어를 사용하고, 균형을 완전히 상실할 정도로 손상되었다면, 보도나 주차장에 직접 출입구를 설치해야 한다. 입구의 계단은 가장 이용하기 쉽도록 계단의 높이가 6인치(15㎝)보다 높지 않도록 하고, 손잡이가 달리도록 해야 한다. 경우에 따라서 보행기나 가족 중 한사람이 일시적으로 난간 역할을 할 수도 있다. 그러나 그 외의 경우 해결하기 어려울 것이다. 그리고 세든 집이나 아파트일 경우에는 이용하기 쉬운 출입구를 만들기에 많은 어려움이 따른다. 경사로를 만들 때는 난간에 지지대를 만들고 적어도 한쪽에는 손잡이가 있어야 안전하다. 그리고 표면에는 미끄러지지 않는 재질을 사용해야 한다.

표 1-1 주거환경 평가지

주 거 환 경 평 가			
이름		욕조	바닥으로부터의 높이
주소			욕조 안의 폭
진단명			샤워기의 높이 □왼쪽 □오른쪽
날짜			접근 가능 □가능 □불가능
이동상태	□지팡이 □보행기	세면대	바닥으로 부터의 높이
	□휠체어 □다른 도구 필요		접근 가능 □가능 □불가능
주거 형태	□아파트 □ 주택	화장실	문폭
층수	층 계단 수 개		□미닫이 □여닫이
계단	계단높이		문턱높이 □있다 □없다
	폭		휠체어 출입가능은? □가능 □불가능
	깊이	변기	바닥으로 부터의 높이
	난간 □있다 □없다		화장지의 높이
현관	폭		변기와 양쪽 벽사이 거리 □왼쪽 □오른쪽
	길이		손잡이(bar) □있다 □없다
	문턱과의 높이차이□있다 □없다	부엌	문폭
문	폭 문턱높이		문턱높이 □있다 □없다
	□미닫이 □여닫이		싱크대로 휠체어 접근 가능한가? □가능 □불가능
침실	□침대사용 □좌식		찬장에 물건 접근 가능한가? □가능 □불가능
	휠체어 출입 가능한가?	식탁	바닥으로부터 높이
	□가능 □불가능		접근 가능한가? □가능 □불가능
옷장접근가능?	□가능 □불가능	냉장고	이음새의 위치 □오른쪽 □왼쪽
평가자	평가자 조언		

제 2 장

일상생활동작 평가

일상생활동작의 평가는 건강관리 서비스에서 재활치료 프로그램의 중요한 부분이다. 환자가 재활의 목표를 달성하기 위해 기초가 되는 중요한 자료이며, 평가를 기초로 하여 치료계획을 세울 수 있고 평가 시 낮은 점수를 기준으로 하여 치료를 시작할 수 있다. 일상생활동작 치료에 의해 변화되는 진전은 건강관리 자료로 재활치료 프로그램에 반영하여 포괄적인 치료에 도움이 된다.

1. 일상생활활동 평가 기록방법

일상생활활동 독립성의 단계 기록

1) **독립**(Independence) : 정상적이거나 거의 정상적인 속도에서, 보조도구를 사용하거나 사용하지 않고, 암시, 감독 또는 도움 없이 활동들을 수행할 수 있다.
2) **감독**(Supervision) : 혼자 활동을 수행할 수 있으나 안전을 위하여 누군가를 필요로 한다.
3) **최소의 도움**(Minimal assistance) : 감독, 암시 또는 20% 이하의 신체적 도움을 필요로 한다.
4) **중간정도의 도움**(Moderate assistance) : 감독, 암시 또는 20%~50%의 신체적 도움을 필요로 한다.
5) **최대의 도움**(Maximal assistance) : 감독, 암시 또는 50%~80%의 신체적 도움을 필요로 한다.
6) **의존**(Dependence) : 거의 독립적으로 수행하지 못하거나 활동의 한 단계 또는 두 단계를 수행하며, 쉽게 피로함을 느끼고 매우 천천히 수행하며, 식사하기와 같은 기초적 기술을 수행하기 위하여 복잡한 도구와 기구를 필요로 하며, 80% 이상의 신체적 도움을 필요로 한다.

2. 일상생활동작의 수행 진전 기록

초기평가에서 일상생활활동 수행정도 평가기록은 훈련과정에서 재평가의 결과와 수행능력의 변화를 기록하기 위해 한 칸 이상의 여백을 남긴다. 만약 표준화된 평가가 초기평가에 사용되었다면 환자의 진전의 단계를 알아내는데 도움이 된다.

환자의 기능회복의 진전기록은 보통 의무기록에 중요한 역할을 하며 환자의 능력과 현재의 독립정도에서의 변화를 알 수 있으며, 또한 환자가 앞으로의 독립성에 대한 가능성, 태도, 일상생활활동 훈련에 대한 동기, 그리고 일상생활활동 프로그램에 대한 앞으로의 목표 또한 추정할 수 있다. 진전 기록에는 환자의 독립성의 현재수준 또는 퇴원 계획을 위해 필요한 도움의 정도 또한 관련되어 있어야 한다. 예를 들어 만약 환자가 자기관리를 할 때 중등도의 도움을 계속적으로 필요로 한다면 환자에게 보조자가 고용되어야 할 것이고, 환자가 더 좋아질 가능성을 가지고 있다면 치료사는 지속적인 치료 방법에 대한 것을 고려해야 할 것이다.

3. 평가도구의 종류

표 2-1 평가도구의 종류

BADL Assessment	개발년도
Modified Barthel Index(MBI)	1965년 Barthel & Mahoney에 Barthel Index(BI)로 발표하였고, MBI는 1995년에 발표
Functional Independence Measure(FIM)	1990년 Granger
Katz ADL Index	1959년 Katz
Kenny Self-Care Evaluation	1969년 Schoening
PULSES Profile	1957년 Moskowitz& McCann
Klein-Bell ADL Scale	1982년 Klein & Bell
Spinal Cord Injury Measure(SCIM)	1997년 Catz 등
IADL Assessment	
Assesment of Motor and Process Skills(AMPS)	1980년대 후반
Kitchen Task Assesment(KTA)	
BADL and IADL Assessment	
Canadian Occupational performance Mesure (COPM)	1994년
Kohlman Evaluation of Living Skills(KELS)	

1) Modified Barthel Index(MBI)

물리치료사 Barthel과 그의 남편인 의사 Mahoney에 의해 1965년 만성질환자의 일상생활자립도를 알아보기 위하여 개발된 도구이다.

개발당시에는 완전독립, 중등도의 도움, 완전의존의 3단계 척도로 Barthel Index(BI)로 평가하였으며, 그 후 수정 보완되어 1995년도에 Modified Barthel Index(MBI)가 개발되어 완전독립, 약간의 도움, 중등도의 도움, 많은 도움, 완전의존의 5단계로 평가된 것이 현재까지 임상에서 사용된다.

완전의존은 0점, 완전독립은 100점이다. 평가영역은 식사하기, 옷 입고 벗기, 몸치장하기, 목욕하기, 휠체어로 이동하기, 화장실 이동과 사용, 걷기, 계단오르고 내리기, 대변 조절하기, 소변 조절하기 등 10항목으로 되어 있다(부록 1 참고).

표 2-2 MBI 점수 척도

MBI score	의존도 수준(Dependency level)
0-24점	Total
25-49점	Severe
50-74점	Moderate
75-90점	Mild
91-99점	Minimal

2) Functional Independence Measure(FIM)

환자가 실제로 일상생활을 수행하는 것을 측정하는 것으로써 도움의 정도가 어느 정도 인지에 대한 것을 평가한다.

평가 척도는 완전독립(7점), 수정된 독립(6점), 감독 또는 준비에 도움(5점), 약간의 도움(4점), 중등도의 도움(3점), 많은 도움(2점), 완전의존(1점) 등 7단계로 평가되며, 각 항목은 1점이다. 가장 높은 점수는 126점이고, 가장 낮은 점수는 18점이다.

전체 항목은 운동성 13개 항목(식사하기, 몸치장하기, 목욕하기, 상의 입고 벗기, 하의 입고 벗기, 용변 뒤처리하기, 대변 조절하기, 소변 조절하기, 의자/침대/휠체어 이동하기, 변기/욕조로 이동하기, 걷기, 휠체어 사용하기, 계단오르고 내리기)과 인지와 관련된 5개 항목(언어이해력, 표현력, 사회적 상호작용, 문제해결 능력, 기억력)으로 총 18개 항목이다(표 2-3, 6). (부록 2 참고)

표 2-3 FIM 점수 척도

점수	척도	설명	구분
7점	Complete Independence	과제의 모든 과정을 보조기나 보조도구 없이 적당한 시간 내에 안전하게 수행함	Independent
6점	Modified Independence	보조기나 보조도구가 필요하거나, 정상적인 시간보다 오래 걸리거나 위험한 요소로 인해 안전을 고려해야 함	
5점	Supervision or setup	신체적 접촉없이 옆에서 지켜보거나, cuing 또는 coaxing. 보조기나 보조도구 필요함	Modified Dependent
4점	Minimal Contact Assistance	touching 정도 신체적 접촉 필요. 75% 이상을 독립적으로 수행함	
3점	Moderate Assistance	touching 이상의 신체적 접촉이 필요하며 50~75%까지 독립적으로 수행함	
2점	Maximal Assistance	과제의 25~50% 독립적으로 수행함	Complete Dependent
1점	Total Assistance	과제의 25% 미만을 독립적으로 수행함	

3) Wee-FIM(Functional Independence Measure)

Wee FIM은 1987년 뉴욕 주립대학의 Uniform Data System for Medical Rehabilitation (UDSMR)에 의해 Pediatric Functional Assessment로 개발되었다.

Wee FIM은 6개월~8세까지 건강, 발달, 교육을 평가하고, 추적하기 위해 개발되었다. 또한 발달장애아동에게는 6개월부터 12세까지 사용이 가능하고, 정신연령이 7세 이하 모든 발달장애아동에게 적용할 수 있다.

Wee FIM은 18개 항목으로 구성되어 있으며, 자기관리(self-care), 괄약근조절(sphincter control), transfer, locomotion, 의사소통(communication), 사회적 인지(social cognition)로 구성된 6개의 하부항목으로 되어 있다. Wee FIM은 평가자가 직접 관찰할 수 있고, 면담과 관찰자 면담을 함께 할 수도 있다.

① Wee FIM 점수는 7점에서 1점으로 줄 수 있다.

② 0점이나 빈 칸을 남겨두어서는 안된다.

③ 최하의 점수는 18점(total dependence in all skills)

④ 최고의 점수는 126점(complete independence in all skills)

표 2-4 Wee FIM 점수 척도(부록 3 참고)

Wee FIM score	의존도 수준(Dependency level)
7점	최대 독립적
6점	독립적인 수행의 점수, 보조기구사용, 시간이 많이 소요되는 경우, 안전을 고려해 주어야 하는 경우
5~1점	다른 사람으로부터 도움을 받아야 하는 도움의 정도
1점	모두 도와주어야 하는 경우

Wee FIM 단계 설명

1. 6~8개월 : Level 1에서 시작한다.
2. 48개월 이상 : Level 7에서 시작한다.
3. 18~48개월

Item	Beginning Level
Eating	Level 7
Grooming	Level 3, 4, 5
Bathing	Level 3, 4, 5
Dressing Upper & Lower	Level 3, 4, 5
Toileting	Level 1이나 2부터 시작하고, Level 5를 건너 뛰고 Level 7로 갈 수 있다.
Bladder & Bowel Management	Level 7
Transfer to Chair/ Toilet	Level 7
Transfer to Tub	Level 1
Locomotion	Level 7
Stairs	Level 5는 아동이 계단을 올라갈 때 부모가 실질적인 도움을 주지 않더라도 조언을 하는 경우 적용하며, Level 6은 아동 스스로 손잡이를 사용하는 경우에 사용한다.
Comprehension	1단계나 2단계, 또는 3단계 지시사항을 이해하는 능력에 따라 적용한다. 보통 부모가 서로 연관이 있던지 연관이 없던지 2단계 지시사항을 주로 사용한다면 Level 3 또는 Level 4를 적용할 수 있다.
Expression	Level 3, 4, 5
Social Interaction	Level 3
Problem-Solving	Level 2(generic, telephone, groceries)
Memory	Level 2 또는 3

아동은 매우 다양한 변화를 보일 수 있으며, 기대하지 않은 일부 영역에서는 Level 6 또는 Level 7을 수행할 수도 있음을 기억해야 한다.

독립(INDEPENDENT) 과제수행시 보조자가 필요하지 않다. (NO HELPER)	
7 (Complete Independence)	과제의 모든 과정을 보조기나 보조도구 없이 적정시간 내에 안전하게 수행할 수 있다.
6 (Modified Independence)	보조도구가 필요하거나, 적정시간보다 오래 걸리거나, 위험요소에 대한 안정성을 고려해야 한다.
의존(DEPENDENT) 과제수행시 보조자의 지도감독이나 직접적 보조 등이 필요하다. 그렇지 않으면 과제를 수행할 수 없다. (REQUIRES HELPER)	
부분의존(MODIFIED DEPENDENCE) 과제의 50% 이상을 수행할 수 있다. 각 Level에 따른 도움의 정도는 다음과 같다.	
5 (Supervision or Setup)	신체적인 접촉없이 옆에서 지켜보거나, 조언을 하거나, 격려를 해 주어야 한다. 또는 보조자가 미리 준비를 해 주거나 보조기나 보조도구를 착용해 주는 것이 필요하다.
4 (Minimal Contact Assistance)	Touch 정도의 신체적 도움이 필요하며, 과제의 75% 이상을 수행할 수 있다.
3 (Moderate Assistance)	Touch 이상의 신체적 도움이 필요하며, 과제의 50~75% 정도를 수행할 수 있다.
완전의존(COMPLETE DEPENDENT) 과제의 50% 미만을 수행하며 최대의 보조 또는 완전보조가 필요하다.	
2 (Maximal Assistance)	과제의 25~50% 정도 수행할 수 있다.
1 (Total Assistance)	과제의 25% 미만을 수행할 수 있다.

Wee FIM
(Functional Independence Measure)

등록번호 :

이름 :

성별 / 나이 :

진단명 :

검사일 :　　년　월　일

검사자 :

LEVELS		
L E V E L S	7 Complete Independence(Timely, Safely) 6 Modified Independence (Device)	NO HELPER
	Modified Dependence 5 Supervision 4 Minimal Assist(Subject = 75+) 3 Moderate Assist (Subject = 50%+) Complete Dependence 2 Maximal Assist(Subject = 25%+) 1 Total Assist(Subject = 0%+)HELPER	HELPER

Items	
Self Care	
먹기(Eating)	
몸치장(Grooming)	
목욕하기(Bathing)	
상의 입고 벗기(Dressing-Upper) Body	
하의 입고 벗기(Dressing-Lower) Body	
용변보기(Toileting)	
Sphincter Control	
소변관리(Bladder Management)	
배변관리(Bowel Management)	
Mobility	
이동(Transfer) :	
의자, 휠체어(Chair, Wheelchair)	
화장실(Toilet)	
욕조, 샤워실(Tub, Shower)	
Locomotion	
걷기, 휠체어, 기기(Walk/wheelChair/crawL)	W( ) C( ) L( )
계단(Stairs)	
의사소통(Communication)	
이해력(Comprehension)	A( ) V( )
표현력(Expression)	A( ) V( )
Social Cognition	
사회적 상호작용(Social Interaction)	
문제해결(Problem Solving)	
기억력(Memory)	
Total Wee FIM	

주의 : 빈칸으로 비워두지 마시오(위험요소로 검사를 못할 경우 1로 기입)

4) Spinal Cord Independence Measure Ⅲ

척수손상 환자를 위해 Catz 등(1997)에 의해 개발된 SCIM을 보완하여 개발된 평가도구로 자조활동, 호흡근과 괄약근 조절, 이동의 세 영역으로 되어 있으며, 각 영역별 총점은 자조활동 20점, 호흡근과 괄약근 조절은 40점, 이동 40점으로 완전 의존은 0점, 완전 독립수준은 100점이다.

5) Katz ADL Index

뇌졸중, 엉덩관절 골절노인, 다발경화증 등의 환자들을 평가하기 위해 개발되었다.

이 도구는 완전독립 A에서 완전의존 G까지 점수를 주는, 6개 주요 기능범주(식사하기, 옷 입기, 목욕하기, 화장실 이동하기, 이동, 배설억제능력)로 분류되어 있으며, 점수화의 단계는 독립적 수행, 도움을 받아 수행, 수행 불가 등 3단계로 평가된다.

6) Kenny Self-Care Evaluation

평가영역은 침상활동, 기동(mobility), 거리이동(transfer), 옷 입기, 신변처리, 식사하기 등 6가지 기능영역에 대하여 17가지 항목으로 구성되어 있다.

이 항목들은 0점에서 4점으로 되어 있으며, 0점은 의존적이며 4점은 독립적이다.

가장 낮은 점수는 0점이고, 완전한 독립은 24점이다.

7) PULSES Profile

① **P-Physical Condition :** basic health, illness status

② **U-Upper Limb Function :** self-care activities(drinking, eating, dressing, upper/lower body, donning brace or prothesis, washing/bathing, perineal care)

③ **L-Lower Limb Function :** mobility(transferring chair/toilet/tub or shower, walking, climbing stairs, propelling wheelchair)

④ **S-Sensory Comparnents :** sight, communications(verbal/hearing)

⑤ **E-Excretory Functions :** control of sphincter(bladder/bowel)

⑥ **S-Support Factors :** psychological/emotional, family/social/financial supports

8) Klein-Bell ADL Scale

이 평가는 옷 입고 벗기, 대 소변 조절, 운동성, 목욕과 위생, 식사하기, 응급 시 전화 사용하는 기초적인 자조활동(self-care) 등 6가지 범주로 되어 있다.

9) Canadian Occupational Performance Measure(COPM)(1994)

COPM은 작업치료에서 환자 중심의 실행을 위한 작업치료안내지침서(CAOT, 1991)에 나타난 작업수행의 정의를 기준으로 하여 개발된 도구이다. 캐나다 작업수행모델의 실행 과정을 토대로 만든 이 도구는 작업수행이 사람, 환경 그리고 작업 사이의 상호관계에서 사람은 영적인 요소를 가장 핵심으로 한 신체와 감정, 인지요소를 소유하고 있는 것을 알 수 있다. 환경은 물리, 사회, 문화 그리고 제도가 요구하는 것을 말하고, 작업은 개인 관리 생산적인 활동, 여가로 분류하고 한다.

사용방법은

① Self-care, productive activity, leisure 에 대한 문항들에 대한 작업수행에 대한 문제점을 알아낸다.

② 작업수행도, 작업만족도를 알아낸다.

③ 작업수행에서 클라이언트가 원하는 우선순위를 결정한다.

④ 각각의 문제에 관한 수행정도와 만족정도를 평가한다.

⑤ 작업치료 과정 중 작업수행에 대한 클라이언트의 인식변화를 측정한다.

이와 같이 클라이언트 또는 보호자와 면접하는 과정으로 평가는 시작되며 일상생활에서 수행되는 문제점을 스스로 알아내어 대화형식으로 치료사와 면담하는 과정으로 평가되며 주관적으로 중요도, 작업수행도, 작업만족도를 1점부터 10점까지의 점수로 스스로 매기도록 하는 방식으로 알아내어 치료에 반영하는 도구다. 환자가 너무 어리거나 대화가 불가능할 경우 환자의 가족, 보호자, 또는 현재 사회적 환경에 같이 있는 간병인이 대신하여 면담할 수도 있다.

10) Assessment of Motor and Process Skills(AMPS)

AMPS는 ADL 평가도구로 Barthel Index, FIM, COPM 등과 함께 작업치료 일상생활 활동을 평가하는 도구이다. AMPS는 운동 및 처리기술을 평가하는 도구로서 작업분석적인 ADL, PADL 평가도구이다. 이 평가도구는 작업치료사 Anne G. Fisher(미국 콜로라도 대학 작업치료과 교수)에 의해 1980년대 후반에 IADL 평가법 개발에 착수하여 1995년 매뉴얼 1판(63과제)을 개발하였고, 1999년 매뉴얼 3판(76과제)에서 ADL과제를 도입하였다. 2001년에 매뉴얼 4판(83과제)에서 아시아 과제를 도입하였으며, 2003년에는 매뉴얼 5판을 개발하여 약 10여 년간 세계 각국에서 사용되어지고 있다.

(1) AMPS의 개념모델

사람, 수행되는 절차, 환경, 문화, 작업수행의 관계를 이론적 배경으로 한 모델을 기초로 한다. AMPS모델은 처음에는 인간작업모델을 근거로 하였다(Kielhofner, 1985). 그리고 AMPS업적은 인간작업모델 개념의 모델을 정의하는데 기여하였고, 정의를 명확하게 하는데 도움이 되었으며, 인간작업모델을 개정하게 되었다(Kielhofner, 1995). 특히 AMPS의 개발은 인간작업모델의 수행기술과 정신-뇌-신체의 수행하위시스템이 어떻게 개념화 되었는가의 개정을 촉진하게 했다(Fisher & Kielhofner, 1995). AMPS를 개발할 때 기능적 행동(작업수행)은 사람과 환경사이에서의 복잡한 상호작용이라고 정의했다.

(2) AMPS 기술 항목

① **운동기술**(Motor skills) : 과제 수행 중 자기 자신이나 물건을 움직이는데 필요한 목적지향적인 행동

② **처리기술**(Processing skills) : 과제 수행 중에 다음의 목적으로 사용되는 목적지향적인 행동

㉠ 도구나 재료를 적절하게 선택하여 사용하기

㉡ 시간의 경과에 따라 수행을 조직화하기

㉢ 문제에 직면했을 때 잘 대응하기

③ 운동기술은 16개 항목, 처리기술은 모두 20개 항목으로 되어 있다. 각 항목은 4점 척도로 이루어져 있다.

㉠ 4점 – 유능한 수행(competent performance)

㉡ 3점 – 의문스러운 수행(questionable performance)

㉢ 2점 – 비효율적인 수행(ineffective performance)

㉣ 1점 – 받아들일 수 없는 수행(unacceptable performance)

11) Functional Status Index(FSI)

12) Goal Attainment Scaling(GAS)

13) Patient Evaluation Conference System(PECS)

14) Physical Self-Maintenance Scale

15) The Safety Assessment of Functional and the Environment for Rehabilitation(SAFER)

16) Structured Assessment of Independent Skills(SAILS)

17) The Structured Observational Test of Function(SOTOF)

18) Assessment of Motor and Process Skill(AMPS) : ADL, IADL

Modified Barthel Index(MBI)

표 2-5 Modified Bardel Index(MBI)

이름 나이 성별 등록번호

항 목	수행 불가	최대 보조	중간정도 보조	최소 보조	독립 수행	날짜		
개인위생 Personal Hygiene	0	1	3	4	5			
목욕하기 Bathing self	0	1	3	4	5			
식사하기 Feeding	0	2	5	8	10			
용변보기 Toilet	0	2	5	8	10			
계단 오르고 내리기 Stair Climbing	0	2	5	8	10			
옷입고 벗기 Dressing	0	2	5	8	10			
대변조절하기 Bowel control	0	2	5	8	10			
소변조절하기 Bladder control	0	2	5	8	10			
보행 Ambulation	0	3	8	12	15			
또는 휠체어 사용하기 or Wheelchair	0	1	3	4	5			
의자/침대로 이동 Chair/Bed transfer	0	3	8	12	15			
Total Score(100)								

Functional Independence Measure(FIM)

표 2-6 Functional Independence Measure(FIM)

Name :

Age :
Sex :
Reh. No. :

7 독립적임(쉽게, 안전하게, 보조장구 없이) 6 독립적임(느리게, 안전배려, 보장구 필요)	도움필요 없음
의존적임 5 의존적임(격려, 지시, 준비 필요) 4 의존적임(약간의 신체적인 도움 필요) 3 의존적임(최대한의 신체적 도움 필요)	도움 필요함
완전히 의존적임 2 의존적임(최대한의 신체적 도움필요) 1 완전히 의존적임	

Item / Date				
자기 관리(Self care)				
1. 식사하기(Eating)				
2. 몸 치장하기(Grooming)				
3. 목욕하기(Bathing)				
4. 상의 입고 벗기(Dressing-Upper body)				
5. 하의 입고 벗기(Dressing-Lower body)				
6. 용변 처리하기(Toileting)				
배변 조절(Sphincter Control)				
7. 소변 조절하기(Bladder Control)				
8. 대변 조절하기(Bowel Control)				
운동성 이동(Mobility)				
이동(Transfer)				
9. 침대, 의자로 이동하기(Bed, Chair, Wheelchair)				
10. 변기로 이동하기(Toilet)				
11. 욕조로 이동하기(Tub, Shower)				
이동(Locomotion)				
12. 걷기/휠체어 타기(Walk/Wheelchair) W( ) C( )				
13. 계단 오르고 내리기(Stairs)				
의사소통(Communication)				
14. 이해력(Comprehension) A( ) V( )				
15. 표현력(Expression) A( ) V( )				
사회적 인지(Social Cognition)				
16. 사회적 관계 능력(Social Interaction)				
17. 문제 해결 능력(Problem Solving)				
18. 기억력(Memory)				
총점(126)				

Kenny Self-Care

표 2-7 Kenny Self-Care

Name Age Sex Reh..No

Date				
Item	Score			
침상활동 침상내 움직임 일어나고 앉음				
옮기기 앉기 일어서기 화장실				
이동 보행 계단오르고 내리기 휠체어				
옷입기 상의입기 하의입기				
개인위생 얼굴, 머리, 팔 몸통, 회음부 하지 배변 배뇨				
식사 식사				
Total Score(24)				

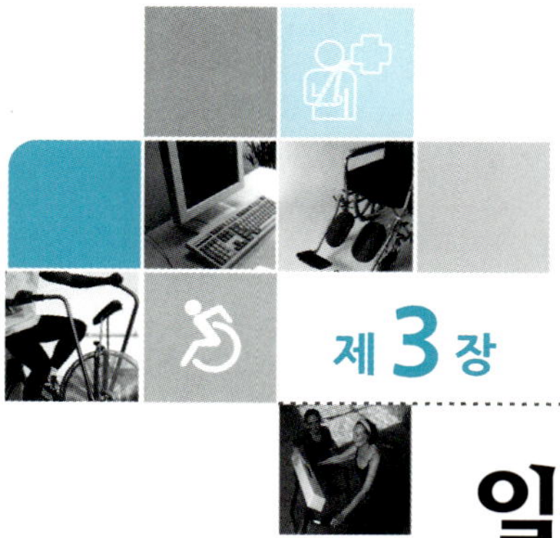

제 3 장

일상생활동작 훈련

일상생활동작을 평가하고 어떤 수행요소에 문제가 있다고 결정되면, 훈련이 시작된다. 환자 치료선택의 우선순위, 독립의 가능성을 기초로 적합한 단기, 장기 목표를 설정하는 것이 중요하다. 기본적 일상생활동작 훈련 중 자기관리 훈련은 식사하기, 신변처리, 대소변 조절, 이동 기술, 대 소변 처리, 옷 벗기, 옷 입기 그리고 목욕하기 순서로 훈련하는 것이 좋다. 이러한 순서는 아동에게서 자기관리 독립성의 정상발달을 기초로 한 것이다. 이러한 방법은 훈련에 대한 지침을 제시한 것이며, 환자의 능력제한, 개인적 장애에 따라 변경될 수 있다.

작업치료사는 환자가 어떤 기본적 일상생활활동(BADL)과 수단적 일상생활활동(IADL) 과제를 성취할 수 있는지 없는지 추정할 수 있다. 일상생활활동 훈련 프로그램은 몇 개의 단순한 과제로 시작하여 점차 환자 개인의 능력이 좋아지면, 과제의 수가 좀더 복잡한 것과 과제 등급을 점진적으로 증가시키는 방법을 사용한다. 개인에 따라 보조도구를 사용하거나 사용하지 않을 수 있으며, 도움의 양이 의존에서 도움, 감독, 독립의 단계로 진행된다. 도움의 등급 정도는 환자의 회복 가능성, 인내력, 기술, 동기부여에 따라 주어진다.

1. 일상생활동작을 가르치는 방법

일상생활동작 훈련방법을 선택할 때, 환자의 학습 유형, 신체적, 인지 · 지각 능력에 맞게 선택한다. 훈련을 시작하기 전에 훈련에 대한 안전한 공간과 환자 개인적인 사생활이 존중되는 장소를 선택해야 하며, 필요한 도구, 재료, 기구를 미리 준비하여야 한다. 또한 치료사는 과제 수행에서 사용되는 특별한 치료접근방법과 보조도구들에 대하여 익숙해져 있어야 한다. 어떠한 과제가 주어졌을 때, 그 과제가 환자에게는 쉬운 일들이 아니므로 환자가 과제 수행을 기술적으로 잘 할 수 있다는 많은 기대는 환자들에게 부담을 줄 수도 있다.

치료사는 과제가 수행되기 전에 과제 내용에 대하여 쉽게 설명하고, 치료사가 과제 수행 과정에 대한 시범을 보여주는 것이 좋으며, 보조도구들이 필요하다면 보조도구에 대한 사용법에 대하여 충분히 설명을 해 준다. 또한 환자에게 필요한 도움이 무엇인지 그리고 어느 정도의 도움을 주어야 하는지를 결정한다.

의식이 있고 설명을 빨리 알아듣는 환자는 전반적인 과제 설명을 언어적으로 한다. 그러나 지각력의 문제, 기억력의 문제, 구체적인 언어적 설명을 이해하는 것이 어려운 환자는 일대일 접근방법으로 한다. 언어적 지시와 시범을 보일 때, 환자의 수용성 언어와 표현성 언어 기술이 어느 정도 인지 파악하는 것이 중요하며, 동시에 두 가지 감각정보를 주었을 때, 그것을 처리하고 통합하는 능력이 가능한가를 판단해야 한다. 그리고 그 결과에 따라 도움의 정도를 알아낼 수 있다.

언어적 이해가 어렵거나, 실행증이 있는 환자들에게는 활동의 단계를 작은 단계로 나누고, 치료사가 천천히 행동으로 시범을 보여 주거나, 환자와 함께 수행하는 것이 과제를 이해하는데 도움이 될 수 있다. 성공적으로 수행하였을 경우, 도움의 양을 점진적으로 줄이고, 강화를 주어 환자가 할 수 있다는 희망과 치료에 대한 동기부여를 준다.

일상생활활동 훈련 과정은 예를 들어, 자기관리 항목에서 기능이 부족한 환자가 옷을 입고, 목욕을 하고, 자세를 취하는 동작들을 할 때, 과제를 수행하기 어려운 부분에서 신체의 한 부분을 잡아주거나 또한 치료사의 부드러운 도수적(manual) 움직임의 방법은 촉각과 운동감각을 증진시키는데 도움이 된다. 이러한 기술은 환자에게 가장 적합한 학습 방법에 따라 증가시킬 수도 있고 시범과 구두 지시로 대체할 수 있다. 학습의 기술, 속도, 유지를 성취하기 위하여 단계별 또는 전체 과제를 반복적으로 수행하는 것이 필요하다. 환자가 신체적인 내구력이 있고, 감정적으로 인내할 수 있다면, 훈련을 여러 번 반복적으로 할 수도 있다. 마지막 단계에서 환자가 하나 또는 더 많은 과제를 배웠다면, 독립적으로 과제를 수행해보라고 말한다.

훈련하는 과정에서 환자를 돌보는 가족들이나 간병인들도 훈련에 참여하는 것은 환자의 일상생활활동 훈련에 효과적이며, 환자가 새롭게 획득한 일상생활활동 기술에 대해서는 자주 보상을 주는 것이 좋다.

2. 치료 중재 설정되는 요소

1) 가치

(1) 환자에게 주어진 과제는 치료적 참여를 가져올 수 있으며, 과제 수행 향상으로 인한 동기부여에 영향을 준다.

(2) 많은 작업치료가 실습을 통해 새로운 기술의 수집을 필요로 하기 때문에 동기부여는 궁극적인 기능적 성과에 큰 영향을 줄 수 있다.

(3) 환자가 가지고 있는 가치관은 바꾸기가 어려우므로 가능한 한 환자가 정의한 가치관내에서 해야 한다.

(4) 상세 치료계획이 만들어지면 환자와 작업치료사간의 협력이 요구된다.

(5) 환자의 개별적 계획을 만들어 내기 위해 환자의 가치 및 선호와 관련된 자료들을 검토하고, 치료에 포함될 과제의 우선순위를 환자가 설정하게 한다.

(6) 가장 우선시 된 과제와 역할이 환자의 잠재적 기술수준을 넘을 경우에 작업치료사는 우선순위를 재조정하여 치료계획이 현실적이고 성과를 달성할 수 있도록 한다.

(7) 작업치료사들은 과제분석과 전문지식을 제공하여 환자가 치료의 성과를 이루도록 한다.

2) 독립성

(1) 작업치료 중재에 초점을 두고 있는 가장 보편적인 요소가 과제수행에서의 독립성이다.

(2) 과제 재료변경(예, overhead 대신에 앞단추 옷 사용), 기술의 교육(예, 손상부위 상지 먼저 옷 입기), 그리고 보조기술의 처방(예, 길이를 연장한 구두주걱 제공) 등이 포함된다.

(3) 치료사들은 또한 과제 수행도를 세워 기능이 회복됨에 따라 점진적으로 도움이 적어지도록 한다. 예를 들면, 근력이 증대됨에 따라 치료사가 제공하던 신체적 도움의 양을 감소시킨다. 점진적으로 도움의 양을 감소시키는 대신에 강한 도움에서 약한 도움으로 도움의 유형을 변화시킬 수도 있다.

3) 안전성

(1) 신체 범위에서 안전의 강화는 현재 기능 유지와 그 이상의 장애를 예방하기 위하여 고려되어야 한다.

(2) 안전성은 사람 – 과제 – 환경 교류의 질이기 때문에 독립성과 떼어서 관찰되거나 처리될 수 없다.

(3) "안전"은 치료에서 최우선이다.

4) 적합성

(1) 어려움

① 활동분석 기술과 병리학 및 장애에 대한 지식을 가지고 있는 작업치료사가 기능적 어려움에 대한 판단을 내려야 한다. 이 판단은 환자에게 전달이 되어 어려움의 수용수준에 대한 결정이 협동적으로 내려질 수 있어야 한다. 환자의 어려움의 수준에 따라 치료 우선순위를 설정한다. 즉, 한 과제에서 독립성을 위해 인내하고자 하는 어려움은 어느 정도인가?

(2) 통증

① 과제수행 중이나 이후에 나타나는 통증은 그 과제가 독립적으로 완수되었다 하더라도 과제수행에 부정적인 영향을 줄 수 있다.

② 통증의 원인과 예후는 중재 성과를 설정하고 치료방법을 선택할 때 조심스럽게 고려되어야 한다.

③ 통증을 최소화하거나 제거하기 위한 과제변경은 환자의 과제에 합당하지 않더라도 선택되어야 한다.

④ 환자들은 통증관리를 위해 다양한 수단을 사용하게 된다. 이들 수단에는 약물복용, 마사지, 피부전환 전기신경자극(TENS), 시각적 영상, 이완 기술, 바이오피드백(biofeedback), 요가, 그리고 척추지압 관리 등이 포함된다.

(3) 몸살과 호흡곤란

① 과제수행 중 혹은 이후에 겪는 피로감, 몸살, 힘든 호흡곤란은 과제수행을 방해한다.

② 몸살과 호흡곤란은 과제수행으로 악화되기 쉽다. 과제분석은 과제수행에 요구되는 노력과 그 기간을 고려해야 한다.

③ 환자의 일상스케줄을 조사하여 환자의 다른 과제와 연관하여 한 과제에 소요되는 에너지를 파악한다.

④ 환자가 선호하는 과제는 환자들이 과제의 우선순위를 세우는데 도움을 줄 수 있다.

⑤ 심장질환이나 당뇨병환자의 무리한 과제수행은 증상 혹은 질병과정 자체를 악화시킬 수 있다.

⑥ 만성 폐질환 장애를 갖고 있는 환자는 질병이 악화될 수가 있으므로 과도한 힘을 요구하는 과제는 적절하지 않다.

(4) 기간

① 과제완수를 위해 필요한 시간은 효율성을 생각해야 한다.

② 일상생활 과제의 시간은 과제의 특성과 과제수행을 위해 선택하는 과제목적에 따라 크게 좌우된다. 예를 들어, 만찬을 준비하는 것은 가벼운 스낵을 준비하는 것보다 더 많은 시간이 걸린다.

③ 일상생활 과제에 대한 의미있는 기준은 개개인에 따라 다르게 적용되어져야 한다.

④ 특정 ADL에 대한 수용 가능한 시간계획은 환자와 가족과 함께 세워야 하며 그것을 기능성과에 반영해야 한다.

⑤ 일상생활활동 훈련 기간을 설정할 때는 사회적, 문화적, 환경적 기준 등을 고려해야 한다.

(5) 사회적 기준

① 자신이 속해 있는 사회와 문화에 의해 결정되는 수행기준들은 최종 결과와 그 과정이라는 성과들로서 존재하게 된다. 예를 들어, 환자가 안전하고 독립적으로 옷을 입는다 해도 의복 색깔이 맞지 않고 복장이 흐트러진다면 환자의 옷 입기는 사회적 기준에 맞지 않을 수 있다.

② 사회적 기준에 대한 평가는 문화와 시대의 흐름에 따르게 된다.

③ 중재 성과에 포함된 사회적 기준들과 계획된 핵심사항을 관리할 수 있게 하는 것이 중요하다.

(6) 만족감

① 환자는 자신들이 받아들일 수 있는 수행에 대한 기준을 갖고 있으며, 이 기준들은 기능적 성과들과 통합될 필요가 있다.

② 환자의 만족도를 설정할 때에는 환자에게서 객관적으로 이를 유도할 필요가 있다.

③ 평가 및 치료기간 동안에는 제한 없이 질문을 계속하고 과제수행에 대한 환자의 감정에 초점을 둔다.

④ 과제에서 만족 혹은 불만족을 이해하고자할 때 작업치료사는 환자들의 수행에 대한 관찰내용 및 훈련을 통해 향상될 수행의 정도에 대해 알려주어서는 안 된다.

(7) 경험

한 과제에 있어 환자의 과거 및 최근 경험에 대한 평가에서 수집된 정보는 성과들을 설정하고 그 성과를 얻기 위한 효율적인 치료전략이 중요하다. 그리고 최근의 경험은 환자가 새로운 숙련기술을 개발하기보다는 한 과제를 실행하는 새로운 방법을 배우기 때문에 그 과제에 대한 독립성 진행을 용이하게 한다.

(8) 자원

설정된 기능적 성과들은 사회적, 재정적 자원을 포함한 환자의 가용자원 내에서 성취될 수 있어야 한다. 사회적 환경은 필요한 ADL을 수행하기 위한 인력도움이 필요할 때 특히 고려되어야 한다. 어떤 가족들은 필요한 도움의 수준과 유형을 제공할 수 있는 반면 다른 가족은 이를 할 수 없거나 꺼려한다. 과제 적응 혹은 보조기구가 유용한 경우 환자의 경제능력이 평가되어야 한다. 몇몇 과제 적응과 보조기구는 비싸며 환자의 보험으로 처리가 되지 않는다. 환자가 필요한 도구를 구입할 경제적 능력이 없다면 치료성과를 적절히 조정할 필요가 있다.

(9) 이상 과제행위

기능적 성과와 치료는 과제수행을 방해하는 이상행위를 알아야 한다. 이상 과제행위를 제거하기 위한 치료전략은 목표행위의 특성에 따라 크게 변한다. 예를 들어, 무정위성(athetoid) 움직임과 같은 원하지 않는 움직임은 비자율적이며, 적절한 앉기와 자세취하기에 어려움이 있으므로 감소 혹은 제거해야 한다.

5) 학습능력

제한된 학습능력을 갖고 있는 환자에게는 치료방법이 적고 치료기간을 늘릴 필요가 있다. 학습에 적응하지 못하는 환자에게는 특히 단순하고, 반복적인 과제를 제시해 줄 수 있다. 예를 들어, 조이스틱을 조작하여 휠체어를 추진하는 환자는 비교적 단순한 과제를 학습할 능력은 있으나, 좀 더 복잡하게 조작하는 체계는 따르지 못할 수도 있다.

6) 수행요소에 대한 예후

① 진단에 따른 주의사항 혹은 금기사항을 고려해야 한다.

② 환자의 진단에 따라 예후를 고려하여 주어진 수행요소 결함(즉, 장애)을 향상시키도록 해야 한다. 알츠하이머(Alzheimer) 치매, 근육위축가쪽경화증(amyotrophic lateral sclerosis), 그리고 류마티스성 관절염과 같은 진행성 장애는 그 증상이 악화되는 것을 기억해야 한다.

③ 기능적 장애는 호전될 수 있으나, 다른 요소의 장애가 예상될 수도 있다. 예를 들어, 약물 치료는 우울증과 관련한 장애를 동반하여 작업치료가 인지적, 심리적 수행요소로 만들어진 수행분야로 전환될 수 있다.

7) 중재 시간

작업치료를 위한 예상시간계획은 기능적 예후, 환자의 향상에 대한 동기부여, 환자의 흥미 등을 포함하는 복합적 요소의 영향을 받는다. 작업치료 프로그램은 정해진 시간 내에 환자의 욕구를 고려해서 최대한 충족시킬 수 있도록 만들어져야 한다.

8) 퇴원 후 환경

환자가 궁극적으로 과제를 수행하게 될 환경과 관련된 성과와 치료를 선정할 때는 환자의 예상퇴원 환경을 고려해야 한다. 퇴원 후 다른 사람의 도움이 필요한 환자에게 환경은 무엇보다 중요하다.

퇴원 후 가정환경에 대한 실질적인 수용가능성도 조사해야 한다. 예를 들어, 휠체어를 타고 생활하는 환자는 계단을 이용하기가 어렵다. 만약에 문까지 21개 계단이 있는 집은 적절한 경사램프를 만들기가 매우 어렵다. 이럴 때 가옥구조를 어떻게 변경해야 할지를 제안 해 주어야 한다.

최종적으로 환자의 퇴원환경은 과제가 한 곳 이상의 장소에서 수행될 것인지를 조사해야 한다. 예를 들어 문턱을 조정, 욕조 옆에 벽 손잡이 바 설치, 높이조절 좌변기와 팔걸이가 있는 화장실 시설 등을 고려하여 안전하게 일상생활을 할 수 있도록 한다.

9) 가정프로그램의 예상흐름

건강관리 비용의 감소를 위한 노력으로 병원과 재활센터에서 입원기간의 단축 그리고 지역복지시설 및 가정 간호 방문 감소를 해야 한다. 환자들은 자신들의 치료프로그램에 더 적극적인 역할을 담당하고 스스로 결정하는 치료(예. 가정 프로그램)로서 공식적인 치료를 보충하기를 기대한다. 따라서 스스로 결정하는 프로그램을 수행할 수 있는 환자의 능력이 치료의 결과에 큰 영향을 주게 되므로 이를 어느 정도 예측하여 설정할 필요가 있다.

앞에서 기술한 과제요소들 중의 몇 가지는 작업치료사에게 이런 면에서 지침이 될 수 있다. 환자 중심 치료접근법을 위해 만들어진 가정프로그램은 환자에게 치료에 대한 동기부여와 더 높은 가치를 갖게 한다. 부가적으로 어려움, 피로, 통증, 그리고 만족감과 같은 과제요소들은 스스로 결정하는 프로그램들이 환자의 일상생활 속에서 관리할 수 있도록 등급화 되어야 한다. 그리고 환자의 일상과제와 책임, 실패에 대한 여유와 인내력을 고려해야 한다.

환자에게 있어서 가정 프로그램을 제공하고 추진해내기 위한 도움이 필요하다. 이 책임은 종종 가족에게 맡겨지며 작업치료사는 이 중요한 역할에 대해 가족구성원과 교류하여 교육시킬 필요가 있다.

3. 치료 접근법의 선택

1) 교정적 접근방법(Remediation approach)

교정법(remediation)은 일반적으로 기능적 과제수행을 위해 결함을 치료하는 것에 중점을 둔다. 치료는 근력, 지구력, 관절가동범위(ROM), 협응능력, 기억력, 시지각, 인지 등과 같은 수행요소 기술을 복구시키는데 사용된다.

교정을 목적으로 하는 치료는 종종 약간의 손상으로 많은 과제가 영향을 받는다든지 수행 요소의 결함이 향상될 수 있다고 생각되는 환자에게 가장 효과적이다. 이 접근법은 진행성 장애 환자에게 적합하다. 이러한 환자에 대한 초점은 그 질환의 장애가 악화되는 것을 예상하고, 수행요소 기술의 접근방법을 적용하는 것이다. 예를 들어, 파킨슨씨병을 앓고 있는 환자는 움직임 운동 프로그램을 통해 움직임을 시작하고 중지하는 어려움과 운동완서(bradykinesia)의 진행을 늦출 수 있다.

시각탐색(visual scanning), 전경배경지각(figure-ground perception), 좌우구별(Rt-Lt discrimination), 시지각(visual perception)과 지리적 지남력(topographical orientation)은 각각의 지각운동으로 치료한다.

수행요소 결함과 손상의 정도에 따라, 교정적 접근법 치료 기간은 보상적 접근법에 필요한 시간보다 더 길 수도 있다.

표 3-1 손상, 진단에 따른 교정적 치료접근방법(remedial approach)

손상(impairment)	진단명(diagnosis)	교정적 접근(remedial approach)
관절가동범위, 근력, 구강근육의 협응 운동	신경근 손상, CVA, 뇌손상, MS, ALS, CP	구강근육 자극, 관절가동범위 운동, 근력증진운동, 신경근육운동방법(NDT, PNF, Rood)
상지 능동관절가동범위, 수동관절범위 하지 능동관절가동범위, 수동관절범위	사지마비, 화상, 상지절단, 관절염, 근육위축가쪽경화증, 다발경화증, 정형외과적질환 그 외 외상성손상	PROM, 정적 스트레칭운동, 능동운동, 수동운동, 능동보조운동, 저항운동, splinting, casting, 신경근육운동방법(NDT, PNF, Rood)
상지 협응 능력	두부손상, 뇌성마비, CVA, 다발경화증, 종양, 절단	PROM, 정적 스트레칭운동, 능동운동, 수동운동, 능동보조운동, 저항운동, splinting, casting, 신경근육운동방법(NDT, PNF, Rood)
한쪽 상지 또는 신체의 한쪽	편마비(CVA, TBI), 신체 한쪽 장애, 절단	한쪽 상지 또는 한쪽 신체에 PROM, 정적 스트레칭운동, 능동운동, 수동운동, 능동보조운동, 저항운동, splinting, casting, 신경근육운동방법(NDT, PNF, Rood)
상지의 손상이 없는 상태에서의 기동(mobility)	하지마비, 관절염, 하지절단, 화상, 엉덩관절, 무릎관절의 골절, 엉덩관절 전치환술	균형, 서기활동, 걷기활동, 소근육운동, 대근육운동, 신경운동학적 치료기법
인지(cognition), 지각(perception), 감각(sensory)	두부손상, CVA, MS, Parkinson, 알츠하이머, 저시력장애, 지능저하, 시각장애(blindness), 촉각 감각장애, 말초신경장애, 그 밖에 신경학적으로 오는 장애들	인지치료 또는 재인치료(recognition), 인지·지각 컴퓨터 치료, 감각운동치료기법, 감각재교육

2) 보상적 접근방법(Compensation approach)

과제수행은 수행요소 결함의 교정보다는 이에 대한 보상(compensation)을 통해 강화될 수 있다. 완전한 5번 척수손상 사지마비(complete C5 Tetraplegia)환자는 교정치료 접근법의 사용에 상관없이 정상적인 손 기능을 다시 찾을 수 없다. 즉, 결함에 대한 보상적 방법이 필요한 것이다. 심지어 교정적 방법이 가능한 환자의 경우에도, 보상적 접근법은 시간제한 혹은 환자의 동기결여가 적절한 결과도출을 방해할 것 같은 경우 훨씬 적합하다. 보상적 접근전략은 완벽하진 않지만 일부의 교정이 성과를 보았을 때, 적용하면 좋다. 일반적으로, 보상적 치료전략은 교정치료 방법에 비해 기능적 성과를 달성하기 위한 치료시간이 덜 요구된다.

(1) 보조도구 적용

① 손가락의 ROM이 감소된 환자를 위해 손잡이를 두껍게 한 숟가락을 사용할 수 있다.
② 접고 펴는 손잡이가 달린 식기류와 자를 때 음식을 고정시켜주는 suction이 달린 도마와 유연 구두끈 등
③ 보조도구를 선택할 때 반드시 환자의 능력과 장치의 특성을 고려해야 한다.

(2) 보조도구 적용기술

보조도구는 기능장애 환자의 기능적인 능력을 돕는데 사용되는 기구이다. 보조 기술(assistive technology), 적용 도구(adaptive equipment), 보조 기구(assistive device)라는 용어는 작업 간에 서로 교환해가며 사용할 수 있다. 보조도구는 신체적 제한, 안전보장, 관절 손상 예방을 위한 보조용으로 사용할 수 있다. 신체적 제한은 근력 상실, 관절가동범위(ROM) 제한, 비협응, 실조증, 감각상실 등을 포함한다.

안전을 보상하기 위해 적용되는 도구들의 예로는, 침대나 문에 알람을 설치하여 지각손상 환자가 다닐 때 울리게 하여 보호자가 알 수 있게 하는 것, 류마티스성 관절염 환자에게 관절 손상을 예방하기 위해 보조도구를 사용하는 것 등을 들 수 있다.

보조도구를 추천하기에 앞서 작업치료사는 환자의 기능적 문제점과 환자가 보조도구를 사용할 수 있는가를 검토한다. 그리고 보상 방법을 사용할 때 다른 사람의 도움을 받는 일, 또는 환경을 개조하는 것을 고려해 보아야 한다.

(3) 일상생활활동에서 보상적 접근방법으로 사용되는 보조도구들

① 먹기 활동에 사용되는 도구

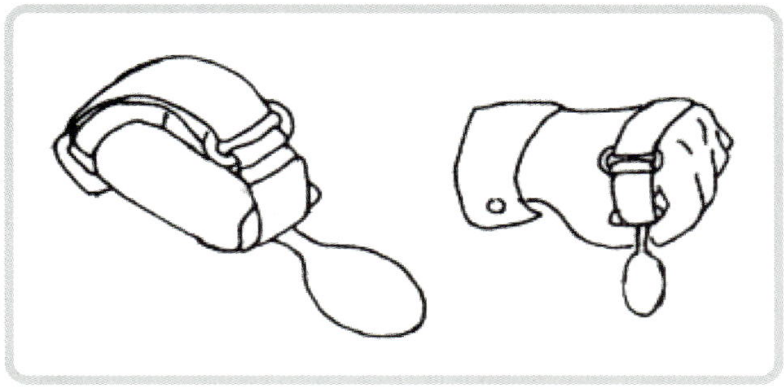

그림 3-1. Universal cuff

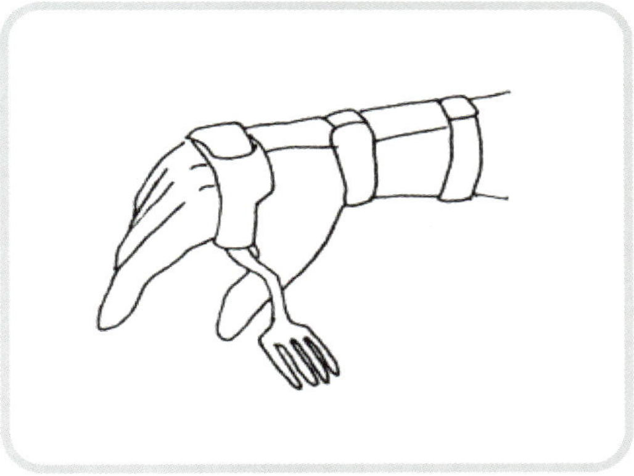

그림 3-2. Utensil 이용한 orthosis

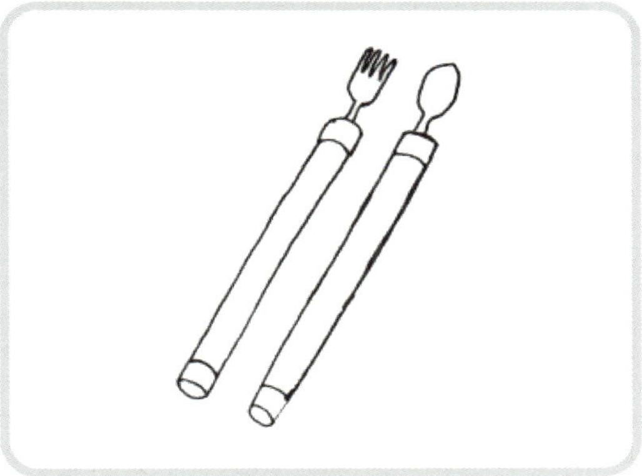

그림 3-3. 팔굽관절이 제한된 환자가 사용하는 길이가 긴 숟가락

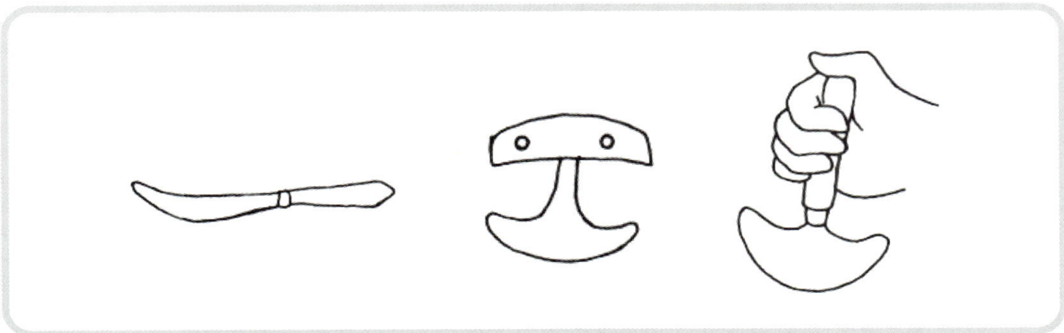

그림 3-4. 한손으로 자르는 회전 칼(rocker knife)

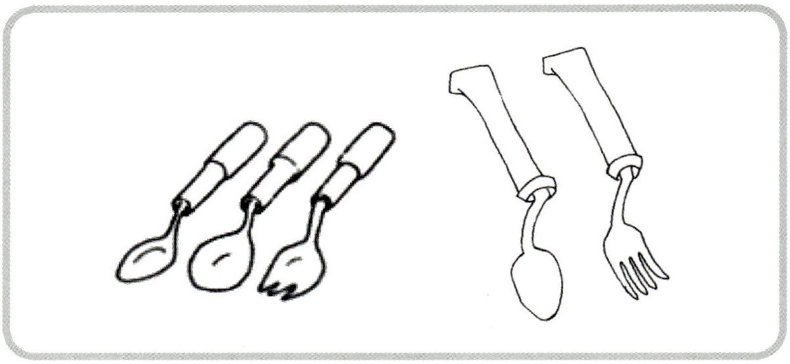

그림 3-5. 흔들 숟가락(swivel utensil spoon)

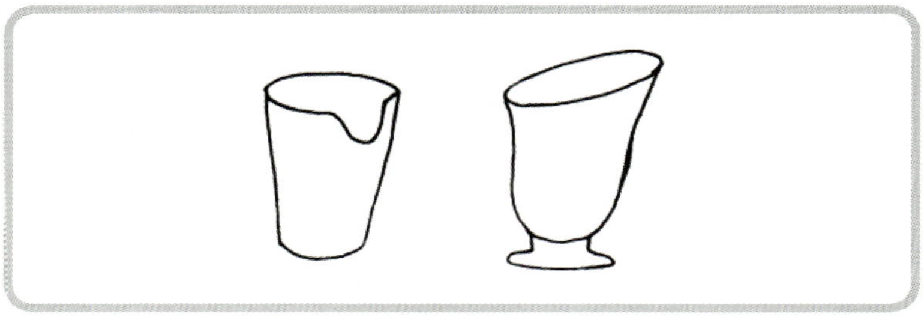

그림 3-6. 목을 펴하기 어려운 환자가 사용되는 움푹 파인 컵

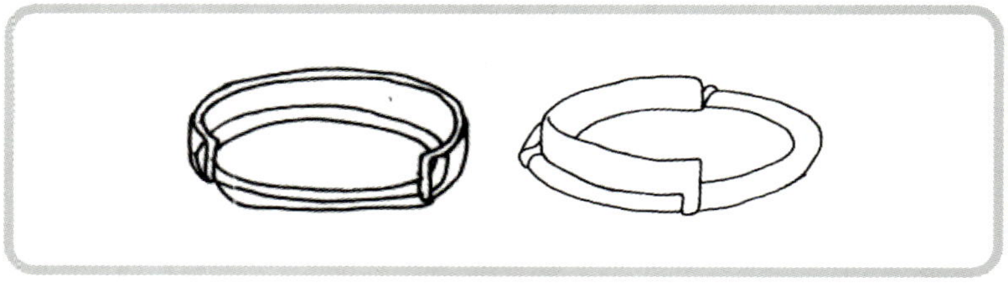

그림 3-7. 접시방어대(plate quard)

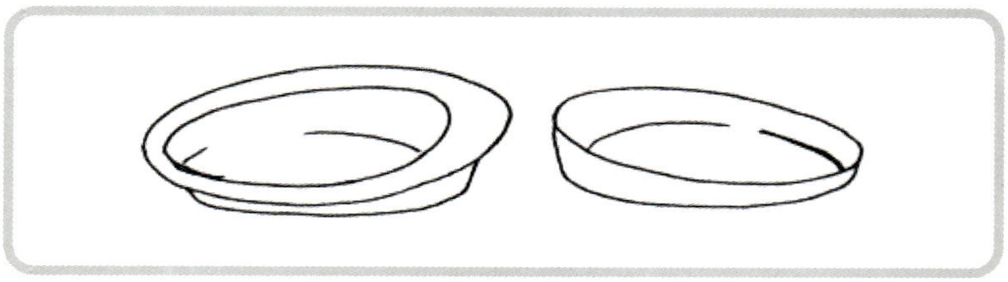

그림 3-8. 움푹 파인 접시(scoop dish)

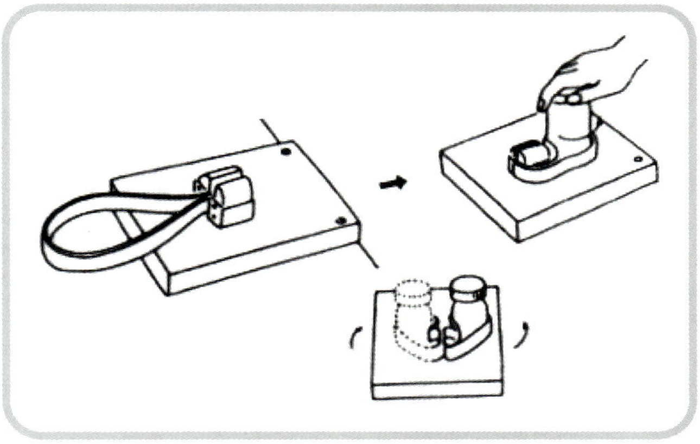

그림 3-9. 고정하는 틀

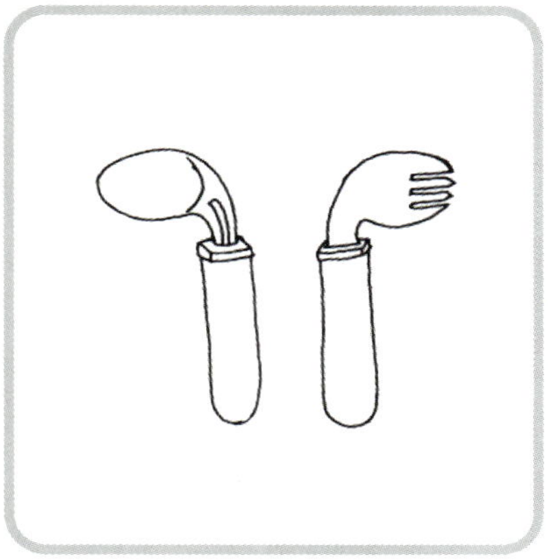

그림 3-10. extended utensil : angle

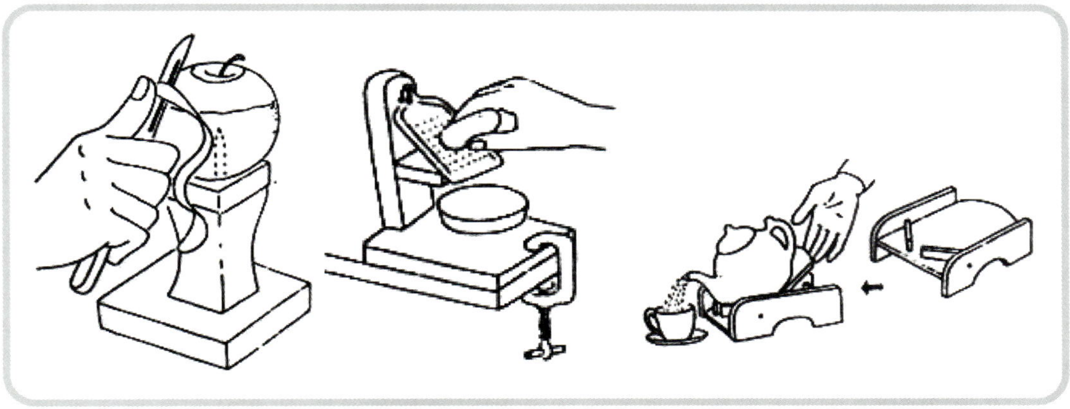

그림 3-11. 한손으로 사용할 수 있는 도구

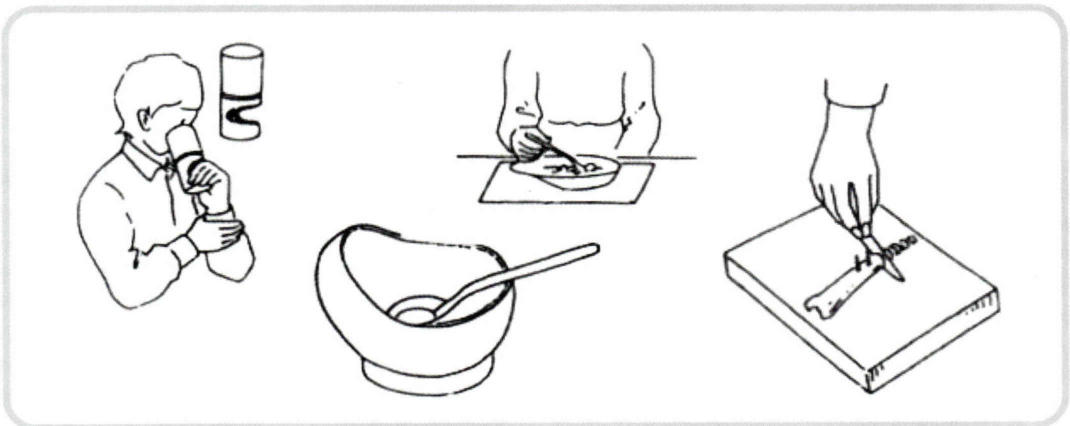

그림 3-12. 그 외 도구

② 몸치장 활동에 사용되는 도구

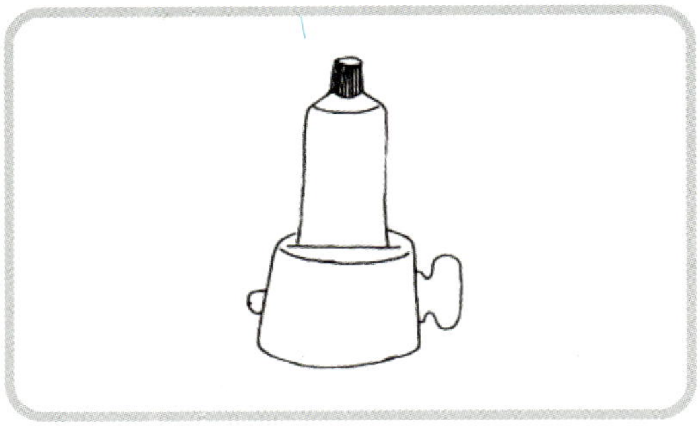

그림 3-13. 치약 짜는 도구

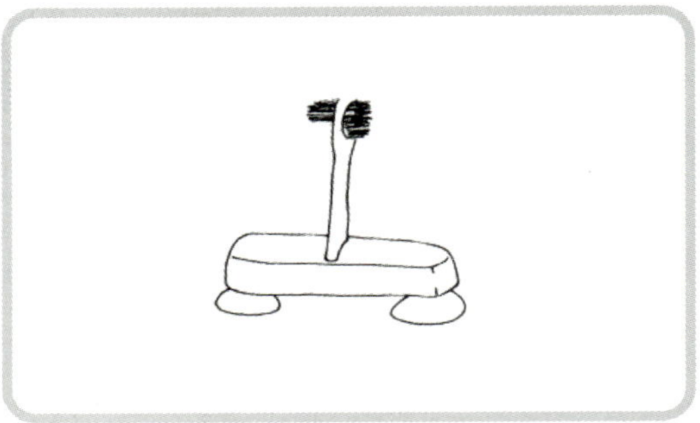

그림 3-14. 의치 닦는 도구

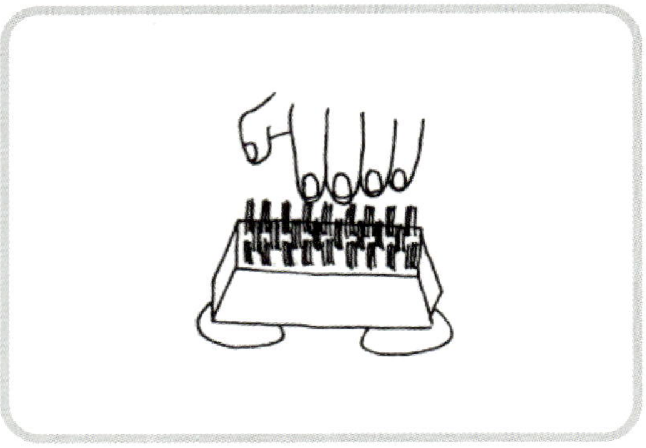

그림 3-15. 한손으로 손 씻는 suction brush

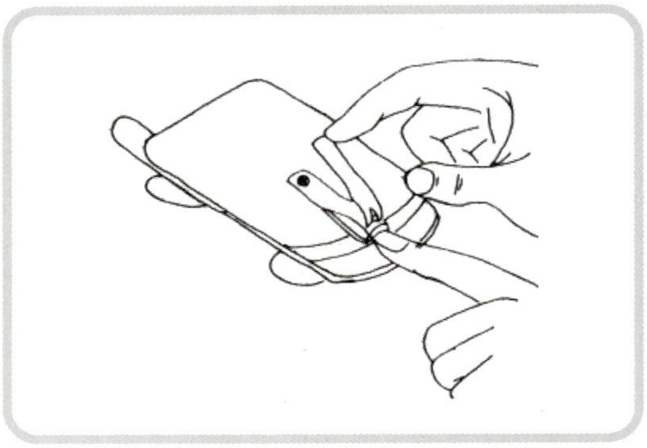

그림 3-16. 손의 잡는 근력이 부족할 때 사용하는 손톱 깎는 도구

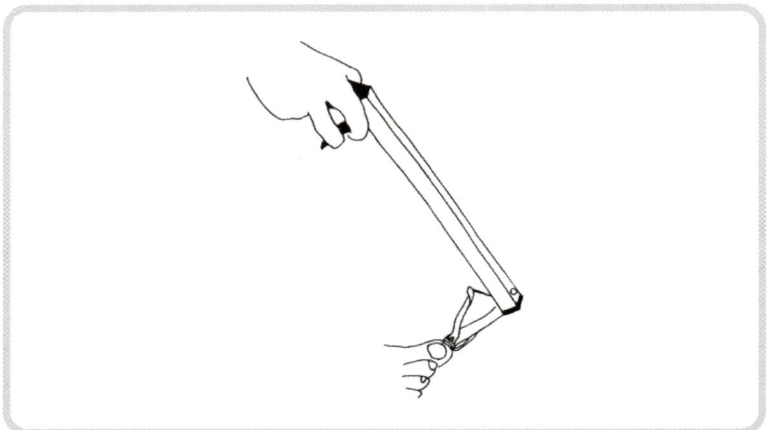

그림 3-17. 관절가동범위가 부족할 때 사용하는 발톱 깎는 도구

③ 옷입기 활동에 사용되는 도구

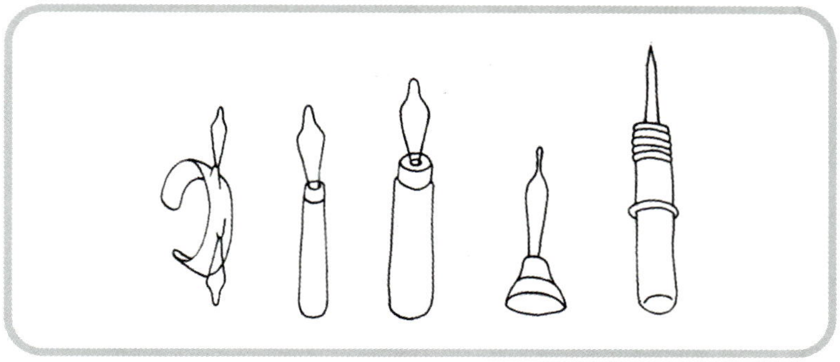

그림 3-18. button-aid hook

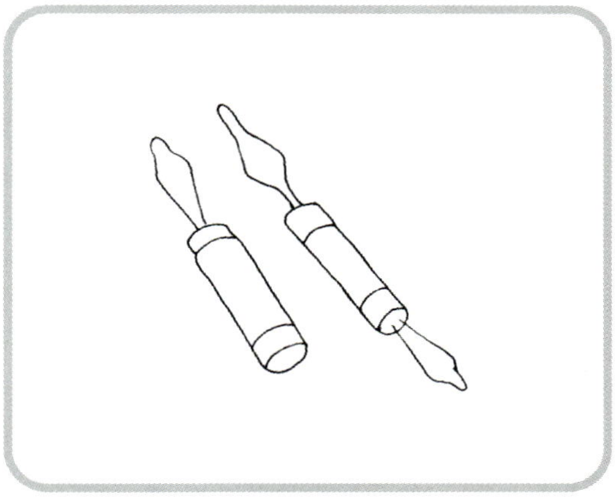

그림 3-19. button-aid hook

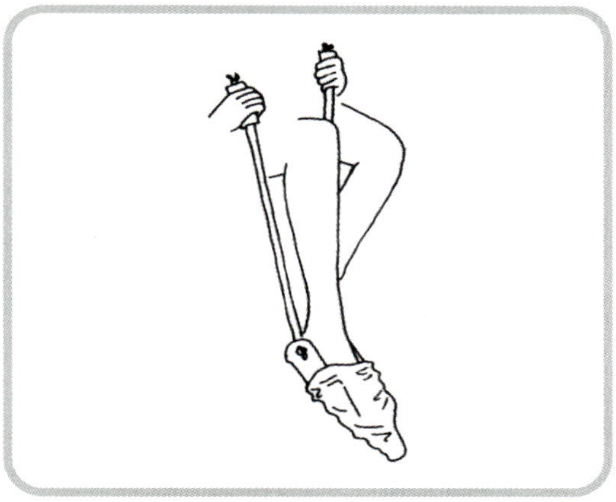

그림 3-20. sock cone

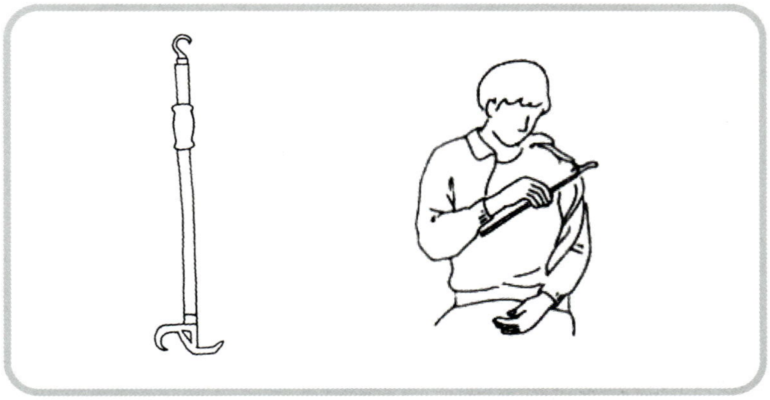

그림 3-21. dressing stick

④ **목욕에 사용되는 도구**

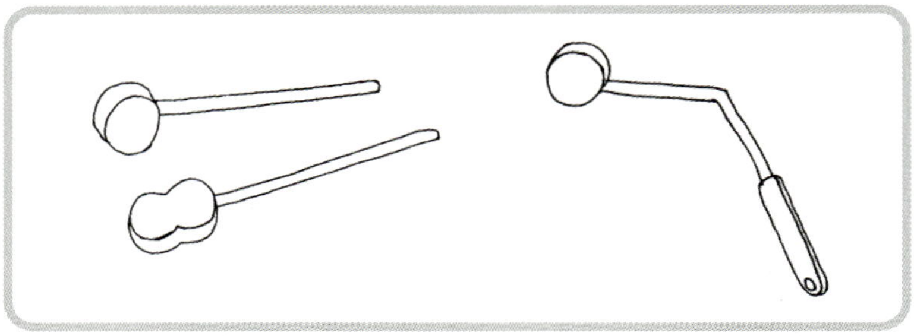

그림 3-22. 긴손잡이가 달린 스펀지 목욕 도구

⑤ **배변에 사용되는 도구**

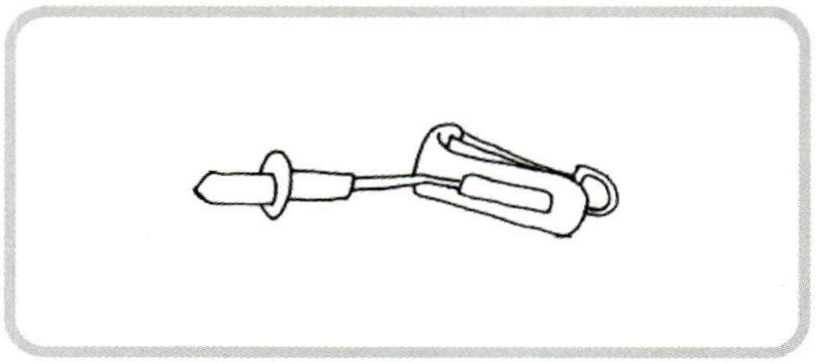

그림 3-23. 좌약 넣는 도구

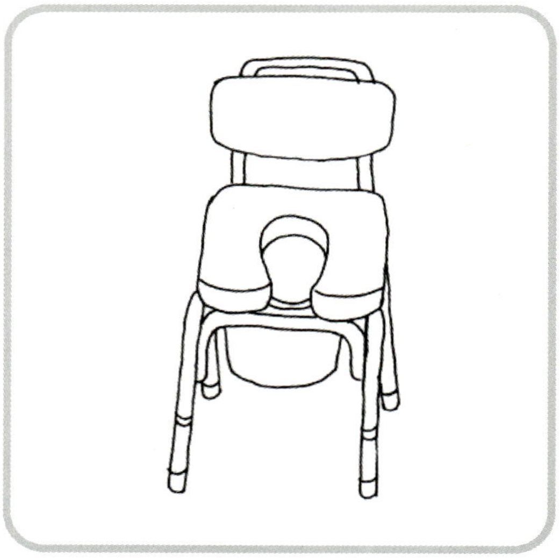

그림 3-24. 이동식 변기(commode chair)

⑥ 일상생활활동에서 기능적으로 도움 주는 도구들

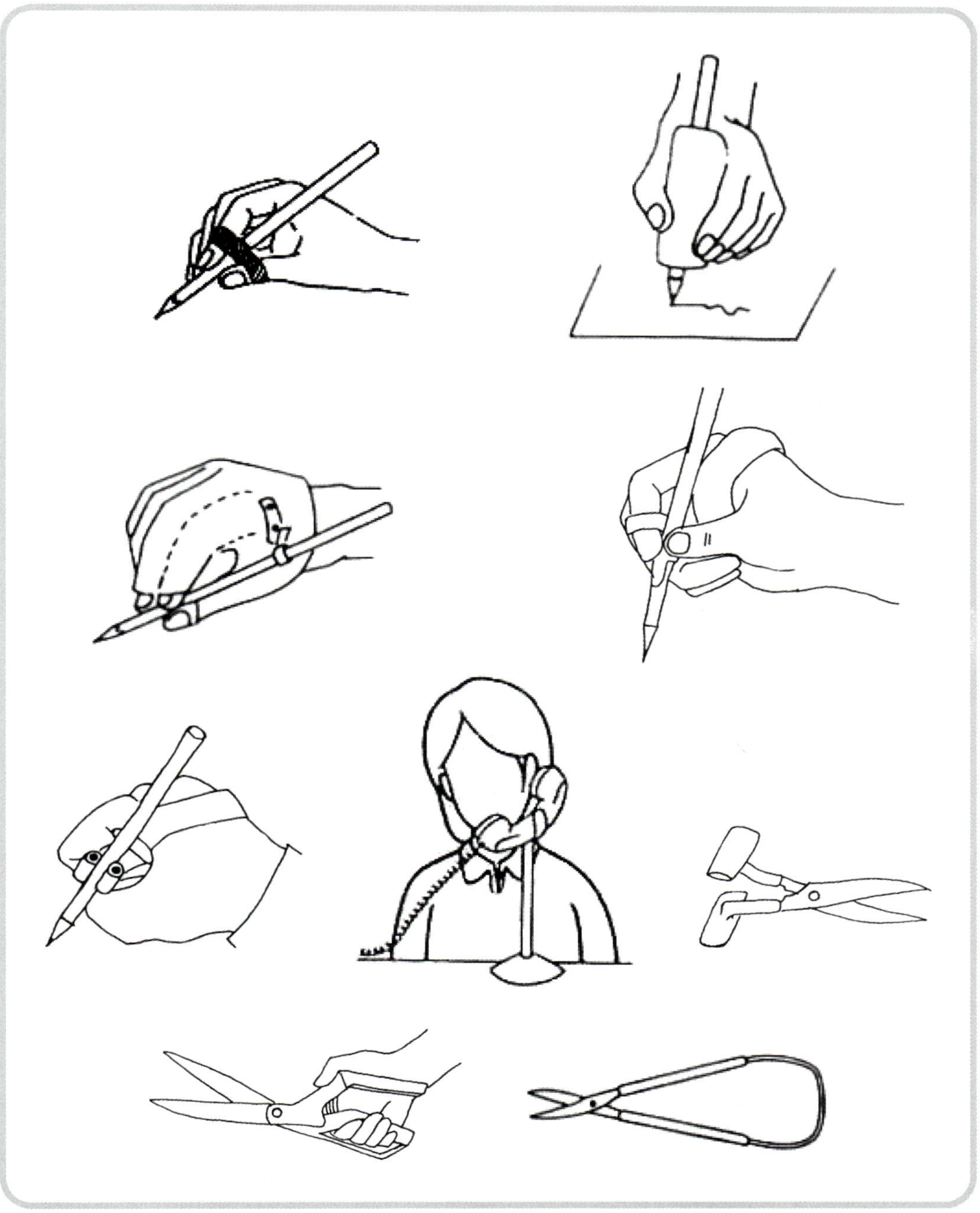

그림 3-25. 그 외 일상생활에서 도움 주는 도구들

제 4 장

일상생활동작 분석

활동분석 형식은 Uniform Terminology for Occupational Therapy(AOTA, 1994)의 세 번째 판의 내용을 참고하였다. Uniform terminology는 작업치료 전문직을 위한 공용 언어를 제공하고 세 개의 서로 연관된 장으로 나누어져 있다. 수행영역(performance area), 수행요소(performance components), 수행배경(performance contexts)으로 구분되어 있다. 수행영역과 수행환경의 관점을 두고 분석한 수행요소는 세 가지 형식으로 분류되는데, (1) 감각운동(sensorimotor), (2) 인지통합과 인지(cognitive integration and cognitive), (3) 심리사회적 기술과 심리(psychosocial skills and psychology)이다. 수행영역(performance area)은 일상생활활동(ADL)에 연관되는 기능이고, 일(work)과 생산적 활동(productive activity), 여가(leisure)생활이다(AOTA, 1994). 우리가 목욕하고 옷을 입고 컴퓨터를 사용하거나 테니스를 칠 때 각각의 수행활동에 필요한 기능이 들어 있다. 그 기능들을 할 수 있는 것들이 바로 수행요소(performance components)인 것이다. 수행배경(performance contexts)의 관점은 각각의 삶에서 물리적, 사회적, 문화적 환경과 연관된다. 즉 개인이 가지고 있는 인종, 나이, 종교, 살고 있는 환경이다. 다음은 이 형식을 사용하기 위한 설명이다.

1. 작업 분석 방법

1) 단계 1

작업 활동(activity)의 제목을 정한다. 이 활동을 한두 문장으로 짧게 정한다.

2) 단계 2

이 활동에서 환자의 나이와 연관된 전형적인 범위를 설정한다.

3) 단계 3

수행배경에서 환경적인 측면을 묘사한다.

(1) 물리적

활동 분석에서 물리적 측면을 묘사한다. 가구의 위치, 재료의 위치, 조명, 소음 정도 등의 모든 현존하는 혼란한 것들을 묘사한다.

(2) 사회적

같이 있는 다른 사람들을 설명한다. 그 사람의 사회적 역할 활동과 관련 있게 설명한다. 이 배경을 위한 태도 예측을 설명한다. 예를 들면, 농구 시합에서의 태도와 교실에서의 태도는 완전히 다르다.

(3) 문화적

모든 활동은 넓은 의미의 범위를 가질 수 있다. 예를 들어, 우리 문화에서의 요리는 창조적인 기회나 다른 사람을 돌보기 위한 영양상의 관점에서 본다. 상징적인 단계에서 요리는 양육과 사랑을 나타낸다. 치료사는 될 수 있는 한 활동을 분석하는데 있어 잠재적 의미를 설명하고, 하나의 활동에서 여러 사람에게 모든 의미를 부여한다는 것은 사실상으로 불가능하다는 것을 인정하여야 한다. 환자와 일하면서 특정 활동에 대한 식별력은 점점 늘어날 것이다.

4) 단계 4

활동을 수행하기 위해 필요한 도구와 재료 목록을 정한다.

요리에 필요한 재료, 콜라주를 위한 종이, 페인트, 풀은 과제 수행을 위한 재료(supplies)이다. 가위, 바늘, 계량컵 등의 작은 도구들도 정기적으로 바꿔주어야 하기 때문에 재료로 취급된다. 다른 말로, 재료는 활동 중에 잃어버리고 고장이 나고 닳을 수도 있는 값싼 아이템이고, 대조적으로 스토브, 재봉틀, 게임, CD플레이어 기구들은 비싸기 때문에 자주 바꾸지 않는 재료들이다.

5) 단계 5

이 활동에서 고유의 안전위험을 설명한다.

기능손상 없는 사람에게도 안전 위험을 설명한다. 어린아이와 함께 가위사용 등의 개발적인 이슈를 생각해보라. 손상된 감각, 움직임, 판단력 등을 가진 사람들에게서 나타날 수 있는 잠재적인 안전 위험을 설명한다. 자살충동이나 타인에게 위협을 끼치는 환자에게 특별히 고려할 점들이 있는가?

6) 단계 6

활동의 순서단계를 묘사한다. 활동의 중요한 요소들을 포함한 이 단계들의 요점을 정리한다. 대부분의 활동은 10~20 정도의 단계로 한다. 준비와 정리단계를 잊지 않도록 주의한다. 예를 들어, 요리에 필요한 재료, 도구, 요리법 등을 준비하는 것부터 주방을 치우는 일까지를 포함한다.

7) 단계 7

수행요소의 활동분석을 요약하고, 검토한다.

① 이 활동에서 요구되는 수행요소 중에서 가장 핵심이 되는 것을 우선적으로 확인하고 기록한다.

② 이 활동에서 요구되는 수행요소 중에서 마지막으로 해야 될 것을 기록한다.

8) 단계 8

이 활동에서 적용되는 방법들과 등급을 결정한다.

① 이 활동에서 사용할 수행요소 6~10가지 목록을 정하고 묘사한다.

② 이 목록 중에서 2개를 선택한다. 그리고 각각의 수행요소 중에서 기능을 증진시킬 수 있는 방법을 묘사한다.

③ 수행요소 중에서 다시 2개를 선택한다. 계속해서 각각의 수행요소와 활동의 방법들을 묘사한다.

④ 다시 2개의 수행요소를 추가해서 선택한다. 각각의 수행요소와 활동의 방법들을 묘사한다.

2. 수행요소의 활동분석 (Activity Analysis of Performance Components)

1단계에서 6단계까지 수행배경(performance context)의 환경적 관점과 활동을 설명하였다. 단계 7에서는 활동이 가장 많이 필요하고 가장 적게 필요한 수행요소를 정의하게 된다. 이렇게 하기 위해서는 수행요소와 연관된 활동 단계를 다시 복습해야 한다. 수행요소를 정의하는 것은 활동의 각각 단계를 위하여 필요하다.

다음은 수행요소를 정의하고 각각에의 분석 문제를 꾸민 것이다. 참고로, 수행요소에 대한 설명은 Uniform Terminology(AOTA, 1994, pp. 1047-1054) (Copyright 1994 by the American Occupational Therapy Association, Inc. Reprinted with permission.) 에서 인용한 것이다.

SENSORIMOTOR : THE ABILITY TO RECEIVE INPUT, PROCESS INFORMATION, AND PRODUCE OUTPUT (AOTA, 1994, P. 1052).

수행요소(Performance components)

1) 감각운동 요소(Sensorimotor components)

(1) 감각인식(Sensory awareness)

① **감각과정**(Sensory processing)

㉠ **촉각**(Tactile)

가벼운 촉각, 압력, 통증, 진동은 피드백(feedback)을 받기 위해 일생동안 중요하다. 촉각은 피부표면에 닿는 자극을 잘 식별하는 것과 인식하고 위치를 아는 능력이다. 가벼운 촉각(light touch)은 자극을 알고 위치를 인식하는 것이다. 촉각의 장애는 인지-운동기능이 좋지 않다는 것을 의미하며, 보지 않고 물건을 촉지할 때 감각 소실로 인해 감각 피드백을 받지 못하는 것이다. 보상작용으로 눈으로 관찰한다. 이 보상작용은 시각적 도움을 받으므로 손의 기능 향상이 저조될 수 있고 이는 목표에 부합하지 않으므로 그다지 좋은 방법은 아니다.

㉡ **고유수용성**(Proprioceptive)

근육, 관절, 몸의 일부분과 다른 것과의 위치에 대한 정보를 체내 조직이 감지해 내는 것

㉢ **전정**(Vestibular)

머리의 위치와 운동이 내이 감각으로부터 자극을 감지하는 것으로 위치감각(position sense)과 균형이다.

㉣ **시각**(Visual)

말초시각과 시력의 color, pattern의 인식이 눈을 통해 자극을 감지하는 것으로 가장 하위 수준부터 visual acuity, visual attention, visual scanning, visual memory, visual cognition순위로 통합되며 가장 상위 수준은 시각인지(visual cognition)이다.

㉤ **청각**(Auditory)

여러 소리의 다른 점을 알게 해주고 위치를 추정, 구별하고 소리의 의미를 이해하는 능력이다. 시각에서의 전경배경(figure ground)은 다른 사람들이 대화하는 방에서 특정한 대화를 청각으로 구별해 낼 수 있는 능력이다.

㉥ **미각**(Gustatory)

맛을 느끼는 작용으로 tongue, soft palate, upper part of the throat 등이 맛에 관여한다.

㉦ **후각**(Olfactory)

냄새, 코의 감각기관에 좌우되고 미각에 전달된다.

② **지각과정**(Perceptual processing)

학습 능력과 변화하는 환경에 계속 적응할 수 있도록 하는 능력이며 환경에 접하고 형태를 바꾸는 과정으로 조직화하고 환경으로부터 온 감각정보를 구조화하며 적응하는 것이다. 우리가 생각하고 느끼는 것은 완전한 지각적 과정에 좌우된다. 적당한 지각적 과정 기술이 부족한 환자는 일상생활 업무를 잘 하는데 실패하기 쉽다.

㉠ **입체인지**(Stereognosis)

고유수용성감각(proprioception), 인지(cognition), 촉각(touch)의 감각을 통해서 보지 않고 목적물을 촉각을 통해 자율 및 그 형태를 확인(identify)하는

것이다. 입체인지의 장애가 있는 것을 입체인식불능(astereognosis)이라고 하며, 이 장애는 손으로 만져보아 물체를 파악하지 못하는 것이다. 이 장애를 가지고 있는 환자는 주머니 속에서 차 열쇠 꺼내기에서 어려움을 겪거나, 감각 소실로 인해 보지 않고 물건을 촉지할 때 감각 피드백을 받지 못한다. 이때 보상 치료방법은 눈으로 확인하고 행동하는 것이다. 이 보상작용은 시각적 도움을 받으므로 오랫동안 사용할 경우, 손의 기능 향상이 저조될 수 있고 이는 치료적 목표에 그다지 좋은 방법은 아니다.

ⓛ **운동감각**(Kinesthesia)

관절 움직임의 방향과 왕복운동(excursion)을 지각하는 것이다. 관절의 운동, 중량, 위치 등을 감지하는 감각 특히, 관절의 변화를 지각하는 것이다. 이것은 고유수용성감각(proprioceptive), 자세감각(postion in sense), 전정감각(vestibular), 균형(balance)과 복합된 감각이다. 운동감각(kinesthesia)은 우리를 일상생활에서 효과 있게 움직이게 할 수 있다. 예를 들어 식사하기 동작에서 숟가락을 입으로 가져가는 동작을 할 때, 손의 모든 동작의 움직임을 이해하는 것이다.

ⓒ **통증 반응**(Pain response)

감각과정을 통해 고통을 감지해 내는 능력이다(개인별로 다양한 주체성의 과정).

ⓔ **신체도식**(Body scheme)

각각 신체부분의 연관을 알게 하는 것 즉, 몸의 자세 지각이다. 신체도식은 생후 2년 동안 자기 자신과 주위환경과의 관계 차이를 배운다. 주위의 환경과 자기 자신의 신체부분과의 연관성에 대해 지각하는 것으로 신체부분들을 이해하고 무엇을 어디로, 어떻게 움직일 것인지 결정하는 능력이다. 옷 입는 능력은 신체도식(body scheme)이 정상(intact)이어야 한다.

* body image : 자신의 상을 시각적, 정신적으로 기억 작용하는 것(예, 예쁘다, 뚱뚱하다)
* body concept : 전체적으로 신체적인 관계, 외부와의 관계(예, 물체와 신체사이의 관련성)

ⓜ **좌우구분**(Right-left discrimination)

자신의 몸을 한쪽과 다른 쪽을 구별하는 능력이다. 외부세상과 자신의 관계에서 왼쪽에서부터 오른쪽으로의 이해하는 것이며 방향을 따르는데 필요하고 옷 입는 능력을 위해 필요하다.

ⓑ **형체항상성**(Form constancy)

다양한 환경과 위치, 크기, 종류 등에서 모양과 목적물을 구별해 내는 능력이다. 예를 들어 컵을 컵으로 인정하며 다양한 크기와 용도를 구별할 수 있는 것이다.

ⓢ **공간 내 위치감각**(Position in space)

사물이나 목적물과 자신 또는 다른 형태를 구별해 내는 능력으로 목적물과 공간적 연관성을 알아내는 능력으로 예를 들어 책상아래에 놓인 물건의 위치와 책상위에 놓여있는 물건들의 차별화나 옷 입는 것과 같이 복잡한 공간에서의 신체적인 공간의 위치 등의 개념을 이해하고 자신과 사물들 간의 연관성을 알아내는 것이다.

ⓞ **시각적 완성**(Visual-closure)

불분명한 가시상태에서 형태 또는 대상을 인식하는 것이다. 예를 들어 책의 모서리만 보아도 책인지 알 수 있게 하는 능력이다.

ⓙ **전경 배경**(figure-ground)

전경과 후경 사이의 형태와 대상을 구별해내는 것이다. 형태 안에 숨어있는 형태를 파악하는 것으로 무시된 배경자극으로부터 분리되는 동안 드러난 시각적 자극을 주의하는 능력이다. 운전할 때 길에 초점을 맞추게 하며 환경에서 안전을 위해 필요하지 않은 것은 무시한다. 형체와 배경에 장애가 있으면 서랍이나 냉장고에서 원하는 물건을 잘 선택해 내지 못한다.

ⓒ **깊이지각**(Depth perception)

목적물에서 형태의 깊이를 지각하는 것이며 관찰자사이의 연관된 상대적인 차이점을 알아내는 능력이다. 예를 들어 계단 오르고 내리기, 운전 시 다른 차와 자신의 차로부터의 거리에서 공간을 안전하고 효과 있게 이동할 수 있게 해준다.

ⓚ **공간관계**(Spatial relations)

대부분 우뇌 손상환자에게서 많은 증상이 나타나며 한 형태와 다른 것과의 관계, 한 형태와 그 자체의 공간적 영역과의 관계를 잘 인식하는 능력이다. 공간관계는 공간에서의 위치(position in space) 능력과 연관된다. 공간관계 장애가 있으면 2, 3차원의 고안을 할 수 없고 블럭 쌓기, 그리기 등의 업무에 어려움을 느끼며, 계단 오르고 내리기, 주차하기, 물건과 물건사이의 거리를 측정하는 것과 공간에서 움직이는 것이나 옷 입는 활동의 장애가 있으며, 특히 휠체어와 화장실 변기와의 거리 파악이 어려우므로 이동에 문제가 있다.

ⓔ **지리적 지남력**(Topographical orientation)

목적물의 위치를 정하고 그 위치의 경로를 정하는 것이다. 지리적 지남력에 장애가 있는 환자는 병실에서 원무과 가기, 간호사실 찾기, 자기 방 찾기에 어려움을 느끼고 쇼핑센터에 갈 때와 관공서 찾기 등에 어려움이 있다. 이 장애를 가진 환자의 치료방법은 한 곳에서 다른 곳으로 이동하기 위해 환경적 인식력이 있는 지도를 만들어 주는 방법으로 지리적 지남력을 이해하게 해주며, 장소와 환경간의 연관을 상상하게 하고 한곳에서 다른 곳으로 이동할 때 직접적 치료개입을 하여 알게 해 주는 것이 중요하다.

* 당신이 분석하는 활동(activity)에 대하여 생각해 보라. 이 활동과 연관되어야 할 감각은 무엇인가? 예를 들어, 형체항상성(form constancy), 공간관계(spatial relations) 등을 필요로 하는 활동은 무엇일까?

(2) 신경근골격(neuromusculoskeletal)

① **반사**(Reflex)

감각의 입력으로 자율적 반응을 유도해 내는 것이다. 개인이 부분적으로 자극을 받으면 바로 나타나는 반응이다.

② **관절가동범위**(Range of Motion : ROM)

아크(arc)를 통해 몸의 각 부분의 관절 움직임을 그리며 관절을 움직이는 것이다. 관절이 범위 내에서 가능한 모든 면(plane)과 축(axis)을 통해서 최대한 이동하는 것이다.

③ **근 긴장**(Muscle tone)

근 긴장에 반응하여 근육의 휴식에 긴장이나 저항하는 정도를 시험하는 것이다. 손상되지 않은 근육에서 나타나는 안정된 긴장상태의 표시이다. 자세유지, 부드러운 움직임, 조절된 움직임을 위해서 관절의 안전성을 제공한다(maintain position).

④ **근력**(Strength)

중력이나 대상에 저항하여 움직일 때 근육의 힘의 정도를 나타내는 것이다. 움직임을 만들고 조절하기 위함과 자세유지하기 위해 필요하다.

⑤ **지구력**(Endurance)

초과된 시간에 참고 견디는 심장, 폐, 골격근의 힘을 발휘하는 능력이다. 연장된 시간에 활동을 할 수 있게 해주며 약한 근육은 지구력의 저하를 가져오며 근력과 연관되어 있다.

⑥ **자세조정**(Postural control)

기능적으로 운동하는 동안 균형을 유지하기 위해 정위반응(righting reaction)과 평형(equilibrium)을 사용하는 것이다. 다양한 과정으로 기술적인 움직임이 나타날 수 있는 것으로부터 안전한 자세를 제공한다. 예를 들어 바닥에 무엇을 집기 위해 허리를 구부렸다 펼 때 넓은 안정된 자세로 지지하고, 넘어지지 않게 행동을 할 수 있는 것은 자세조절의 특성이다.

⑦ **자세정렬**(Posture alignment)

몸의 각 부분에 생체역학적 통합(biomechanical integrity)을 유지하는 것이다. 관절의 정렬은 신체역학과 좋은 자세를 유지하는데 필요하다. 예를 들어 나쁜 자세정렬을 가지고 있는 사람은 힘든 자세로 일하는 사람이나 좋지 않은 자세로 의자에 앉아서 공부하는 학생이다.

⑧ **연부조직 통합**(Soft-tissue integrity)

조직과 피부사이의 상태를 해부학적과 신체적으로 유지하는 것이며, 움직임이 부족한 사람에게서 피부의 반흔(skin break-down)이나 욕창이 생기기 쉽다.

(3) 운동(Motor)

① **대동작협응**(Gross coordination)

조절(control)하기, 목표를 지향하기 위해서 큰 근육 그룹군(large muscle group)을 사용하는 것이다. 일상생활에서 활동할 때 가장 많이 사용하는 동작들이다. 예를 들어 걷기, 뛰기, 수영하기, 노를 젓는 활동에 필요한 동작들이다.

② **중심선 넘어가기**(Crossing the midline)

몸의 중심 시상면(mid sagittal plane)을 가로질러 움직이는 눈과 사지의 움직임이다. 중심선(midline)을 가로지르는 능력은 몸의 반대쪽에서 기술적 움직임을 요구하는 많은 운동에 필요하다. 예를 들어 상의나 셔츠를 입을 때, 긴소매 단추를 잠글 때, 반대측의 옷 입는 동작에서 필요하다.

③ **편측성**(Laterality)

고난도 기술(high level of skill)을 필요로 하는 활동으로, 몸의 한쪽 면을 사용하는 능력이다. 대부분의 사람들은 식사나 글쓰기를 할 때, 고도의 숙련된 활동을 할 때 오른손이나 왼손 중 하나를 사용한다.

④ **양측 통합**(Bilateral integration)

일상생활 활동을 하는 동안 몸의 양쪽을 협응해서 사용하는 것이다. 두 손이나 두 발을 쓰게 하는 활동에서 중요하다. 예를 들어 노를 저을 때(rowing a boat)나 뜨개질을 할 때 양손을 사용하는 능력들이 해당된다.

⑤ **운동조절**(Motor control)

기능적이고 자유로운 움직임형태로 몸을 사용하는 것이다. 개인이 원하는 움직임 패턴을 반영하고 동적이며, 목적 있는 움직임을 조절하는 움직임이다.

⑥ **실행**(Praxis)

주위환경 요구에 반응하여 새로운 운동(motor act)을 고안하고 계획하는 것이다. 동작을 계획하고 활동하는 능력은 지적 활동(mental activities)을 나타낸다. 이 행동의 장애를 실행증(apraxia)이라고 하며, 이것은 개인의 활동에서 실행 또는 운동을 계획하는 능력 장애이다. 목적 있는 동작을 수행하거나 물건을 조작하는 것이 불가능한 상태이다. 실행증은 신체도식의 부조화와 관련이 깊다. 그러나 감각운동조절의 결손으로 인해, 업무 수행이 부족하거나 존재하지 않는 보상작용, 지적결손, 적절치 못한 주의력이 부족한 것은 아니다. 실행증의 유형에서 관념운동성 실행증(ideomotor apraxia)은 일을 이해하고 자동적으로 수행할 수는 있지만, 명령에 의한 수행에는 문제를 보인다. 예를 들어 글씨를 써보라고 지시하면 쓰지 못한다. 관념성 실행증(ideational apraxia)은 일상생활에서 물건의 사용하는 방법에 대한 무능력이다. 일상에서 자동적으로 할 수 있는 일들도 수행할 수 없는 것이다. 구조적 실행증(constructional apraxia)은 2, 3차원의 공간 조작 능력의 결손이다. 예를 들어 블록 쌓기의 어려움 등이다.

⑦ **소동작협응**(Fine motor coordination) / **기민성**(Dexterity)

목적물을 정밀하게 조작하고 운동조절을 위하여 소 근육을 사용하는 활동이다. 예를 들어 바느질, 목공, 피아노 연주, 단추 잠그기, 주방에서의 활동들이다. 이 활동은 높은 수준의 기민성을 요구한다.

⑧ **시각운동 통합**(Visual motor integration)
물체의 보이는 것에 대하여 조절하는 능력이다.

⑨ **구강운동 조절**(Oral motor control)
움직임 조절을 위해 구강인두 근육의 조절 및 협응하는 것이다. 먹는 것과 말할 때 필요하다.

* 당신이 분석하는 활동에 대하여 생각해 보라. 이 활동에 연관되어야 할 감각은 무엇인가? 예를 들어, 운동조절(motor control), 소동작협응(fine motor coordination) 또는 다른 활동에서 요구하는 부분은 무엇일까?

2) 인지/인지적 통합 요소(Cognitive/Cognitive integration Components)

상위수준의 뇌의 기능을 사용하는 능력이다. 인지기능은 사람이 일과 업무에 참가하는 이유와 문제를 풀게 하는 지적인 과정이다.

(1) 각성의 단계(level of arousal)

① **기민상태**(alert) : 깨어 있거나 외적, 내적 자극에 쉽게 깨고, 인지하고 적합하게 반응하는 의미 있는 상호작용을 한다.

② **기면상태**(lethargic) : 졸린 상태로 자극이 없으면 잠이 들고, 보통 목소리로 이름을 부르면 깰 수 있으나, 멍한 상태이다. 질문에 대답은 하지만 느리고 흐릿하고 집중이 없다. 생각의 연결성이 없다.

③ **둔감상태**(obtunded) : 대부분의 시간에 잠을 잔다. 깨우기가 힘들고 큰소리로 흔들어 깨면 깰 수 있으나 멍한 상태이다. 말은 둔하고 앞뒤가 맞지 않고 중얼거리고 단음절 대화를 한다.

④ **혼돈상태, 섬망**(confusion, delirium) : 의식이 희미한 상태로 집중이 되지 않고 앞 뒤가 안 맞는 대화를 하며, 최근 기억 장애와 최근 사건을 작화한다. 가끔 동요되고 시각적 환각이 있다. 환경적 자극이 감소될 때 밤에 혼돈을 가져오는 지남력 상실이 있다.

⑤ **혼미, 반 혼수**(stupor, semicoma) : 수의적 무의식상태로 강하게 흔들거나 통증을 주면 반응하는데, 통증 시에 손을 움직이는 정도

⑥ **혼수**(coma) : 완전 무의식 상태, 외적, 내적 자극에 전혀 반응이 없다. 가벼운 혼수에서는 약간의 반사작용이 있으나, 그것은 목적 없는 움직임이다.

(2) 지남력(Orientation)

사람(person), 장소(place), 시간(time), 상황(situation)을 정의(identity) 하는 것. 환경에 적응하는 것은 우리가 현재의 환경에 작용하거나 새로운 것으로 조화되게 하는 것이다.

(3) 재인식(Recognition)

예전에 아는 얼굴, 대상, 물체들을 확인해 내는 것이다. 다른 것과 상호 관계할 때 필요하고 재료(tools)와 도구(equipment)를 찾는 등 일상생활활동에 필요하다.

(4) 주의집중 시간(Attention span)

오랜 시간(작업시간 이외의) 일에 집중할 수 있는 능력이다. 특정한 일이나 작업에 집중하여 머물러 있게 하는 능력이다. 업무의 완성과 효과적인 수행을 위해 필요하다. 환경 요소에 시각적으로 집중하는 능력은 시각적 고정(visual fixation)이 필요하고 정상적 성인의 수의적 행동에 따라 달라진다. 정상적 성인은 환경에 대한 목표를 선택하고 적당한 초점에 주의를 기울일 수 있다.

(5) 동작의 초기화(Initiation of activity)

전두엽(frontal lobe)과 기저핵(basal ganglia)의 손상으로 인해 주로 동작의 초기화의 장애가 온다. 일상생활활동의 초기 단계의 활동을 할 수 있는 능력이다. 이 동작의 장애가 있으면 한 단계 이상을 가지는 일의 계획, 조직 시각 그리고 진행 중 한 가지 이상에서 어려움이나 장애를 갖는다. 일상적 일에서 활동을 스스로 하기 어려우므로 수행하기 위해서는 단계별 도움이 기본적으로 필요하다. 활동을 시작하기 위해 필요한 정보를 주는 말 또는 촉각을 이용할 수도 있다. 초기화(initiation)능력이 발전할수록 단계별 절차들이 줄어들게 된다.

(6) 활동의 마무리(Termination of activity)

신체적, 정신적으로 활동을 끝내야 될 시점에서 작업을 종료시키는 것이다. 작업을 멈

춰야 하는 시간에 적당히 마무리를 하는 능력이다. 이 장애가 있는 환자는 종료하는 적당한 시간을 알려준다. 전두엽(frontal lobe)에 손상을 입은 환자는 작업을 계속 반복하거나 멈추지 않고 주어진 단계를 반복한다.

(7) 기억력(Memory)

단시간 혹은 장시간 후에 정보를 재생할 수 있는 것이다. 기억은 배운 지식의 검색을 포함하여 경험과 느낌도 포함된다. 단기기억(short-term memory)은 수일, 수 시간 전에 일들을 기억해 내는 능력이며 예를 들어 전화를 받고 7자리수의 전화번호 기억을 하는 것이다. 장기기억(long-term memory)은 80세 할머니가 어린시절을 회상하는 것이다.

기억장애는 재활에 좋지 않는 영향을 끼친다. 사람, 물체 및 학습된 과정을 회상할 수 없고, 정보에 대한 회복은 감소되고 학습능력도 떨어진다. 매일매일 학습된 재활 기능에도 좋지 않는 작용을 한다. 그러므로 주어진 임무가 완전히 학습되기 위해서 상당한 반복 훈련이 필요하다. 어떤 학습 방법이 적합한지를 발견해 내야 하며 각각의 환자들이 최상의 학습 기회를 가질 수 있는 학습 방법을 제공하고 감각적 그리고 지각적인 면에서의 도움을 주어야 한다.

(8) 순서화 개념(Sequencing)

정보, 개념, 행동들을 순서대로 배치하는 것이다. 많은 작업에 필요한 인지기술이다. 배열 능력은 주어진 임무의 각 단계들을 계획하고 조직하고 수행하는 능력이다. 이 능력은 첫째, 둘째, 셋째와 같은 시간적 개념과 위/아래, 왼쪽/오른쪽, 주위(around) 등과 같은 공간적 개념이며 대화를 할 때 앞뒤 순서에 맞게 대화를 전개하는 능력들이 포함된다. 순서화에 장애가 있으면 사물들의 질서를 파악하고 몇 개의 단계들로 구성된 절차를 요하는 임무나 작업의 각 단계를 계획하고 조직화하고, 시작하고 수행하는 능력에 영향을 줄 수 있다. 예를 들어 겉옷 입기 전에 속옷을 입어야 하는 것과 신발 신기전에 양말 신는 등의 순서의 배열들이 포함된다.

(9) 분류화의 개념(Categorization)

환경적 정보 사이에 비슷한 점과 다른 점을 정의하는 것이다. 쇼핑할 때 똑같은 물건에서 제품의 질을 확인할 수 있는 능력들이다.

(10) 개념 구성(Concept formation)

생각과 아이디어를 만들기 위한 많은 정보를 조직하는 것이다. 색깔과 형태의 개념이 무엇이 맞고 틀리고 좋은지를 구분하는 것이다.

(11) 공간 조작능력(Spatial operations)

다양한 관계 속에서 대상의 위치를 의식적으로 조정하는 것이다. 예를 들어 자동차 주차하기 전에 자신의 차와 다른 차량과의 거리를 측정할 수 있는 것이다.

(12) 문제해결(Problem solving)

문제를 인식하고 규명하여 선택한 계획들을 설정하고, 수행하여 결과를 평가 검토할 수 있는 능력이다. 문제해결 능력에는 여러 가지 인지기능의 통합 과정이 포함된다. 작업에 대한 집중력, 기억력, 조직화, 계획, 판단력 등은 환자들의 문제해결 능력에서 아주 중요한 역할을 한다. 문제해결 능력이 부족한 환자를 위한 치료방법으로는 활동에서 위험에 처한 상황에 직면했을 때 문제해결하는 방법에 대한 제시와 가능한 답을 인식하고 시도하게 한다. 아주 조직적이고 가장 적합한 답을 찾게 한다.

(13) 학습(Learning)

새로운 개념과 행동에 대한 지식을 얻는 것이다. 연습이나 직접적인 경험을 통하여 새로운 개념이나 아이디어를 공부함으로서 배운다.

(14) 일반화(Generalization)

전에 배운 개념이나 태도를 여러 새로운 상황에 대입하는 능력이다. 일반적으로 알아야 하는 것들에 대한 능력이다. 예를 들어 나뭇가지를 칠 때 식물이 자라는 지식 등을 알고 행하는 것들이다.

* 당신이 분석하는 활동에 대하여 생각해 보라. 이 활동에 연관되어야 할 감각은 무엇인가? 예를 들어, 기억, 문제해결 등을 필요로 하는 활동은 어떤 종류일까?

3) 심리사회적 기술(Psychosocial skill and Psychological components)

개인과 그들이 살아가는 사회 환경과의 상호작용에서 특별히 태도와 자극, 행동결과에 중점을 둔다. 이 수행요소들은 개인적이고 문화와 믿음에 의존한다.

(1) 심리적(Psychological)

① **가치**(values)

자신과 다른 사람에게 중요한 아이디어와 믿음을 정의하는 것이다. 이 아이디어와 믿음은 문화적으로 결정되고 그룹의 구성원들과 함께 나누어진다.

② **관심**(interests)

즐거움을 창조하고 주의를 유지하는 정신적 또는 신체적 활동을 규정하는 것이다. 인간은 즐거움과 행복을 제공하는 일에 포함되고 싶어 한다. 우리에게 흥미가 있는 일이다.

③ **자아개념**(Self-concept)

육체적, 감성적, 성적으로 자신의 가치를 개발하는 것이다. 자신의 상(image)을 알게 해 주는 것이다. 이것은 자신의 행동 평가나 다른 사람으로부터의 피드백으로부터 나타난다.

(2) 사회적(Social)

가족, 조직 등이 많은 그룹에서 살아갈 때 필요한 기술이다.

① **역할 수행**(Role performance)

사회 안에서 맡은 기능들을 인지해내고 유지하고 기능들을 조화시키는 것이다. 노동자, 학생, 부모, 친구, 종교인 등의 역할과 어머니, 선생님, 노동자 등 개인 또는 그룹의 태도이다. 사회적으로 정의되고 상대적으로 안정되길 원한다. 우리가 새로운 역할에 들어갈 때 그 역할에 대한 예측된 태도를 얻어야 한다(play or practice).

② **사회적 행동**(Social conduct)

자신이 가지고 있는 습관(manner), 개인적(personal)으로 눈 마주 응시하기(eye contact), 몸짓(gesture), 타인의 대화에 경청하기(active listening), 그리고 자신의 환경에 적합한 자기표현(self-expression)을 사용한 상호작용이다. 사회상황의 예측을 이해하고 그 상황에 맞는 상호작용 방법으로 변화하는 능력이다. 예를 들어 상대방과 언제 대화를 시작하고, 언어적 표현, 몸짓, 목소리의 억양을 조절하고 적절한 행동을 하는 능력들이다.

③ **대인관계 기술**(Interpersonal skills)

대인관계 기술은 다양한 환경에서 상호작용을 위한 언어와 비언어로 의사소통하는 것이다. 또한 어떻게 다른 사람과 대화하는지를 아는 것이다. 사회적 접촉은 특정 사회상황에서 맞는 태도를 고르는 능력을 말한다.

④ **자기표현**(Self-expression)

다양한 방식과 기술을 이용하여 생각(thinking), 느낌(feeling), 욕구(need)를 표현하는 것이다. 생각하는 느낌과 표현하는 방법을 바꾸는 적응성이다. 예를 들어 화가 날 때 어떻게 적절하게 표현하고, 도움이 필요할 때 어떤 방법으로 요청해야 하는지 등 자기가 필요로 하는 행동을 표현하는 것이다.

(3) 자기관리(Self-management)

생활에서 스트레스에도 불구하고 목표 성취하는 능력

① **대처기술**(Coping skill)

스트레스(stress)와 연관된 요인들을 인식하고 관리하는 것이다. 생활에서 병(illness), 가족(family), 경제적 문제(financial problem) 등의 스트레스요인에도 불구하고, 그 스트레스를 피할 수 있는 능력을 가지고 적응하고 관리하는 것이다. 대처행동(coping behavior)은 개인적 특성은 있지만 다른 사람에게서 배울 수도 있다.

② **시간관리**(time management)

자기관리의 유지, 일, 여가, 건강과 만족을 위한 여가 활동을 계획하고 참여하는 것이다. 목표를 달성하기 위해 어떻게 시간을 활용할지를 아는 것이다. 예를 들어 자기관리(self-care), 일(work), 여가(leisure) 활동을 계획하고 적당하게 시간배분을 유지할 수 있게 해 준다.

③ **자기통제**(self-control)

환경적 욕구, 요구사항, 강제, 개인적 열망(personal aspirations), 다른 것들에서 오는 피드백에 대한 자신의 행동을 변화에 적응하는 것이다. 자신의 태도를 관리하게 함으로서 사회상황에 알맞게 한다. 강한 감정을 느낄 때 자신의 감정 표현은 가장 극적이다. 만약 우리가 어떤 사람에게 굉장히 화가 났을 때, 두 살 때 짜증을 부린 것 같이 하면 적합하지 않을 것이다.

* 당신이 분석하는 활동에 대하여 생각해 보라. 활동에 포함되었을 때 필요한 자기관리 기술(self-management skills)은 무엇인가? 예를 들어, 시간관리(time management), 자기통제(self-control) 등에서 요구되는 활동은 어떤 것인가?

(4) 동작분석

① 먹기 동작

기본자세
의자에 바른 자세로 앉는다. 엉덩관절과 무릎관절은 90°굽힘 발바닥은 바닥에 닿는다.

숟가락 집기
세손가락 집기(palmar prehension) 또는 세손 끝 집기(3-jaw pinch)

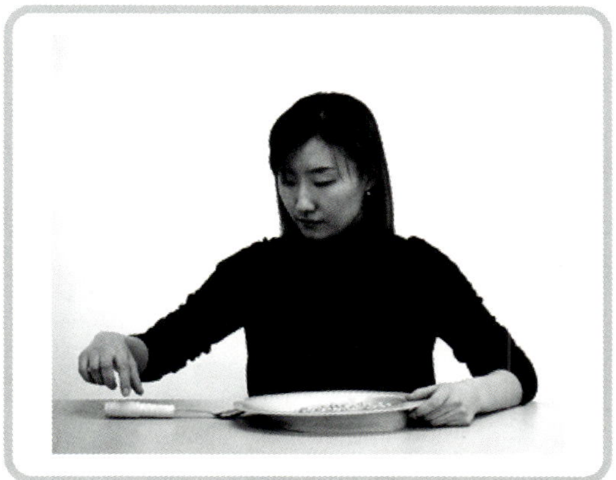

그림 4-1. 숟가락 집기

손으로 숟가락 집기(그림 4-1)
어깨관절 굽힘, 팔굽관절 폄, 손목관절 굽힘과 노뼈 편위, 엄지손가락과 손목허리관절 맞섬, 손가락 벌림, 손관절의 구심성 수축, 엄지맞섬근의 등척성 수축

숟가락으로 음식물 뜨기 (그림 4-2A, B)

어깨관절 굽힘, 팔굽관절 폄, 손목관절 굽힘과 노뼈 편위, 엄지손가락과 손목허리관절 맞섬, 손가락 모음, 손관절의 구심성 수축, 엄지맞섬근의 등척성 수축

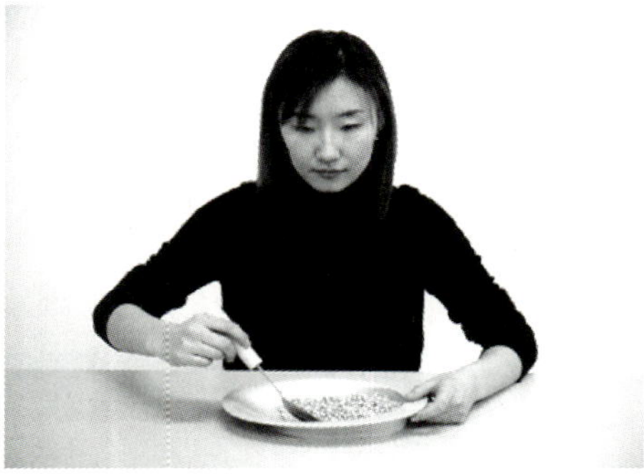

그림 4-2A. 숟가락으로 음식물 뜨기

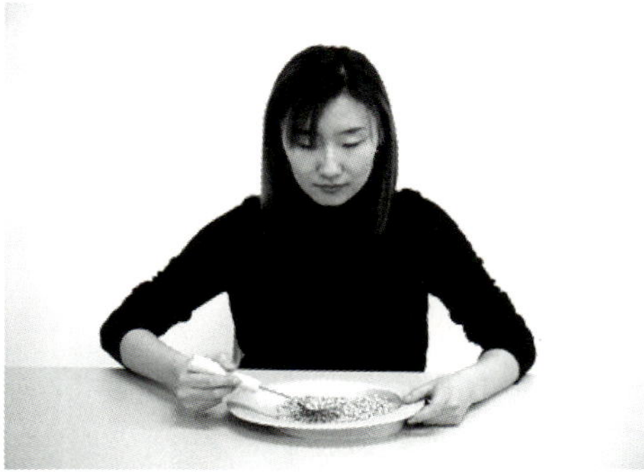

그림 4-2B. 숟가락으로 음식물 뜨기

숟가락을 입으로 가져가기 (그림 4-3A, B)

팔굽관절 굽힘, 노뼈편위, 어깨관절 벌림과 내회전, 노자뼈관절의 뒤침, 모든 손가락관절의 등척성 수축, 뒤침과 굽힘근의 구심성 수축, 원위근육들의 등척성 수축

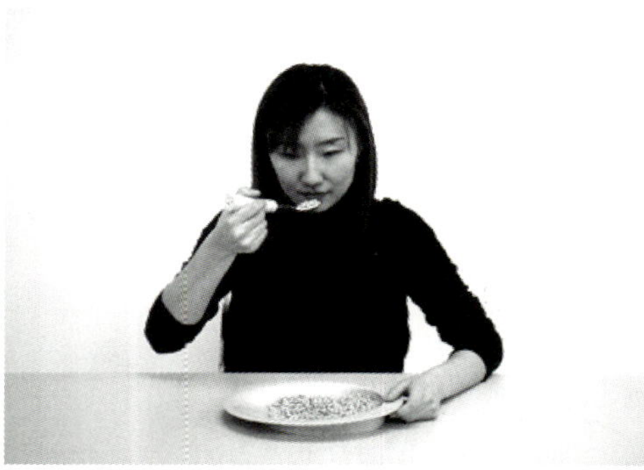

그림 4-3A. 숟가락을 입으로 가져가기

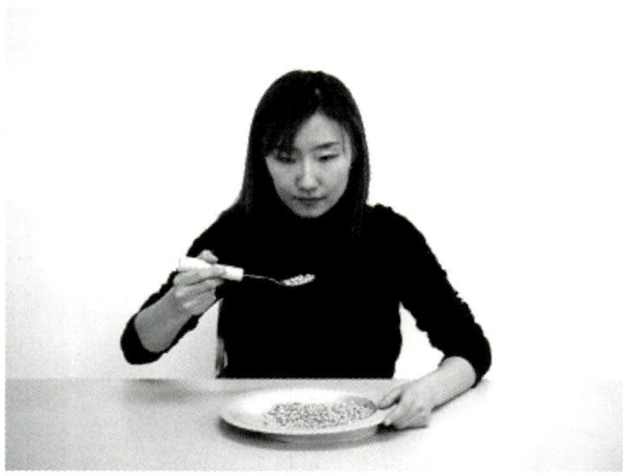

그림 4-3B. 숟가락을 입으로 가져가기

먹기 동작에 필요한 기능적인 관절가동범위

어깨관절 굽힘 : 7°~36°
어깨관절 벌림 : 6°~22°
어깨관절 내회전 : 5°~17°

② 머리빗기

기본자세
어깨관절, 노자관절, 손목관절의 해부학적 자세 엄지와 검지에서 소지까지 안정자세

빗을 집기 위한 동작
근위와 원위관절의 기본적 굽힘 팔굽관절과 손목관절의 폄 노자관절의 엎침 손목관절의 자뼈편위 엄지 손목허리관절(CMC joint)의 벌림과 맞섬 모든 근육의 구심성 수축 맞섬근의 등척성 수축

빗을 머리끝으로 가져가기
구심성 수축에 의한 어깨관절 굽힘과 팔굽관절의 굽힘 등척성 근육의 수축에 의한 그 외 모든 관절의 동작유지

빗질하기 : 동측(방향 : 아래 → 위)(그림 4-4A, B)
구심성 수축에 의한 어깨관절 굽힘과 팔굽관절의 굽힘 등척성 근육의 수축에 의한 그외 모든 관절의 동작유지

빗질하기 : 동측(방향 : 위 → 아래)(그림 4-4A, B)
팔굽관절 굽힘한 상태에서 어깨관절의 폄 그리고 손목관절의 노뼈편위 기본적인 구심성 수축근 활동 등척성 수축에 의한 모든 관절의 동작유지

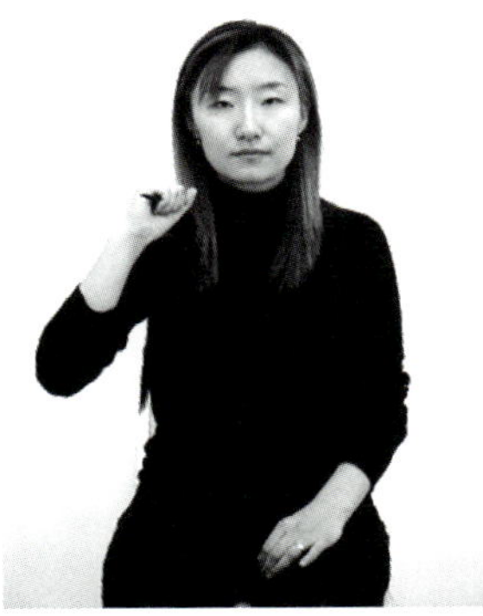

그림 4-4A. 동측 빗질하기(방향 : 아래)

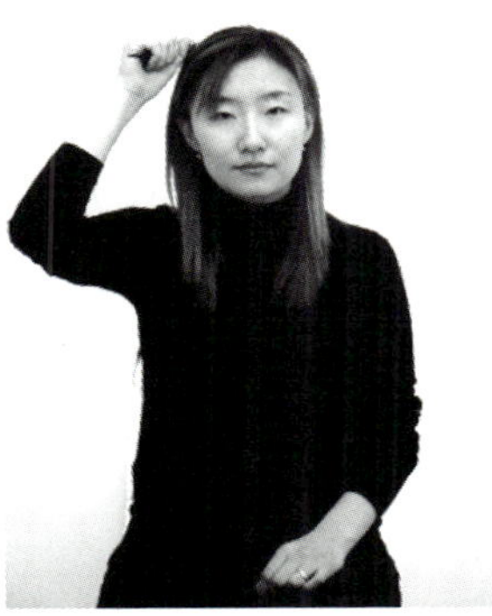

그림 4-4B. 동측 빗질하기(방향 : 위)

뒷머리 빗기 (방향 : 아래 → 위) (그림 4-5)

어깨관절 내회전 상태에서 어깨관절 굽힘 자세유지
내회전 근육의 구심성 수축근 활동

뒷머리 빗기 (방향 : 위 → 아래) (그림 4-5A, B)

어깨관절의 폄, 수평위 벌림과 외회전
외회전근육과 수평위 벌림근의 구심성 수축근의 활동
다른관절은 동측의 빗질하기와 같은 방법으로 활동

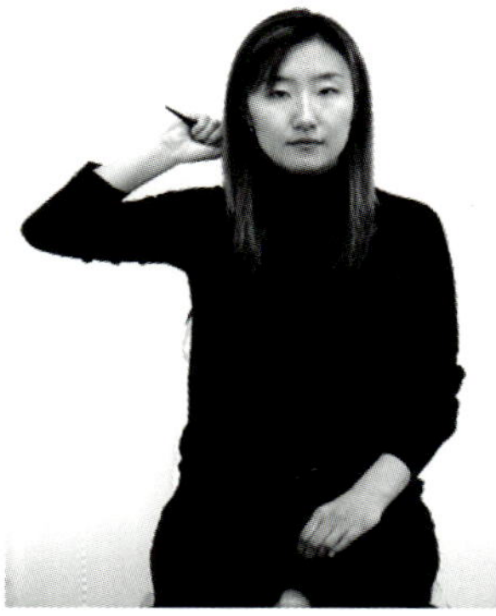

그림 4-5A. 뒷머리 빗기 (방향 : 아래)

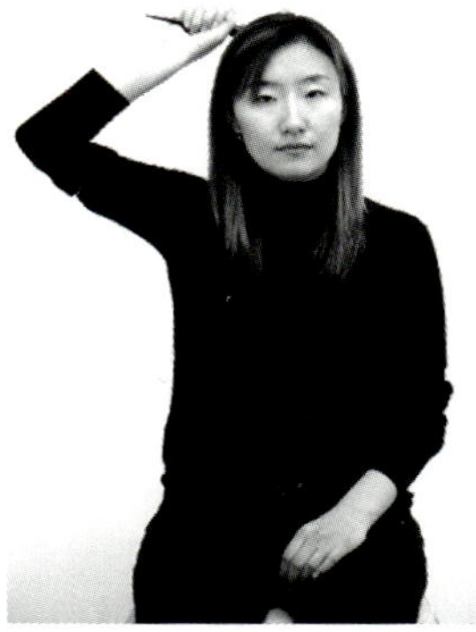

그림 4-5B. 뒷머리 빗기 (방향 : 위)

반대측 머리 빗기 (방향 : 위 → 아래) (그림 4-6A, B)

팔굽관절 굽힘 상태에서 어깨관절의 폄과 내회전 그리고 손목관절의 노뼈편위
기본적인 구심성 수축근 활동
등척성 수축에 의한 모든 관절의 동작유지

반대측 머리 빗기 (방향 : 아래 → 위) (그림 4-6A, B)

어깨관절의 수평위 모음과 내회전
노자뼈관절의 뒤침
손목의 노뼈편위
해당 근육의 기본적인 구심성 수축

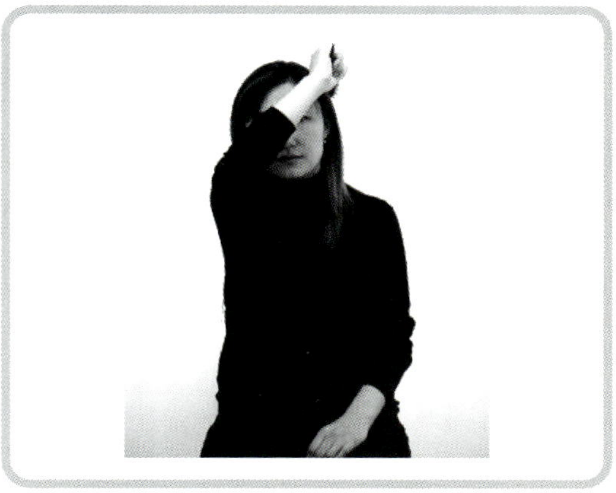

그림 4-6A. 반대측 머리빗기(위)

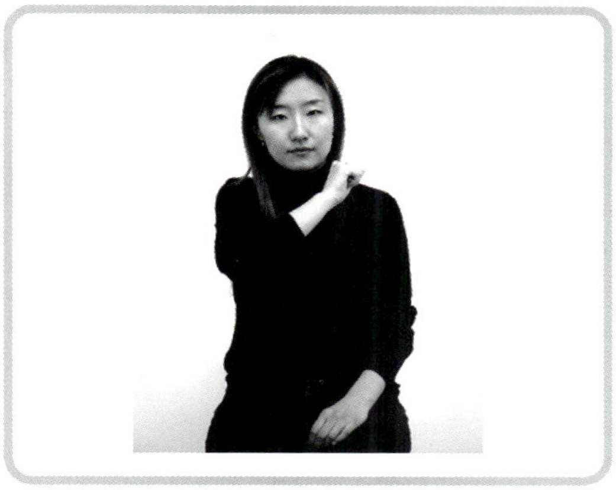

그림 4-6B. 반대측 머리빗기(아래)

③ **상의 입기**(앞단추 있는 옷)

기본자세 (그림 4-7)
뒤침과 엎침의 중간위치와 해부학적 자세

옷걸이에서 옷 꺼내는 동작
모든 관절의 기본적인 굽힘 2nd와 3rd 손허리손가락관절(MCP)의 폄 엄지손목허리관절(CMC)의 벌림 근위부위 근육의 기본적인 구심성 수축 원위부위 근육의 원심성 수축

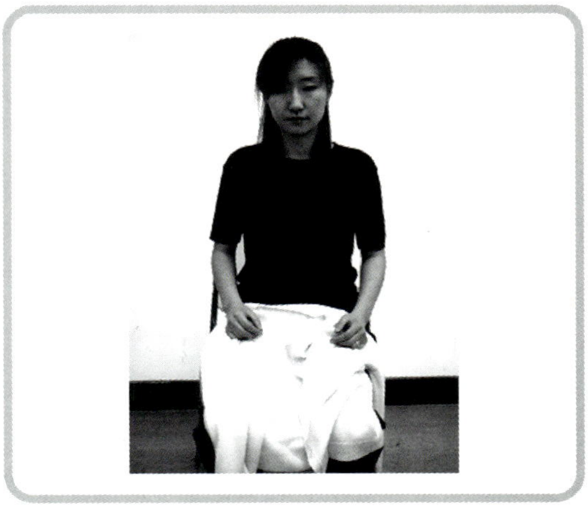

그림 4-7. 준비자세

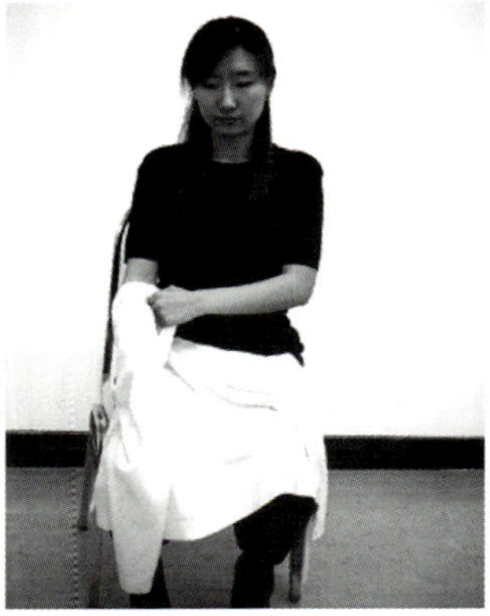

그림 4-8. 우측 상지 소매 넣기

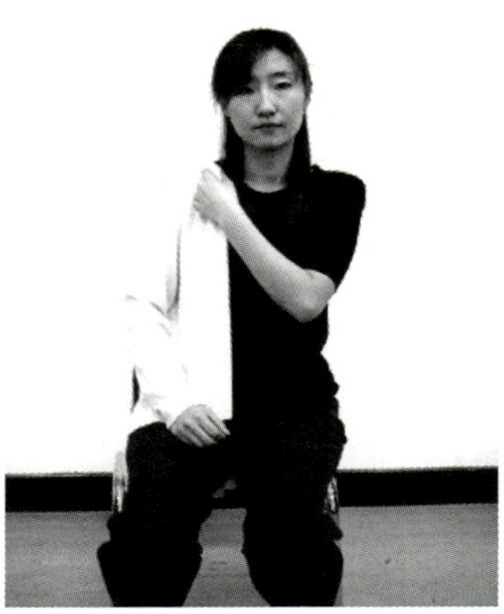

그림 4-9. 우측 상지 어깨까지 올리기

좌측 상지 옷입기 (그림 4-10A, B)

원위관절의 굽힘한 상태로 좌측 어깨관절의 기본적인 폄
모든 구심성 근육의 수축
등척성 근육의 활동에 의한 우측 어깨관절과 팔굽관절의 자세유지

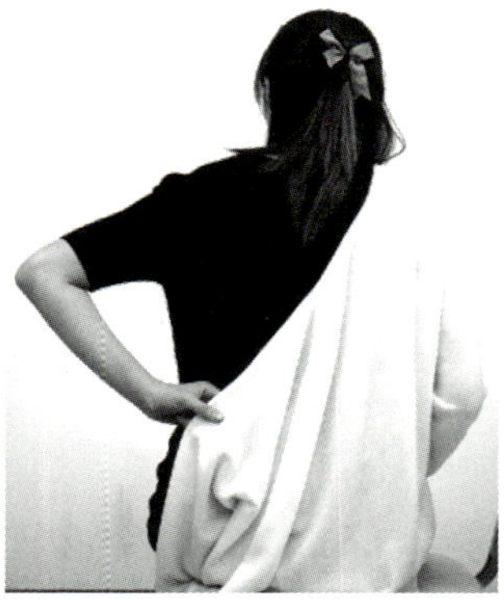

그림 4-10A. 좌측으로 옷 잡아당기기

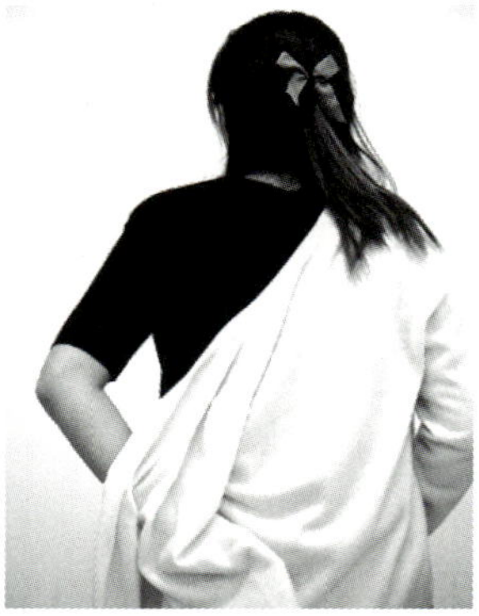

그림 4-10B. 좌측 손 끼우기

단추 끼우기 (그림 4-11)

어깨관절의 기본적 굽힘과 내회전
팔굽관절의 굽힘과 손목관절의 폄
원위관절들의 굽힘

기본적 구심성 근육의 수축
1st, 2nd, 3rd 손가락의 세 손끝집기(3jaw-pinch)
4th와 5th의 손가락의 몸쪽뼈사이관절과 먼쪽뼈사이관절의 기본적인 등척성 근육의 수축

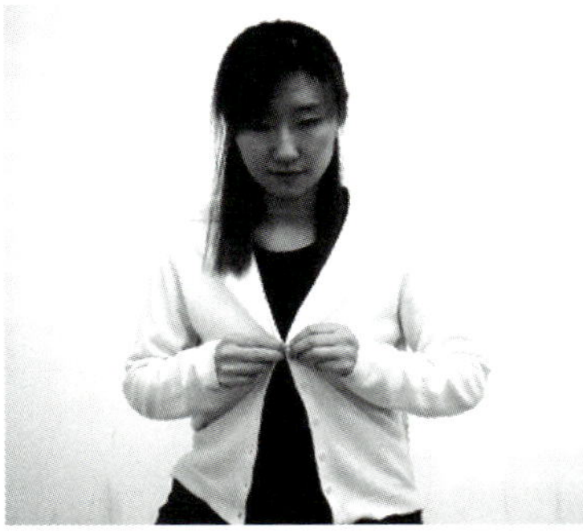

그림 4-11.

④ 하의 입기

기본자세 (그림 4-12)

엉덩관절의 벌림과 굽힘
무릎관절의 굽힘과 발목관절의 중위자세

바지 집어 올리기(앉은 자세) (그림 4-12)

모든 관절은 등척성 근육의 활동에 의한 자세유지

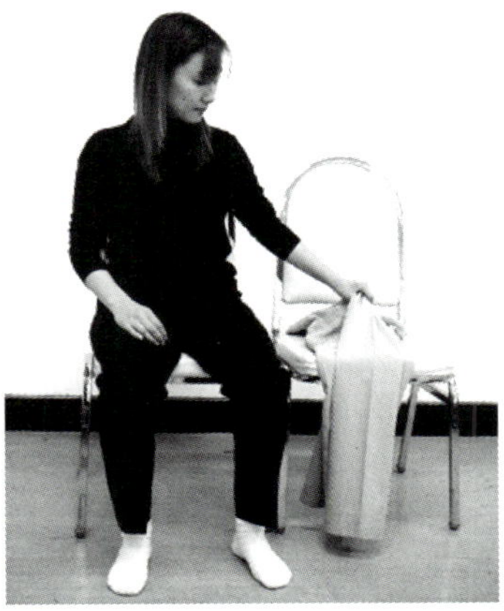

그림 4-12. 바지 집어 올리기

우측 하의 입기(그림 4-13A, B)

모든 관절의 기본적인 굽힘
구심성 근육의 활동에 의한 엉덩관절의 폄
엉덩관절의 굽힘과 내회전, 무릎관절 굽힘, 발목관절 배측굽힘, 발 모음 자세

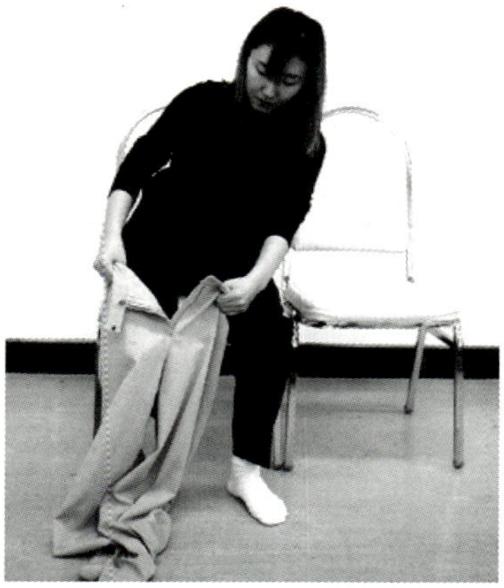

그림 4-13A. 우측 발에 발 넣기

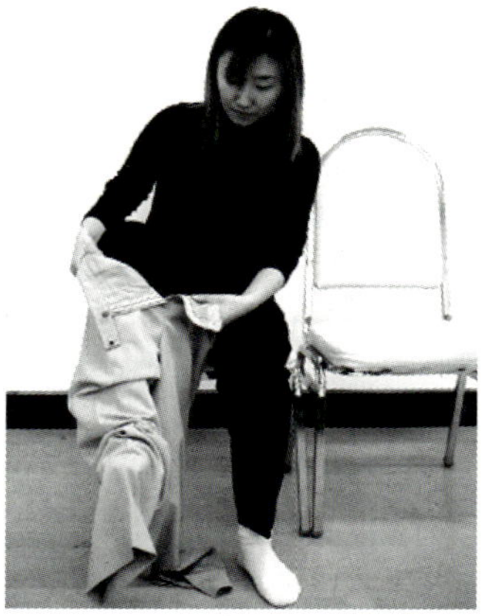

그림 4-13B. 우측 다리에 바지 올리기

좌측 하의 입기 (그림 4-14A, B)

모든 관절의 기본적인 굽힘
구심성 근육의 활동에 의한 엉덩관절의 폄
엉덩관절의 굽힘과 내회전, 무릎관절 굽힘, 발목관절 배측굽힘, 발 모음 자세

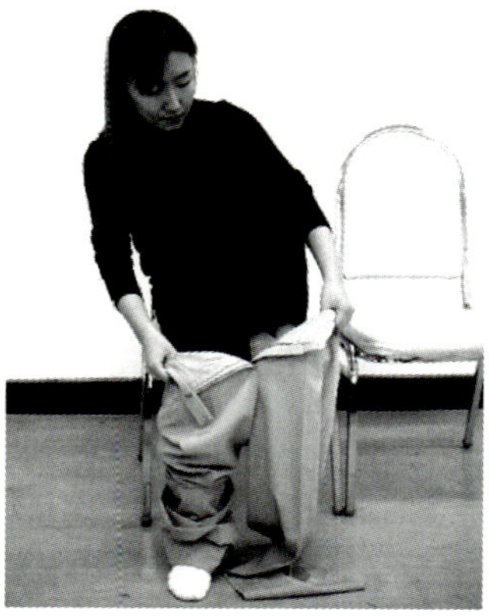

그림 4-14A. 좌측 발 끼우기

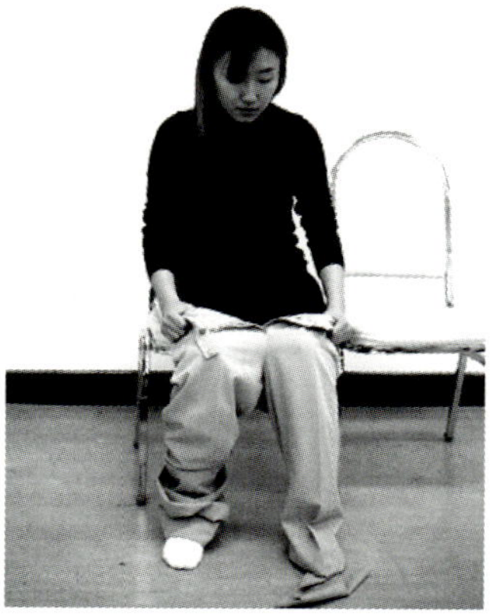

그림 4-14B. 좌측 바지 올리기

바지 올리기 (그림 4-15A, B)

하지의 체중이 앞쪽으로 옮기며 엉덩관절, 무릎관절을 약간 굽힘시킨다.
지퍼올리기

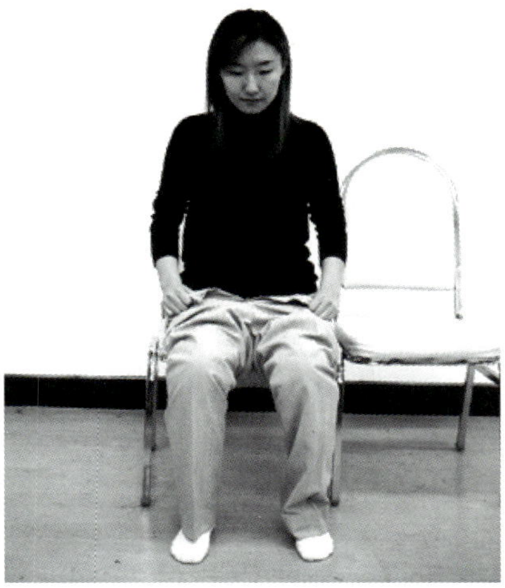

그림 4-15A. 바지 올리기

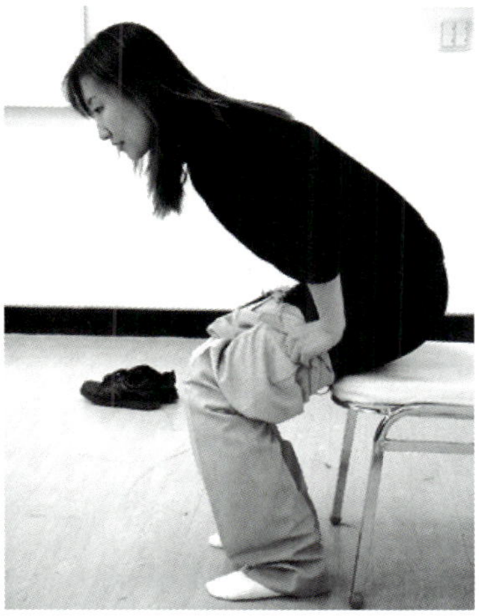

그림 4-15B. 바지 올리기

지퍼 올리기 (그림 4-16A, B)

왼손 바지쥐기
오른손 :
어깨관절의 기본적 굽힘과 내회전
팔굽관절의 굽힘과 손목관절의 폄
원위관절들의 굽힘
기본적 구심성 근육의 수축
1st, 2nd, 3rd 손가락의 세 손끝집기(3jaw-pinch)
4th와 5th의 손가락의 몸쪽뼈사이관절과 먼쪽뼈사이관절의 기본적인 등척성 근육의 수축

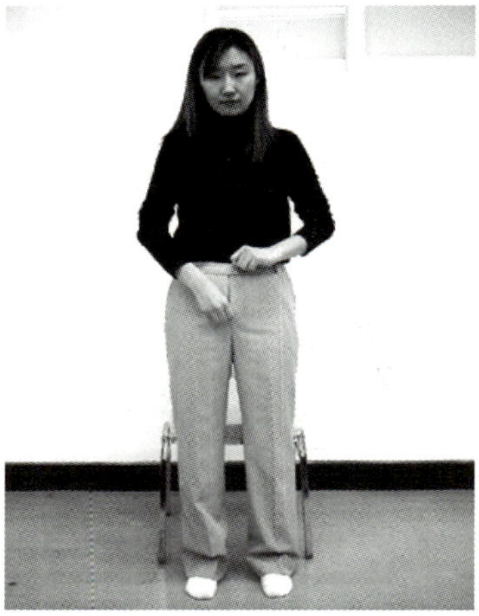

그림 4-16A. 바지 지퍼 올리기

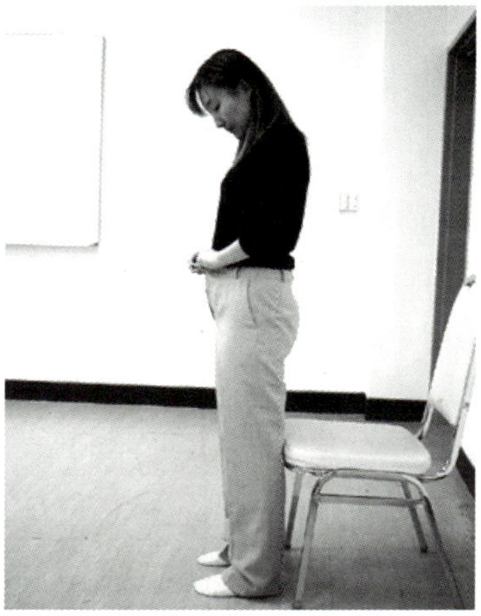

그림 4-16B. 바지 지퍼 여미기

⑤ 양말 신기

기본자세

어깨관절, 팔굽관절, 우측손목관절의 굽힘자세
노자뼈관절의 좌측 손목관절의 중립자세
손가락의 편안한 자세

양말 손에 집기(그림 4-17A)

양말을 신기 위한 전단계로 양말을 쥐기 위해 팔굽관절을 유지한 자세로 어깨관절 관절 수평위모음
팔굽관절은 시작자세를 유지. 노자뼈관절의 엎침, 손목관절 폄, 엄지 맞섬
양측손의 측면집기에서부터 3손끝 집기까지 수행

양말 신기(그림 4-17B)

좌측 손목과 어깨관절의 기본적인 굽힘
우측 손목과 팔굽관절의 폄
노자관절의 엎침
기본적인 구심성 근육의 활동
등척성 근육의 수축에 의한 손가락 자세유지

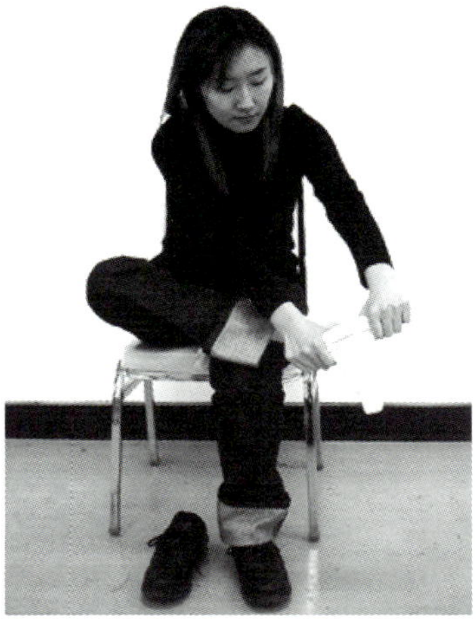

그림 4-17A. 양말 손에 잡고 끼우기

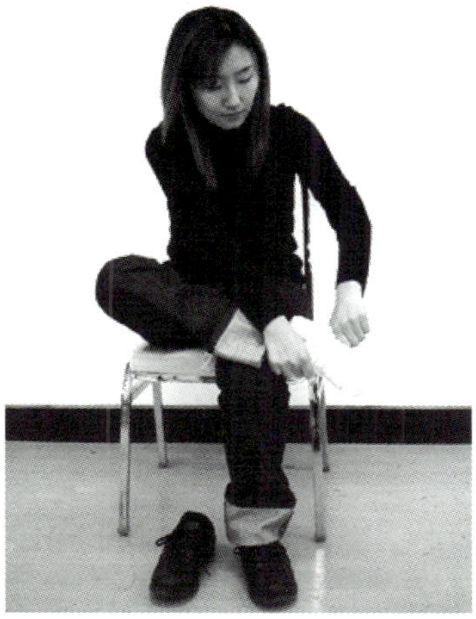

그림 4-17B. 양말 신기

발뒤꿈치에서 양말 올리기 (그림 4-18)

등척성 근육의 수축에 의한 기본적인 어깨관절 폄과 팔굽관절 굽힘
등척성 근육의 활동에 의한 모든 관절의 자세유지

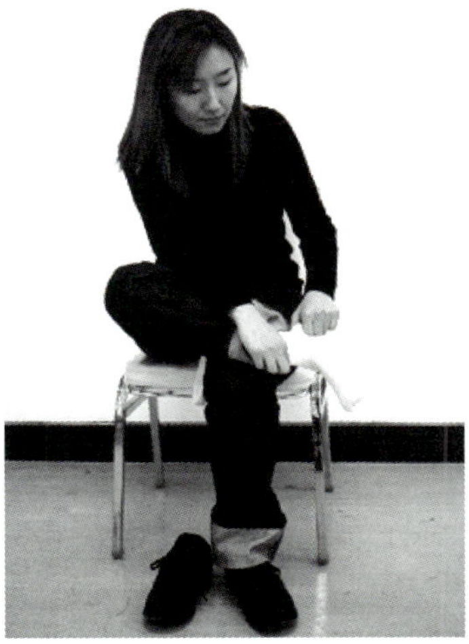

그림 4-18. 양말 발꿈치에 끼우기

⑥ 신발 신기

기본자세
머리와 목을 앞쪽으로 굽힘 등허리뼈의 중위자세

몸통을 앞으로 가져가기(바닥에 있는 신발 집기) (그림 4-19)
등허리뼈를 좌측으로 회전시키고 전방 굽힘 목뼈 3번째부터 목뼈 7번까지 폄 목뼈 2번째에서 뒷통수뼈는 굽힘 우측 뒤통수밑 부위는 우측으로 기울인 상태에서 좌측으로 회전 등허리뼈의 전방굽힘을 위한 원심성 근육활동을 제외한 모든 근육은 기본적인 구심성 근육의 수축

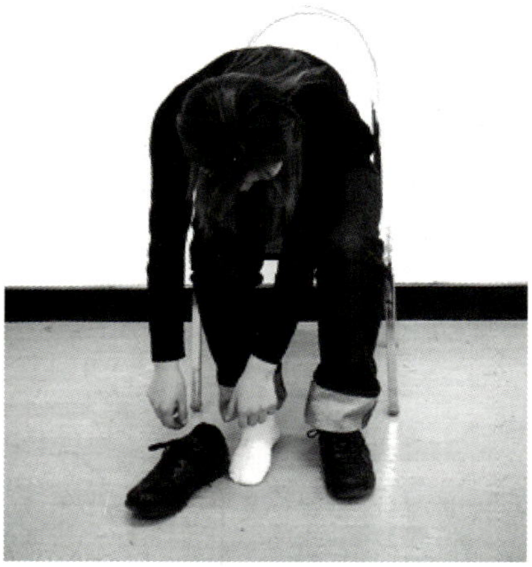

그림 4-19. 바닥에서 신발 집기

신발 신기 (그림 4-20A, B)
구심성 근육의 수축에 의한 우측골반의 올림과 우측 엉덩관절의 굽힘 등척성 근육의 수축에 의한 등허리뼈와 뒤통수밑 부위의 자세유지

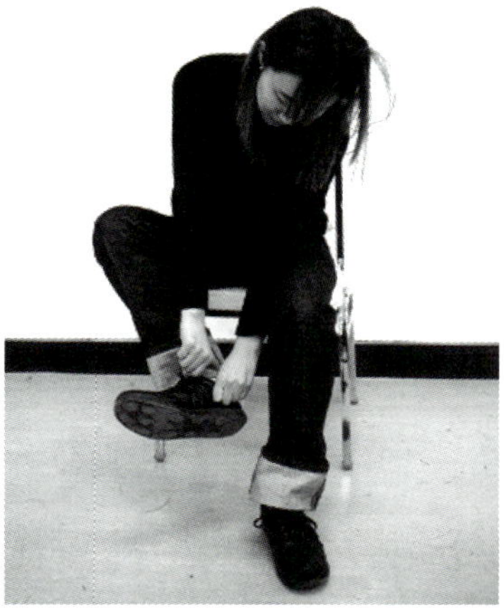

그림 4-20A. 발에 신발 넣기

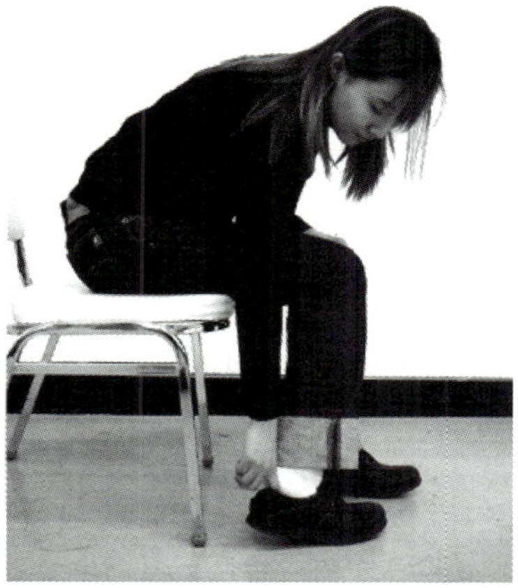

그림 4-20B. 발 뒤꿈치 넣기

⑦ 운전하기

시작자세

안정자세
앉은자세

상지 분석

시동걸기
우측 상지로 기어넣기
자동차 핸들 돌리기
브레이크 작동하기

하지 분석

시동걸기
가속기 작동하기
자동차 속도 가속하기
자동차 속도 감속하기
브레이크 작동하기

시작자세

원위와 근위관절의 기본적인 굽힘
노자관절의 엎침과 손목관절의 노쪽편위

시동걸기
등척성 근육의 활동에 의한 근위와 원위관절의 기본적인 고정된 굽힘 열쇠집기(lateral pinch) 자세로 열쇠를 앞쪽으로 돌리기 어깨관절 굽힘, 팔굽관절 굽힘, 노자뼈관절 자뼈편위와 엎침 열쇠 집기에서 등척성 운동유지 우측엉덩관절 굽힘과 벌림 우측 무릎관절 폄 모든 구심성 근육의 수축

기어를 넣기 위한 우측 상지의 움직임
근위관절의 기본적인 굽힘 기어 넣기 조작을 위해 원통쥐기 수행 어깨관절 굽힘과 모음 팔굽관절굽힘, 노자뼈관절 노쪽편위와 엎침에서 뒤침으로 수행 모든 근육의 구심성 수축

핸들 조작하기
등척성 근육의 수축에 의한 양측 사지 자세 유지

브레이크 조작하기
우측 엉덩관절의 굽힘상태에서 폄 우측 무릎관절의 폄 우측 발목관절의 내반과 저측굽힘 위의 근육들의 구심성 수축

수동 변속기와 자동 변속기와의 운전 차이점
좌측 하지의 사용이 우측 하지와 더불어 페달을 조절하기 위해 사용된다. 변속기 사용을 위해서 오른쪽 상지 사용

⑧ 휠체어 추진하기

기본자세 (그림 4-21)
목의 전방굽힘, 등허리뼈 부위의 중위자세 어깨관절 내회전과 팔굽관절 손목관절의 굽힘 노자뼈관절의 엎침 손가락관절의 기본적인 굽힘 엉덩관절과 무릎관절 굽힘, 발목관절 중립

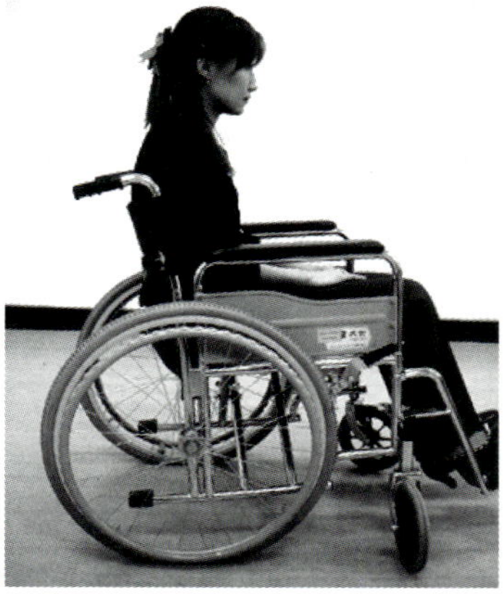

그림 4-21. 기본자세

바퀴 손잡이 뒤로 가기(그림 4-22A)
목과 어깨관절의 폄 몸통은 전방굽힘 팔굽관절 손목관절의 굽힘 그리고 노자뼈관절의 뒤침 바퀴 손잡이를 원통쥐기 손가락의 기본적 굽힘 엉덩관절 굽힘 위의 행동을 위한 구심성 근육의 수축과 자세유지 위의 자세를 위한 모든 관절의 유지

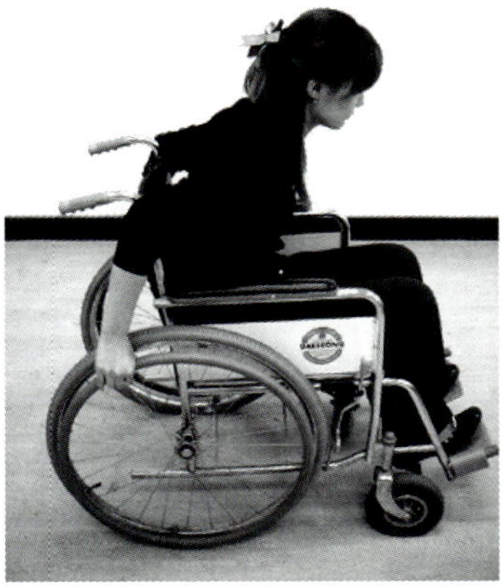

그림 4-22A. 바퀴 손잡이 뒤로 가기

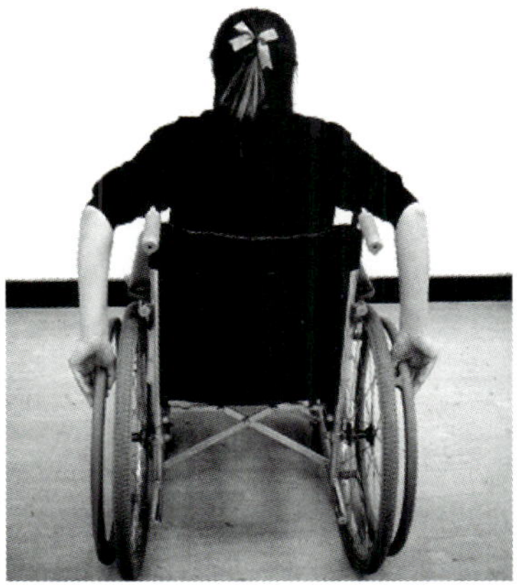

그림 4-22B. 앞으로 추진하기

휠체어 전방 추진(그림 4-22B)
어깨관절과 팔굽관절 굽힘
노자관절 엎침
손목관절의 폄과 자쪽편위
엉덩관절 굽힘
위의 행동을 위한 구심성 근육의 수축과 자세유지
위의 자세를 위한 모든 관절의 유지

⑨ 음식준비하기(음식 젓기)

시작 자세(상지)
어깨관절 모음
좌측 노자뼈관절의 중위자세와 우측 노자뼈관절의 엎침
근위관절의 기본적인 굽힘

오른손으로 젓기(그림 4-23A, B)
어깨관절의 벌림, 폄, 외회전에서 모음, 굽힘, 내회전방향으로 휘젓기
팔굽관절 굽힘에서 폄방향으로 움직임
손목관절 굽힘
노자뼈관절과 손가락의 기본자세 유지
근위부에서 기본적인 구심성 근육의 활동
원위부에서 등척성 근육의 활동

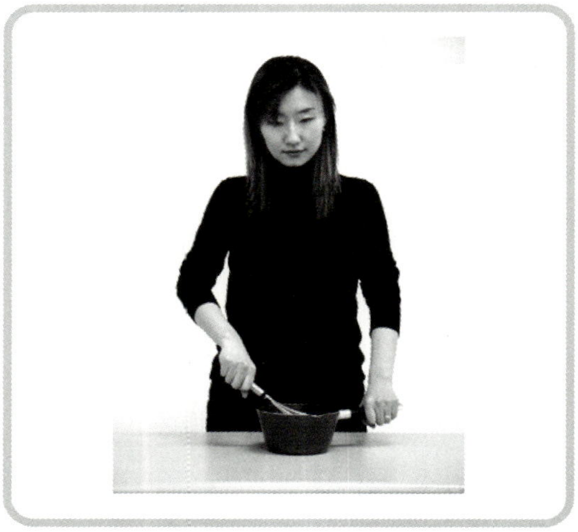

그림 4-23A. 젓기 준비

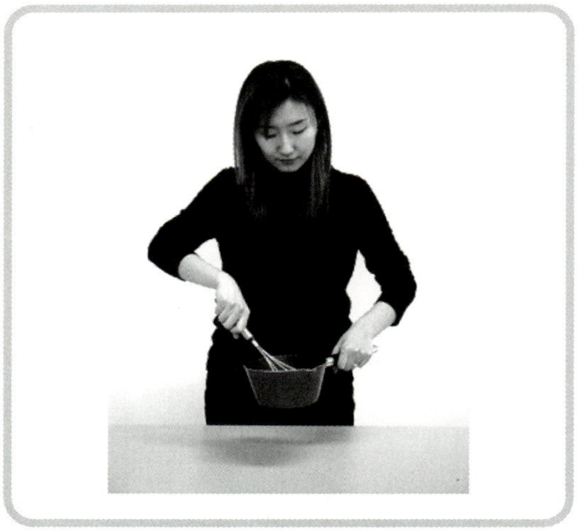

그림 4-23B. 음식 젓기

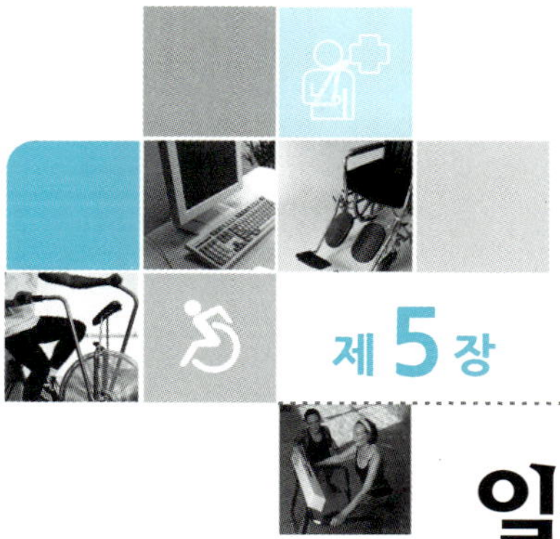

제 5 장

일상생활의 작업치료적 접근방법

일상생활동작 훈련을 통한 작업치료적 접근은 환자의 기능 장애에 따른 훈련이 필요하다. 그 기능 장애란 근력약화, 관절가동범위 제한, 협응능력 장애, 인지장애, 지각장애, 시각장애 들이 있다. 이러한 장애에 따른 치료방법으로는 교정적 치료와 보상적 치료방법을 적용하게 된다. 이 장에서는 그 장애에 적용되는 치료방법을 기술한다.

1. 먹기 활동(Eating and Feeding)

① 구강운동의 기능(oral motor function)
② 몸의 균형(balance)
③ 몸통, 머리의 조절(trunk, head control)
④ 상지의 움직임
⑤ 상지의 수동적 관절가동범위(PROM)
⑥ 구강 주위의 수동적 관절가동범위
⑦ 상지의 근력
⑧ 구강근육의 근력
⑨ 상지, 목의 협응능력
⑩ 구강근육의 협응능력

⑪ 인지(cognition), 지각(perception), 감각(sensory)
⑫ 음식물을 안전하게 먹거나 마시기
⑬ 도구(utensil)를 유지하고, 그릇잡기와 들어올리기
⑭ 양손을 교대로 사용하여 음식물 자르기
⑮ 사회적으로 용인되는 수준
⑯ 수행결과에 대한 환자의 만족도

1) 먹기장애와 삼킴장애

먹기장애, 삼킴장애

- 입으로 음식을 가져가는 어려움
- 음식물을 식괴(bolus)로 만드는 것의 불가능
- 삼키기 전, 삼키는 동안, 삼킨 후에 목소리 가다듬기나 기침
- 가래가 낀 듯한 목소리
- 호흡패턴의 변화
- 삼킴 반응이 없거나 지연됨
- 기침을 잘 못함
- 식사 후 음식물의 역류
- 식사 중 삼키기 장애로 인한 흡인성 폐렴

교정적 치료접근

- 삼키기(swallowing) 전에 머리, 목, 몸의 자세를 바르게 유지
- 구강운동자극(oral motor stimulation)
- 일관성 있는 음식물 제공(액체와 고체)
- 비우세손(non-dominent hand)으로 미세협응운동 증진
- 우세손(dominent hand) 훈련의 전가
- 운동 교육(motor learning)
- 감각재교육

보상적 치료접근

- 자세고정 장치를 달 수 있는 편안한 의자 제공
- **자세유지** : 목 – 약간굽힘(머리 – 약간 굽힘, 볼기 무릎 – 90° 굽힘)
- 탁자 높이를 조절하여 휠체어에 놓을 수 있는 환경제공
- 덩어리가 쉽게 형성되도록 음식물의 농도유지
- 상체를 똑바로 세워 액체를 쉽게 먹을 수 있게 빨대사용

[참고] 흡인성 폐렴(aspiration pneumonia)의 증상
- 얼굴색이 변함(특히 기도가 막혔을 때)
- 기침을 길게 함
- 가래가 낀 소리가 나거나 심호흡을 하거나 또는 목소리를 내지 못함

2) 먹기 활동의 관절가동범위 제한과 근력약화

관절가동범위 제한, 근력약화
• 먹는 과정에서 관절가동범위 제한 • 먹는 과정에서 근력약화
적응접근방법(Adaptive Techniques)
• 강한 손으로 약한 손을 보조 • 팔꿈치를 높혀 입으로 가까이 가게 보조 • 손가락 힘이 약할 때 utensil 착용 • 테노데시스 폄(tenodesis extension) 동작 사용
적응기구(Adaptive Equipment)
• **입으로 가져가는 동작을 위하여 중력을 이용한 보조도구를 사용** : swedish sling, deltoid aid, mobile arm support, over-head sling • 입으로 가는 동작, 쥐는 동작을 위하여 의지(prostheses)를 사용 • 쥐는 동작(grasp)이 손상되었을 때, tenodesis extension동작으로 음식먹는 도구 보조기(orthoses) : wrist-driven flexor hinge, externally powered flexor hinge, cable driven flexor hinge • **손목(wrist)고정과 쥐기 동작의 결손이 있을 때** : utensil을 사용한 orthosis (그림 5-2) • **손목 펴는 것은 가능하지만 쥐는 동작이 결손 되었거나 불충분할 때** : utensil, universal cuff (그림 5-1) • **쥐는 동작이 약할 때**(weakness) : built-up handle • **팔굽관절 굽힘 제한이 있을 때** : extended utensil (그림 5-4) • **음식물을 입으로 가져가는 동안 음식물을 흘린다면** : 흔들 숟가락(swivel utensil) (그림 5-7) • **휠체어 옆이나 침대 옆에 액체 음료수를 마시기 위한 도구** : cup holder, extended long straw • **미끄럼 방지** : nonskid place mat • **음식물을 뜰 때 밖으로 밀려나는 것을 방지하기 위해** : 접시방어대(plate guard)(그림 5-8), 움푹파인 접시(scoop dish)(그림 5-11)

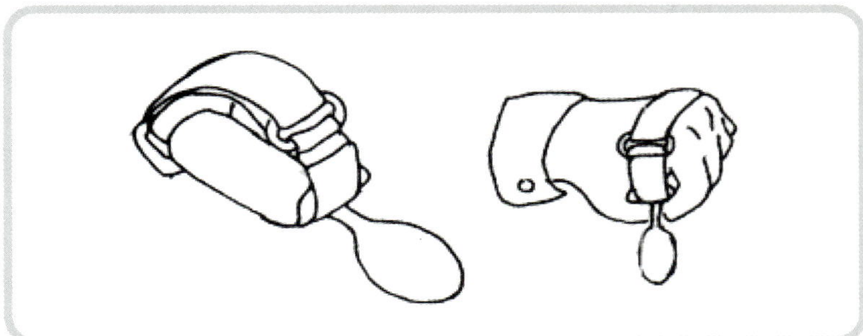

그림 5-1. 유니버살 커프(universal cuff)

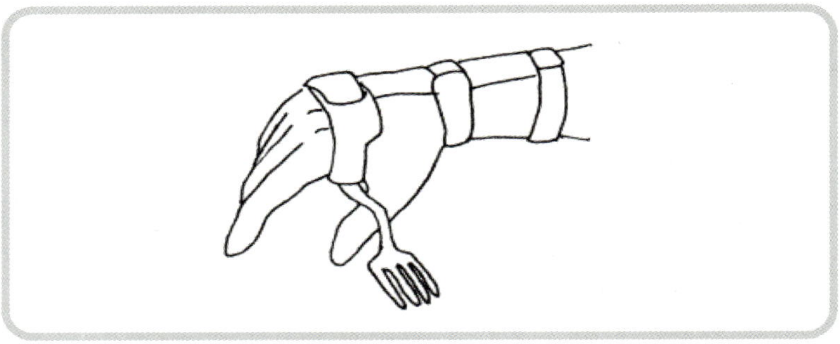

그림 5-2. utensil이용한 orthosis

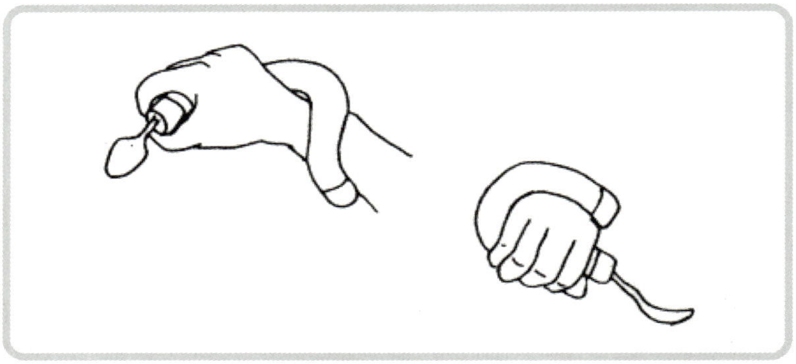

그림 5-3. 다양하게 구부러지는 utensil

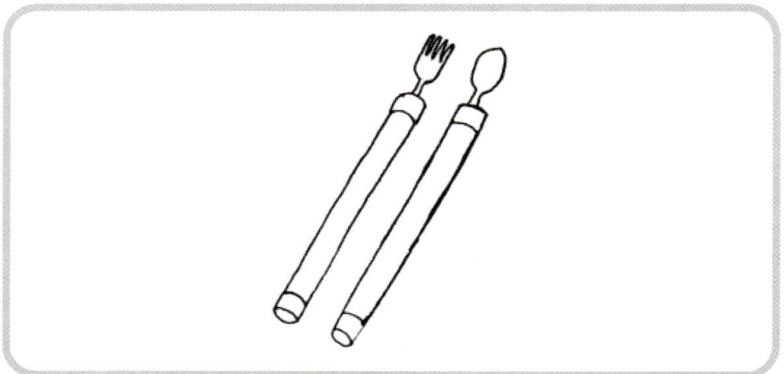

그림 5-4. 팔굽관절 제한된 환자가 사용하는 길이가 긴 숟가락

환자, 간병인 교육

① 혀를 움직이는 시뮬레이션을 보여주고 환자, 간병인이 함께 연습한다.

② 급식방법을 보여주고 그대로 시도하게 한다.

3) 먹기 활동의 협응능력 장애

협응능력 장애
• 소 운동 장애 • 미세운동장애
적응접근방법(Adaptive Techniques)
• 상지에 무게 제공 • **고정** : 비손상 상지로 손상 상지를 고정 • 몸통이나 팔굽관절, 손목을 탁자에 고정
적응기구(Adaptive Equipment)
• **저항** : 팔을 움직이기 위해 고정시키는 feeder나 저항이 있는 도구(device)를 사용 • 무게를 준 기구(weighted utensil) 적용 • 협응 운동에 심한 장애가 있는 환자는 포크보다 숟가락이 안전 • 미끄럼 방지 매트(nonskid place mat) • **긴 빨대**(long straw), **빨대 고정기**(straw holder) : 컵을 들어올리지 않고 마실 수 있는 도구 • 휠체어 또는 침대 옆에 마실 수 있는 기구(drinking equipment)를 설치 • rocker knife : 만약 양쪽 상지에 협응능력 장애가 있다면, 덜 심한 상지로 앞뒤로 굴리면서 잘라지는 칼을 사용(그림 5-5)

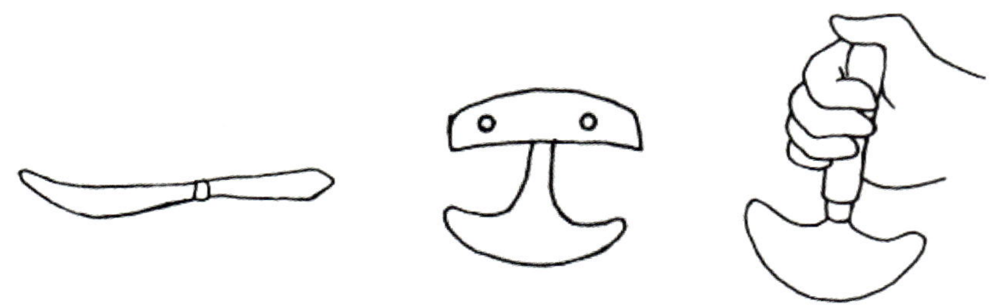

그림 5-5. 회전칼(rocker knife)

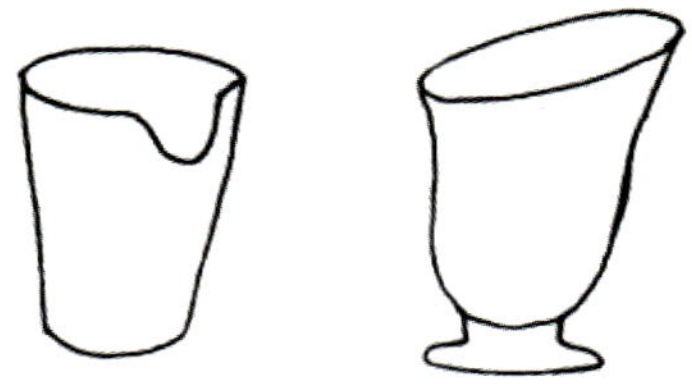

그림 5-6. 움푹 파인 컵

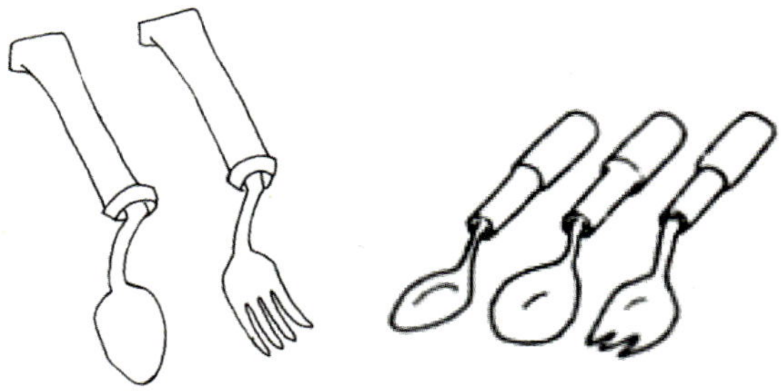

그림 5-7. swivel utensil spoon

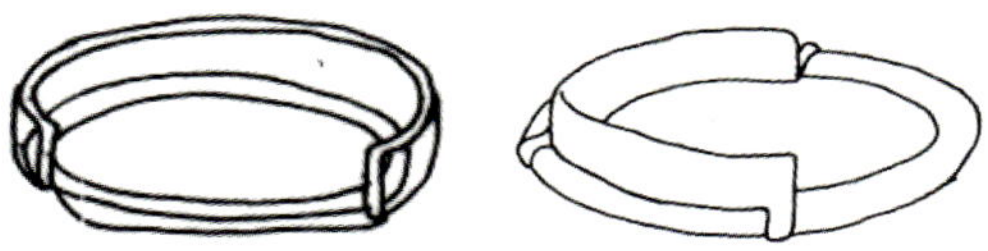

그림 5-8. 접시방어대(plate quard)

4) 먹기 활동의 신체 한쪽 사용

신체 한쪽 사용(Impairments in one U/E, one body side)
음식물을 뜰 때 밖으로 흘림 그릇이 고정이 안 됨
적응접근방법(Adaptive Techniques)
음식을 자를 때 굴리면서 회전 칼(rocker knife)을 사용(그림 5-5)

적응도구(Adaptive Equipment)

회전 칼(rocker knife)(그림 5-5)
접시방어대(plate quard)(그림 5-8), 움푹 파인 접시(scoop dish)(그림 5-11)

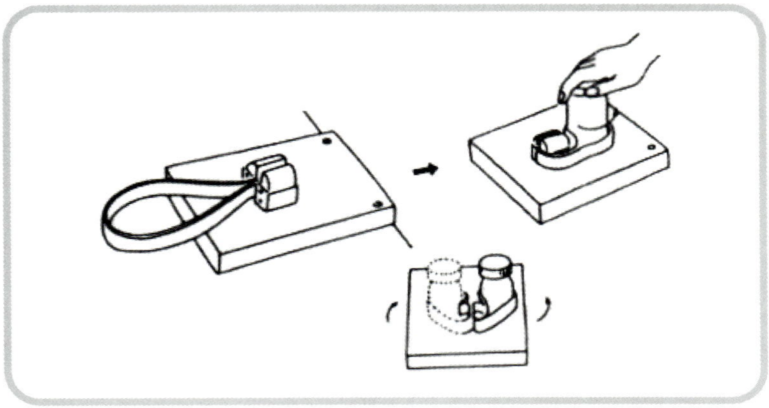

그림 5-9. 고정하는 틀

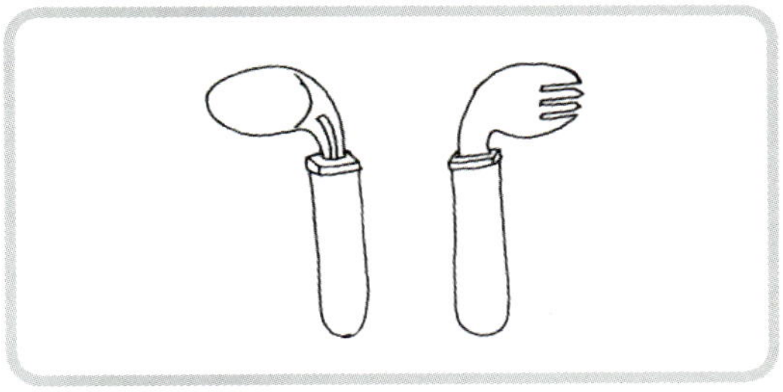

그림 5-10. extended utensil : angle

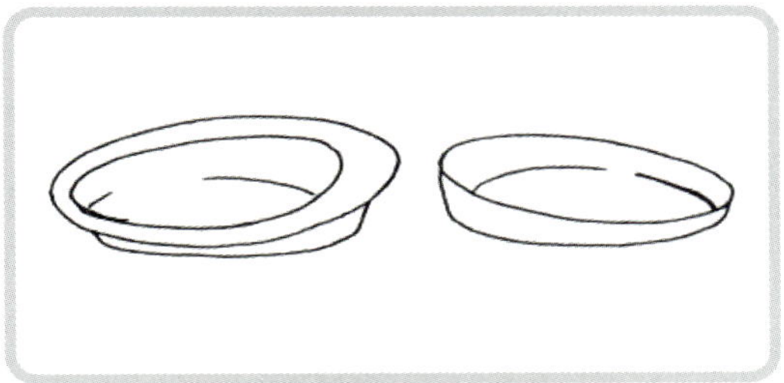

그림 5-11. 움푹 파인 접시(scoop dish)

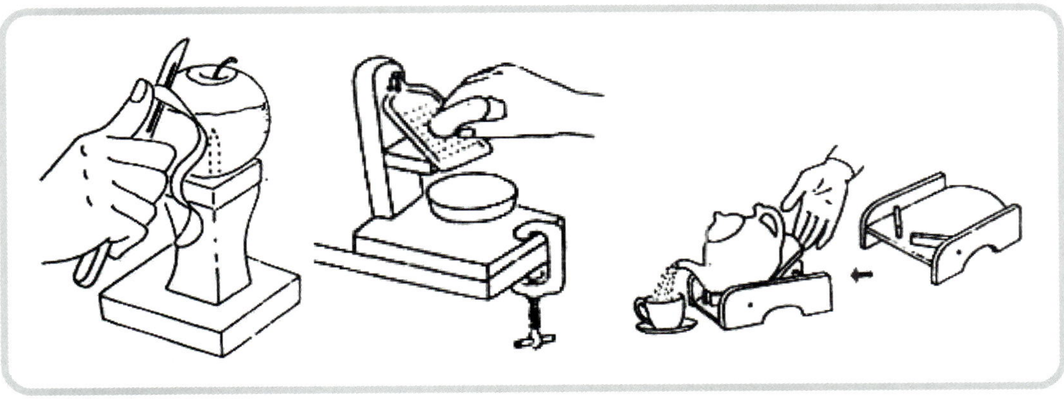

그림 5-12. 한손으로 사용할 수 있는 도구

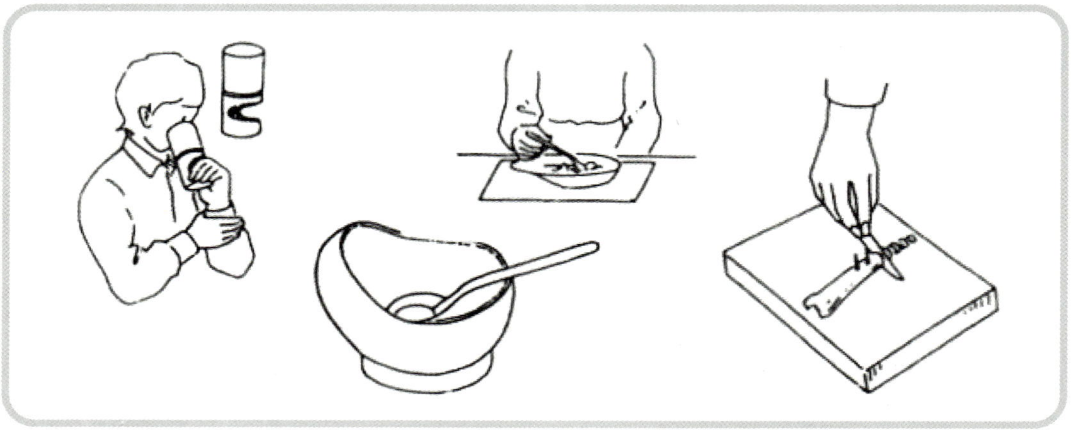

그림 5-13. 그 외 도구

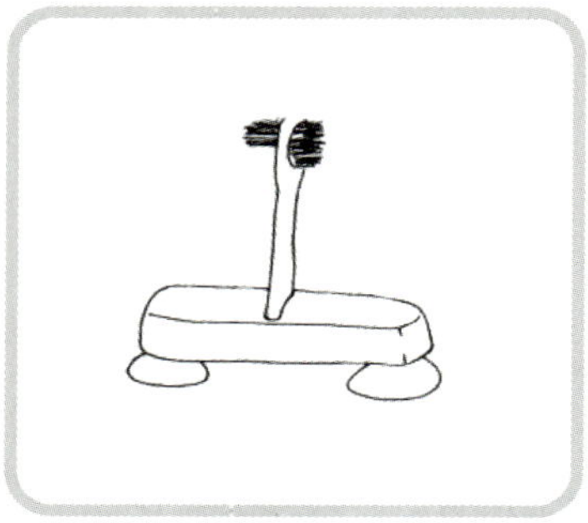

그림 5-14. 의치 닦는 도구

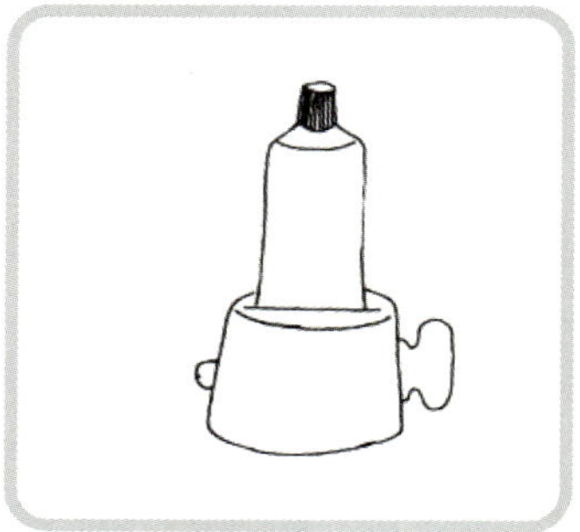

그림 5-15. 치약 짜는 도구

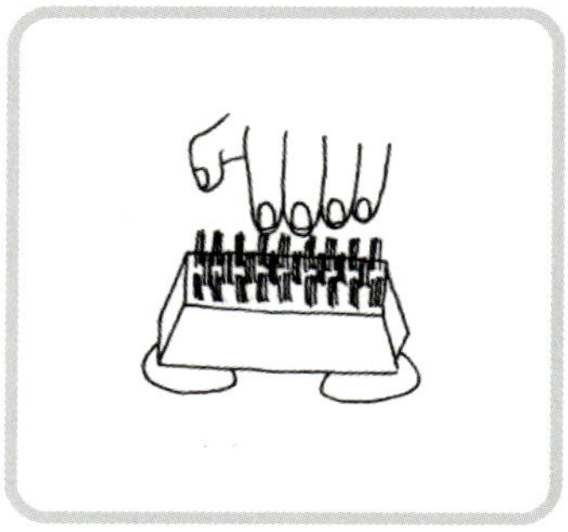

그림 5-16. suction brush

5) 시각장애(Visual impairment)

시각장애(visual impaired)
다른 사람이 식사를 제공할 경우 접시에 무엇이 담겨있는지 모른다. 사회적으로 용인되는 수준에 미치지 못한다. 비정상적인 행동을 보인다(예, 설탕을 커피 잔이 아닌 테이블 위에 놓는 행동).
적응접근방법(Adaptive Techniques)
감각 훈련(sensory training) 기억 행동을 증진시키는 도구 사용
적응도구(Adaptive Equipment)
만일 음식자체가 밝거나 어두운 색이면 이와 대조적인 색의 식기를 사용 각각 다른 접시에 음식물 제공 컵이나 유리잔, 기타 엎지르기 쉬운 식기를 항상 같은 위치에 일관성 있게 배치

환자와 간병인 교육

① 교정적, 적응적 전략(시계)방법을 보여주고 환자나 간병인이 그것을 스스로 다시 따라 해보게 한다.

② 떨어뜨리거나 엎지르는 것을 막기 위한 식기의 위치에 대한 제안을 한다.

2. 몸치장 활동 (Grooming and Hygiene Activities)

① 얼굴 씻기와 손 씻기(face and hand washing)

② 머리빗기(hair combing)

③ 머리손질하기(brushing and styling)

④ 양치하기(teething brushing)

⑤ 안경관리하기(glasses or contact lens care and donning)

⑥ 화장하기(cosmetic application)

⑦ 면도하기(shaving)

⑧ 타인에게 혐오감 안주는 자기관리하기(deodorant application)

⑨ 손톱관리하기(nail care)(그림 5-17)

1) 몸치장 활동의 관절가동범위 제한과 근력약화

관절가동범위 제한과 근력약화

- 수도꼭지 열고 잠그기
- 얼굴 닦기, 머리감기
- 빗, 세수수건, 면도기, 콘택트렌즈, 손톱·발톱 정리, 다른 기구 조작하기, 잡기, 들어올리기
- 양 손을 사용하여 화장품 용기 열고, 닫기
- 몸치장 수행에 적당한 도구들을 사용하는 활동들

적응접근방법(Adaptive Techniques)

- 강한 손으로 약한 손을 보조
- 팔굽관절을 높게 하여 잡는 동작 보조
- 손가락 힘이 약할 때 utensil 착용
- 테노데시스 폄(tenodesis extension) 동작 사용

- 기구를 고정하여 사용
- 몸치장 기구들을 사용할 때 양손을 사용
- push-button dispension을 사용
- 간단한 머리 모양으로 변형
- 의치를 세척할 때 싱크대 안에 수건을 깔기

적응기구(Adaptive Equipment)

- **수도꼭지**(faucets) : 쥐기에 제한이 있는 경우에 손잡이를 두껍게 한다.
- 얼굴 닦기, 머리감기를 위하여 arm placement device가 중력에 대항하도록 보조해 준다.
- **얼굴, 머리 감기 제한이 있을 때** : 쥐기(grasp)를 위한 의지(prosthsis)를 해 준다.
- 쥐기(grasp) 불능일 때 mechanical grasp-release를 사용한다.
- 쥐기(grasp) 불능과 손목 고정을 위하여 utensil slot와 함께 보조기를 사용한다.
- 쥐기(grasp) 불능일 때 utensil, universal cuff를 사용한다.
- 빗, 칫솔 위에 built-up handle을 한다.
- 빗 위에 velcro D-ring closure strap을 해 준다.
- 치약 짜는 기구를 사용한다.
- 향수 spray adeptation을 사용한다.
- 화장품을 열고 닫을 때 고정을 위한 make-up basket을 사용한다.
- 면도할 때 비누거품 내는 도구를 사용한다.
- 칫솔, 빗에 긴 손잡이(extended-handle)를 사용한다.
- 목욕용 장갑(wash mit)을 사용한다.
- 끈이 달려있는 비누를 사용한다.
- 수도꼭지를 조작하기 위한 긴 손잡이가 달린 수도꼭지 사용(extended faucet levers)
- long-handled bath sponge : 다리, 발 등에 쉽게 닿을 수 있도록 비누를 넣을 수 있는 손잡이가 긴 목욕 솔 또는 스펀지 또는 긴 목욕 수건을 사용한다. 제한된 쥐기를 돕기 위하여 목욕장갑과 끈에 비누를 매달아 쓸 수 있다.
- Long handles on comb, brush, toothbrush, lipstick, mascara brush : 손과 머리, 손과 얼굴의 협응 능력이 부족하여 손을 머리로 가져가는 동작에 제한이 있는 경우에 사용한다.
- spray can adapters : 스프레이 방향제, 헤어스프레이, 스프레이 향수는 스프레이도구의 손잡이를 연장하여 사용한다.

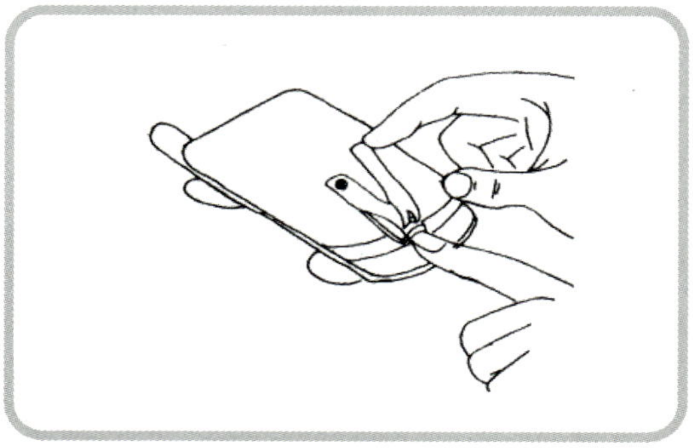

그림 5-17. 손톱 깎는 도구

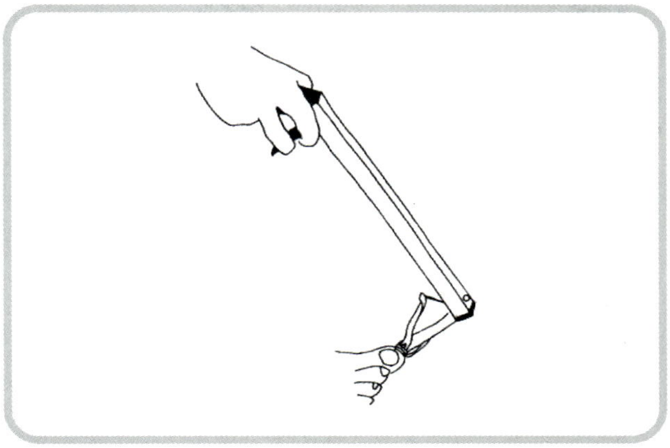

그림 5-18. 제한된 관절가동범위 환자용 발톱 깎는 도구

2) 몸치장 활동의 협응능력 장애

협응능력 장애(Impairments of coordination)

- 손의 불수의적 운동으로 활동 제한

적응접근방법(Adaptive Techniques)

- 상지에 무게를 달아 준다.
- hairstyle을 쉽게 할 수 있는 머리형으로 한다.
- 의치를 세척할 때 미끄럼을 방지하기 위하여 싱크대 안에 수건을 깐다.
- 양손 수행 시에 한 손으로 다른 손을 고정시켜 한 손을 사용한다.
- 얼굴 닦기, 머리빗기, 칫솔하기 시에 몸통 또는 팔굽관절을 향하여 팔의 고정을 유지시킨다.
- 머리빗을 잡을 때 가능한 빗살 쪽으로 가깝게 잡게 한다.
- 물비누를 사용한다.
- 샤워 또는 목욕하는 동안 쉽게 닿을 수 있도록 비누를 줄에 매달아 목에 걸거나 샤워기 또는 욕조 위에 걸어둔다.
- 스타킹 속에 비누를 넣어 욕조 수도꼭지에 매달아 놓으면 사용할 때 늘어나고 손에 닿기 쉽다.

적응기구(Adaptive Equipment)

- 팔의 조절(arm placement control)을 위하여 무게를 더해준 보조도구(resistance-providing device)를 사용한다.
- 한쪽에 고정시킨 헤어드라이어를 사용한다.
- 전기 칫솔과 전기면도기를 사용한다.
- 손톱손질, 의치를 닦기 위해 솔을 설치하거나, 부착된 솔(suction-brush)을 사용한다(그림 5-14, 16).
- 화장품을 엎지르는 것을 방지하기 위해 화장품 담는 도구를 사용한다.
- Water-pike를 사용한다.

3) 몸치장 활동의 신체 한쪽 사용

신체 한쪽 사용(Impairments in one U/E, one body side)
• 한손 사용과 한쪽 몸 사용으로 인한 몸의 균형제한 • 기구를 고정하는 것에 대한 어려움
적응접근방법(Adaptive Techniques)
• 치약 짜는 도구를 사용(그림 5-15) • 양다리 무릎사이에 용기를 끼워 고정 • 머리스타일은 간단한 모양내기로 변경 • 손톱 손질 시에 nail file 아래를 고정하고 손톱을 움직여 사용 • 의치(denture)를 닦을 때 세면대 안에 수건을 깔고 세척(그림 5-11)
적응기구(Adaptive Equipment)
• position-adjustable hair dryer : 탁자 또는 세면대에 부착시켜 공기 흐름의 다양한 높이와 방향을 조절할 수 있다. 머리모양을 만들기 위하여 빗이나 부러쉬를 조작할 때 환자의 양손을 자유롭게 한다. 위치가 조절되는 헤어드라이어는 공기로 머리를 말리는 것보다는 머리 스타일을 정교히 하는 것을 더 선호하는 사람들에게 도움을 줄 수 있다. • suction brush(그림 5-16) for nails, dentures(그림 5-14) • 화장품을 열고 닫을 때 고정을 위하여 make-up basket을 사용한다.

3. 상의 옷입기 활동 (U/E Dressing Activities)

① 팔을 소매에 끼우기, 옷을 잡아당기기, 머리위로 옷을 머리에 끼우기, 등 뒤에 옷을 당기기

② 셔츠를 입고 벗고 등 뒤로 내리기

③ 버튼, 지퍼, 스냅 조작하기

④ 무거운 상의 입기

⑤ 옷과 자신과의 지각공간관계 과제 수행하기

⑥ 옷 입는 방법 적용하는 학습과 이해하기

1) 상의 옷입기 활동의 관절가동범위 제한과 근력약화

관절가동범위 제한과 근력약화

- 옷 입는 방법에서 관절의 가동범위에 제한
- 옷 입는 과정에서 근력의 약화
- 신체 한쪽 사용으로 인한 몸의 불균형
- 기구 고정하는 것에 대한 어려움

적응접근방법(Adaptive Techniques)

- 앞트임 옷이 좋다.
- 옷이 헐렁하고, 가벼운 옷을 선택
- 넥타이의 경우 매듭을 미리 해 놓고 머리위로 입고 벗는다.
- 소매 있는 옷의 경우 단추를 풀지 않고 입고 벗을 수 있게 cuff에 장식 제공
- 체간 균형 부족의 경우 휠체어나 팔걸이가 있는 의자 사용
- 침상에서는 침상 등받이를 세워 지지하게 한다.
- 브레지어를 입고 벗을 때는 벨크로 또는 버튼을 허리 앞에서 채우고 뒤로 돌린 후 양팔을 끼운다.

적응기구(Adaptive Equipment)

- dressing stick(그림 5-24)
- velcro closure
- zipper-pull loops or ring(그림 5-20)
- button-aide hook : 장악력이 부족한 환자를 위하여 손잡이를 크게 한 도구(그림 5-19)
- 의지(prosthesis)
- mechanical grasp-release orthosis

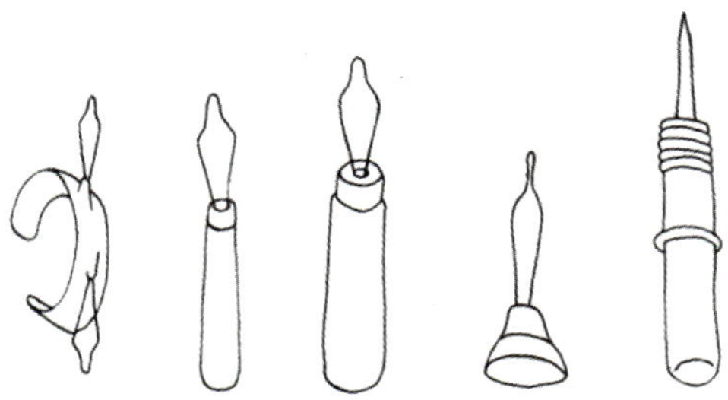

그림 5-19. button-aid hook

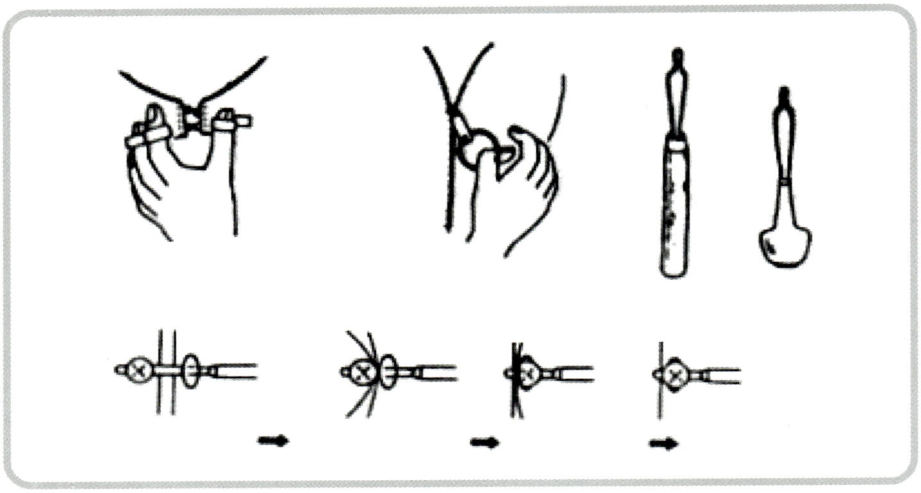

그림 5-20. button-hook 끼우는 방법

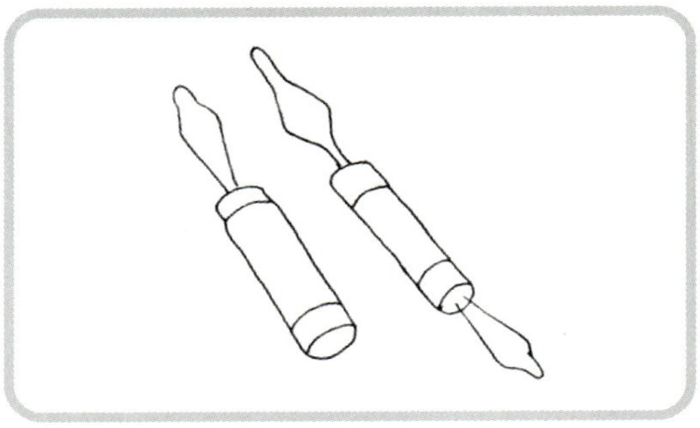

그림 5-21. button-aid hook

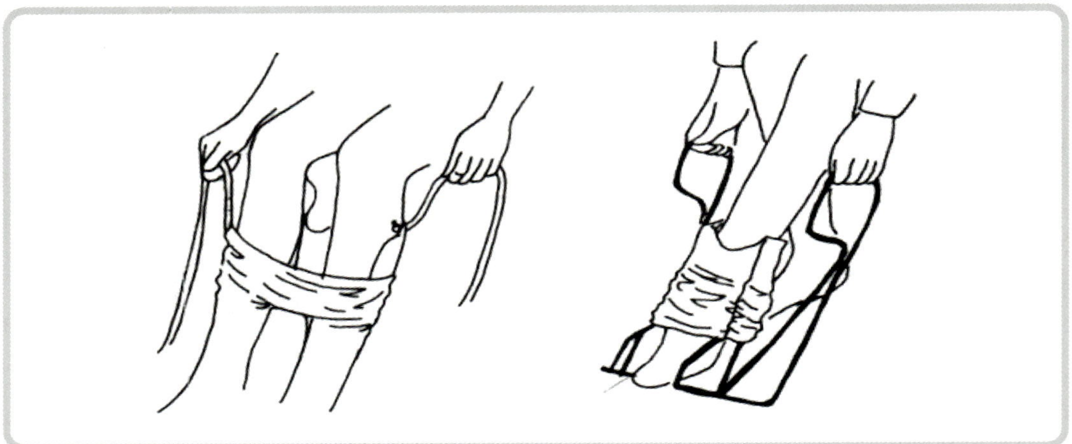

그림 5-22. 스타킹과 팬티 입는 도구

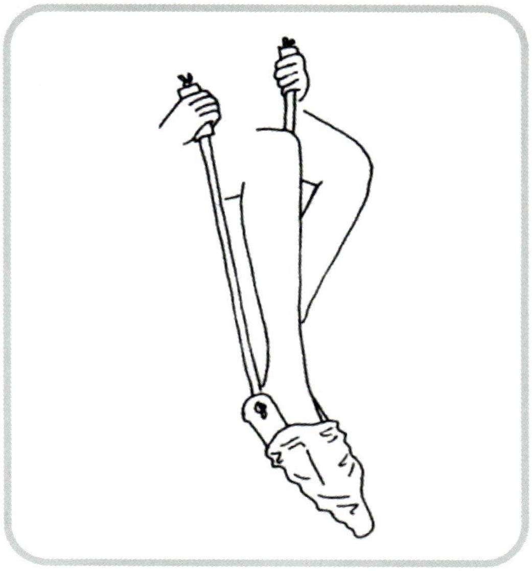

그림 5-23. sock cone

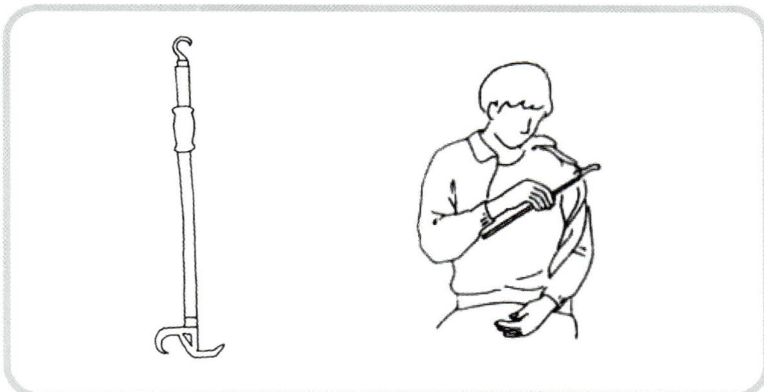

그림 5-24. dressing stick

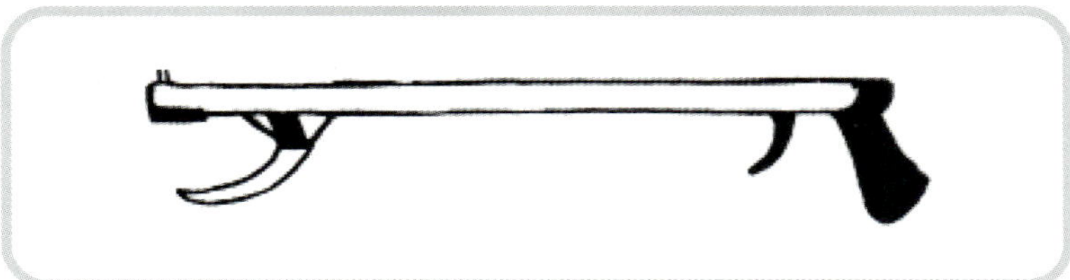

그림 5-25. 리쳐(reacher)

2) 상의 옷입기 활동의 협응능력 장애(Impairments of coordination)

협응능력 장애(Impairments of coordination)

- 신체 진전(tremor)에 의한 몸의 불균형
- 기구 고정하는 것에 대한 어려움

적응접근방법(Adaptive Techniques)

- 적당한 크기의 옷을 선택한다.
- 상지 원위(distal)에 무게를 준다.
- 위로 벗는 옷을 선택하는 것이 좋고, 가능한 단추가 없는 옷이 좋다.
- 단추가 필요하다면 작은 단추를 피하고 큰 단추가 좋다.
- 사지를 가능한 몸과 가까이에 붙인다.
- 브레지어를 입고 벗을 때는 벨크로 또는 버튼을 앞에서 채우고 뒤로 돌린 후 양팔을 끼운다.
- 앞으로 여미거나 일반적으로 사용하는 고리걸이 대신 벨크로로 교체한 브레지어를 입고 벗을 때 도움을 준다. 목 위로 입는 탄력형 브레지어 또는 브레지어와 속치마가 붙은 것은 브레지어의 고리 끼우는 것의 수고를 덜어준다.
- 균형감각 문제를 피하기 위하여 팔걸이의자, 휠체어에서 또는 침대에 앉아서 수행한다.
- 탄력 신발 끈, velcro로 여미는 것, 다른 변형된 신발 여밈, 그리고 slip on shoe는 끈을 매는 기회를 줄여준다.
- 남자인 경우 클립이 부착된 넥타이(clip-on ties)를 사용한다.

적응기구(Adaptive Equipment)

- velcro closures
- weighted button hook with large handle
- zipper-pull loops or rings

3) 상의 옷입기 활동의 신체 한쪽 사용

신체 한쪽 사용(impairments in one U/E, one body side)

- 기구 고정하는 것에 대한 어려움

적응접근방법(Adaptive Techniques)

- 옷이 헐렁하고, 가벼운 옷을 선택
- 소매 있는 옷의 경우 단추를 풀지 않고 입고 벗을 수 있게 cuff에 장식을 제공
- 브레지어를 입고 벗을 때는 벨크로 또는 버튼을 허리 앞에서 채우고 뒤로 돌린 후 양팔을 끼운다.
- 만약 균형이 문제라면, 휠체어를 잠그고, 튼튼한 팔걸이의자를 사용
- 편마비환자라면 보바스의 신경발달치료 원리를 사용
- 손상 측부터 입고 건강 측부터 벗는다.

적응기구(Adaptive Equipment)

- dressing stick(그림 5-24)
- 단추를 잠그기 위한 button hook(그림 5-19, 20)
- 단추 잠그는 것을 쉽게 하기 위하여 벨크로를 달아준다.

4. 하의 옷입기 활동 (L/E dressing Dressing Activities)

① 발을 바지에 끼우기 동작

② 선 자세에서 골반위로 바지를 잡아당기기

③ 손으로 바지 앞자락을 여미기

④ 끈, 지퍼, 단추, 버튼조작하기

⑤ 바지와 신체간의 지각공간관계 과제 수행하기

⑥ 옷 입는 방법 적용하는 학습과 이해력하기

1) 하의 옷입기 활동의 관절가동범위 제한, 근력약화

관절가동범위 제한과 근력약화

- 하의 옷 입기 활동에서 관절가동범위 운동제한
- 옷 입기 활동에서 근력약화

적응접근방법(Adaptive Techniques)

- 옷이 헐렁하고, 가벼운 옷을 선택한다.
- 여자인 경우 고무줄 바지를 사용하고 남자는 velcro로 여미게 하면 고리걸이, 단추, 지퍼보다 관리하기가 쉽다.
- 양말의 발목을 느슨하게 하여 양말을 발가락에 끼우고 손으로 잡아당긴다.
- 신발을 고정시키고 발을 넣는다.
- 신발에 끈이나 지퍼 대신 벨크로를 단다.
- 목이 긴 부츠보다는 목이 짧은 신발이 좋다.
- 신발이나 양말을 신을 때 휠체어에 앉아서 다리를 반대측 무릎 위에 올려놓고 신는다.

적응기구(Adaptive Equipment)

- 옷에 부착된 dressing loop
- dressing stick(그림 5-24)

- reacher(그림 5-25)
- long shoe horn
- sock cone(그림 5-23)
- button hook(그림 5-19)
- built-up handle
- strap-on handle
- zipper-pull cuff or ring
- velcro closure
- prosthesis
- mechanical grasp-release orthosis

2) 하의 옷입기 활동의 협응운동 장애(Impairments of coordination L/E)

협응운동 장애(Impairments of coordination L/E)

- 균형유지의 어려움
- 고유수용성 자극의 어려움

적응접근방법(Adaptive Techniques)

- 옷이 헐렁하고 편안한 옷을 입는다.
- 좋은 자세와 안정된 곳에서 수행한다(휠체어, 팔걸이의자).
- 한쪽 발을 수행하는 동안 다른 쪽의 안정을 위하여 한 손을 고정하여 중심을 잡는다.
- 작은 단추를 피하고 고무줄 옷을 선택한다.
- 원위(distal) 하지에 무게를 준다.
- 옷의 디자인을 단순하게 한다.

적응기구(Adaptive Equipment)

- velcro closure
- zipper-pull cuff or ring
- button hook(그림 5-19)
- 고무줄 달린 구두끈

3) 하의 옷입기 활동의 신체 한쪽 사용

신체 한 쪽 사용(Impairments in one U/E, one body side)

- 한쪽 바지 입을 때 한쪽의 체중지지하기에 어려움
- 몸의 균형 맞추기의 어려움

적응접근방법(Adaptive Techniques)

- 한쪽 발을 수행하는 동안 다른 쪽의 안정을 위하여 한 손을 고정하여 중심을 잡는다.
- 한손으로 신발 끈 매는 방법을 사용한다.

적응기구(Adaptive Equipment)

- long shoe horn
- sock donner
- slip-on shoes or elastic laces

5. 목욕 활동(Bathing Activities)

① 욕조로 이동하기

② 수도꼭지, 비누, 스펀지, 목욕타올, 수건 집기와 조작하기

③ 몸의 각 부분에 샤워기로 물분사하기

적응접근방법(Adaptive Techniques)

- 만약 욕실로 이동하기 어려운 환자는 침상에서 비닐 커버를 깔고 침상에서 한다.
- 옷을 벗을 때 미끄럼 방지 매트를 사용하거나 욕조 안 또는 샤워의자에 앉아서 수행한다.
- 등을 닦을 때 샤워의자 등받이에 비누 수건을 놓고 문지른다.
- 발을 닦을 때 손이 닿지 않으면 바닥에 비누 수건을 놓고 발을 문지른다.
- 액체 비누 dispenser를 사용한다.
- 한 손으로 목욕할 때 무릎 위에 수건을 놓고 문지른다.

적응기구(Adaptive Equipment)

- **안전 손잡이**(safety rail) **안전매트**(safety mats) : 욕조로 이동하는 것을 돕고 욕조 안에서 미끄러지는 것을 방지하기 위하여 욕조바닥에 안전 줄을 깔고 미끄럼 방지 매트를 깐다.
- **roll-in shower and commode chair** : 욕조 또는 샤워장에서 욕조 바닥에 앉거나 서서 샤워하는 것을 줄이기 위하여 욕조 이동 의자, 샤워 의자, 또는 일반 의자를 놓고 안전하게 한다.
- **손잡이(grab bar)** : 넘어지는 것을 예방하고 이동을 쉽게 하기 위하여 잡을 수 있는 손잡이
- bath bench
- wash mit or washcloth
- 끈달린 비누, 끈달린 비누주머니
- 끈달린 수건
- handle-held shower
- sing-lever facet

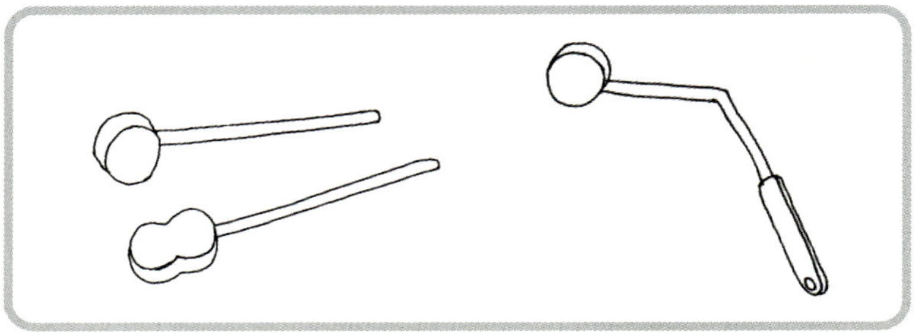

그림 5-26. 긴손잡이가 달린 스펀지 목욕 도구

6. 화장실 활동(Toileting Activities)

① 화장실로 접근하기
② 화장실로 이동하기 위하여 충분히 빠른 움직임
③ 회음부 위생처리
④ 화장지 사용에 필요한 손의 움직임
⑤ 옷 관리
⑥ 소변관리
⑦ 관장약 사용하기
⑧ 소변통 이용하기와 비우기

적응접근방법(Adaptive Techniques)

- 만약 손의 장악력이 부족한 경우 손에 종이를 감아서 닦는다.
- 옷이 헐렁하고, 가벼운 옷을 선택하여 착 탈의를 편리하게 한다.
- 여자인 경우 고무줄 바지를 사용하고 남자는 velcro로 여미게 하면 고리걸이, 단추, 지퍼보다 관리하기 가 쉽다.
- 옆에 손잡이(grab bar)를 부착하여 안정성 있게 한다.

적응기구(Adaptive Equipment)

- extended-reach toilet paper holder or tong
- bidet for cleansing : 관절가동범위 제한이 있을 때 뒤처리하기 편리하다.
- grab bar : 약화나 협응작용이 부족한 환자에게 이동과 닦는 동안 안전을 위하여
- bed side commode
- 대변, 소변을 조절하지 못하는 환자를 위한 배변과 도뇨관 프로그램
- mechanical grasp release orthosis
- catheter insertion device

7. 기타 기능적 도구

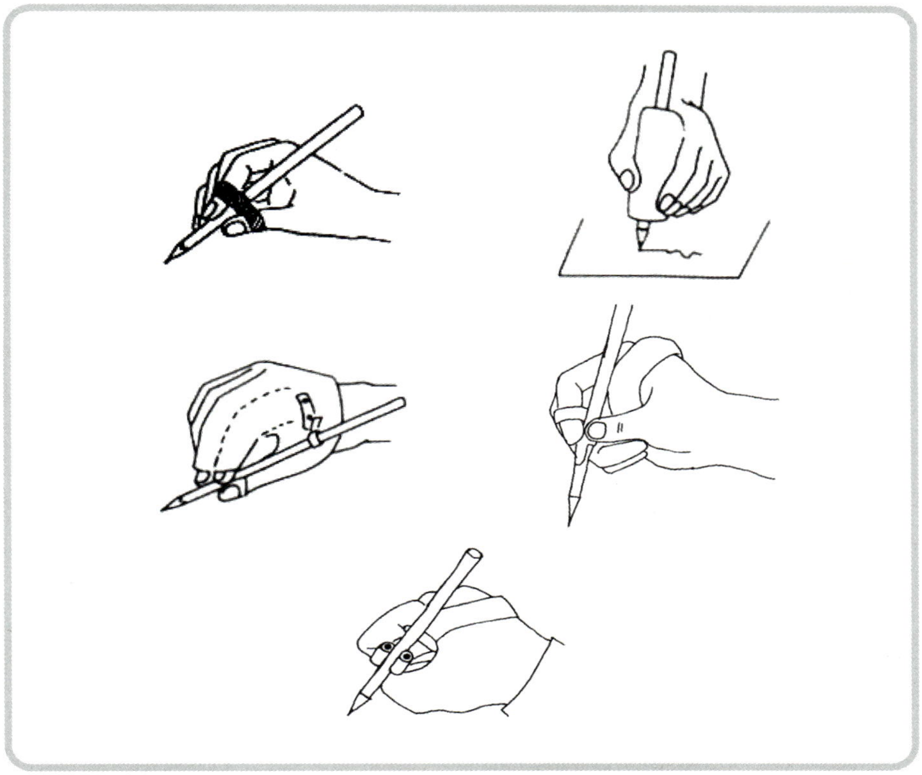

그림 5-27. 쓰기 활동에 필요한 도구

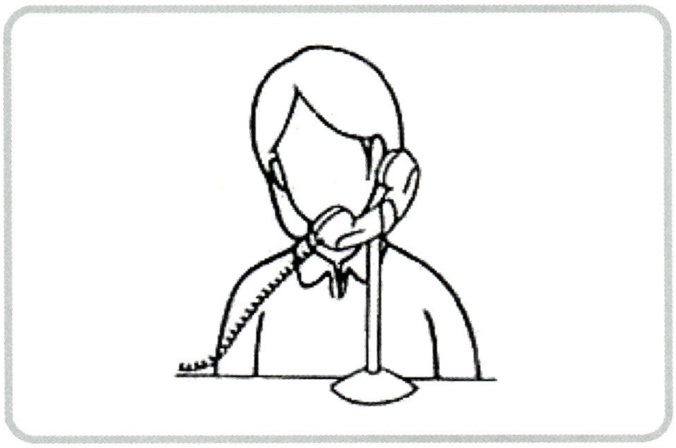

그림 5-28. 사지 기능 장애 환자 전화사용 도구

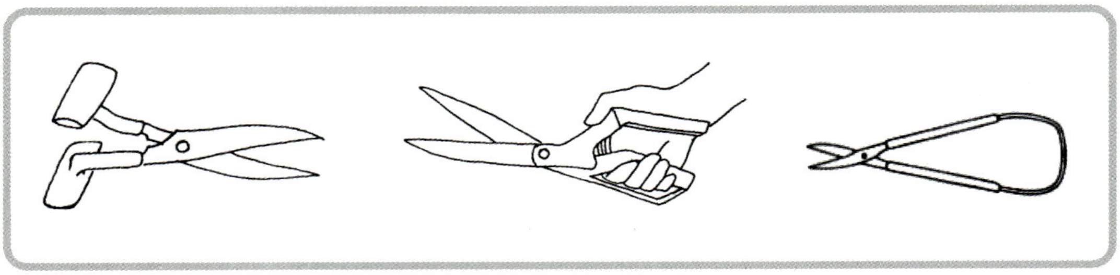

그림 5-29. 장악력 부족 환자용 가위

Activities of Daily Living

제 2 부

일상생활활동에 필요한 동작

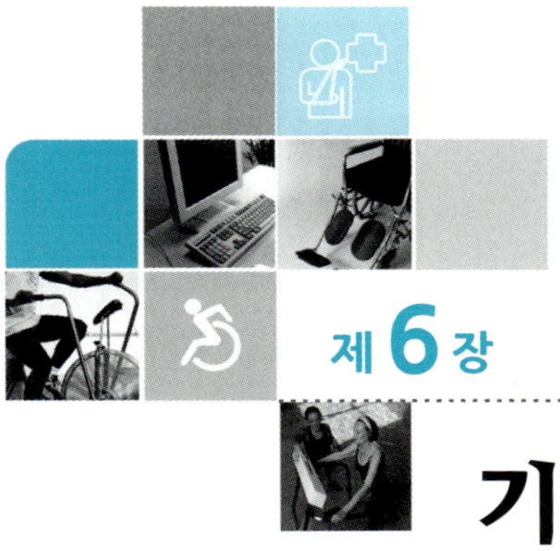

제 6 장

기본동작과 기동

(Basic Mobility)

척수손상, 뇌손상, 신경학적 질환, 근육계의 질환 환자는 근육의 불균형, 근육의 약화, 신경학적인 이상 등으로 일상생활활동에서 기본적인 활동을 할 때 영향을 준다. 그러므로 매일 매일 생활을 영위하기 위하여 환자는 침상에서의 기본 동작 자세 유지와 활동이 중요하다. 자세를 유지하기 위해 침상에서 움직이기, 침상과 휠체어에서 기동하기, 걷기를 위한 안정성 있는 기동력을 가지고 있어야 한다. 이번 장에서는 침상에서의 기본동작과 기동을 하기 위한 동작의 단계와 치료 방법을 기술한다.

1. 침상에서 기동(Bed Mobility)

기동의 첫 단계는 침상에서의 동작이다. 그것은 단조로운 동작이면서도 앞으로 기동할 수 있는 능력을 키우는데 매우 능률적이며 효과적인 운동단계이다. 대부분 침상에서 오랜 시간을 소비해 버리는 환자들에게는 침대가 잠자는 목적뿐만 아니라 침상에서의 동작의 필요성이 더 크게 작용한다. 침상안정은 몇 가지 신체구조에 반대되는 효과가 나타나는데 이 효과는 환자에게는 좋지 않은 영향을 미친다. 만약 어떤 사람이 침대에서 움직일 수 없다면 장애 이외에 또 다른 합병증으로 삶에 위협을 느낄 것이다(예를 들면 심장혈관계 기능 저하나 욕창 발생).

① 병에 대한 문제는 언제 시작되었는가?

② 얼마나 오래 그 문제를 갖고 있었는가?

③ 현재 활동 이전의 활동이 무엇인가?
④ 지금 무슨 활동을 하는가?
⑤ 어떤 활동을 하고 싶은가?
⑥ 생활과 환경 변화는 어떠하며 무엇을 하는가?
⑦ 가족이나 보조자가 얼마만큼 보조하는가?
⑧ 지팡이나 보행기를 이용하는가?
⑨ 기구를 잡을 수 있는가?

1) 침상 안정에서의 역효과

증 상	치 료
근골격계 기능	
근육위축증(muscular atrophy)	환자자신의 잔여 근력을 이용하여 조기활동이 요구
뼈 엉성증(osteoporosis)	골격계의 압박
관절 경직(joint stiffness)	관절가동범위 운동
심혈관 기능	
혈전증(thrombus)	체위를 자주 변경
부종(edema)	부종부위에 부드러운 운동
심장 30% 경화	조기 기동
기립성 저혈압 (orthostatic hypotension)	가능한 조기에 세운다.
호흡기능	
분비물 상태(status of secretion)	몸을 옆으로 돌림, 기침, 심호흡
호흡이 느리고 천천히	가능한 활동을 많이 한다.
폐렴	활동, 기침, 심호흡
위·장관의 기능	
변비	조기기동, 운동, 침상활동
분변이 꽉 차 있을 때	적당한 수분, 가능한 빨리 세운다.
영양의 불균형	적절한 식이요법
성·뇨 기능	
뇨 상태(urinary status)	골격계 활동
감염(infections)	체위 변경, 소변 배출(300㎖/day)
욕창성 궤양(decubitus ulcers)	개개인의 피부 내성에 따른 빠르고 적절한 체위 변경

대사성 증상	
혈관 팽창(dilated blood vessels)	가능한 빨리 세운다.
열의 증가	의자에 앉는다.
전해질의 감소(loss of electrolytes)	체액 유출
뇨 배출의 증가	고단백 식이
땀의 증가	의복의 최소화
심리적 증상	
감각 자극의 감소 신체상(body scheme)의 지각 감소 감각 지각의 결손	주변의 자극(시계, 달력, TV, 라디오) 활동, 관찰과 환경 자극 방과 침대 건너편 환경에 변경(예: 창문을 통해 봄)

2) 욕창

욕창은 주로 누워 있는 환자에게 많이 발생하지만, 간혹 앉을 수 있는 환자에게서도 욕창이 발생한다. Shepard, Parker와 Declucgue에 따르면 욕창에 있어 3~24%의 환자는 가정 치료를 받는 환자에게서 발생한다고 한다. Miller와 Elliott는 환자의 64%가 그들이 가정치료를 할 때 이미 욕창이 생겨있는 상태였다고 말한다. 이 발견은 병원에서 욕창을 예방하기 위해 특별히 강화된 장소가 필요하다는 것을 제시했다.

욕창이 진전된 환자의 치료비는 50% 증가한다. 왜냐하면 오랜 기간 치유될 때까지 약물치료, 간호, 의학적 주의가 요구되기 때문이다. 욕창은 무동작성의 심각한 합병증이다. 환자가 움직일 수 없을 때 신체는 정상적 피부보다 더 많이 욕창이 발생하며 장시간 지속되는 압박과 영양 결핍으로 조직이 죽게 된다. 이것은 피부가 정상일 때에도 발생한다.

이들 욕창에 대한 재활 계획이 평가되어야만 한다.

(1) 욕창의 발생요인

① 압력

욕창발생의 핵심적 요인은 외부압력에 의한 것이고 모세혈관 압박은 국소빈혈을 가져와 조직의 무산소증의 결과로 욕창이 발생한다. 압력이 30㎜Hg 이상되면 혈류량이 감소되는데 바로누운 자세(supine)에서 뼈 돌출 부위가 받게 되는 압력은 45~70㎜Hg 정도이므로 침상에서 2시간 이상 지속되는 자세로 있으면 욕창의 병리적 현상이 나타난다. 그러므로 2시간마다 침상에서 체위를 변경해 주어야 한다.

② **응전력**

응전력이란 어떤 면에 평행으로 주어지는 기계적인 스트레스이며 앉은 자세에서 밀려내려 가면서 피부에 가해지는 힘이다. 응전력과 압력이 동시에 가해질 때는 욕창을 유발시킬 수 있는 확률이 두 배로 증가한다. 그러므로 침상이나 휠체어 등에 오래 앉아 있을 경우에는 15~20분마다 엉덩이를 들어주는 운동(push-up)을 해 주어야 한다.

③ **마찰력**

마찰이란 두개의 표면이 서로 반대편으로 움직일 때 생기는 힘이다. 마찰에 의해 피부 각질층이 벗겨지면 진피에 감염, 부종이 생기고 습기가 많아지므로 욕창이 생길 가능성이 높다. 침상에서 기동력이 부족한 환자가 혼자 이동(transfer), 또는 두 사람에 의해 이동할 때 마찰에 의하여 피부의 표피층이 벗겨진다면, 이것으로 욕창 발생에 간접적인 영향을 줄 수 있으므로 동작성이 어렵거나 경련성이 있는 환자는 이동할 때 손상이 없도록 신중해야 할 것이다.

④ **기동력과 활동상태**

기동력이 약화되거나 운동마비인 사람은 침상과 휠체어에서 생활하는 시간들이 많아 피부에 장기적인 강한 압력을 받게 되므로 욕창이 발생할 가능성이 높아진다. 이러한 사람들은 관절가동범위 운동과 호흡량, 심박출량, 정맥순환에 증가되는 운동을 해 주므로써 욕창발생을 막아준다.

⑤ **감각과 지각장애**

피부에 감각이 없는 경우 압력에 대한 감각이 없으므로 장기적인 압박을 받음에도 불구하고 통증을 느끼지 못한다. 특히 뇌신경장애로 인한 지각장애나 마약중독, 마취, 과량의 진정제 사용 등으로 인한 지각장애도 움직임의 저하와 인식 부족으로 욕창이 유발될 수 있다.

⑥ **신체 조직의 저항력**

압력, 응전력, 마찰에 대한 영향력이 같은 조건에서 주어져도 대상자의 신체 조직 자체에 물리적 자극에 대한 저항력이 약하면 욕창발생의 요인이 된다. 연부조직은 세포, 혈관계, 세포간질액, 교원질, 탄력섬유로 구성되어 있는데 문제가 생기면 능력이 감소하여 조직에 저항력을 약하게 하여 욕창발생의 원인이 된다.

(2) 욕창에 이환될 가능성이 많은 환자

① 감각과 동작이 모두 소실된 경우(예 : 다발경화증, 하지 마비환자)

② 감각만 소실(예 : 말초 신경 병변)

③ 동작만 소실(파킨슨씨병)

④ 의식 없는 환자(혼수상태 환자)

⑤ 움직이지 못하는 환자(관절염 혹은 수술 후 통증이 있는 환자)

(3) 욕창 상태 관찰하기

① 일반적 신체적 상태

② 정신 상태

③ 활동성

④ 동작성

⑤ 실금 현상

욕창을 피하기 위한 체위변경은 성공적인 재활을 위해서 중요하다. 치료사는 환자의 자세를 더 편하게 하기 위해서 베개를 사용하는데 근육의 조임(tight)과 강직이 일어나지 않도록 주의해야 한다. 엉덩관절 굽힘근이 짧아진(tightness) 환자에게 엎드려 누운 자세를 취하게 하려면 점차적인 자세 변경이 바람직하다.

(4) 욕창발생 호발부위

① 후두

② 어깨뼈

③ 팔꿈치

④ 두덩뼈

⑤ 엉덩이

⑥ 엉덩관절

⑦ 뒷꿈치뼈

3) 침상 활동(Bed Activity)

움직일 수 없는 환자를 침상에서 움직이게 하는 목적은 침상활동 촉진, 욕창방지, 이동의 준비단계, 기동성의 증진이다. 치료사는 환자가 옆으로 움직이기, 바로 누운 상태(supine)에서 엎드려 눕기(prone)로 돌기, 구르기를 도와야 한다. 이 활동은 움직임을 증가시킬 뿐 아니라 심장 혈관계 반응도 증진시킬 것이다.

(1) 돌아눕기(Rolling)

바로 눕기(supine)자세에서 엎드려 눕기(prone)자세에서의 활동이다.

① **상지의 범주**

㉠ 어깨를 밑으로 누름(lift and reach below)

㉡ 어깨수준 위로 들어올림(lift and reach above)

㉢ 상지를 밀어 올림(push and reach)

㉣ 상지를 민다(push).

② **두부와 체간 범주**

㉠ 오른쪽 골반을 오른쪽 어깨띠와 일직선상에 놓이게 한다.

㉡ 골반과 어깨띠 변화의 관계

㉢ 오른쪽 어깨띠를 끌어올림(scapular elevation)

㉣ 오른쪽 골반을 끌어올림(pelvis elevation)

③ **하지의 범주**

㉠ 양하지를 위로 들어올림

㉡ 미는 동작 없이 한쪽을 들어올림

㉢ 한쪽 하지로 밈

㉣ 양쪽 하지로 밈

④ **방법**

㉠ 돌고자하는 측 다리위에 반대측 다리를 올린다.

㉡ 돌고자하는 측에 어깨관절을 바닥으로 고정시킨다.

㉢ 돌고자하는 측에 엉덩관절을 바닥으로 고정시킨다.

㉣ 양손에 깍지를 끼고 머리위로 들어올린다.

㉤ 돌고자하는 방향으로 몸통을 돌린다.

환자의 구르는 활동을 높이기 위한 치료기술을 조합할 수 있거나, 환자의 자세를 환자가 더 쉽게 수행할 수 있는 자세로 치료기술을 적용시킬 수 있다. 경직성이 심한 환자들은 골반과 어깨를 일직선으로 유지하기 위해 더욱 뻣뻣한 자세를 취하는 경향이 있다. 치료사들은 이러한 자세를 구별해 내고 이들 개개인에게 가장 편안한 자세를 갖도록 해야 한다. 치료 시작 전 환자들에게 5분 동안 환자 자신의 몸을 바로 눕고 뒤집는 동작을 상상하도록 한다. 환자는 선명한 이미지를 형성하도록 노력하고 자신의 팔, 다리, 어깨, 볼기의 운동 느낌, 시트, 이불, 공기와 접촉한다는 감각을 느끼도록 한다. 이러한 형상화는 더 상세히 할수록 좋고 이 활동 목적을 가지고 한 환자의 치료를 준비해야 한다.

침상 활동에 있어서 움직임에 용기를 주기 위해 치료사는 활동의 구성요소를 각 부분으로 나누어야 한다. 처음에 골반을 경사지게 하고 볼기를 옆에서 옆으로 움직이고, 앞으로 뒤로 그리고 돌리는 듯한 움직임을 한다. 이런 활동에서 환자는 볼기근육에서 동작의 느낌을 느낀다. 상지와 하지를 이용하여 신체의 교량 역할 자세(body bridge)는 중요하며 매시간 마다 실행해야 한다. 몸의 교량 역할을 하는 양 상지와 하지는 동작성의 다음 단계로 진전하는데 도움이 된다. 특히 배변훈련에서 변기사용하기에 용이하다. 환자들이 운동하는 동안의 모습을 담은 비디오테이프를 보는 것은 환자의 활동을 증가시키는데 도움이 된다.

2. 앉기자세(Sitting position)

앉기 동작은 독립성을 증가시키는데 중요한 안건이다. 이 동작성 단계는 심장 혈관계의 기능이 좋지 못한 환자에게 중대한 압박을 가할 수 있으며, 심장 혈관계의 중재 없이는 앉는 것은 물론 기립, 이동 혹은 보행을 결코 할 수 없을 것이다. 앉기 동작에 문제를 갖고 있는 환자의 재활 계획은 앉기 동작을 오래 지속할 수 있도록 세심한 주의를 기울여야 한다. 치료사는 오랜 시간동안 앉은 동작 상태에 주의를 기울여야 한다.

환자가 욕창의 위험이 없고 심장 혈관계 상태가 양호하면 1시간 동안 편안하게 앉아 있을 수 있으며, 균형에도 문제가 없다면 동작성 단계의 앉기 동작은 완전하게 수행할 수 있을 것이다. 중요한 것은 치료사가 이 활동을 하게 함으로써 환자의 관절가동범위를 개선시키고 근력을 증진시키며 동작의 단계에서 다음 단계인 이동의 준비를 위해 엉덩관절과 체간의 움직임을 용이하게 한다. 앉기 균형 훈련이 시작된 환자는 좀더 적극적인 기동(mobility)에 대한 접근을 시도해야 한다. 치료사가 환자에게 더욱 어려운 자세를 점차적으로 수행할 것을 요구한다면, 이것은 환자의 균형을 평가하는 것이고, 동시에 치료하는 것이다. 앉는 동안의 적절한 자세로 하지에 체중지지 하는 방법을 배워야 한다. 좋은 자세를 잡는 것은 모든 환자에게 중요한 관건인데, 그것은 근육의 바람직한 긴장도를 높이게 되는 것이다. 환자가 휴식을 취할 때 체중은 뒤쪽에서 지지된다. 환자가 능동적으로 앉을 때 체중은 앞쪽으로 체중지지가 되므로 하지에 압박과 움직임이 전달된다. 다음은 앉는 자세를 강화시키게 하는 동작들이다.

1) 앉기 동작의 형상화

신체를 인식하는 운동은 앉기 동작 형상화를 통해 이룰 수 있다. 형상화 기술은 환자가 앉기 위해 의자에 어떻게 앉으며 어떻게 이 자세를 개선할 것인지를 생각하게 한다. 앉는 움직임을 인식하고, 서기 위한 준비단계로 사용한다. 한곳에 과다한 압박이 가는 것을 방지하기 위해 체중 부하를 옆으로 하기, 볼기를 위로 올리기를 앞・뒤로 옮긴다. 하루 동안 20분 간격으로 앞・뒤로 반복해 옮긴다.

(1) 의자에 앉아 어떤 뼈가 의자에 접촉되고 그것이 다른 쪽 보다 가벼운지 느껴지는가?
(2) 넙다리가 의자에 닿는 느낌을 갖는가?
(3) 한쪽 다리가 의자에 더 많이 접촉되는가? 그것이 어느 쪽인가?
(4) 얼마나 더 많이 접촉되는가? 허벅지의 어느 부분 쪽인가?
(5) 어깨를 움직이지 않고 다리를 들어올리거나 무릎을 앞쪽으로 미끄러뜨린다. 무릎을 뒤로, 다른 무릎을 앞으로 활주시킨다.
(6) 어느 쪽 다리가 더 쉽게 움직이는지 느껴본다.
(7) 어디가 느슨하며 어디가 꽉 조이는지를 느껴본다.

2) 앉는 방법 훈련

(1) 볼기를 의자 깊숙이 앉는다.
(2) 엉덩관절 90° 굽힘, 무릎관절 90° 굽힘, 발목관절 90° 굽힘과 중립자세를 유지한다.
(3) 엉덩관절 굽힘한 상태에서 몸통의 균형을 잡는다.

(4) 앉아서 정면을 똑바로 본다.
(5) 천장을 본다.
(6) 오른쪽, 왼쪽을 본다.
(7) 아래쪽을 본다.
(8) 손으로 신체를 잡아본다(허벅지, 무릎, 장딴지, 발목).
(9) 마루에 이르게 한다(앞으로, 왼쪽 옆으로, 오른쪽 옆으로)
(10) 뒤로, 앞으로, 옆에서 옆으로 기울인다.
(11) 몸통을 좌우로 이동하여 볼기에 체중 부하를 준다.
(12) 양팔을 어깨높이까지 벌림 시킨다.
(13) 몸통을 좌우로 이동하여 볼기에 체중 부하를 준다.
(14) 양손에 깍지 끼고 머리위로 어깨관절을 굽힘과 폄을 반복한다.
(15) 몸통을 전방 굽힘하여 손으로 바닥에 닿게 한다.
(16) 동측의 무릎위에 한손을 얹고, 반대측 손으로 바닥에 닿게 한다.
(17) 위의 동작들을 교대로 반복한다.

참고 : 앉은 자세에서 근력 증가 운동(넙다리네갈래근과 볼기의 근력증진 운동)방법은 느슨해진 콜라겐(collagen) 섬유를 부드럽게 운동할 때 도움을 줄 수 있다. 예를 들어, 콜라캔을 발바닥 아래에 놓고 발을 앞・뒤로 움직이는 동작은 엉덩관절과 무릎관절의 콜라겐을 느슨하게 하는데 도움을 준다.

3) 기동(mobility)을 위한 준비

부가적 운동으로 환자의 심장 혈관계 상태를 개선시킨다. 그러나 상지의 움직임은 하지의 움직임보다 더 혈압을 상승시키므로 환자가 혈압이 상승할 때 주의를 기울여야 한다. 하지 동작 운동은 심장혈관계 증진에 유용하며, 휠체어 운동과 같은 하지 운동을 운동 계획에 따라 수행한다. 다시 말해, 심장 박동률과 혈압에 대한 주지는 중요한 것이다. 기동을 하기 전에 환자에게 아래와 같은 훈련을 적용하는 것이 좋다.
(1) 신체 인식
(2) 이동의 형상화
(3) 이동을 위한 준비

(4) 상지 관절가동범위와 근력 증진
(5) 하지 관절가동범위와 근력 증진
(6) 하지에 체중부하를 적용
(7) 과다한 압박의 예방
(8) 심장·혈관 상태 증진
(9) 장 혈관 상태의 개선

3. 기립자세(Standing Posture)

대부분 사람들은 정적인 위치나 동적인 위치, 균형 잡힌 위치 그리고 예비 행동 위치에서 서 있는데 많은 시간을 보낸다. 예를 들어 식료품가게 점원은 하루 종일 선 자세로 서 있거나 활동하며 시간을 보낸다. 이런 사람은 허리통증, 무릎통증, 발뒤꿈치가 딱딱해짐, 그리고 일반적인 강직 현상 같은 많은 근 골격의 취약성을 잠정적으로 보인다.

1) 정적인 기립자세(Static standing posture)

"좋은 자세" 혹은 균형 잡힌 정적인 자세는 일직선으로 정렬된 것이다. 머리와 어깨, 엉덩관절, 무릎관절 그리고 발목위에 곧게 뻗어있다. 그러나 근육이 약화된 환자나 노약자는 엉덩관절과 무릎관절 펴는 것에 체중 가중되면 머리를 앞으로 더 내밀고 양어깨는 더욱 굽어지고 허리를 구부리게 된다. 이러한 변화들은 병변이 있거나 근육의 약화를 가진 환자들은 서있거나 보행하는데 중요한 문제를 갖는 원인이 된다.

(1) 정적 기립자세 평가

재활 전문가는 추선(plumbline)으로 정적 기립자세를 평가할 수 있다. 환자는 외복사뼈의 약간 앞쪽 중간 지점에 추선이 닿도록 옆으로 선다. 0에서 10까지의 범위를 정해 귀, 어깨, 볼기, 무릎 그리고 발목으로 전신에 대한 각 중요한 부분을 나타내 줌으로써 어떠한 자세의 변위인가를 적고 평가한다. 환자를 돌려 앞·뒷면의 상을 추선으로 직접 이등분 하여보고 이것으로 신체 자세의 대칭성을 평가한다. 자세 등급(posture grade)은 아주 작은 분점들에 의한 신체 자세 구성을 추선과 결합시켜 평가한다. 재활 전문가는 0에서 10까지 범위의 신체 여러 부분에 자세 평가를 위해 이 기구를 사용할 수 있다(머리, 목, 어깨, 볼기 그리고 발목).

① 편평한 등은 lower back 범위의 부분으로써 약간 평편한 등은 5(Fair)로, 두드러진 평편한 등은 0(Poor)으로 평가될 수 있다.
② 외측 상으로부터 무릎, 볼기 그리고 발목 위치를 평가하기 위한 가장 좋은 방법은 각도기(goniometer)를 사용하는 것이다.

이런 기구들은 환자의 자세에 대한 정확한 평가와 등급을 평가할 수 있다. 이러한 정보는 환자의 자세가 일상생활을 위한 안정감뿐만 아니라 환자의 활동성에 영향을 미칠 수 있다.

(2) 정적 기립자세 치료

일단 환자의 자세가 평가되면 전문가는 자세 교정을 위한 계획을 수립할 수 있다. 그러한 계획은 다음과 같다.

① 앞쪽으로 된 머리를 뒤로하고 턱을 잡아당긴다.
② 굽은 어깨를 교정하기 위한 어깨 돌리기, 어깨 으쓱하기, 혹은 어깨뼈 후인(scapular retraction)
③ 허리뼈 전만을 증가시키기 위한 운동
④ 허리뼈극(lumbar spine)을 편평하게 하기 위한 골반 경사
⑤ 엉덩관절과 무릎 신장 증진을 위한 하지의 신장 운동

이 외에도 볼기 굽힘근 (hip flexor)을 신장시키기 위한 운동이 있고 그 외에 여러 방법들이 있다. 정적 기립자세의 문제점을 치료할 때 재활 전문가는 다음과 같은 점을 기억해야 한다.

(3) 정적 자세치료 시 기억해야 할 일

① 환자는 자세의 교정이 서서히 된다고 인식해야만 한다.
② 자세 교정은 자주하되 짧은 시간을 요한다(예로 하루에 3번에서 10번씩 2~3회 반복).
③ 반복은 자세 교정에 도움이 되며 거울과 다른 이로부터의 도움은 환자를 고무시

킨다.

④ 만약 서 있는데 많은 시간을 보낸다면 근골격 충격을 완화시키기 위한 환경이 수반되어야 한다.

2) 동적 기립자세(Dynamic Standing Posture)

정적인 기립자세와 상이한 개념인 동적인 기립자세는 운동을 위한 사람의 예비동작에 포함된다. 균형 잡힌 자세나 예비 행동 자세(action-ready)에 서 있는 환자는 운동을 함으로써 동적 자세를 이용하기에 더 유익하다. 그러므로 재활 전문가는 근육의 약증이 있는 환자나 노약자들의 동적 기립자세의 평가와 치료 시 일반적인 두 가지 질문을 명심해야 한다.

① 정적 자세에서 근육이 균형 잡히고 안정성이 있는가?

② 신체 행동에 대한 근골격의 체계가 최적의 위치에서 수행될 것인가?

예를 들면 보행하기 시작할 때 볼기, 체간 그리고 두부를 약 30° 각도를 하여 운동을 시작하는가? 혹은 몸 전체가 같이 동작을 시작하는가? 나이든 사람들은 힘의 축적이 감소하기 때문에 신체를 움직여 사용하는 운동이 기능을 교정할 수 있다. 예를 들면 보행이 전방 활동을 만들 때 발목에서부터 약간 앞쪽으로 몸을 기울인다.

(1) 동적 기립자세 평가

동적인 자세를 평가할 때 재활 전문가는 신체 역학에 관하여 각 행동을 고려해야 한다. 예를 들면 부엌에서 일하는 사람이 몸을 펴고 올릴 때 체중을 움직이거나 몸을 구부릴 때 관찰한다. 그러므로 동적 기립자세는 행동을 시작할 때 환자의 기립자세를 평가하게 된다. 평가자는 이 시작 자세가 행동을 돕는지 방해하는지를 관찰한다. 치료사는 환자가 서 있는 동안 무엇을 하는지 보고 환자가 운동을 추진할 수 있는 방법들을 조사한다.

(2) 동적 기립자세의 문제 치료

동적 기립자세의 문제점에 대한 치료는 환자가 운동할 수 있는 더 좋은 방법을 발견하는데 도움이 된다.

① 심각한 머리의 전방 기울임을 갖고 있는 여자 환자는 심한 목 통증을 갖는다. 환자의 통증은 서 있거나 요리를 할 때 점점 심해지지만 앉거나 누워서 머리를 쉬게 하면 통증은 완화된다. 자세 검사에서 턱을 끌어당기는 자세(chin tuck position)는 환자에게 좋은 느낌을 줄 것이다.

② 머리의 전방 굽힘이 심한 남자 환자는 앉거나 서 있는 자세에서 걸음을 시작할 때 균형을 잃는다. 그러므로 턱을 끌어당기면 체중심이 중심에 위치하기 때문에 균형을 잃지 않는다. 턱을 끌어당기고 자세 교정 실행을 배우는 것은 이 환자에게 도움이 될 것이다.

이들 두 환자와는 달리 어떤 환자는 그들의 자세 편위를 이용한다. 예를 들면 머리의 전방 기울임이 있는 환자는 보행자와 함께 걸을 때 멀리서 혹은 가까이서의 이중 초점에 의해 더욱 쉽게 발견된다. 이 경우 자세 편위는 실제로 환자에게 적당해 보이고 걸음이 더욱 안정적으로 보인다. 그러므로 이 환자의 변화 자세는 적당하지 않을 것이다. 치료사는 동작을 분석하여 일상생활동작에 신체역학의 원리를 적용시키고 효과적 행동을 증진시켜야 할 것이다.

4. 균형(Balance)

균형은 일어나 앉는 자세와 기동성 단계를 통해 추적된다. 균형은 사람이 설 때와 걸을 때 뿐만 아니라 일어나 앉자마자 바로 평가될 수 있다. 균형을 정의 내린다면 "신체 부분의 균형잡힌 조정과 기능의 수행"이다. 덧붙여 이것은 균형을 이루고 움직임을 용이하게 하는 모든 기능의 신체능력을 말한다. 이것은 신체의 모든 계통을 수반한다. 그러므로 균형장애가 있는 보행에서 치료사의 평가가 필요하다.

1) 균형장애의 정보

균형의 장애는 여러 가지 원인에 의해 발생한다. 근육의 약화, 정위반응 등에 이상이 있으면 균형 장애가 온다. 예를 들어, 저측굽힘근, 배측굽힘근, 넙다리네갈래근 그리고 넙다리뒤근육이 약한 것은 균형장애와 많은 상관관계가 있다. 엉덩관절 굽힘근, 벌림근,

저측굽힘근 그리고 무릎관절 굽힘근이 짧아지면 균형에 영향을 미친다. 일직선 정렬은 신체의 수직자세와 관계있다. 만약 근육이 짧아졌거나, 비정상적 각도에 위치하거나, 근육의 기능이 상실하였다면, 환자가 원하는 방향으로 움직이지 못한다.

나이와 함께 발생하는 신경계의 변화는 균형에 영향을 미친다. 특히 노인들은 반응하는 시간, 발에서의 자극 감수성, 발가락의 진동감각의 감소로 인하여 균형감각이 퇴화될 수 있다. 이러한 인자들은 균형문제를 만들 수 있다. 예를 들어, 만약 버스가 지나가는 것을 눈으로 보았다고 하자. 그 버스를 눈으로 움직인다기 보다는 발로 먼저 움직일 것이다. 지각은 버스가 움직인 것을 발로부터 전달받는다. 만약 균형기전이 시각에 따른다면 아마도 사람은 앞으로 쓰러질 것이다. 바꾸어 말하면 이것은 눈으로부터의 기전과 발로부터의 기전 사이의 상충을 말한다. 균형장애가 있는 환자나 노인들은 이와 같은 잘못된 기전을 가지기 쉽다. 덧붙여 노인들은 동작시작의 어려움을 가지며 균형 상실을 보충하기 위해 근육활동운동을 지속적으로 해 주어야 한다.

추골동맥 증후군은 균형상실의 원인이 될 수 있다. 이런 증후군과 함께 목의 회전과 펴는 것은 뇌에 이르는 혈액의 흐름을 방해한다. 이 결과, 균형을 상실하는 환자가 발생한다. 이것은 나이가 들면서 목뼈 디스크가 편평해지고 그 결과로 생기는 추골동맥의 비틀림에 기인하여 동맥을 머리 움직임에 의해 더욱 더 폐쇄하게 만든다. 심장 혈관계는 갑자기 일어설 때 뇌에 재빨리 충분한 혈액을 공급하는 조절기능을 할 수 없는 기립성 저혈압 역시 균형상실의 원인이 된다. 환자는 활동 능력이 저하되면, 심장 혈관계의 기능저하로 균형을 상실하게 된다. 균형장애를 일으키는 또 다른 하나는 고유수용성감각 이상을 가진 환자이다. 이 장애를 가진 환자는 직선으로 걷게 할 때 혹은, 눈을 감고 보행시켰을 때 균형장애가 나타난다.

2) 균형장애를 위한 치료

환자의 균형장애에 대한 철저한 평가는 적절한 치료계획을 만들 수 있다. 예를 들어, 신경계 장애 환자의 경우, 두꺼운 카페트 위 걷기 혹은 고유 수용성 상실 회복을 위한 다른 감각 사용 훈련이 필요하다. 장애가 심장 혈관계라면 치료사는 안정을 느낄 때까지 휴식과 운동을 하며 앉은 자세에서 서기, 선 자세에서 앉기 운동을 지도한다. 환자가 이것이 익숙해지면 균형 훈련에 도움이 된다. 재활 전문가는 환자가 자신감을 얻도록 좋은 반응을 유도한다. 운동 후에 강화는 움직임이 어려운 사람들에게 도움이 된다.

① 쓰러짐의 두려움이 있는 환자 치료

㉠ 환자 주위에 가족을 둔다.

㉡ 환자의 동작을 점진적으로 취하게 한다(조금씩 각각의 목표를 향해 나간다).

㉢ 걷는데 보조도구를 공급한다. 그러나 점차로 이러한 보조도구를 제거한다.

㉣ 환자가 현재의 단계를 완전히 마친 후 다음 단계로 발전한다.

㉤ 접촉 탈 감각 방법 적용은 처음에 다량의 접촉을 시도하고 환자가 안정되어가고, 두려움이 감소되면 점차 접촉자극을 제거시킨다.

② 전정 장애를 가진 환자 치료

전정계는 진동과 앉은 자세에서 다른 능동동작에 의해 자극될 수 있다.

㉠ 지지 기저면을 충분히 유지한다(발을 약간 벌린다).

㉡ 큰 안정성이 필요할 때 무게 중심점을 아래로 한다.

㉢ 쓰러지려고 할 때 몸을 웅크린다.

㉣ 지지 기저면 안쪽에 중력선을 유지한다.

㉤ 올바른 신체 정렬로 선다.

㉥ 힘의 방향 안에서 지지 기저를 넓힌다.

㉦ 더 좋은 안정성을 갖기 위해 몸과 지지표면 사이의 마찰을 증가시킨다(흡착력이 좋은 고무 신발바닥 신발을 신는다).

㉧ 다리에 충분한 힘을 유지한다.

㉨ 움직이는 물체보다 정지된 물체에 시선의 초점을 맞춘다.

③ 정신과 영역 프로그램

정신 수행영역에서 생각과 운동 촉진은 엄청난 결과를 만들어 낸다. 하루 30분 동안 주 3시간 상견(想見)학습을 하면 균형이 향상된다. 다음과 같은 훈련은 균형감각을 증진시키는데 도움이 된다.

㉠ 지금 균형에 대해 생각한다.

㉡ 어린아이 같이 균형게임 놀이를 하는 것을 기억한다.

㉢ 어떻게 하면 한 다리로 쉽게 설수 있는지 기억한다.

㉣ hopscotch를 하면서 균형을 얼마나 오래 유지할 수 있는지 기억한다.

㉤ 가는 평균대를 따라 얼마나 쉽고 재미있게 걸을 수 있는지 기억한다.

ⓑ 지금 자신의 균형에 대해 생각한다.

ⓢ 어린아이와 같은 균형을 지닌 자신의 균형 잡기를 실현한다.

치료사는 다음과 같은 형상들을 갖도록 환자에게 조언하여 자신감을 갖게 한다.

① 당신은 균형을 잡을 수 있다.

② 당신은 반드시 연습이 필요하고 이것을 얼마나 쉽게 할 수 있는지 스스로 생각해야 한다.

③ 당신이 한 다리로 선다면 키 큰 떡갈나무처럼 보일 것이다.

④ 당신은 발아래 쪽의 지지를 느낀다.

⑤ 당신의 팔을 나무 가지처럼 하늘로 뻗으면 지지에 도움이 될 것이다.

⑥ 무풍과 고요한 바람에 서있는 느낌을 즐겨라.

⑦ 거대하고 반짝거리는 착색된 새를 보라.

⑧ 당신이 그 새라고 가정하자.

⑨ 당신은 길고 강한 다리를 가졌다.

⑩ 당신은 한 다리를 들어 올리고 균형을 잡기 시작한다.

⑪ 당신은 얼마나 안정하게 서서 균형을 잡는다고 생각하는가?

⑫ 당신의 한쪽다리를 편안하게 접어올리고 다른 한 다리로 얼마만큼 안전하게 설수 있다고 생각하는가?

이 모든 기동성 단계의 구성과 같이 균형은 복잡한 진행이다. 균형장애를 가진 환자는 이 프로그램의 좋은 점들이 즉시 나타나지 않기 때문에 지속적으로 프로그램을 권유해야만 한다.

5. 기동(Mobility)과 이동(Transfer)

기동(mobility)이란 한 면 위에서 자세나 위치 선정이 수직적인 변화의 운동이며, 이동(transfer)이란 한 장소에서 다른 장소로 옮겨 가는 활동이다.

1) 기동할 때 필요한 요소

(1) 기동할 때 환자가 가지고 있어야 할 능력

① **균형**(balance) – 앉은 자세 균형, 선자세의 균형을 구별해야 하며 자세 위치변하기, 평형감각(equilibrium) 변화에서 독립적이어야 한다.

② 근력(strength)

③ 지구력(endurance)

④ 관절가동범위(ROM)

⑤ 체중지지(weight bearing)

⑥ 체중전환(weight shifting)

⑦ 신체의 회전(body rotation)

(2) 환자가 지켜야 할 것

① 이동하기 전에 침대, 의자, 휠체어, 변기 등에서 먼저 가장자리로 옮겨 이동할 준비자세를 갖는다.

② 체간(trunk)을 앞으로 기울인다.

③ 환자가 갖고 있는 기능을 최대한 활용한다.

(3) 치료사가 지켜야 할 것

① 한번에 환자가 성공하리라고 생각해서는 안된다.

② 환자가 해야 될 과정을 시범을 보이고 설명을 한다.

③ 환자의 상태에 따라 첫 단계 또는 마지막 단계부터 교육

④ 만약 환자가 넘어질 것을 대비하기 위해서 항상 가까이 있는다.

⑤ 이동할 때 치료사의 손은 환자의 엉덩이와 어깨뼈에 위치한다.

⑥ 환자의 기능을 최대로 활용한다.

⑦ 환자는 운동할 방향을 주시하게 한다.

2) 오른쪽 편마비(right hemiplegia) 환자의 침상에서의 기동(Bed Mobility)

(1) 침상에서 돌아눕기(오른쪽 편마비 : right hemiplegia)

① **오른쪽으로 돌기**(to the right) : 침대의 오른쪽 가장자리를 강한 팔로 잡아당기면서 강한 발로 침대를 밀면서 돈다(그림 6-1).

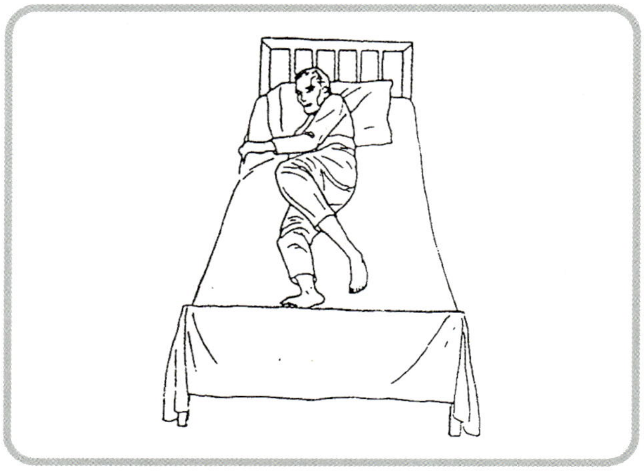

그림 6-1.

② **왼쪽으로 돌기**(to the left) : 침대의 왼쪽을 잡고 강한 발로 침대를 민다. 필요하다면 강한 발로 약한 발을 걸치고 돈다(그림 6-2).

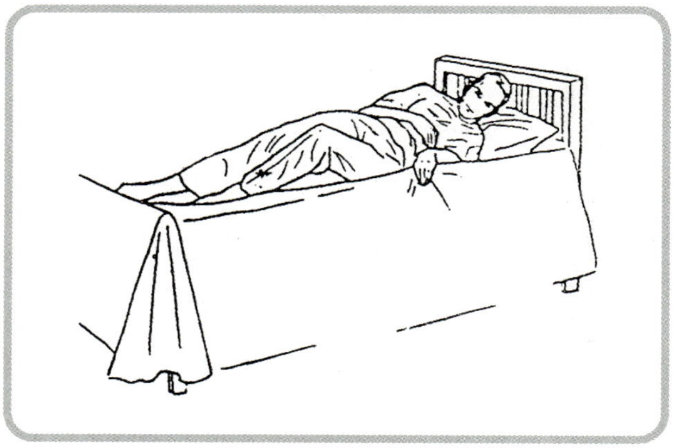

그림 6-2.

(2) 누운 자세에서 앉은 자세로 기동 : 오른쪽 편마비(right hemiplegia)

① 강한 손을 사용하여, 약한 팔을 배 위에 가로질러 놓는다. 강한 발을 약한 발목 아래에 넣은 후 양 다리를 강한 쪽으로 옮긴다. 그리고 아래로 내려놓는다(그림 6-3).

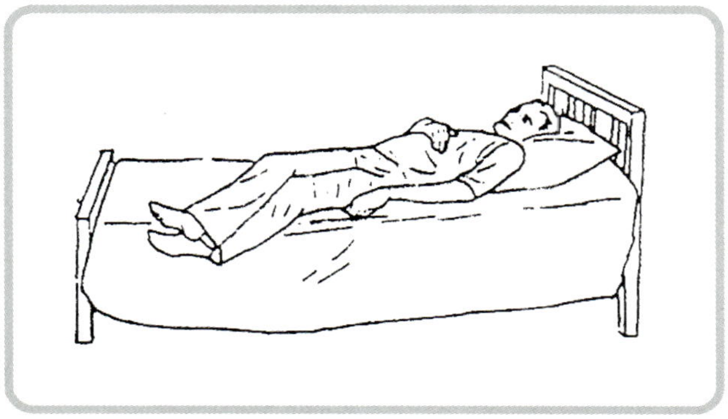

그림 6-3.

② 침대의 가장자리를 왼손으로 잡는다. 그리고 팔꿈치와 아래팔로 침대를 밀면서 앉는다(그림 6-4, 5).

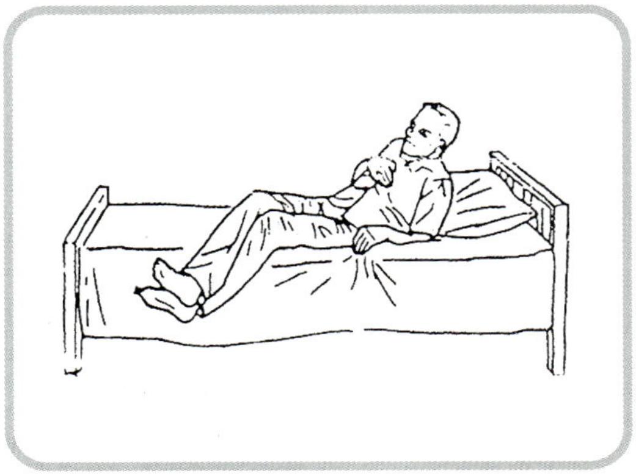

그림 6-4.

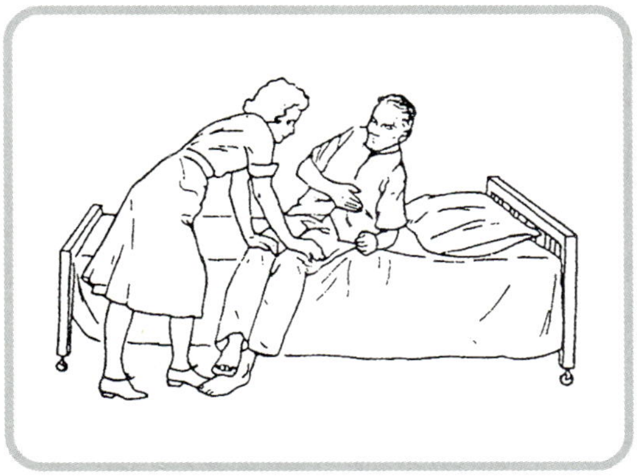

그림 6-5.

주의 : a, b 단계에서 환자의 무릎을 아래로 내려놓을 때 보조가 필요하다. 이것이 충분하지 못하면 보조자의 왼손을 환자의 어깨에 놓고 앞쪽으로, 강한 쪽으로 힘을 준다. 보조자는 안전성의 유지를 위해 sitting up 후 항상 환자의 앞쪽에 서야 한다. 환자의 균형이 좋지 못하면, 환자의 강한 손으로 자기 자신을 지탱할 수 있게 되기 전까지 약한 쪽을 지지 해 준다.

③ 강한 팔에 체중 부하를 한 상태인 반좌위(half sitting)자세(그림 6-6)

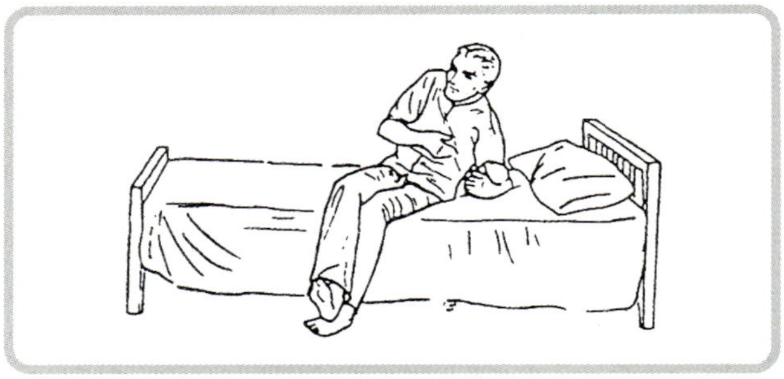

그림 6-6.

④ 손을 뒤쪽으로 옮겨 완전한 앉은 자세로 만든다(그림 6-7).

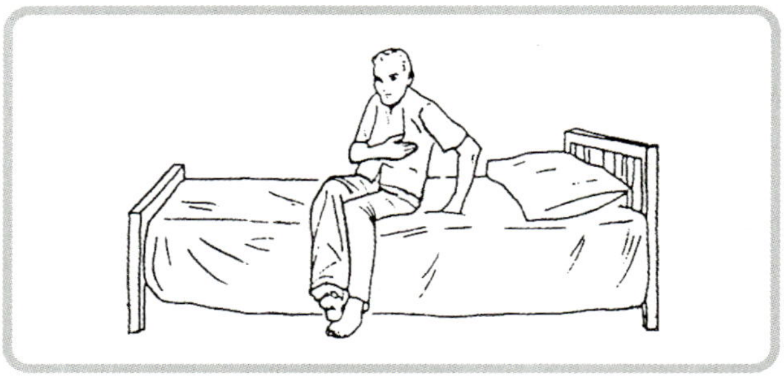

그림 6-7.

주의 : 첫 번째 앉은 자세에서 환자가 어려움을 느낀다면 보조자가 환자 앞에 서서 지지를 해 줄 수 있다.

⑤ 환자가 안정될 때까지 침대의 가장자리로 움직여 주고 두 다리는 교차시키지 않는다(그림 6-8).

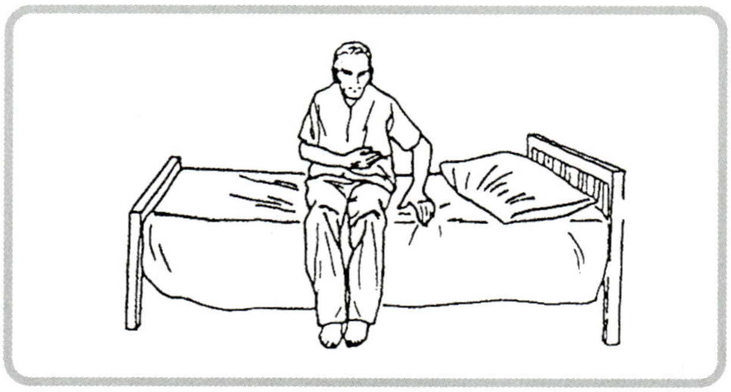

그림 6-8.

(3) 앉은 자세에서 눕기(오른쪽 편마비 : right hemiplegia)

① 약한 팔을 무릎 위에 가로질러 놓는다. 강한 발을 약한 쪽 발목 아래로 넣는다(그림 6-9).

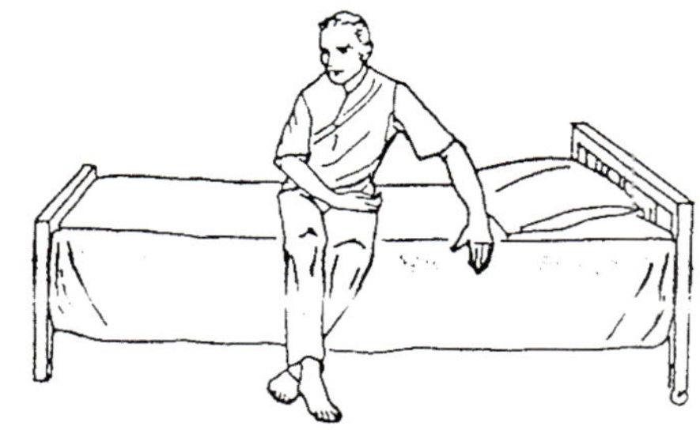

그림 6-9.

② 강한 손으로 엉덩이 가까이 침대 가장자리를 잡는다. 그리고 침대에 힘을 주면서 팔꿈치를 구부리며 몸을 낮춘다. 동시에 다리를 흔들면서 침대에 올려놓는다(그림 6-10).

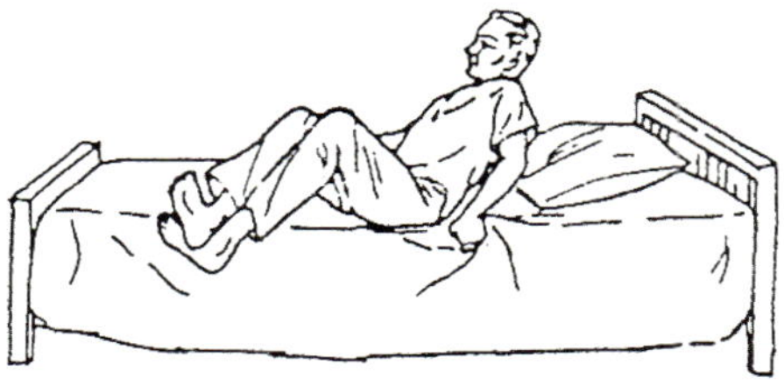

그림 6-10.

③ 교차되지 않은 다리는 침대에서 알맞은 자세를 취하기 위해 발꿈치로 침대를 밀면서 몸을 위, 아래로 움직인다(그림 6-11).

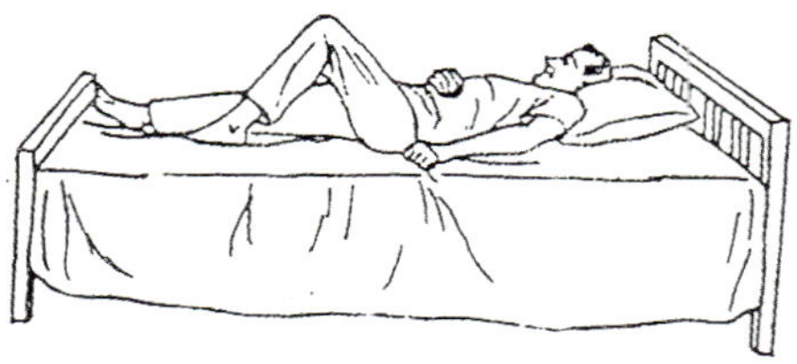

그림 6-11.

주위 : 환자가 누워있을 때 머리는 베개위에 놓이도록 해 준다.

(4) 침대에서 휠체어로 이동

① 침대에 경사진 각도로 환자의 강한 쪽에 휠체어를 놓는다. 가능한 휠체어 오른쪽 앞 가장자리와 침대와 맞닿게 놓는다. 휠체어 브레이크를 잠그고 발받침을 올린다(그림 6-12).

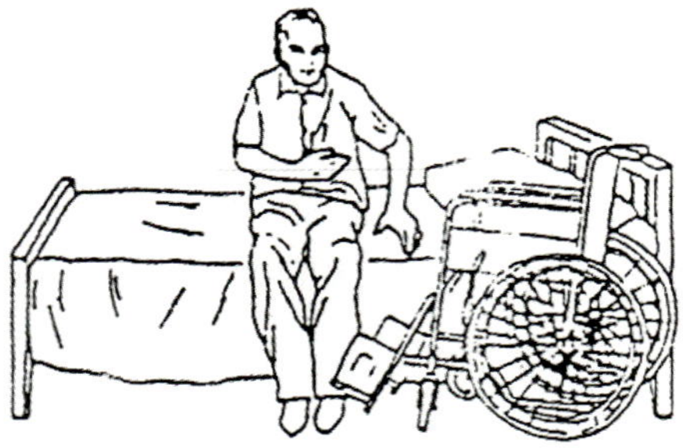

그림 6-12.

② 몸과 다리는 정렬되게 하고 침대 가장자리를 강한 손으로 딛으면서 강한 발에 체중부하를 잘 유지하면서 일어선다(그림 6-13).

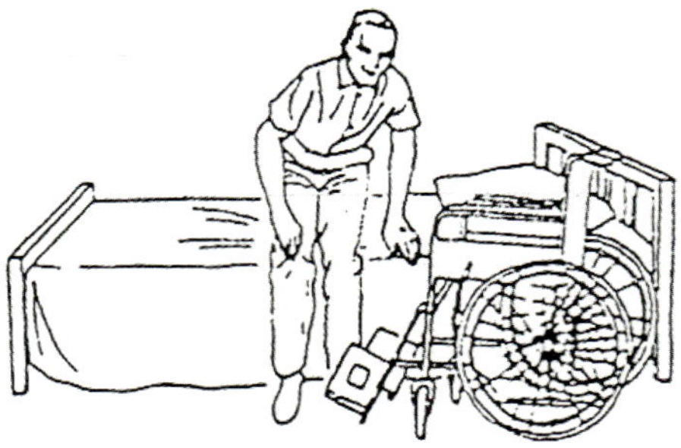

그림 6-13.

③ 기립자세를 취할 때 순간적으로 강한 손으로 지지하고, 풀 수 있는 능력이 있다면 강한 손으로 휠체어의 먼 쪽 팔받침으로 옮긴다(그림 6-14, 15).

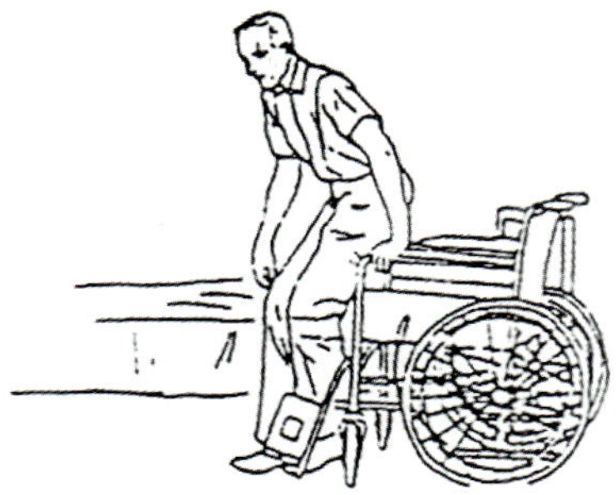

그림 6-14.

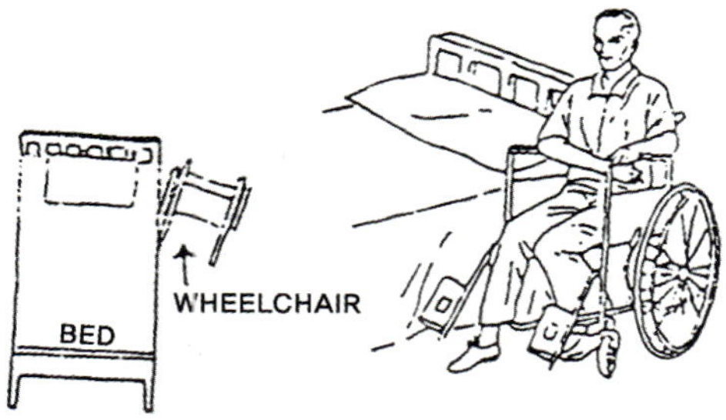

그림 6-15.

주의 : 팔걸이의자는 휠체어를 대신 할 수 있다. 의자는 밀리지 않을 정도로 무거운 것이 좋고, 의자 방석(seat)은 너무 푹신하거나 낮지 않아야 한다.

(5) 보조자가 돕는 방법

① 약간의 도움을 필요로 하는 환자

환자의 약한 쪽에 서서 약한 팔 아래에 보조자의 손을 놓는다. 환자의 어깨에 욕창이 있다면, 환자의 바지 벨트나 바지 위를 잡는다(그림 6-16).

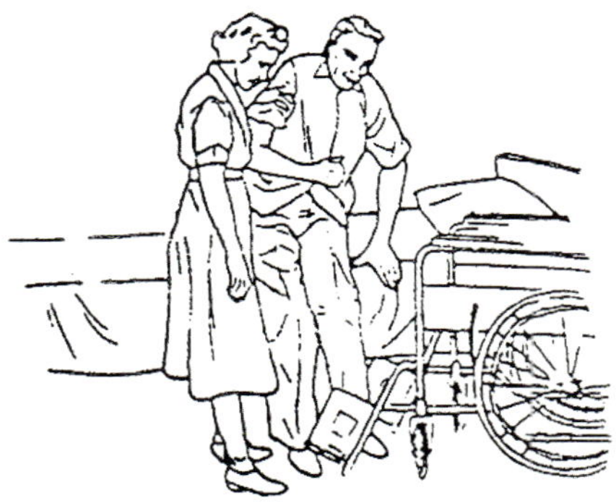

그림 6-16.

② 최대의 도움이 필요한 환자

보조자의 팔은 환자의 겨드랑이 아래에 놓고, 손은 환자의 등위에 놓는다. 앞쪽으로 체중지지를 시키며 일어선다(그림 6-17).

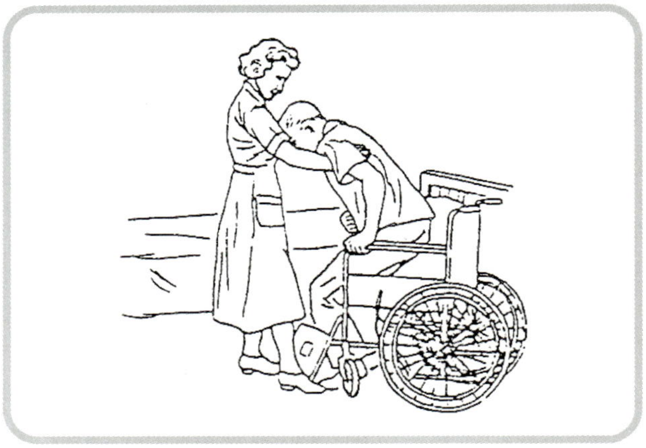

그림 6-17.

③ 더 많은 보조가 필요할 때 보조자의 오른 쪽 무릎을 환자의 강한 무릎에 맞대어 놓는다. 보조자의 양 팔로 환자의 허리를 잡는다, 그리고 환자의 무릎이 똑바로 되도록 한다. 보조자의 무릎으로 환자의 무릎에 압력을 주면서 강한 다리에 체중 부하가 되도록 한다. 동시에 앞쪽, 위쪽으로 당긴다. 보조자의 오른쪽 다리와 환자의 강한 다리가 축(pivot)이 되어서 돌린다. 그리고 환자의 몸을 낮춘다(그림 6-18).

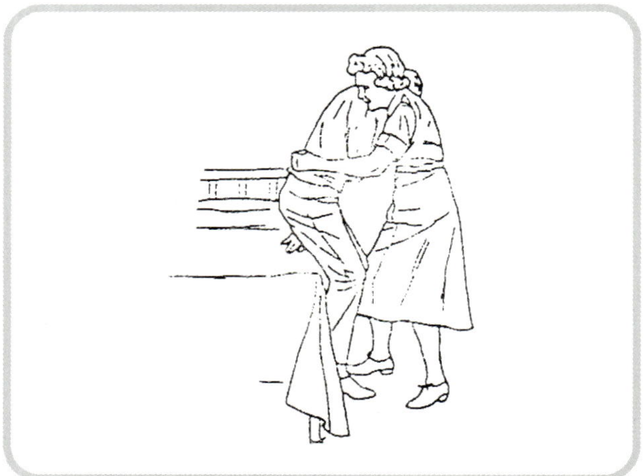

그림 6-18.

주의 : 보조자의 발은 알맞게 벌리고, 등과 허리로 힘을 주기보다, 다리에 힘을 주고 올리는 것이 에너지 소모가 적다.

(6) 휠체어에서 일어서기

① 휠체어의 브레이크를 잠그고, 발받침을 올린다. 휠처어 가장자리로 엉덩이를 옮긴다. 휠체어 가까이에 강한 발 발뒤꿈치를 약간 뒤쪽으로 놓는다(그림 6-19).

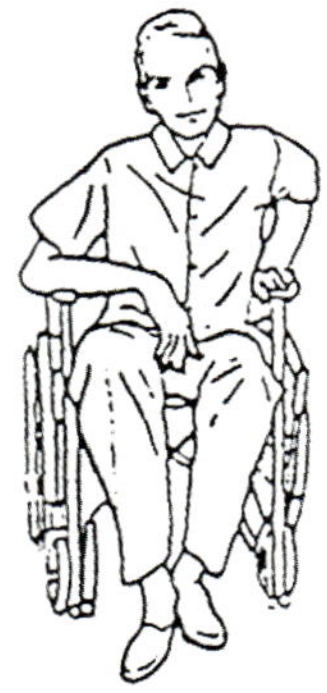

그림 6-19.

② 팔받침의 앞부분에 강한 손을 놓는다. 체간을 앞쪽으로 구부리면서 강한 다리를 지나쳐 강한 팔과 다리로 밀면서 일어선다(그림 6-20).

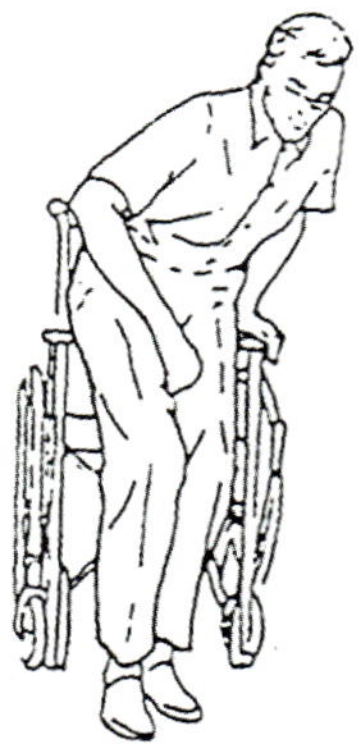

그림 6-20.

③ 가능한 똑바르게 선다. 균형과 지지를 위해 팔받침을 잡는다. 균형을 잘 유지하기 위해 발을 약간 벌린다(그림 6-21).

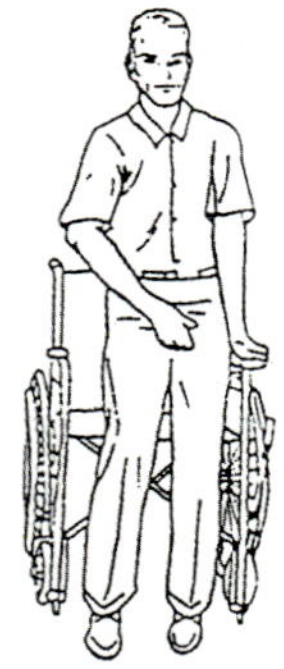

그림 6-21.

주의 : 환자의 키가 크다면 팔 받침을 잡고 똑바로 서지 못한다. 좀더 좋은 균형을 위하여 강한 쪽 발을 약간 앞쪽으로 놓는다.

(7) 휠체어에서 침대로 이동

① 강한 측으로 침대 머리 쪽을 향하게 하여 휠체어를 마주보게 놓는다. 침대와 휠체어가 될 수 있는 한 가깝게 휠체어 좌측 모서리에 댄다(그림 6-22).

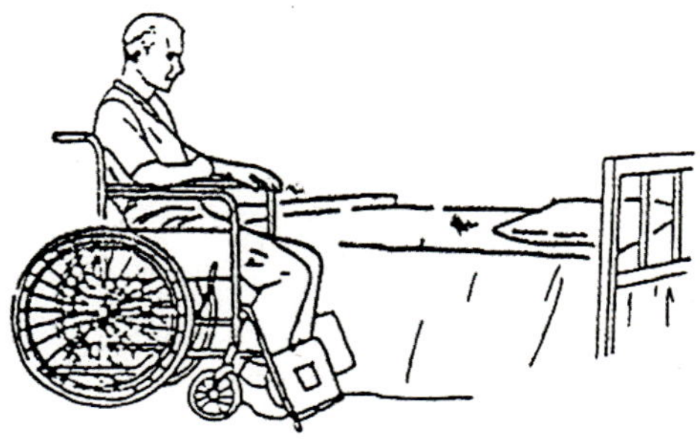

그림 6-22.

② 휠체어에서 (6)번 동작과 같이 일어선다(그림 6-23).

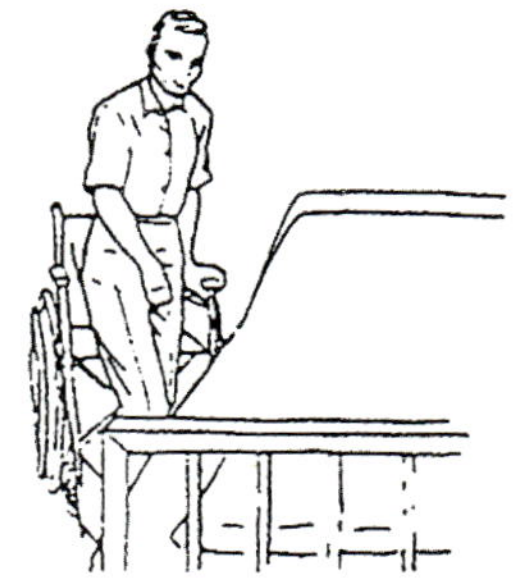

그림 6-23.

③ 강한 손을 침대 가장자리로 옮기고, 강한 측으로 체중 지지를 하여 일어선다(그림 6-24).

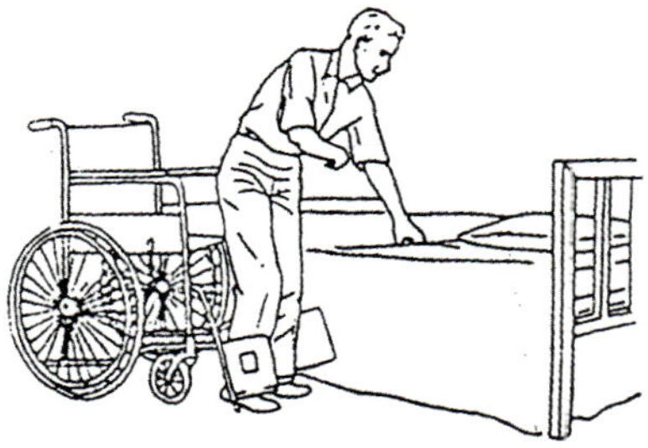

그림 6-24.

④ 체중을 앞쪽으로 옮기면서 강한 발을 돌리며(pivot), 몸을 앉은 자세로 낮춘다(그림 6-25).

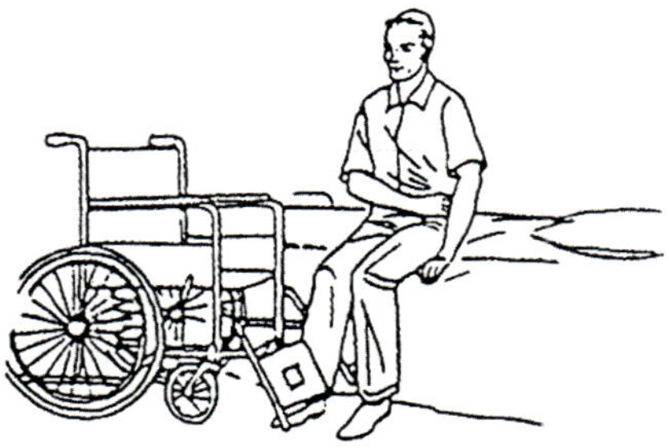

그림 6-25.

(8) 침대에 앉아서 휠체어 돌리기

① 강한 팔로 팔받침의 앞후면을 잡는다. 브레이크 레버 쪽을 잡고 브레이크를 푼다. 반대쪽도 푼다(그림 6-26).

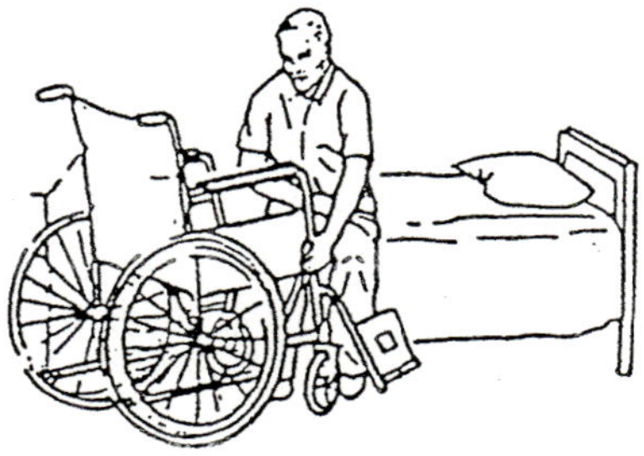

그림 6-26.

② 팔받침 앞부분을 잡고 휠체어를 침대 머리쪽으로 당긴다(그림 6-27).

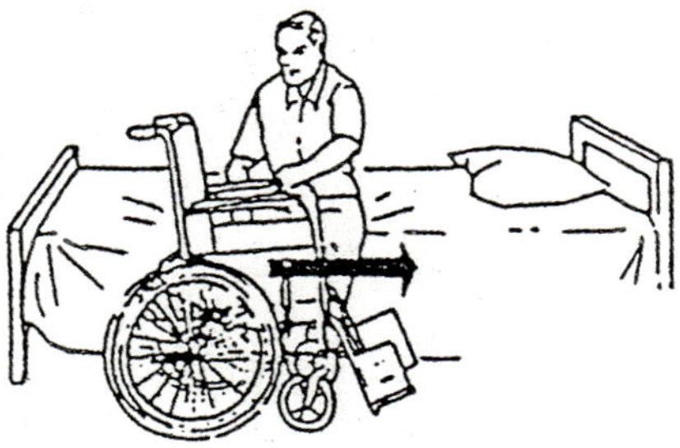

그림 6-27.

③ 휠체어 등받이를 환자 앞으로 지나게 당긴다. 손잡이를 잡고 휠체어를 돌린다(그림 6-28).

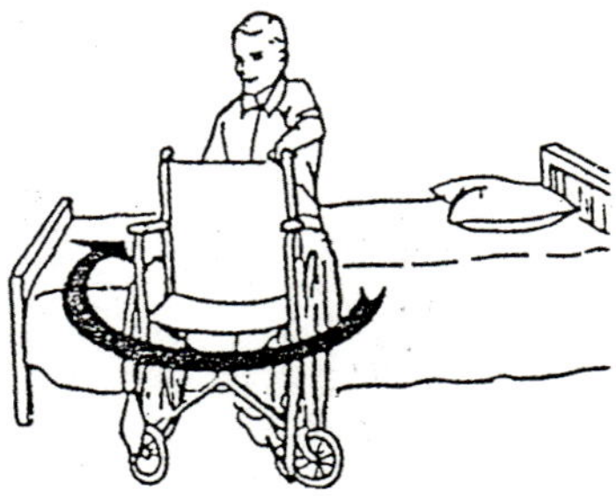

그림 6-28.

④ 다른 손잡이를 잡아 돌려 휠체어를 침대의 머리쪽으로 당긴다(그림 6-29).

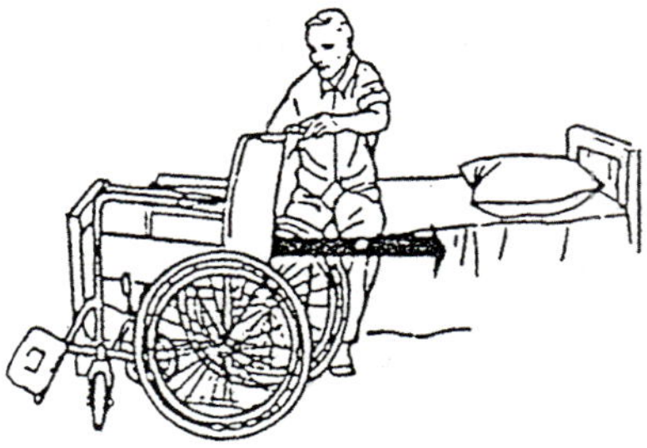

그림 6-29.

⑤ 팔받침을 잡고 휠체어가 침대와 올바른 각도를 유지할 때 까지 조작한다. 브레이크를 잠근다(그림 6-30).

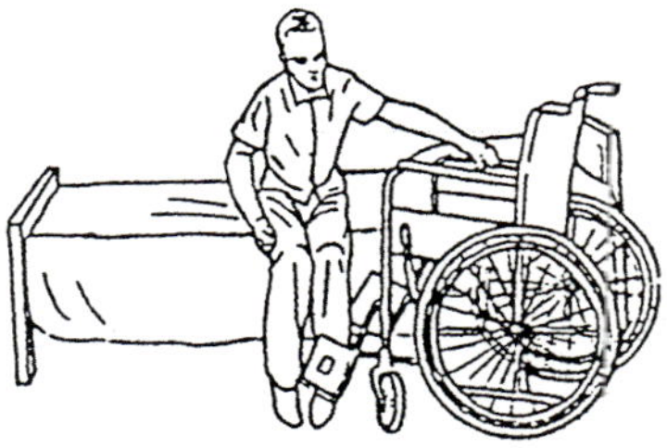

그림 6-30.

(9) 휠체어에서 팔걸이의자로 이동

① 강한 측의 휠체어 앞 모서리를 팔걸이의자와 가능한 가깝게 놓는다. 브레이크를 잠그고 발판을 올린다(그림 6-31).

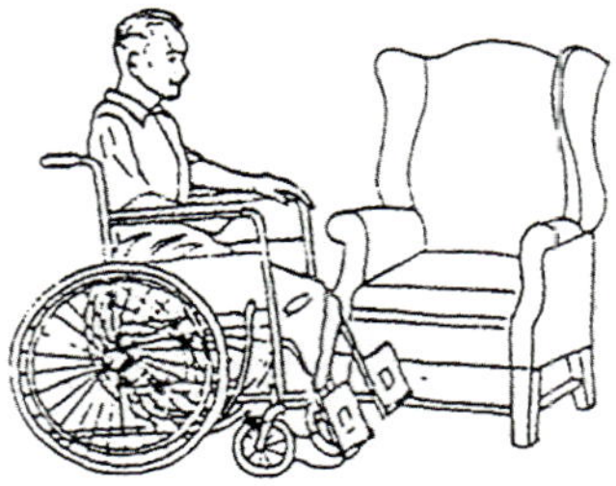

그림 6-31.

② (6)번 동작과 같이 일어선다(그림 6-32).

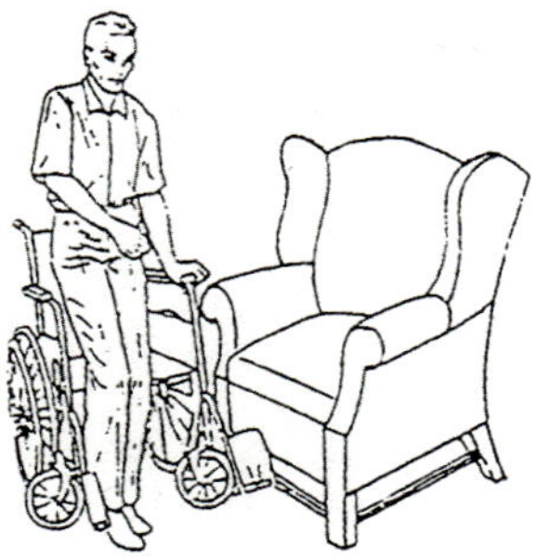

그림 6-32.

③ 환자의 위치에서 먼 팔걸이에 강한 팔을 올려놓는다(그림 6-33).

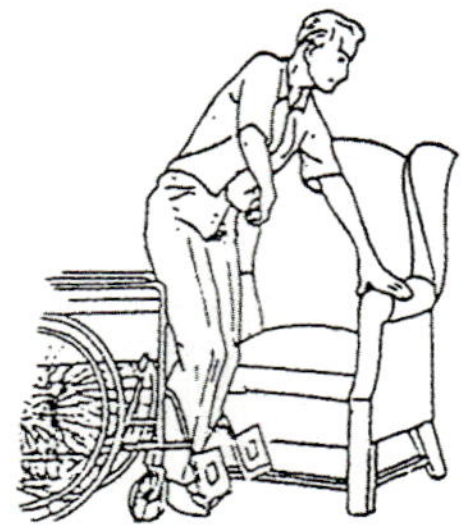

그림 6-33.

④ 강한 발을 축(pivot)으로 천천히 앉는다(그림 6-34).

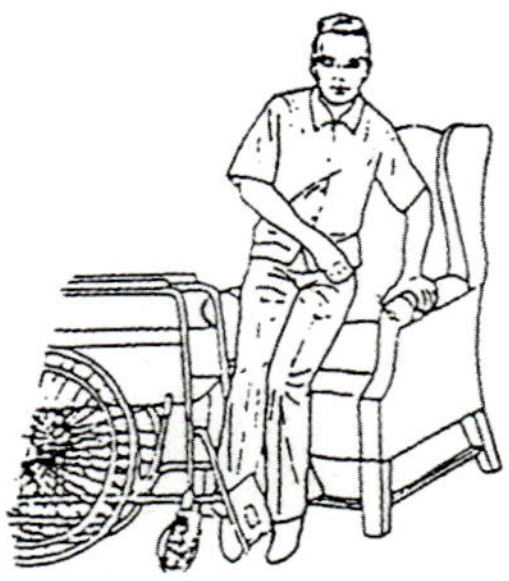

그림 6-34.

(10) 팔걸이의자에서 휠체어로 이동

① 휠체어 오른쪽 앞 모서리를 강한 쪽 팔로 가능한 가깝게 위치시킨다. 브레이크는 잠그고 발판은 올린다(그림 6-35).

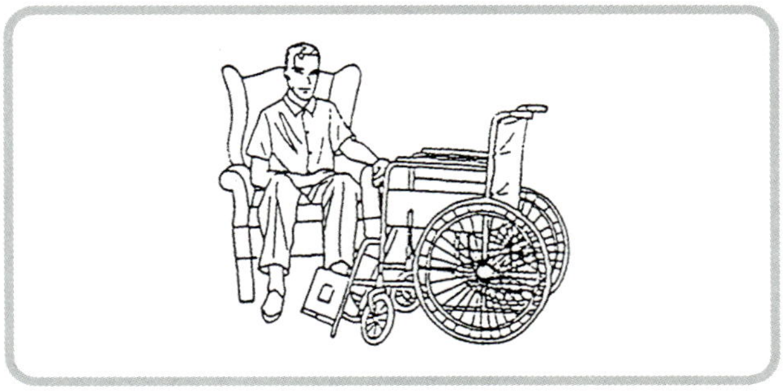

그림 6-35.

② (6)번 동작과 같이 일어선다(그림 6-36).

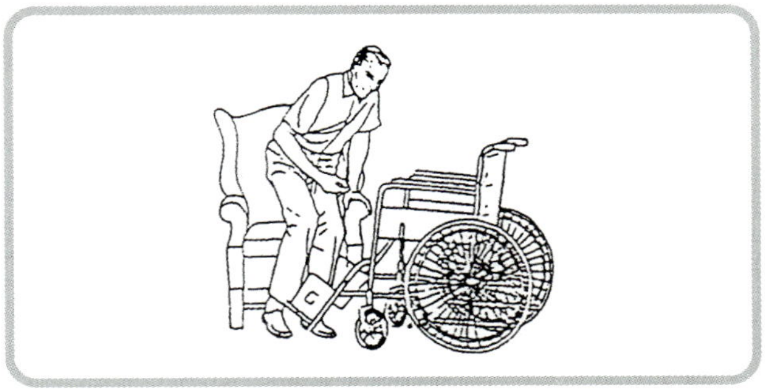

그림 6-36.

③ 강한 팔을 휠체어의 먼 쪽 팔받침에 놓는다(그림 6-37).

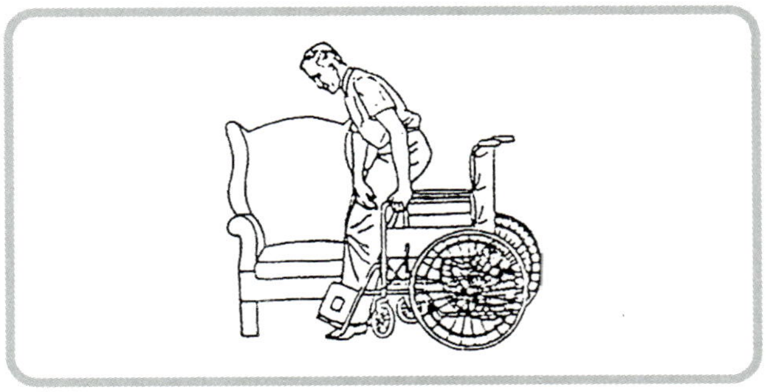

그림 6-37.

④ 강한 발을 축(pivot)으로 하여 돌아 천천히 앉는다(그림 6-38).

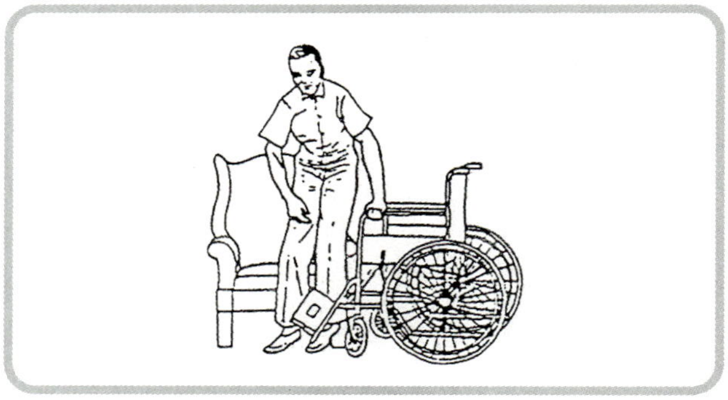

그림 6-38.

(11) 휠체어에서 변기로 이동

① 변기를 마주보도록 휠체어를 위치시킨다. 브레이크를 잠그고 발판을 올린다(그림 6-39).

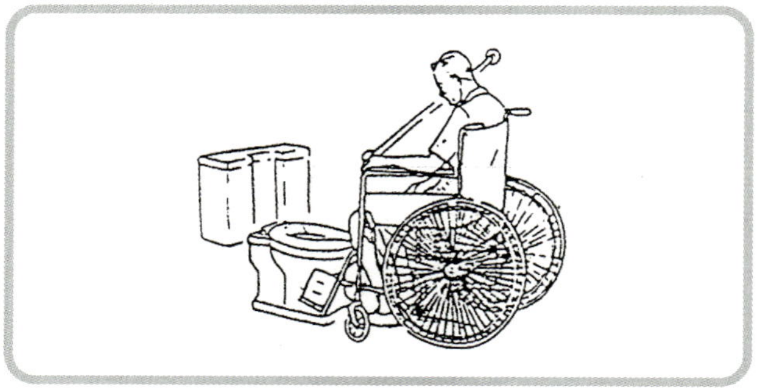

그림 6-39.

주의 : 벽에 부착되어 있는 손잡이(bar)는 환자가 지지하기 위해 필요하다. 환자는 휠체어에서 일어서기 전에 바지 지퍼를 열고, 서서 바지를 내린다. 여자 환자의 경우에는 변기 앞에 서서 옷을 내린다. 옷을 조절할 수 있도록 손을 자유롭게 해주기 위해서 환자의 다리로 밀면서 서 있도록 한다.

② (6)번 동작과 같이 일어선다(그림 6-40).

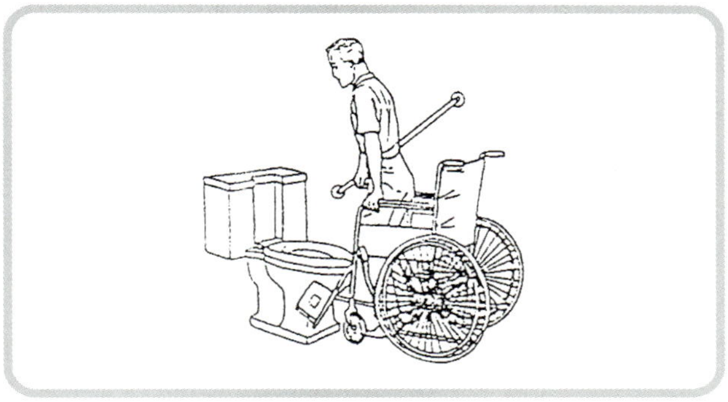

그림 6-40.

(12) 변기에서 휠체어로 이동

① 변기 앞에 휠체어를 위치시킨다. 브레이크를 잠그고 발판을 올린다(그림 6-41).

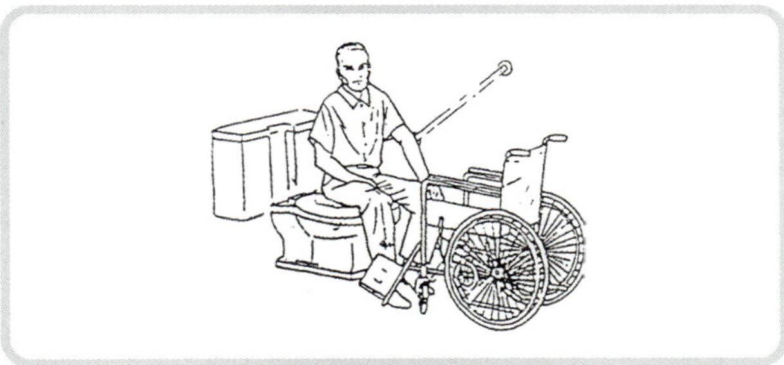

그림 6-41.

주의 : 환자가 변기에 앉아 있는 동안 환자는 바지를 무릎 의까지 잡아 당겨 펴 놓는다.

② 강한 손으로 벽에 부착된 바(bar)를 잡는다. 만약 wall bar가 없다면 휠체어의 오른쪽 팔걸이에 놓는다. (6)번과 같은 동작으로 일어선다. 바(bar)를 잡아당기며 강한 다리를 밀면서 일어선다. 강한 손으로 바지를 올티고, 지퍼를 채운다(그림 6-42).

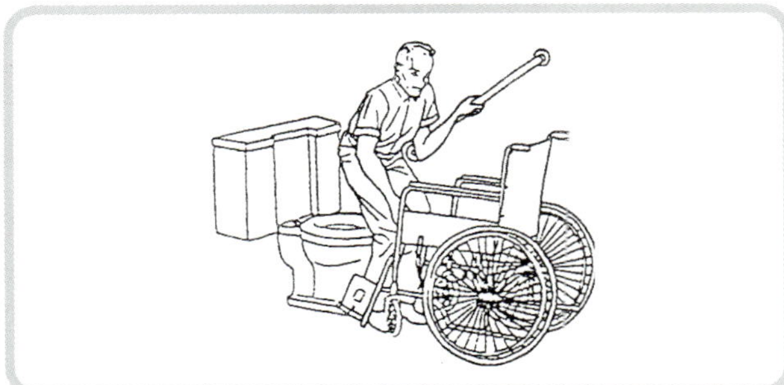

그림 6-42.

③ 휠체어의 왼쪽 팔받침에 강한 팔을 올려놓고 강한 발을 축(pivot)으로 돈다(그림 6-43).

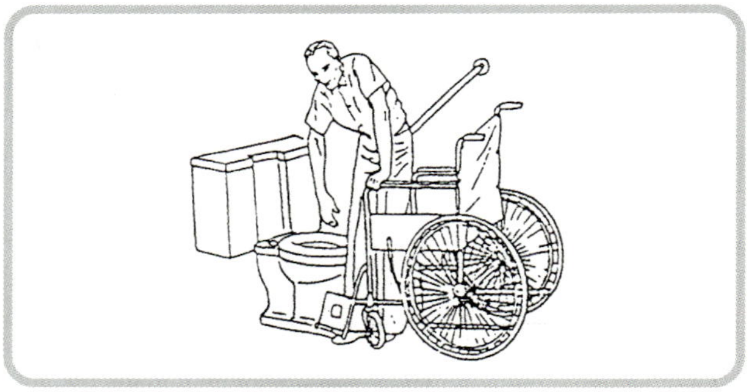

그림 6-43.

(13) 변기와 벽에 부착하는 바(bar)의 기준(그림 6-44, 45, 46)

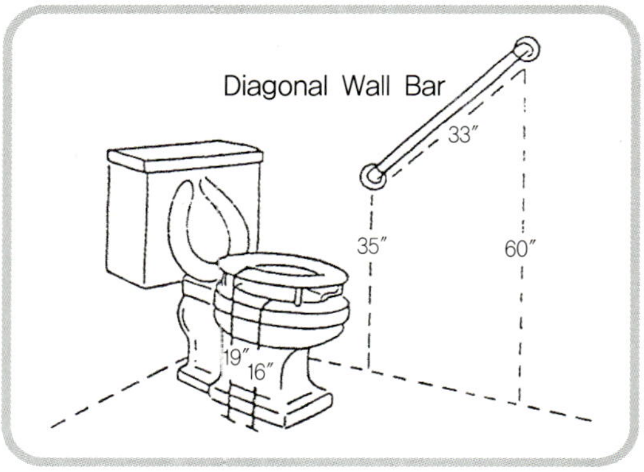

그림 6-44.

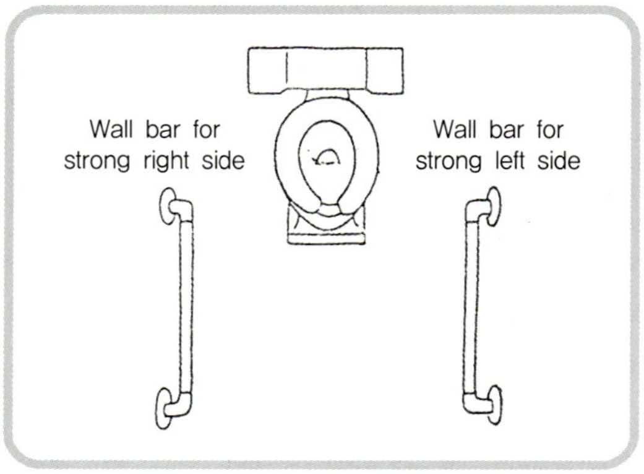

그림 6-45.

주의 : 만약 변기의 좌석(seat)이 너무 낮으면 올려진 seat를 사용하는 것이 안전하다. 벽에 부착된 바(bar)는 떨어지지 않게 안정되게 부착되어야 하며, 45도 각도로 되어야 한다.

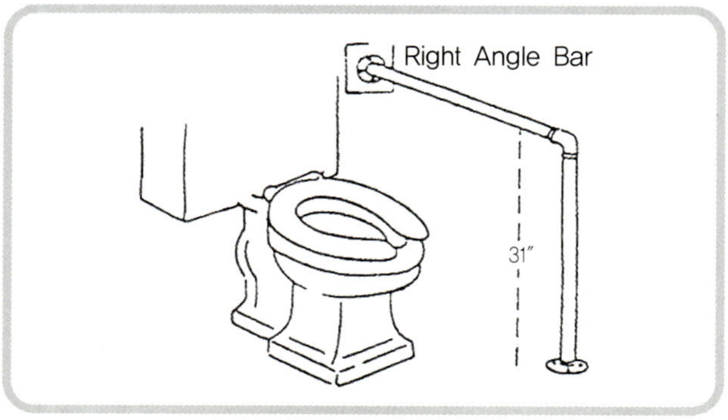

그림 6-46.

제 7 장

이 동 (Transfer)

이동(Transfer)은 한 장소에서 다른 장소로 옮겨가는 활동을 말한다. 침상에서 의자로 이동, 의자에서 휠체어로 이동, 휠체어에서 승용차로 이동 등이 있다. 요양원이나 입원 중인 환자들은 이동에 대한 어려움을 겪는 일들이 종종 있다. 이동의 어려움을 결정하는 요인들을 분석하기 위한 연구에서 Keene과 Anderson은 인지능력의 부족, 장·방광 통제 능력의 상실, 그리고 독립적으로 이동할 수 있는 능력 상실이 가장 빈번한 이유였음을 발견했다. 환자가 신체적이거나 인지적 제한을 보이면 치료사가 이동을 보조하거나 감독할 필요가 있다. 환자와 치료사는 서로 다른 상황어 있다는 것을 기억하는 것이 중요하다. 그러므로 이동을 독립적으로 수행할 수 있는 사람은 일상생활활동에서 모든 활동을 하는데 도움이 될 것이다.

1. 이동의 구성요소

사람들이 바로 눕기에서 엎드려 눕기로 구르는 방법의 변화를 발견한 Richter와는 달리 Nuzik 등은 이동 혹은 일어남과 앉은 자세로부터 서기 동작이 유사하다는 것을 발견했다. 그러므로 이동의 복잡한 과정에 대한 일반화가 가능하게 되었다. Nuzik 등은 앉았다 일어나는 이동을 두 가지 이상으로 구분하였다. 그것은 굽힘 상(flexion phase)과 폄 상(extension phase)이다. 굽힘 상은 처음 동작의 35%로 사람이 목과 체간을 구부린다. 나머지 65%는 목과 체간을 펴는 것이다. 골반은 처음에는 뒤에 있다가 앞쪽으로 바뀐다. 엉덩관절이 굽힘하는 것은 그 동작의 처음 40%이고 펴는 것은 그 동작의 마지막 60%이다. 동작을 하는 동안 무릎은 폄시킨다. 그 동작의 45%가 수행되었을 때 상체는 수직이 된다. 중요한 것은 서는 동작의 35% 이후이다. 환자는 자리에서 볼기를 들어올리기 시작할 때 모든 동작에서 폄된다. 환자가 앉았다가 일어나는 운동에서 볼기를 들어 올릴 때 볼기의 폄은 매우 중요하다.

1) 이동의 기본적인 개념

(1) 치료사가 환자의 강점과 약점, 특히 환자의 신체적, 인지적, 지각적, 행동적 능력과 결함에 대해 인지해야 한다.
(2) 치료사는 자신의 신체적 능력과 제한을 알고 환자에게 이동에 대한 순서를 설명하고 환자를 이해해야 한다.
(3) 치료사는 올바른 움직임과 들어올리는 기술사용을 인지해야 한다.
(4) 적절한 기구를 이용한 이동기술은 장애 정도에 따라 선택한다.

2) 이동을 하기 위한 평가

평가를 위하여 치료사는 이동 동작의 구성요소들을 평가해야 한다.
(1) 손과 팔의 조절 능력을 평가한다(ROM).
(2) 양 팔을 어깨 높이까지 앞으로 또는 옆으로 올릴 수 있는가?
(3) 양 팔을 머리 위로 올릴 수 있는가?
(4) 양 팔을 뒤로 돌려 머리 위치에서 서로 잡을 수 있는가?
(5) 양 팔을 뒤로 돌려 허리 위치에서 서로 잡을 수 있는가?
(6) 양손의 쥐는 힘은 어느 정도인가?
(7) 다리운동의 조절능력을 평가한다(ROM).
(8) 무릎과 엉덩관절을 구부릴 수 있는가?
(9) 무릎을 구부리고 펴는 힘이 어느 정도인가?
(10) 발목을 올리고 내리는 힘이 어느 정도인가?
(11) 굽힘에서 폄할 때 환자는 무엇을 하는가?
(12) 환자가 머리를 폄시키는가?
(13) 환자가 체간을 움직이는가?
(14) 동작의 처음 40% 동안 환자는 허리를 구부리는가 혹은 펴는가?

(15) 환자는 기립하기에 충분한 볼기와 무릎의 힘을 가지고 있는가?
(16) 환자는 기립하기에 충분한 볼기와 무릎의 유연성을 가지고 있는가?
(17) 기립성 저혈압이 있는가?
(18) 기립자세에서의 균형유지와 보행능력을 평가한다.

위와 같은 평가를 시행하면서 주의 깊게 관찰해야 할 사항은 동작의 속도, 힘, 동작의 수행능력을 관찰해야 한다. 신경근 골격계 상태에 관한 부분에서 치료사는 근육의 긴장성 힘, 유연성 그리고 지지에 대한 요구정도를 기록해야 한다. 그리고 환자의 몸무게를 지지할 만큼 충분한 지렛대 작용을 하려면 체간을 볼기 부분보다 높게 두어야 한다는 것을 인식하여야 한다. 몸통이나 머리를 구부리지 않고 일어서는 것이 가능할지라도 그것은 효과적이지도 쉽지도 않을 것이다.

지각 환경에서 치료사는 공포, 우울 또는 이동의 장애에 관한 병력을 기록한다. 환자가 이동을 원하는 특별한 이유는 어디에 있는가? 환자의 보조 체계는 무엇인가? 누가 집에서 환자를 도와주는가? 그들은 얼마만큼이나 환자를 돌보아 주는가? 등을 기록하면 환자의 진전에 도움이 될 것이다. 마지막으로 이동 동작의 형태에 관한 부분에서 치료사는 신체 각 부분의 자세를 기록한다. 각도기(goniometer)를 사용하여 정상(N)과 정상의 제한(Within normal limits-WNL)으로 표시한다. 환자가 처음에 엉덩관절을 단지 95° 만 구부린다면 그는 정상인 120°를 이루기 위해 단기 계획을 25° 더 달성하는 것으로 잡을 수 있다. 그러나 오랫동안 침상생활을 하였던 환자들은 기립시 기립성 저혈압 또는 뼈엉성증으로 인한 돌발적인 골절이 일어날 수 있으므로 압력을 방지하기 위한 척추의 과도한 굽힘은 피해야 한다.

2. 이동할 때 환자 신체 자세의 원리

1) 골반 유지(Pelvic tilt)

일반적으로 장애의 급성 발생 이후나 침상에서 오랜 시간을 보낸 후, 환자는 골반의 후방굽힘(posterior pelvic tilt)을 보인다. 이러한 자세는 볼기 쪽으로 허리의 중심을 움직인다. 치료사는 환자 신체의 중심이 앞쪽으로 움직이도록 하기 위해 약간 앞쪽으로 골반을 기울이거나 중립 자세를 하도록 지시하거나 환자를 보조한다.

2) 몸통 정열(Trunk alignment)

환자의 몸통 정렬은 오른쪽이나 왼쪽으로 치우친 것을 관찰한다. 치료사가 환자의 몸이 한 쪽으로 기울어진 상태에서 환자의 움직임을 보조한다면 환자와 치료사 모두 균형을 잃고 넘어지게 된다. 환자가 이동할 때나 이동전에 몸통 자세를 똑바로 유지하도록 지시하거나 신체적 보조를 하는 것이 필요하다.

3) 균형(Balance)

앉은 자세와 기립자세에서 균형을 잡지 못하면 이동하면서 넘어질 수 있으므로 환자의 균형을 확인하고 균형을 이루지 못하면 많은 보조가 필요할 것을 예측한다.

4) 체중이동(Weight shifting)

환자의 체중을 이동하기 위해서는 앞으로 이동하고, 볼기에 무게를 싣지 않는 것이 필요하다. 환자가 서는 것, 부분적인 서기, 또는 치료사에 의해 한 발로 도는 것(pivot)이 가능해야 한다. 이 단계는 이동의 형태에 관계없이 수행되어져야 한다.

5) 하지의 자세(Lower extremity positioning)

환자의 발은 발목이 안정되게 바닥에 고정되어야 하며 무릎은 90° 굽힘해서 정렬되어야 한다. 이 자세는 발 위로 쉽게 체중을 이동할 수 있도록 해 준다. 뒤꿈치는 환자가 이동하는 면을 향하도록 해야 한다. 환자는 미끄러지는 것을 방지하기 위해 맨발이나 신발을 신는다. 이 자세는 쉽게 돌 수 있고(pivot) 발목이나 무릎이 비틀어지거나 손상될 위험을 감소시킨다.

6) 상지의 자세(Upper extremity positioning)

환자의 팔은 안전하고 편안한 자세 또는 이동 하고자 하는 방향으로 밀거나 뻗어서 이동을 보조할 수 있게 한다. 상지의 한쪽이나 양쪽이 모두 기능적이지 않다면 이동을 하는 동안 팔은 안전한 자세로 둔다(환자의 무릎). 치료사는 환자의 운동 기능에 대한 지식에 근거를 두고 결정한다.

7) 상, 하지 근력(Strength)

상지의 팔굽관절, 어깨관절 그리고 어깨뼈의 근력과 하지 엉덩관절의 굽힘과 폄근육, 무릎관절의 폄과 굽힘근의 힘이 좋아야 한다. 특히 사지마비에서는 이동시에 상지의 근력을 잘 관찰해야 한다.

8) 체중지지(Weight bearing)

체중지지(weight bearing)가 가능한 환자는 서는 자세 이동(standing transfer)을 연습하며, 체중지지가 되지 않는 사람은 앉기 자세에서 이동(sitting transfer)연습을 한다. 특히 휠체어에서 앞쪽으로(forward) 이동할 때 몸무게를 앞 또는 뒤로 이동시킬 수 있어야 한다.

9) 관절가동범위(ROM)

하지의 엉덩관절, 무릎관절, 발목관절 관절가동범위에 제한이 있을 경우에 어떤 유형의 이동을 선택할 것인지 확인한다.

10) 신체의 회전(Body rotation)

이동할 때 신체를 어느 방향으로 어느 각도로 회전시킬 것인가를 신체적 범위에 따라 확인하고 45°와 90° 방향설정을 해야 하며 방향을 바꾸기 위해서는 축이동(pivot rotation)이 필요할 것이다.

11) 지구력(Endurance)

환자가 발병 초기에는 에너지 사용이 많이 필요하다. 쉽게 피로를 느끼게 되는 환자는 특히 지구력 훈련(endurance training)이 필요하다.

12) 환자의 역할

환자의 사회적 환경, 직업 등을 고려하여 환자에게 필요한 이동방법을 가르친다. 환자의 신체적 장애, 인지적, 지각적, 행동적 능력을 고려하여 이동방법을 선택하며 환자가 이동에 대하여 이해를 하고 협조가 필요하다. 만약 환자가 동통을 느끼면 독립적으로 이동하기가 어렵고 체중지지를 할 수 없으므로 동통이 없어지고 지구력이 좋아지면 독립적 이동 훈련을 시킨다.

3. 치료사의 신체역학적 기술

1) 환자에게 가까이 가거나 환자를 자신에게 가까이 오도록 한다.
2) 환자에게 정면으로 다가간다.
3) 무릎을 굽힌다 : 다리를 사용하되 등(back)을 사용하지 않는다.
4) 중립적인 척추 자세를 유지한다(등을 굽히거나 둥글게 하지 않는다).
5) 넓은 지지면을 유지한다.
6) 발뒤꿈치를 바닥에 닿도록 유지한다.
7) 자신이 조정할 수 있는 이상으로 붙잡지 말고 도움을 청하라.
8) 복합적인 움직임을 하지 않는다.
9) 앞이나 뒤로 굽혀서 회전을 하지 않는다.

4. 치료사가 이동을 수행하기 전에 고려해야 할 사항

1) 환자의 이동 또는 이동 방법에 영향을 미치는 의학적 위험성이 무엇인가?
2) 한 사람에 의해 안전하게 이동을 수행할 수 있는가? 또는 보조가 필요한가?
3) 이동의 안전 수행을 위한 충분한 시간이 있는가? 바쁜가?
4) 환자가 어떤 일이 일어날지를 이해할 수 있는가?
   이해할 수 없다면 환자가 무서움이나 혼란을 말할 수 있는가?
   이러한 제한점을 위한 준비가 되었는가?
5) 환자가 좋은 자세와 고정된 자세를 취할 수 있는 장소인가?
6) 침대의 높이(또는 바닥)가 이동되는 휠체어와 적절한가? 높이가 조정될 수 있는가?
7) 모든 장비가 바른 위치에 놓여져 있는가?
8) 불필요한 침대와 장비가 치워져 장애물 없이 수행할 수 있는가?

9) 보조를 위해 허리 밴드를 사용하는 경우에 환자가 적절하게 옷을 입었는가? 그렇지 않다면 당신은 이동 벨트 또는 다른 보조가 필요한가?
10) 다리 조정과 침대 운동과 같은 이동의 다른 요소는 무엇인가?

5. 이동을 위한 침상운동

1) 구르기(Rolling)

(1) 구르기 전, 치료사는 약한 쪽 어깨뼈 아래에 손을 두고 환자가 어깨로 구를 때 잠재적인 통증이나 손상을 일어나지 않도록 부드럽게 앞쪽으로 움직여준다.
(2) 약한 팔의 손목 주위를 강한 손으로 꽉 쥐고 상지를 위로 들어올리도록 환자를 보조한다.
(3) 무릎을 굽힌다.
(4) 치료사는 환자가 팔, 다리를 손으로 잡아주고 어깨뼈 주위, 다른 볼기로 도는 것을 보조하고 구르는 것을 도와준다(그림 7-1).

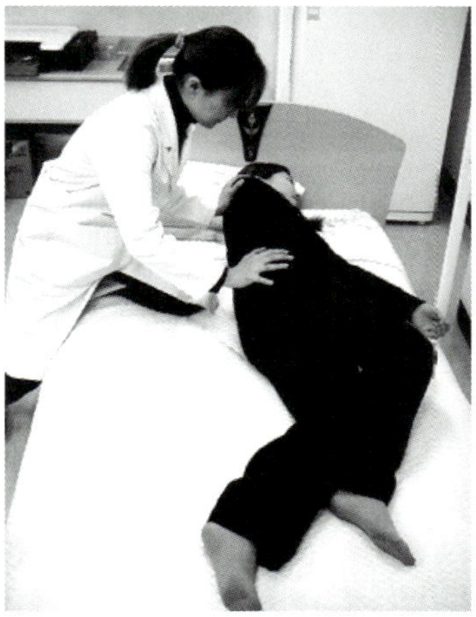

그림 7-1. 치료사가 왼손으로는 어깨뼈부위를 오른손으로는 골반대를 도와주고 있다.

2) 침상에서 일어나기(근력이 약한 환자)

(1) 몸통 근력이 약한 환자는 그림과 같이 바(bar)를 이용하여 일어날 수 있다(그림 7-2).

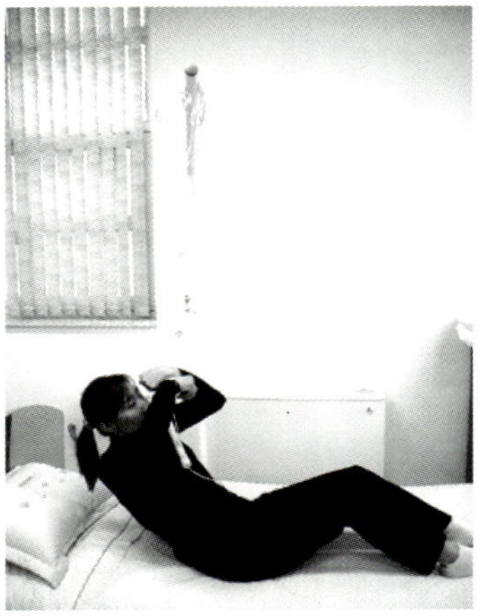

그림 7-2. 바(bar)를 이용하여 일어서기

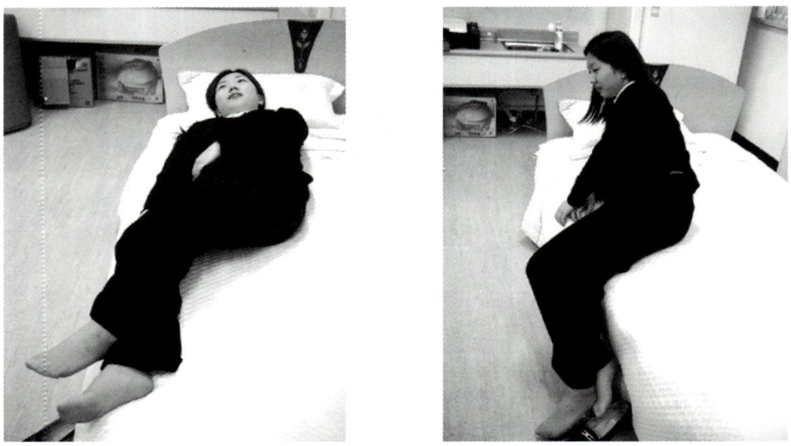

그림 7-3. 침상 가장자리로 앉기

3) 침상 가장자리로 앉기

(1) 환자의 발을 침대 끝으로 가져온다.

(2) 환자가 머리를 들고, 일어나도록 보조한다.
(3) 환자의 몸이 바른 자세로 앉도록 이동한다.
(4) 환자가 균형을 유지하기 위해 자신의 몸 옆 침대 위에 손을 놓게 한다(그림 7-3).

4) 침상에서 휠체어로의 자세

(1) 휠체어는 환자가 이동하는 면으로 약 45도 각도가 되도록 놓아둔다.
(2) 브레이크를 잠근다.
(3) 환자의 양 발이 바닥에 고정되도록 하고 볼기 넓이정도로 무릎과 다리를 벌린다.
(4) 침대 가까이 있는 팔걸이를 제거한다.
(5) 휠체어의 안전벨트를 제거한다(그림 7-4).

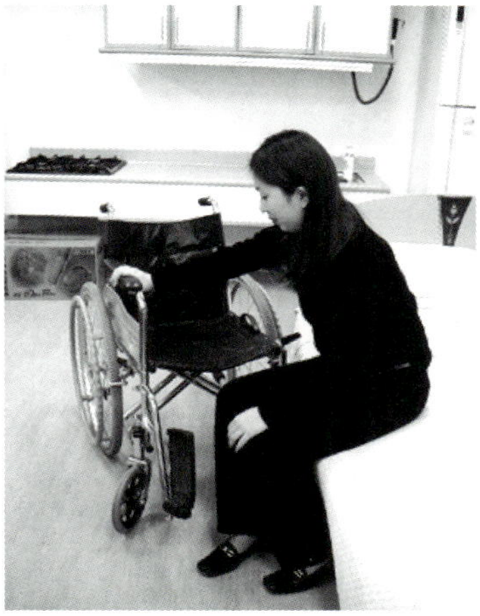

그림 7-4. 침상에서 휠체어로

6. 이동하기 위한 기술

1) 이동하는 기술

환자를 옮기는 방법은 여러 가지 기술로 한 사람이 옮기거나 두, 세 사람이 서로 도와 옮기는 방법이 있다. 환자를 이동하기 전에 환자의 시력, 청력 및 표현력의 이상이 있는가 확인하고 기능상의 제한과 수행할 수 있는 능력 상태를 정확히 파악한다. 그리고 이동하며 일어날 수 있는 위급한 상황들을 대처할 수 있어야 하며, 환자에게 이동에 대한 설명을 하고 환자의 동기(motivation)를 파악하여 협조를 구하여 환자가 이동하는 것에 대한 두려움이 없어야 한다. 다음은 환자에 대하여 상황을 파악하는 내용이다.

2) 환자 협조의 기술원리

기능손상 환자가 한 장소에서 다른 장소로 이동할 경우에는 환자와 치료사가 한 사람이 움직이는 것처럼 함께 동작해야 한다. 치료사나 보호자가 환자를 도와줄 때에는 다음 몇 가지 점을 알아두면 편리할 것이다.

(1) 안정감을 취하기 위해서는 무릎, 골반, 어깨 등을 고정하거나 잡아준다.

(2) 적절한 시간차 조절로 환자가 도움이 필요한 적절한 시기를 파악하여 최소의 노력으로 환자를 도울 수 있어야 한다.

(3) 모든 운동의 시작은 머리부터 시작하는 것이 이상적이다.

(4) 골반을 전방, 후방 및 측방으로 움직일 때는 좌우 또는 전후로 이동한다.

3) 잡아주는 기술

환자를 어떻게 어디를 잡아서 옮기거나 도와줄 것인가 하는 문제는 매우 중요하다. 왜냐하면 어디를 어떤 방법으로 잡느냐에 따라 환자나 치료사가 편하게 느껴질 수 있고 실수하지 않게 되기 때문이다.

(1) 손목 잡아주기

손목과 손목을 마주 잡는 방법은 제일 든든하지만 환자가 손을 쥘 수 없다면 치료사가 환자의 손목을 잡아 일으키거나 앉힐 수 있다.

(2) 손 잡아주기

손을 악수할 때와 같이 마주잡아 빠지지 않도록 한다. 일어나 앉힐 때 주로 사용한다.

(3) 등 뒤에서 양 손목 잡아주기

치료사가 환자의 등 뒤에서 환자의 양쪽 겨드랑이 사이로 손을 넣어 환자의 양쪽 손목을 잡는 방법으로 환자를 높은 곳으로 들어 옮기거나 내릴 때 환자가 양팔을 자유롭게 하여 아래로 쳐지지 않게 균형 잡을 수 있도록 하는 방법이다.

(4) 손바닥을 맞대고 엄지손가락으로 잡아주기

이 방법은 환자가 기립자세를 취하거나 보행 시 돕는 방법이다. 치료사의 다른 한 손은 팔굽관절 허리 또는 위팔부위를 잡아주도록 한다.

(5) 위팔 잡아주기

이 방법은 환자가 양 팔에 어느 정도 근력이 있는 경우 시행하며, 앉은 자세에서 일어나는 동작에 적용되거나 걷는 동작에서 적용되는 방법으로 걸을 때는 환자의 한 발짝 앞에서 잡아준다.

(6) 골반부 잡아주기

기능 손상이 심한 환자에게 적용하는 방법으로 치료사는 환자의 앞이나 뒤에서 무릎과 엉덩관절은 구부리고 허리는 편 상태에서 환자의 허리 부분을 잡고 도와주는 방법이다.

(7) 겨드랑이 잡아주기

환자의 앞이나 뒤에서 겨드랑이에 손을 집어넣어 잡아주는 방법이다.

4) 이동하는 방법

환자 스스로 이동하는 것이 아니고 다른 사람의 도움을 받아 이동하는 것으로 치료사는 바르게 환자를 조절할 수 있어야 한다.

(1) 세 사람이 옮기는 방법

두뇌를 다친 사람이나 기관지 절개한 사람과 같이 목 자세가 중요한 환자에게 적용된다.

① 방법

㉠ 세 명의 치료사가 침상 측면에 모두 같은 방향으로 선다.

㉡ 환자는 똑바로 누운 상태에서 손을 가슴에 모은다.

㉢ 머리 쪽에 있는 사람은 목과 어깨뼈밑에 손을 받치고 중간 사람은 어깨뼈와 볼기 밑에, 마지막 사람은 볼기와 무릎 밑에 손을 받친다.

㉣ 옮기는 사람은 상체를 똑바로 세우고 무릎을 굽히고 손으로는 환자를 감아 안듯이 들어 이동하는데 이때 머리 쪽에 있는 사람의 '하나, 둘, 셋'이란 구령에 맞춰 동시에 들어서 옮긴다(그림 7-5).

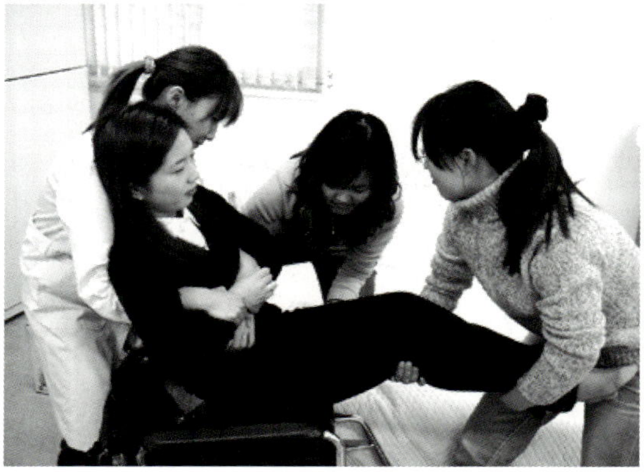

그림 7-5. 세 사람이 옮기는 방법

(2) 두 사람이 옮기는 방법

① **방법 I**

이 방법은 두 명의 치료사가 환자를 옮길 때 적용되는 기본적인 방법이다. 환자의 머리 뒤에 있는 치료사는 환자의 머리 뒤에서 양쪽 어깨뼈를 받치고 환자의 골반부위에 손을 얹고 바지 뒤를 움켜쥔다. 다른 한 사람은 환자의 무릎과 발목을 받치고 들어 옮긴다(그림 7-6).

② **방법 II**

한 사람은 환자의 등 뒤에서 환자의 겨드랑이에 손을 끼워 양 손목을 잡아주고, 한 사람은 무릎과 발목을 잡고 이동한다.

③ **방법 III**

환자의 상태가 많이 안 좋을 때 이동하는 방법으로 환자를 침대보 상태로 옮기는 방법이다. 환자의 머리 쪽에서 환자의 머리부위를 감싸 안아 침대보 밑에 손을 넣어 양손으로 환자의 등 쪽을 받치고 손은 골반부위를 받친다. 다른 한사람은 다리 쪽에서 침대보 아래로 손을 넣어 무릎과 발목 쪽의 침대보를 잡으며 옮긴다.

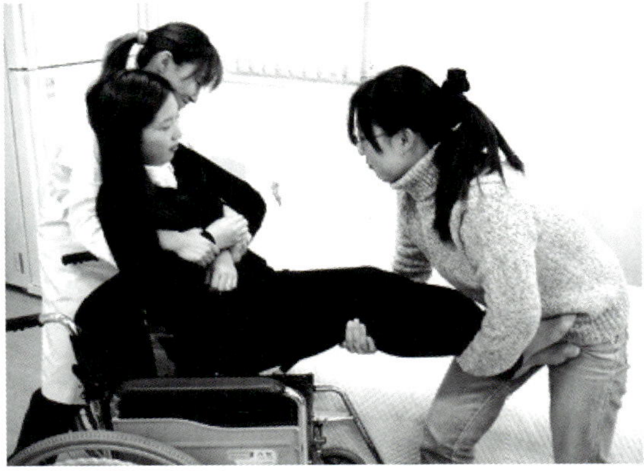

그림 7-6. 두 사람이 옮기는 방법

(3) 미끄럼판을 이용한 이동(sliding transfer)

① **대상**

제 7목뼈 이하가 손상된 환자(완전 독립 이동 가능), 제 5-6목뼈 손상 환자(위팔두갈래근을 이용하여 이동), 양하지 절단자 등 하지로 체중 지지를 할 수 없는 사람들과 상지의 근력이 약화되었거나 약한 지구력을 가진 사람에게 사용하는 가장 좋은 방법이다. 이 이동은 상지 근력의 사용이 요구되고, 하지 절단 환자나 적당한 상지 근력을 가진 척수 손상 환자에게 가장 많이 적용된다.

② **방법 I. 미끄럼판**(sliding board)**을 이용한 한사람 보조이동**

휠체어에서 침대로 환자를 이동시키기 위한 과정은 다음과 같다:

㉠ 휠체어를 침대로 가까이 위치시킨다.

㉡ 발판을 바깥으로 돌리고 무릎 아래 바닥에 환자의 발과 치료사의 발을 함께 놓는다. 이동을 할 때 큰 바퀴가 장애가 되지 않도록 환자의 볼기를 휠체어의 앞쪽 가장자리로 옮긴다.

㉢ 미끄럼판은 환자의 볼기와 무릎 사이 중간지점인 허벅지 안쪽 아래에 위치하도록 하여 침대에서 휠체어로 다리를 만들어준다. 미끄럼판은 환자의 반대쪽 골

반 쪽으로 비스듬히 한다.

ㄹ 치료사의 무릎을 환자의 무릎 앞과 바깥쪽에 대어줌으로써 환자의 무릎과 다리를 고정한다.

ㅁ 환자의 손은 무릎 위에 놓는다.

ㅂ 환자의 어깨를 앞으로 당겨서 무릎 앞쪽으로 기울이도록 보조한다. 환자의 머리와 몸통은 이동의 반대 방향으로 기울어지도록 한다.

ㅅ 환자의 바깥쪽 팔 아래로 손을 넣어 바지의 허리 밴드나 볼기 아래를 잡는다. 다른 방법은, 치료사가 환자의 등에 손을 뻗어 허리밴드나 볼기 아래를 잡는다.

ㅇ 환자의 운동량을 증진시키기 위해 서서히 흔들어(rocks)주고 치료사와 환자가 같이 하나, 둘, 셋을 크게 세면서 치료사의 무릎으로 환자의 무릎을 단단히 지지하고 환자의 체중이 환자의 발 위로 이동되도록 한다. 이때 치료사의 등은 바른 신체 역학을 유지하기 위해 곧게 펴도록 한다.

③ **방법Ⅱ. 독립적 미끄럼판 이동**(휠체어 → 의자)

환자가 독립적으로 미끄럼판을 이용하여 이동하는 것은 환자가 다른 면으로 움직이기 충분한 상지 근력과 균형을 유지할 수 있을 때 적용한다. 이것은 또한 환자가 휠체어에서 침대로 이동시 신체 감각이 좋을 때 시도해야 한다.

ㄱ 옮기고자 하는 방향이 강한 측으로 위치한다.

ㄴ 브레이크를 잠그고, 옮기고자 하는 방향의 휠체어 팔받침을 제거한다.

ㄷ 발받침을 모두 위로 올린다.

ㄹ 미끄럼판을 휠체어와 의자 사이에 걸쳐놓는다.

ㅁ 미끄럼판의 한쪽 끝은 환자의 볼기 아래에 위치하게 하고 한쪽 끝은 이동하려고 하는 의자에 위치하게 한다.

ㅂ 다리는 이동 면에 가까이 둔다. 미끄럼판은 볼기와 무릎 사이의 허벅지 중앙에 놓는다.

ㅅ 미끄럼판은 허벅지 아래에 고정시키고 환자가 이동하는 면에 고정시켜야 한다.

ㅇ 환자는 한 손을 의자에, 다른 한손은 휠체어의 좌석 위나 팔걸이에 둔다.

ㅈ 환자는 앞으로 몸을 기울인다.

ㅊ 환자는 상지의 무게를 이동하는 쪽으로 향하게 하고 균형은 미끄럼판(sliding board)을 따라 움직이도록 한다(그림 7-7).

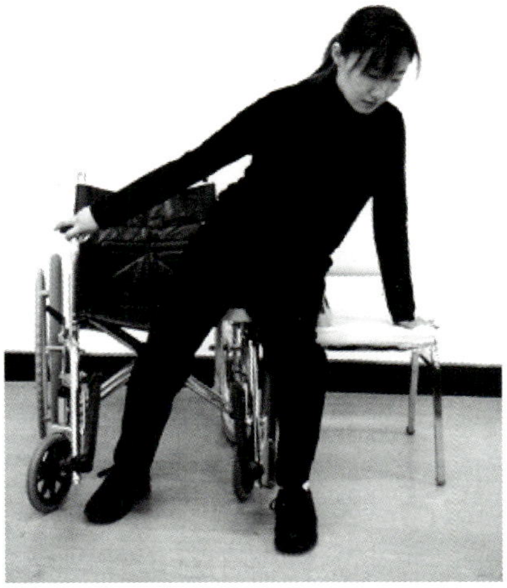

그림 7-7. 독립적 미끄럼판 이동

〈참고〉

휠체어와 승용차 사이의 이동시와 같이 거리가 멀 때는 긴 미끄럼판이 좋고 휠체어와 화장실 사이의 이동과 같이 가까운 곳은 작은 미끄럼판이 좋다. 앉은 자세에서의 균형이 안좋은 환자의 이동시에는 환자의 머리를 앞으로 숙이게 하여 넘어지는 것을 방지하고, 갈비뼈우리(rib cage)나 허리를 치료사가 보조해주고 환자는 치료사의 목을 팔로 감거나 대고 이동을 한다.

(4) 기계적 Lift 이동

환자들은 신체 체중이나 장애의 정도, 또는 보호자의 건강과 보호의 이유로 기계적인 lift 사용이 필요하다. 다양한 기계적 lifting 장치는 어떤 체중의 환자에게도 사용할 수 있다. 잘 훈련된 보호자는 환자보다 상당히 작더라도 안전하게 독립적으로 기계적 lift를 사용하는 것을 배울 수 있다. 환자의 신체 크기, lift가 사용되어질 환경, lift가 놓여질 필요성이 적절한 기계적 lift를 위해 선택한다. 환자와 보호자는 lift를 처방하기 전에 lift의 안전한 사용을 실시해야 한다.

(5) 축(pivot transfer)을 이용한 한사람 보조이동

어느 정도 앉은 자세에서 균형을 잡을 수 있고 인지 능력이 있으며, 부분적 체중부하를 할 수 있는 편마비 환자와 뇌손상 환자에게 적용된다.

① **방법 I** (의자 → 침대)

㉠ 의자를 환자의 침대에서 건강한 측으로 향해 위치하게 한다. 이때의 각도는 45° 정도가 적당하다.

㉡ 의자를 고정한다.

㉢ 환자가 의자의 가장자리에 걸쳐 앉는다.

㉣ 치료사는 환자와 얼굴을 마주보고 선다.

㉤ 환자가 상체를 앞으로 굽혀 일어설 때 무릎이 구부러지는 것을 막기 위해 치료사의 무릎을 구부려 환자의 무릎과 맞대고 치료사의 양 손은 환자의 어깨뼈나 엉덩이에 위치하게 한다.

㉥ 치료사는 환자가 일어서는 것을 도와 일어선 후, 치료사는 환자의 건측 다리로 돌려(pivot) 침대에 앉힌다.

㉦ 치료사의 무릎을 구부려 환자의 무릎과 마주 대는 것은 이동이 끝날 때까지 유지해야 한다(그림 7-8).

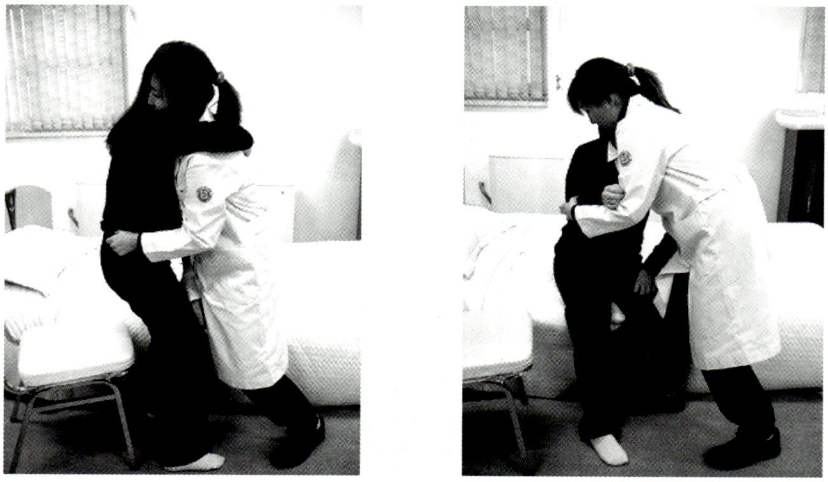

그림 7-8.

(6) 90°회전을 이용한 독립 이동(independent 90 pivot transfer)

서는 자세에서 균형을 잡을 수 있는 편마비 환자

① **방법 I** (침상 → 휠체어)

㉠ 회전을 이용한 보조 이동과 비슷한 방법이다.

㉡ 의자에 앉아 있는 환자의 건측에 휠체어를 놓고 휠체어의 양쪽 브레이크를 잠근다.

㉢ 환자는 몸을 앞으로 숙이며 건측 팔로 의자의 팔받침을 밀어 몸을 일으키면서 건측 다리에 체중을 주고 서도록 한다.

㉣ 바로 선 자세에서 건측 팔로 먼쪽의 휠체어의 팔받침을 잡고 몸을 90° 회전하여 휠체어에 앉는다(그림 7-9).

② **방법 II**

㉠ 기립 균형이 약할 때 사용하는 이동 방법이다.

㉡ 이동하려는 쪽의 팔받침을 떼고 건측 손으로 의자의 먼 쪽 팔받침을 잡는다.

㉢ 환자는 서는 것이 아니라 볼기만 들어서 몸을 90° 회전하여 의자에 앉는다.

㉣ 팔받침이 없는 의자는 90° 각도보다 작은 각도로 놓고 이동하는 것이 더 쉽고, 팔받침이 있는 의자는 90° 각도 위치가, 각도 적은 것보다 이동이 쉽다.

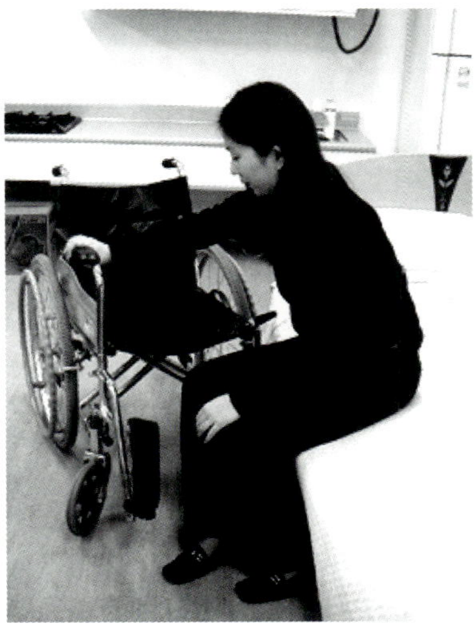

그림 7-9.

(7) 180°회전을 이용한 독립 이동(independent180 pivot transfer)

90° 회전을 해서 이동할 수 없도록 위치된 화장실이나 목욕탕 같은 좁은 공간에서 90° 회전을 이용한 이동 방법과 비슷한 방법으로 180° 회전을 하여 앉는 방법이다. 힘을 덜 들이기 위해 bar를 사용하기도 한다.

(8) 어깨관절 내림근을 이용한 독립 이동(independent depression transfer)

강한 어깨관절 내림(scapular depression)과 팔굽관절절의 폄(elbow extension)이 가능한 하반신 마비(paraplegia) 환자의 이동에 적합하다.

① **방법**

㉠ 이동하려고 하는 곳에 가능한 가까이 휠체어를 위치시키고 브레이크를 잠근다.

㉡ 이동하려고 하는 쪽의 발받침을 접는다.

㉢ 이동하려고 하는 쪽의 팔받침을 제거한다.

㉣ 환자는 휠체어의 좌석 앞쪽 가장자리로 옮긴다.

㉤ 이동하려는 쪽의 손을 멀리 잡고 다른 한 손은 볼기 아래 바닥을 댄다.

㉥ 어깨뼈 내림과 팔굽관절 폄이 동시에 일어나게 해서 빠르게 이동한다.

〈참고〉

화장실이나 목욕탕과 같이 공간이 원활하지 못한 곳에서 편리한 이동 방법이다.

이동시 팔받침을 잡고 해도 좋으며 또는 mat crutch를 사용하여 볼기를 높이 들수록 많은 범위를 이동할 수 있다.

(9) Trapezo를 이용한 이동(swivel trapezo bar transfer)

매우 몸집이 큰 척수손상 환자, 기브스(cast)를 한 환자의 이동시 적용된다.

① **방법**

㉠ 휠체어의 팔받침을 제거하고 각도 없이 침대 옆으로 나란히 위치하게 한다.

㉡ trapezo는 침대의 overhead frame에 부착되어 있어 환자가 침대에서 휠체어로의 이동시 환자는 위팔두갈래근을 이용하여 trapez를 한 손으로 잡고 상체를 들어올린다.

㉢ 치료사는 발목을 잡고 환자와 치료사가 동시에 공동의 힘으로 이동한다.

〈주의〉

환자가 spasticity가 있는 경우 휠체어로 던지듯이 이동하면 안 된다.

(10) 승용차로의 이동(car transfer)

① **승용차로의 이동시 문제점**

㉠ 공간이 좁다.

㉡ 손으로 붙잡을 수 있는 자리가 많지 않다.

㉢ 도와주는 사람이 자기 몸을 끼울 공간이 없어 적절하지 않다.

㉣ 차 안에서 환자의 팔을 받쳐주는 것이 없어서 쓰러지게 된다(그림 7-10).

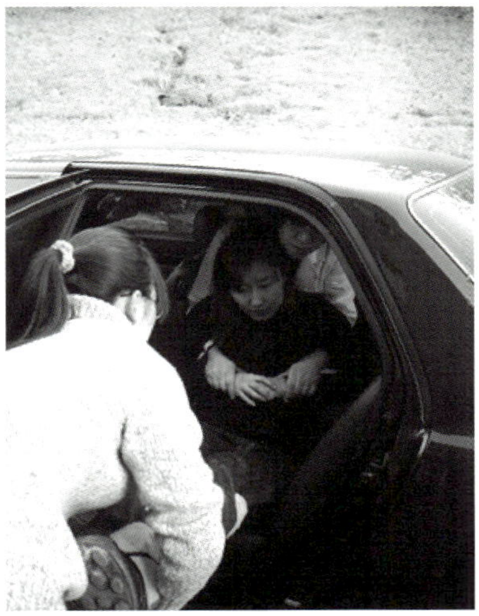

그림 7-10.

② **편마비 환자의 이동**

㉠ 열려진 차문 앞에 선다.

㉡ 건측 팔을 이용하여 차문의 위쪽에 달린 손잡이를 잡을 수 있도록 몸을 돌려 앉는다.

㉢ 건측 팔을 이용하여 상체를 먼저 이동하고 마지막에 다리를 올린다.

㉣ 내릴 때는 환측이 먼저 나오게 한다. 들어가는 것은 독립적으로 할 수 있어도 내릴 때는 보조가 필요할 수 있다.

③ **사지마비 환자의 이동**(휠체어 → 승용차)

사지마비 환자의 이동시에는 미끄럼판을 이용하면 편리하다.

㉠ 승용차 타는 방법

- 승용차의 문을 열고 휠체어를 가능한 한 승용차의 좌석에 가깝게 위치하게 한다. 승용차와 휠체어가 이루는 각도는 30° 정도가 좋다.
- 브레이크를 잠그고 승용차 가까이에 위치한 휠체어의 팔받침을 제거한다.
- 미끄럼판을 승용차의 좌석과 휠체어 사이에 놓는다.
- 승용차 쪽으로 등을 지고 돌려 앉는다. 두 팔을 팔받침의 위에 놓는다.
- 등진 상태에서 몸을 앞으로 숙이고 팔받침을 향해 팔을 밀면서 볼기를 승용차 안으로 이동한다.
- 휠체어 쪽으로 몸을 숙이면서 볼기 바로 아래 위치한 팔을 밀면서 볼기를 승용차 안으로 이동한다.
- 마지막으로 다리를 어깨관절과 팔굽관절의 굽힘근을 이용하여 양 다리를 옮긴다.

④ **휠체어를 승용차 안으로 옮기는 방법**

- 휠체어를 접는다.
- 우선 앞바퀴만 승용차 안으로 잡아당긴다.
- 환자는 운전석으로 이동한다.
- 운전석 옆 좌석을 접는다.
- 휠체어를 뒷자석으로 집어넣는다.

㉠ 차에서 내리는 방법

- 미끄럼판을 볼기 밑으로 넣는다.
- 양 다리를 어깨관절과 팔굽관절의 굽힘근을 이용하여 휠체어의 팔받침 위로 옮긴다.
- 몸을 앞으로 숙이고 한 손은 휠체어의 큰 바퀴에, 다른 한 손은 볼기 가까이 위치한 승용차 좌석에 둔다.
- 승용차 가까이 있는 어깨관절을 외회전(external rotation)시키고 팔을 굽힘과 벌림 시키면서 몸을 휠체어 쪽으로 민다.
- 휠체어에 있는 팔은 내회전(internal rotation)시키고 휠체어로 향하여 팔을 모음 시키면서 휠체어로 이동한다.

(11) 휠체어에서 바닥으로 이동

① **방법 I**

휠체어 가장자리로 똑바로 나와서 팔을 바닥에 뻗어 넘어지듯이 내려오면 hand/knee position을 취한다(그림 7-11).

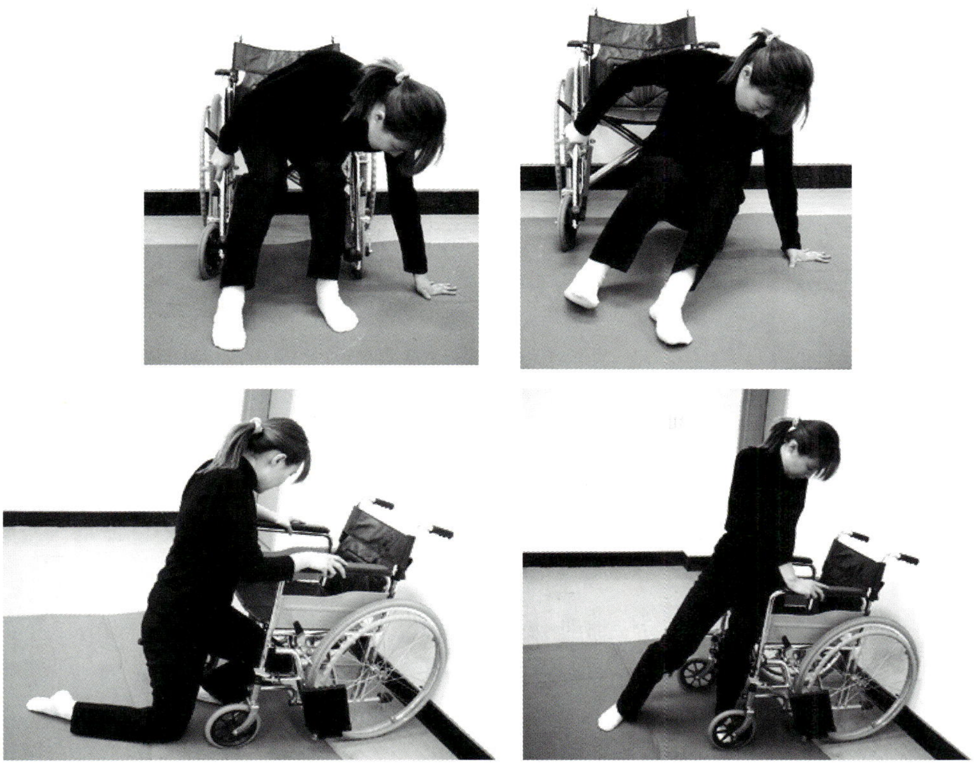

그림 7-11. 휠체어에서 바닥으로 내려가기

② **방법 II**

환자는 다리를 쭉 뻗어서 바닥에 위치하게 하고 손을 바닥으로 내리면서 다리를 쭉 뻗고 앉는 자세(long sitting position)를 취한다. 일반적으로 방법 I 보다는 방법 II를 많이 선택한다. 방법 II가 근력을 더 요구하지만 방법 I 보다 조절하기가 쉽고 안정적이기 때문에 많이 사용한다(그림 7-12).

(12) 바닥에서 휠체어로 이동

① **계단을 이용하여 앉는 방법**

계단을 단계적으로 놓아 뒤로 한 단계씩 오르는 방법이다.

㉠ 앞으로 올라앉는 방법

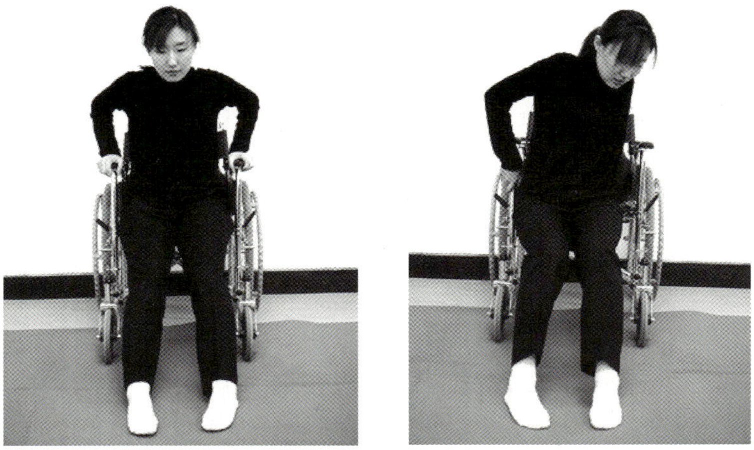

그림 7-12. 바닥에서 휠체어로 올라가기

이 방법은 환자가 먼저 무릎자세(kneeling position)를 취할 줄 알아야 하며 근력과 반응이 좋은 환자에게 쉽고 좋은 방법이다.

- 브레이크를 잠그고 작은 앞바퀴는 휠체어가 넘어지는 것을 방지하기 위하여 앞으로 돌려놓고 발받침을 젖힌다.
- 양손으로 팔받침 일부분을 잡고 팔을 당겨서 무릎서기 자세를 취하여 의자차를 마주 본다.
- 팔굽관절을 펴고 몸을 일으켜 세워 양 팔로 밀고 일어나면서 몸을 회전시켜 앉는다.
- 왼손을 W/C 좌석위에 놓고 오른손은 오른쪽 팔받침에 놓는다.
- 왼손으로 왼쪽 팔받침을 잡고 양손으로 상체를 밀어 올려 볼기가 W/C에 잘 들어가도록 앉는다.

㉡ 뒤로 올라앉는 방법

- 시작자세는 앉는 자세이며 팔과 다리의 근력을 이용하여 이동하는 방법이다.
- 바닥에 앉은 자세에서 한 손은 볼기 가까이 바닥에 위치하게 하고 또 다른 한손은 휠체어 좌석판을 잡는다.
- 양팔과 다리에 힘을 주면서 W/C에 올라앉는다. 이때 머리는 앞으로 숙여서 볼기가 오르기 쉽게 해준다.

(13) 화장실 변기로 이동하기

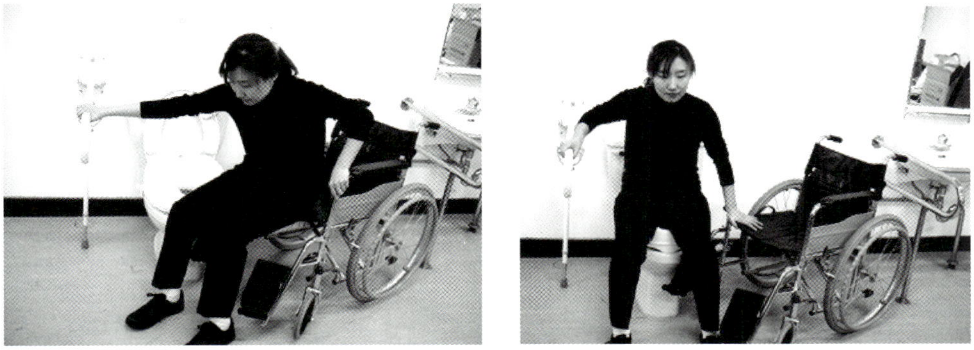

그림 7-13. 화장실로 이동하기

(14) 휠체어에서 욕조로 이동하기

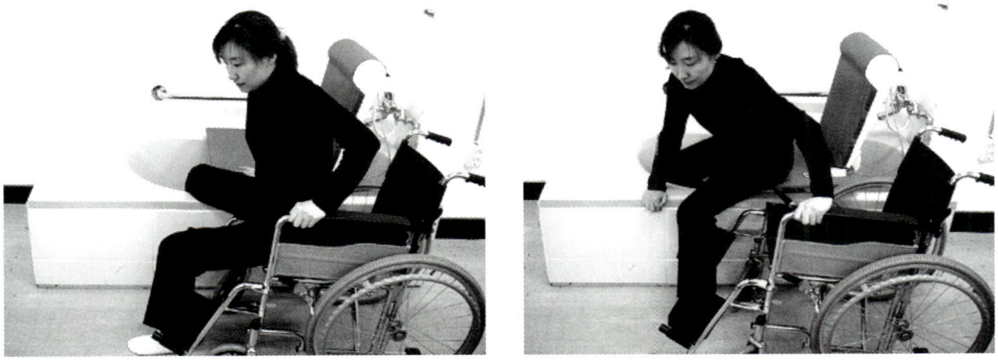

그림 7-14. 휠체어에서 욕조로 이동하기

제 8 장

보 행 (Gait)

인간의 기본적인 보행(gait)은 인류에 상당히 큰 진보를 가져왔다. 몇몇 연구자들은 운동패턴들과 보행 역학을 기술하였고, 어떤 연구자들은 어린시절의 보행의 시작과 발달에 초점을 맞춰왔다. 최근에는 보행 운동학에 대한 동작을 computer를 이용한 과학적인 분석방법을 통하여 적절한 보행을 선택하는데 이용한다. 이 장에서는 보행을 하는데 필요한 근육들을 알고 보행에 대한 이해와 보행에 필요한 보조도구들에 대한 정보와 장애를 가진 보행 활동 훈련에 대한 것을 기술한다.

(1) 보행상의 근본적인 과제

보행에서 3가지 근본적인 과제는 다음과 같다.

① 체중지지의 허용

② 한쪽 발의 지지

③ 발의 이동과 발달

보행에서 첫째 과제는 걷는 동안 다리에 충격을 수용하고 조절을 할 수 있어야 한다. 유각기의 다리가 땅에 닿으려 할 때 넙다리뒤근육과 넙다리네갈래근 근육들이 다리를 천천히 움직이는데 작용하고 체중의 수용을 위한 준비로 규칙적인 운동을 한다.

(2) 체중지지에 필요한 활동적인 근육의 4가지

① 엉덩관절 폄근

② 엉덩관절 벌림근

③ 넙다리네갈래근

④ 저측 굽힘근

1. 보행의 평가

노인환자나 보행에 어려움을 느끼는 환자들은 대부분 보폭이 감소되고 엉덩관절의 굽힘력의 감소로 엉덩관절이 앞쪽으로 기울어지고 발목에의 저측굽힘이 감소된다.

한쪽 다리로 보행하는 환자는 넙다리 벌림근과 사지에서 골반이 수평이 되고 다리와 볼기를 지탱하기 위해 힘이 요구된다. 만약 벌림근이 약하면 체간은 약한 쪽으로 이동할 것이다. 이것은 사람이 한쪽 다리로 체중을 지지하므로 요부(lumbar)의 문제를 야기시키거나 이상보행패턴을 발생시킨다.

보행의 요소와 보상기전의 주의 깊은 평가는 필수적이다. 최근 보행의 변화를 평가하기 위한 여러가지 기술은 주된 보행 분석을 위한 정교한 computer장비를 사용하는 것으로 이루어진다. 주된 보행 분석에서 재활 전문가는 보행형태를 고려해야 한다.

1) 보행주기

(1) 입각기(stance phase) : 발이 땅에 닿고 있는 상태를 입각기라 한다.

① 발뒤꿈치 닿기(heel strike)

② 발바닥 닿기(foot flat)

③ 중간 입각기(mid stance)

④ 발뒤꿈치 들어올리기(heel off)

⑤ 발끝 밀기(toe off or push off)

(2) 유각기(swing-phase) : 발이 땅에서 공중에 있는 상태를 유각기라 한다.

① 가속기(acceleration)

② 중간 유각기(mid swing)

③ 감속기(deceleration)

(3) 동시입각기(double stance phase)

양발이 모두 땅에 지지하고 있는 상태를 말한다. 동시입각기는 대부분 한쪽발이 발뒤꿈치 닿기(heel strike)와 반대발의 발끝 밀기(toe off)의 상태에서 일어난다.

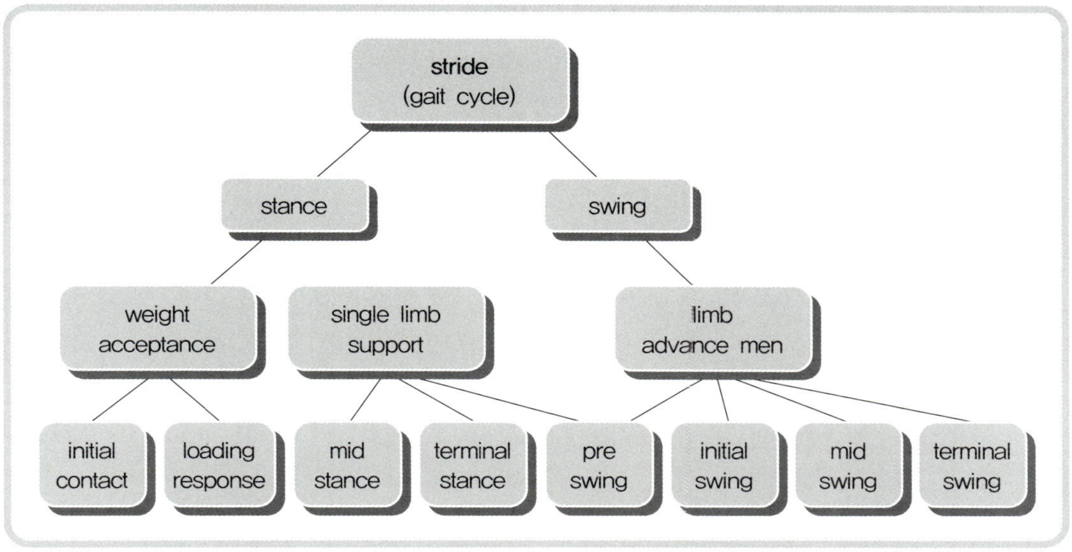

그림 8-1. Division of the gait cycle

2. 보행 시 작용하는 근육의 활동

1) 전 정강뼈부의 근 : 전정강뼈근, 긴엄지폄근, 긴발가락폄근

(1) 입각기 초기부터 발바닥 닿기가 일어나는 동안 원심성수축을 하면서 일어난다.

(2) 유각기에는 발이 땅에 끌리지 않도록 배측굽힘 시킨다.

2) 장딴지 근육군(calf M group) : 장딴지근(gastrocnemius), 가자미근(soleus)

(1) 발뒤꿈치 밀기로부터 발끝 밀기가 일어나는 동안에 구심성수축을 하면서 동작한다.

(2) 유각기에는 거의 작용하지 않는다.

3) 넙다리네갈래근(quadriceps M)

(1) 입각기가 시작되기 바로 전부터 중간입각기에 이를 때 까지 최대로 작용한다.

(2) 처음에는 원심성으로 수축하고 나중에 구심성으로 수축한다.

4) 넙다리뒤근육(hamstring M) : 넙다리두갈래근(biceps femoris), 반힘줄모양근(semitendinosus), 반막모양근(semimembranosus)

(1) 유각기 말기(감속기와 입각기)의 초기 즉, 발뒤꿈치 닿기와 발바닥 닿기 사이에 최대로 작용한다.

5) 엉덩관절 벌림근군(hip abductor) : 중간볼기근, 넙다리근막긴장근

(1) 발뒤꿈치 닿기가 땅에 닿는 시기로부터 발바닥 닿기가 일어나는 동안에 최대로 작용

(2) 모음 작용의 제한과 몸의 좌우 흔들림을 방지한다.

6) 엉덩관절 모음근군(hip adductor) : 긴모음근, 짧은모음근, 큰모음근, 두덩뼈근, 두덩정강근

(1) 입각기 말기로부터 유각기로 넘어가는 과정에서 강력하게 작용

(2) 골반의 안정을 위해 작용

7) 엉덩관절 폄근 : 큰볼기근(gluteus maximus)

(1) 입각기 초기에 등척성 수축을 하여 골반의 굽힘과 회전운동을 제한한다.

8) 척추세움근(elector spine) : 가슴엉덩갈비근, 가슴가장긴근, 가슴가시근, 허리엉덩갈비근

(1) 입각기 초기와 말기에 가장 강하게 작용한다.

(2) 보행주기 전체에 작용하여 체간이 좌우로 흔들림이나 전방굽힘 제한

3. 중추신경계 질환에 의한 비정상적인 보행

1) Hemiplegic gait(circumduction gait) : CVA, multiple sclerosis

환자의 움직임이 경직되어 있다. 무릎관절의 경도 굽힘, 발목관절의 저측굽힘 및 내반, 유각기에서 환측의 벌림, 휘돌림(circumduction), 몸 전체가 환측으로 기울어진다. 환측의 어깨관절 모음, 아래팔의 엎침, 팔굽관절, 손목관절 굽힘

2) Cerebral Ataxia gait : drug, alcohol, multiple sclerosis, CVA

조정력이 약해져 불안한 보행, 좌우 보폭이 넓어진다.

3) Parkinsons gait : Parkin's disease, major tranquillizers

(1) 기립자세기 무릎관절, 엉덩관절 굽힘과 함께 체간의 전방굽힘이 일어나고 때로는 continuous tremor이 동반되기도 한다.

(2) base of the step이 약간 넓어지고 보행 시 위팔의 swing이 없으며 체간이 좌우로 흔들린다.

(3) 골반, 어깨띠, 척주 사이에 휘돌림이 없으며, 유각기에 하지의 발뒤꿈치가 입각기에 있는 다른 발의 발가락을 통과하여 지나가지 못한다.

4) Scissoring gait : cerebral palsy, multiple sclerosis, cord compression

(1) 양하지 모음, 내회전, 양측 무릎관절 굽힘, 보폭이 짧고 발목의 내반, 까치발 변형으로 불안한 보행, 체간 및 상지의 대상작용이 일어난다.

5) Marche a petit pes : CVA(lacunar state)

4. 말초신경계 질환에 의한 비정상적인 보행

1) 큰볼기근(gluteus maximus) : maximus gait, hip extensor gait

약화된 하지의 발뒤꿈치가 닿기 바로 직후 체간과 골반의 후방으로 당긴다.

2) 중간볼기근(gluteus medius) : Trandelenberg's sign, gluteus medius gait

(1) 마비된 쪽에 체중이 가해질 때 건강한 쪽 골반이 아래로 기울어지게 되는 것

(2) 머리와 어깨는 마비 쪽으로 기울어지는데 이는 골반의 기울어짐과 균형을 잡기 위한 대상작용이다.

3) 엉덩허리근(iliopsoas)

(1) 마비측의 발끝이 지면에 떨어질 때 체간을 후방으로 기울인다.

(2) 유각기에 하지를 내딛기 위해 허리네모근, 내,외복사근 또는 넓은등근의 작용을 이용한다.

(3) 마비측의 발이 지면에서 떨어질 때 골반이 당겨 올려지고 발목관절이 배측굽힘 된다.

4) Quadriceps : genu recurvatum gait ; muscle dystrophy, poliomyelitis

체간을 앞으로 숙이고 무릎의 굽힘을 방지하기 위해 넙다리의 전면을 손으로 누르므로 무릎관절이 과도하게 펴져 back knee가 된다.

5) Tibialis anterior : foot-drop, steppage gait

(1) 유각기에 까치발보행이 되고 발목관절의 배측굽힘이 힘들게 된다.

(2) 발끝을 들어올리기 위해 무릎과 엉덩관절이 과도하게 굽힘을 하게 된다.

(3) 발뒤꿈치로 땅을 딛지 못하고 발끝으로 땅을 딛게 된다.

6) Gastrocnemius, soleus : calcaneus gait

발끝으로 지면을 미는 동작(push-off)이 나타나지 않아 종족보행이 나타남

7) Equinus gait : ankle plantar flexion deformity, contracture

8) Dystophic(penguin)gait : weddlen gait

5. 보행 보조기구(Ambulatory Aids) 훈련

1) 평행봉(parallel bar) 보행훈련

평행봉은 안정성을 가진 견고한 기구로서 보행시 첫 과정으로 훈련되는 기구이다. 환자들에게는 기립자세의 균형유지가 어느 정도 가능하면 보행기(walker)나 크러치보행을 할 수 있게 된다. 평행봉의 높이는 환자의 대전자에 맞추고, 보폭은 환자의 양 어깨 넓이보다 약간 넓게 벌린다. 평행봉을 잡았을 때 팔굽관절은 약 25~30° 정도 굽힘되는 것이 좋다. 평행봉 앞에는 거울을 설치하여 환자가 자신의 상과 자신의 보행에 관한 신체 모습을 보는 것이 신체도식과 신체 감각이 부족한 환자들에게는 많은 도움이 된다.

(1) 휠체어 또는 의자에서 평행봉을 잡고 일어나는 훈련을 먼저 실시한다.
(2) 평행봉을 잡고 균형유지가 잘 되면 손을 교대로 떼면서 균형유지 훈련을 한다.
(3) 양 손으로 평행봉을 잡고 몸통을 구부리면서 균형유지 훈련을 한다.
(4) 양 손으로 평행봉에 힘을 주어 몸통을 들어 올리는 push-up훈련을 한다.
(5) 몸통을 들어 올려 왼쪽으로 90° 회전, 우측으로 90° 회전하는 훈련을 한다.
(6) 평행봉 내에서 크러치보행 연습을 한다.

2) 지팡이(Cane)

지팡이는 한쪽 다리에 부분 체중부하(partial weight bearing)를 위해 사용되는 편리한 보행 보조기이다. 지팡이는 보통 나무와 알루미늄으로 만들고 손에 잘 쥐어지도록 둥근 손잡이가 있다. 지팡이 끝은 미끄럼을 방지하기 위해 흡입력이 있는 고무팁으로 부착한다.

(1) 길이측정

① 발끝 외측으로 15cm 지점

② 서는 자세에서 대전자 높이
③ 서는 자세에서 발뒤꿈치 노뼈 붓돌기

(2) 지팡이를 짚고 섰을 때 : 팔굽관절의 각도가 25~30˚

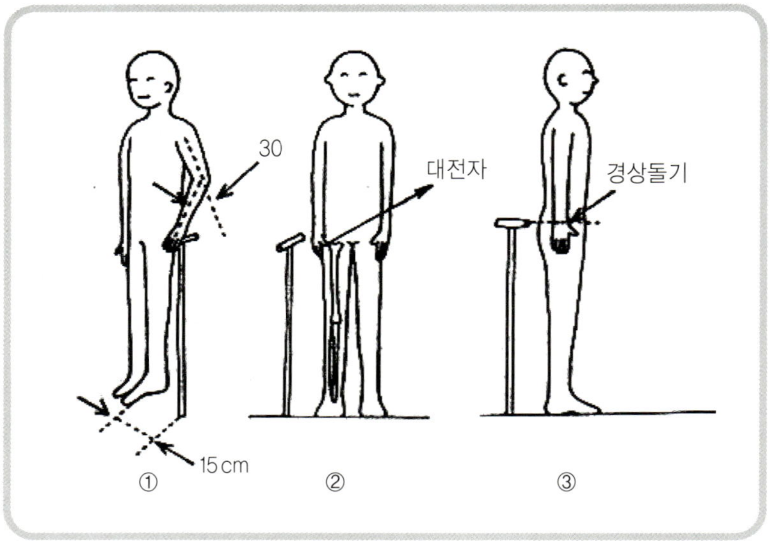

(3) 기본 구조

그립(grip), 지지대(uplight), 팁(tip), 고무팁(tip rubber) 어깨 받침

(4) 지팡이의 종류

① single cane(=Mono cane) : ⓐ T cane ⓑ L cane ⓒ C handle cane ⓓ functional grip cane ⓔ off-set cane
② Quadriped cane – ⓕ
③ tripod cane – ⓖ

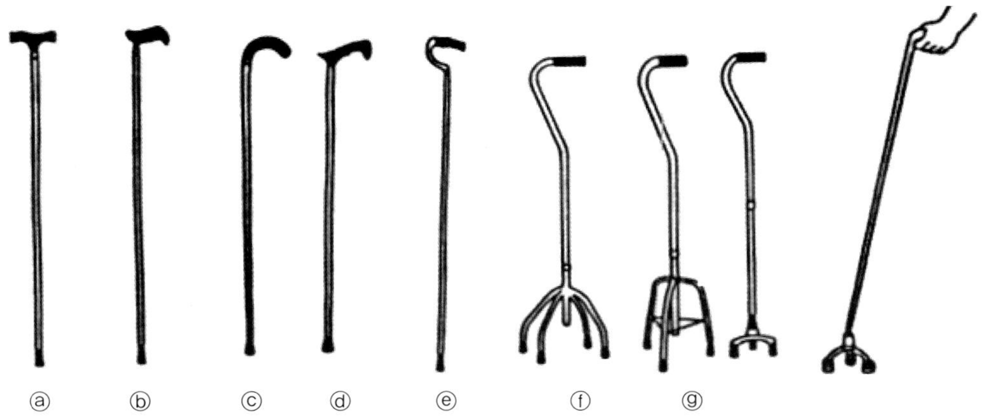

(5) 지팡이 보행

① 2점 보행

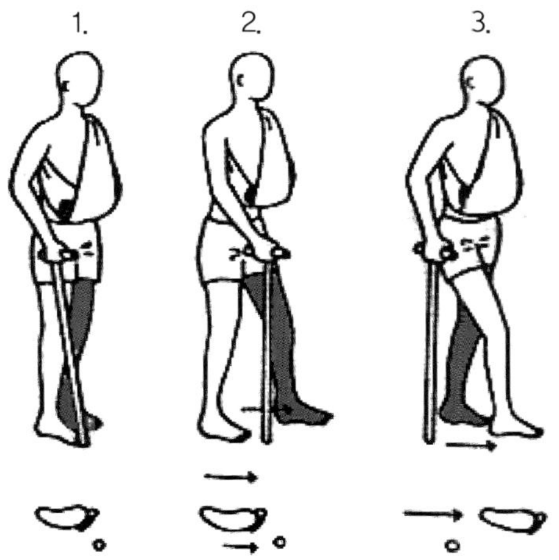

② 3점 보행

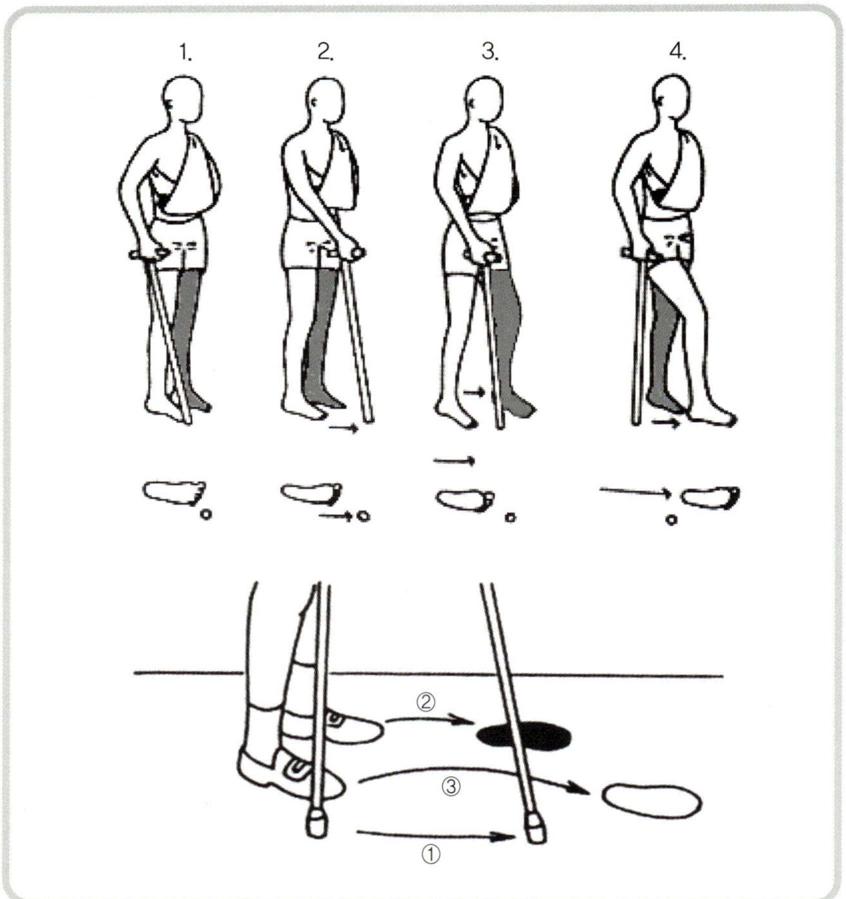

③ 계단 오르고 내려오기

㉠ 계단 오르기(그림 8-2)

- 손으로 난간을 잡는다.
- 정상측 발을 난간에 올려놓는다.
- 손상측 발을 올려놓는다.

㉡ 계단 내려오기(그림 8-3)

- 손으로 난간을 잡는다.

- 손상측 발을 난간에 내려놓는다.
- 정상측 발을 내려놓는다.

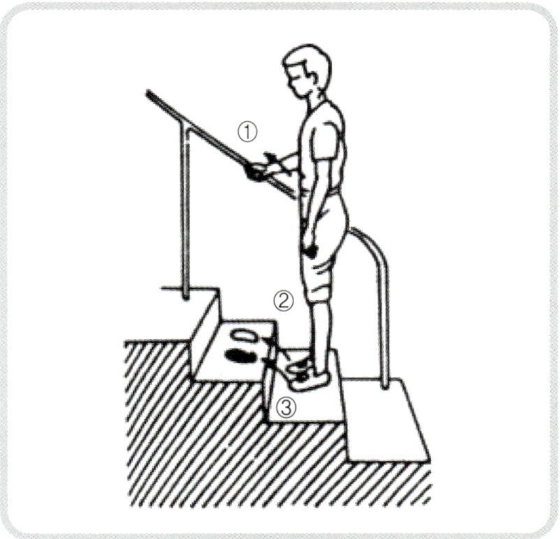

그림 8-2. 계단 오르기

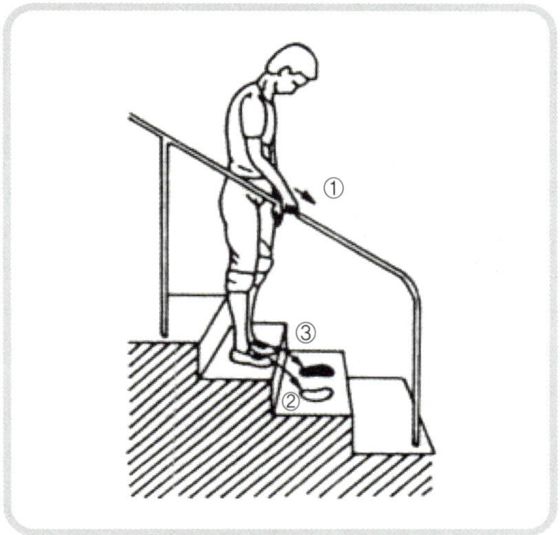

그림 8-3. 계단 내려오기

3) 백색 지팡이

(1) 목적

시각장애인용으로 장애물, 비 도로면의 상태를 인지하고 안전을 확보하기 위하여 시각장애 환자가 사용하는 것이다.

(2) 기본구조

그립(grip)

샤프트(shaft)

흡인 고무 팁(tip)

(3) 길이측정(그림 8-4)

바닥에서 유두까지의 높이

(4) 조작법(그림 8-5)

일반적으로 신체의 정면에서 두 발짝 전방을 감지한다.

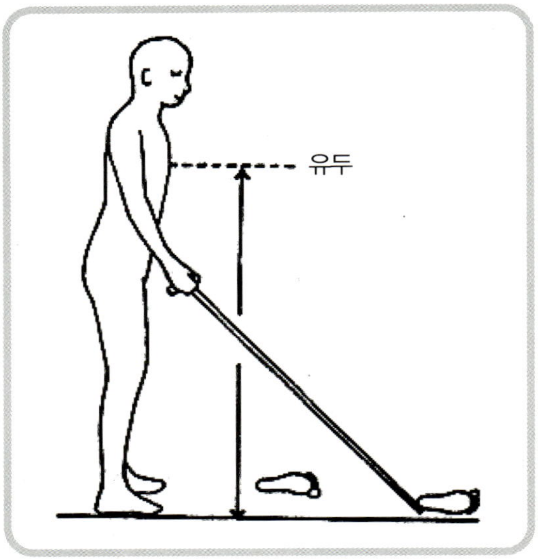

그림 8-4.

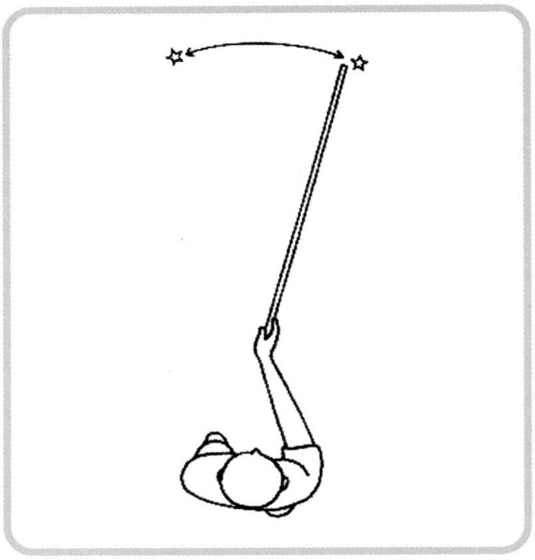

그림 8-5.

4) 크러치(Crutch)

(1) 목적

① 보행보조기구 중 가장 많이 쓰이는 것으로, 나무와 알루미늄(metal)으로 제작되어 진다.

② 주로 하지기능이 부족한 환자에게 많이 사용된다.

③ 상지의 근력이 Good-Normal 이상이 되어야 사용할 수 있다.

(2) 기본적 구조

① axillary pad

② grip

③ uplight

④ tip

⑤ tip rubber

(3) 재질

① metal or wood

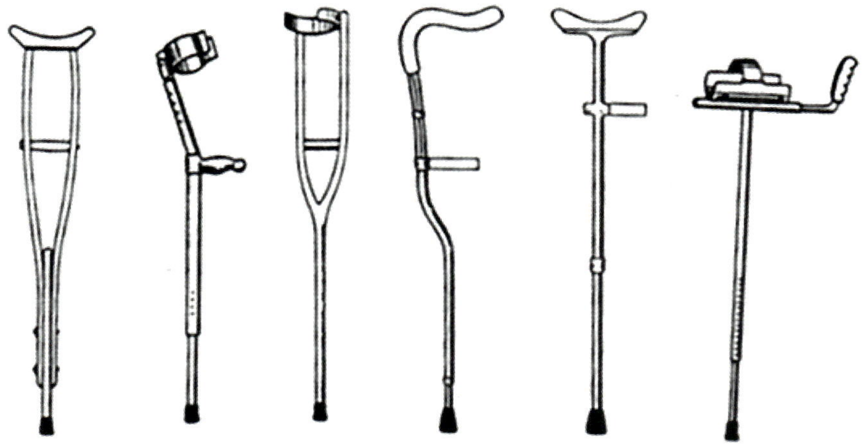

ⓐ ⓑ ⓒ ⓓ ⓔ ⓕ

ⓐ 표준형 크러치(standard crutch)

ⓑ 로프스트랜드 크러치(lofstrand crutch or elbow crutch)

ⓒ 카나디안 크러치(Canadian crutch or elbow extensor crutch)

ⓓ Ortho crutch

ⓔ telescopic underarm crutch T-type

ⓕ forearm support or platform crutch

(4) 종류

① **표준형 크러치**(standard crutch)

환자의 신장에 따라 크러치의 길이를 조절할 수 있는 것으로 가장 널리 사용된다.

㉠ **고정형**(nonadjustable) : 영구 장애를 가진 사람이나 성인에 주로 쓰인다.

㉡ **조절가능형**(adjustable) : 일반적으로 널리 쓰이며 길이를 조절할 수 있다.

② **로프스트랜드 크러치**(Lofstrand crutch, forearm crutch, elbow crutch)

㉠ 겨드랑이 밑의 받침이 없이 팔굽관절 이하에 달린 아래팔커프와 손잡이에 의해 체중지지 할 수 있도록 되어 있다.

ⓛ 표준형 크러치 보다 간편하고 상지 기능이 좋고 몸통 균형이 좋은 사람에게 사용된다.

ⓒ 4점보행이나 2점보행시 사용되지만 숙련된 환자는 swing through 보행도 가능하다.

③ **카나디안 크러치**(Canadian crutch)

㉠ 한 개의 지주에서 전후방으로 두 개의 지주로 나뉘어져 겨드랑이 밑 하방과 팔굽관절 상방을 받쳐주도록 두 개의 커프가 있다.

ⓛ 위팔세갈래근(triceps)의 근력이 약하여 지지능력이 없을 때 사용되며 겨드랑이 밑 받침이 없기 때문에 체중을 받칠 수 없어서 문을 여닫을 때 불편하며 장거리를 걸을 때와 계단이용시 불안정하다.

④ **아래팔지지 겨드랑이 밑 크러치**(forearm support or platform crutch)

㉠ 표준형 크러치에 손잡이를 떼어내고 수평으로 나무판을 지주위에 고정시키고 수직으로 된 손잡이를 부착시켰다.

ⓛ 팔굽관절 굽힘구축으로 팔굽관절을 폄할 수 없는 환자 또는 크러치를 잘 붙잡지 못하는 환자에게 사용한다.

ⓒ 팔굽관절과 아래팔로 체중을 지지하기 때문에 계단이나 비탈길을 오르고 내릴 때 힘들다.

(5) Crutch 측정방법(그림 8-6)

① 신장에서 16 inch(40cm)를 뺀다.

② 신장에 대한 77%의 길이를 크러치의 길이로 정한다.

③ 겨드랑이 밑에서부터 발꿈치 + 2 inch

④ 선 자세에서 겨드랑이 밑 하방 3cm에서 5th toe 외측 15cm(6 inch)

⑤ **손잡이 위치** : 똑바로 서서 자뼈 붓돌기 끝 또는 대전자 위(elbow flexion 20~30°)

(6) 크러치의 기립자세

① **이상적인 자세**

㉠ 머리는 똑바로 기립자세로 하고 몸통과 양쪽 다리는 수직으로 하고 골반도 다리

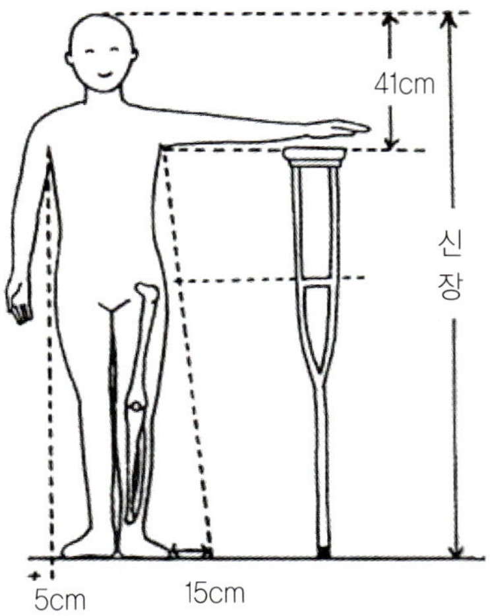

그림 8-6. crutch 측정방법

의 위치와 같게 한다. 어깨는 자연스럽게 내리고 크러치를 양쪽 겨드랑이 밑 아래의 갈비뼈부에 붙이고 팔굽관절은 25°~30° 구부리고 손목은 배측 굽힘하고 손가락으로 손잡이를 단단하게 잡는다.

ⓛ 성인은 양발 제5 발가락에서 15°~20° 양발 외측으로 떨어진 곳에 크러치 tip을 놓고 보행을 할 때도 그 지점에 놓는 것이 일정해야 한다.

② **삼각 기립자세**(tripod stance)

㉠ 상체를 발의 위치보다 약간 앞으로 숙인다.

㉡ 엉덩관절을 폄시키고 골반도 발의 위치보다 앞으로 오게 한다.

㉢ 머리와 몸통은 똑바로 한다.

㉣ 양쪽 크러치에 체중이 발보다 많이 실리게 한다.

㉤ 삼각지지대처럼 만든다. 균형 유지하기 위한 환자나 하지의 근력이 약한 환자에게 더욱 유용하다.

③ **과도한 삼각기립자세**(exaggerated tripod stance)

㉠ 크러치를 너무 앞으로 놓으면 삼각지지 자세보다 더욱 상체를 앞으로 기울이게 되므로 체중이 거의 크러치에 의존하게 된다.

(7) 크러치 보행

① **4점 크러치 교대 보행**(Weight bearing gait)(그림 8-7)

㉠ 가장 안전한 크러치 보행이다. 균형을 위해서 최대한 지지를 해주는 보행이며, 지면에서 항상 3 point가 접촉되어 있다. 한쪽 다리가 전방으로 향하는 동안 양쪽 크러치와 다른 다리가 균형을 유지해 준다.

㉡ Cycle : Right crutch → Left foot → Left crutch → Right foot

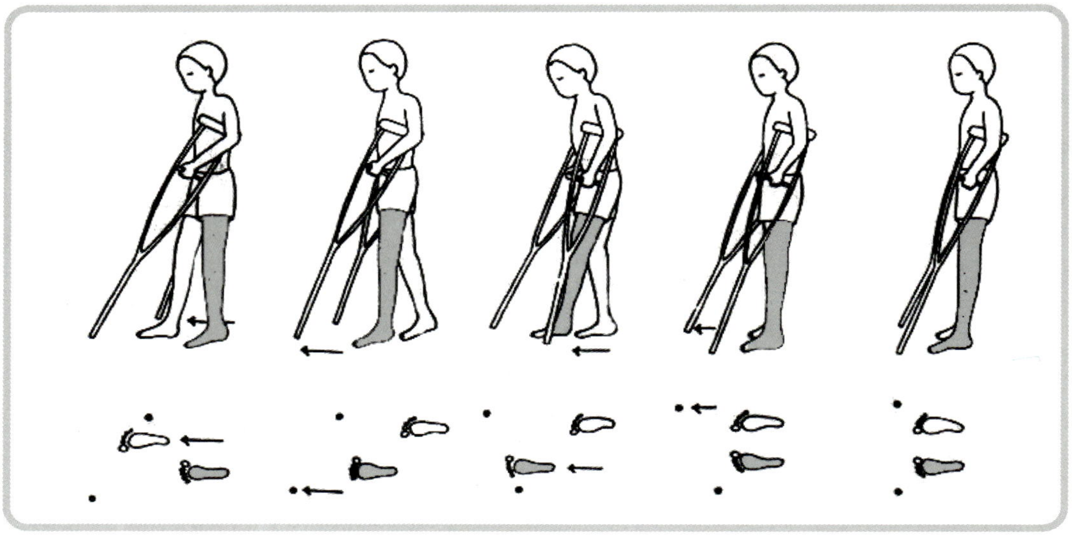

그림 8-7. 4점 크러치 교대 보행

② **2점 교대 보행**(2-point crutch gait : Weight bearing gait)(그림 8-8)

㉠ 2점은 빠르고 숙련되고 좁은 공간에서도 할 수 있다. 그러나 다리와 크러치가 교대로 움직이는 동안 한쪽 발과 크러치가 균형을 잘 유지해야 한다.

㉡ Cycle : Right crutch + Left foot(simultaneous)
→ Left crutch + Right foot(simultaneous)

③ **3점 보행**(그림 8-9, 10)

㉠ Tripod crutch Gait

㉡ 교대형(alternate) : Right crutch + Left crutch → Both leg(alternate)

㉢ 동시형(simultaneous) : Right crutch + Left crutch → Both leg(simultaneous)

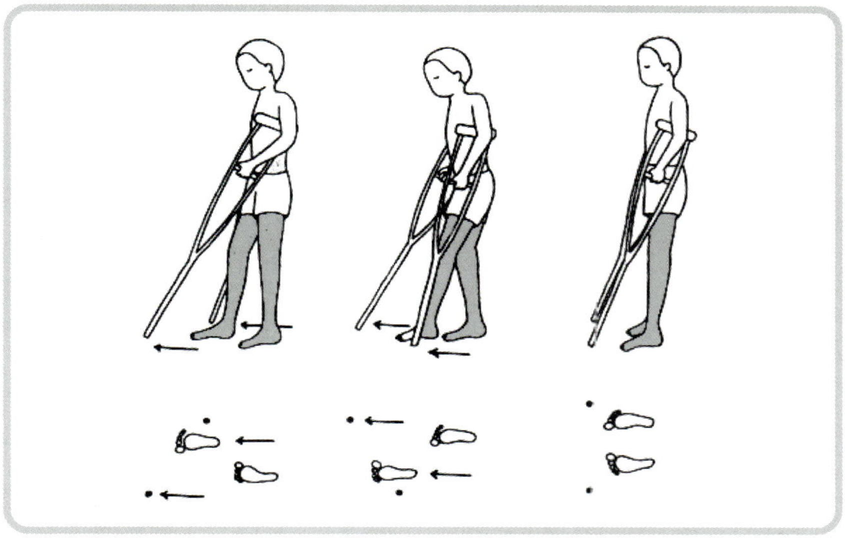

그림 8-8. 2점 크러치 교대 보행

㉣ 3-point Gait : Non-Weight bearing gait

㉤ 환측 부위에 Weight bearing 해서는 안되는 환자

Cycle : Right crutch + Left crutch +affected → nonaffected leg

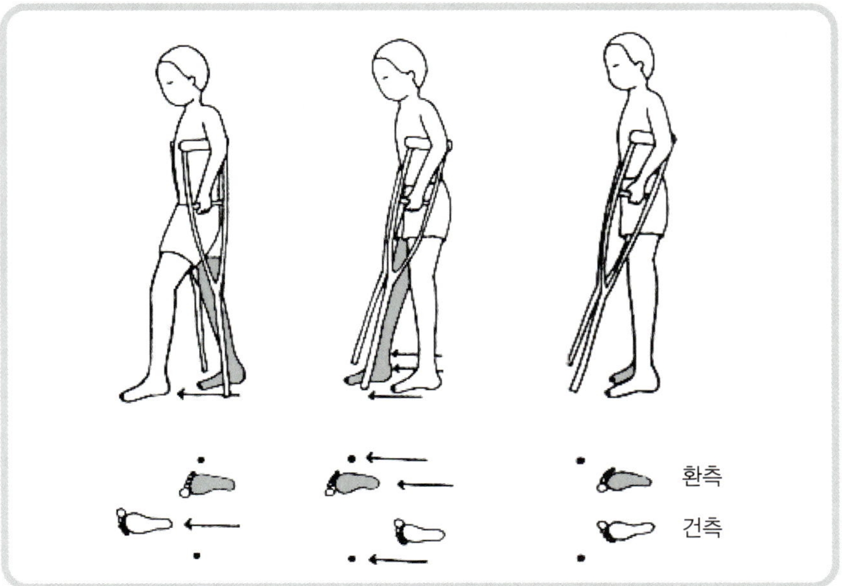

그림 8-9. 3점 보행 non-weight bearing

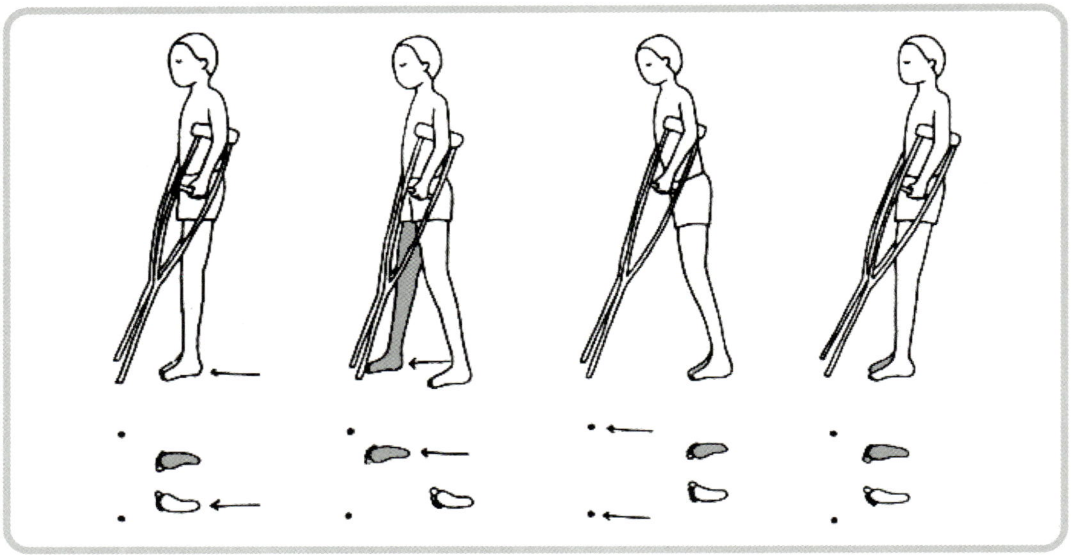

그림 8-10. partial weight bearing 3점 보행

④ **크러치를 지난 스윙 보행**(Swing-through crutch gait)(그림 8-11)

㉠ 상지의 근력과 균형이 좋아야 한다. 가장 빠른 보행이기는 하지만 균형을 유지해야 하고 골반을 움직이고 어깨관절 주의의 근육이 좋아야 하며, 그리고 머리를 앞으로 숙이고 보행해야 한다.

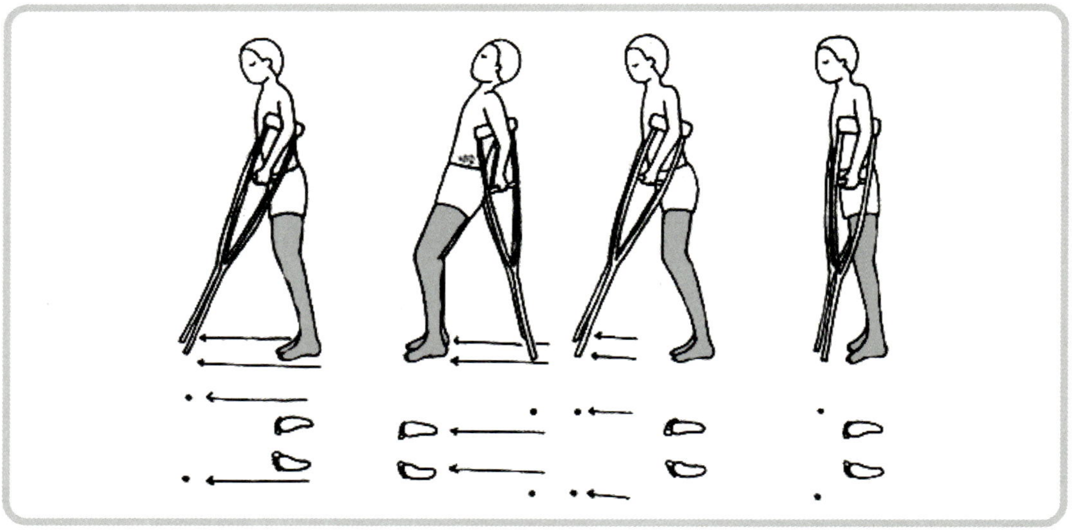

그림 8-11. 크러치를 지난 스윙 보행(swing through crutch gait)

⑤ **크러치까지 스윙 보행**(Swing-to crutch gait)(그림 8-12)

㉠ Swing-through 보다 느리다. 양쪽 크러치가 앞으로 양쪽 다리가 크러치지점까지 온다.

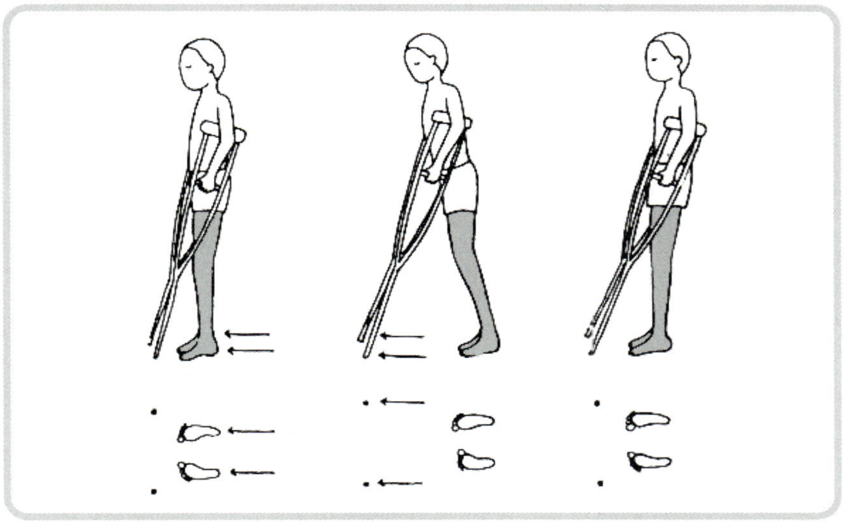

그림 8-12. 크러치까지 스윙 보행(swing to crutch gait)

6. 노인의 보행

보행의 근본적인 과제를 수행하는 데에 문제점은 나이든 사람에게 있어 보행의 변화를 도출한다.

① 자율적 움직임이 적어짐

② 자율적 움직임의 속도와 폭이 적어짐

③ 보행주기에서 근육의 활동이 증가

④ 정확도가 적고, 움직임이 늦으며, 특히 볼기에서 나타남

⑤ 수직적 변위의 감소

⑥ 보폭의 넓이가 넓어짐

⑦ 발끝과 바닥의 간격 증가

⑧ 발뒤꿈치와 바닥의 각도 감소

⑨ 율동성의 감소
⑩ 볼기와 어깨의 회전성 감소
⑪ 자세가 좀더 비정상적임
⑫ 약간의 강직, 특히 손상 받은 가까운 부위에서 나타남

1) 노인 보행 접근방법

(1) 보행에 있어서 자율적인 움직임

재활 전문가는 결점을 메모하고 정상적인 보행을 10으로 하여 0에서 10까지 분류하고 심한 비정상을 0 으로 잡는다. 정적 체중부하량은 재활 전문가가 양다리 최고 2분 동안 설 수 있는 환자의 능력을 기록하고, 그 다음에 한 다리로 각각 30초 동안 서는 것을 기록한다. 환자는 두 눈을 감고 행동을 반복한다. 두 눈을 감고 한 다리로 균형을 잡지 못하는 것은 환자가 균형을 잡기 위해 그의 눈을 사용한다는 것을 말한다.

(2) 기본적 보행 효율

재활 전문가는 평행봉이나 측정된 거리를 환자에게 걷도록 하고 환자의 발자국 수와 시간을 측정한다. 편위, 지구력 문제 혹은 보조 장구 같은 것을 기록한다.

보행 훈련을 통한 환자의 증진을 객관적으로 측정하기 위해 일주 혹은 한달마다 반복 측정한다. 재활 전문가는 검사시 환자의 안전을 도모해야 한다. 하지만 균형을 위한 물리적 지지는 피해야 한다. 만약 물리적 지지가 필요하다면 검사는 완화되어지고 같은 절차가 확실성 있게 연이어 반복되도록 한다.

2) 치료전략

환자의 보행이 일단 철저히 평가되어졌으면 재활 전문가는 환자의 치료계획을 세울 수 있다. 특히, 노인 환자는 보행 훈련을 위한 조건을 갖추어야 한다. 볼기와 하지의 신장과 강화에 결합하여 발목의 저측 굽힘과 배측 굽힘에서 작용하는 근력이 필요하다. 다른 좋은 준비운동은 환자가 스스로 복도에서 걷는 것을 마음속에 그려보는 것이다. 환자의 운동으로 성공적인 보행과 근육의 활발한 움직임 등을 환자가 상상하게 한다. 환자의 보행시 치료하는 넙다리 벌림근이 약할 때 체간을 좌우로 하여 체중이동하는 연습을 한다.

환자는 거의 "Ice skating"(스케이트 타는 듯한 모습) 상태가 나타날 것이다. 재활 전문가는 보행패턴을 여러 가지로 분석하거나 보행패턴에 대해서 훈련시킨다. 재활 전문가는 보행에 문제를 갖고 있는 환자에게 유용한 보행보조도구를 적절히 적용하는 것을 추천한다. 보행보조도구는 가능한 자주 사용되어서는 안된다. 환자가 그것들에 대해 의존심을 가지기 때문이다.

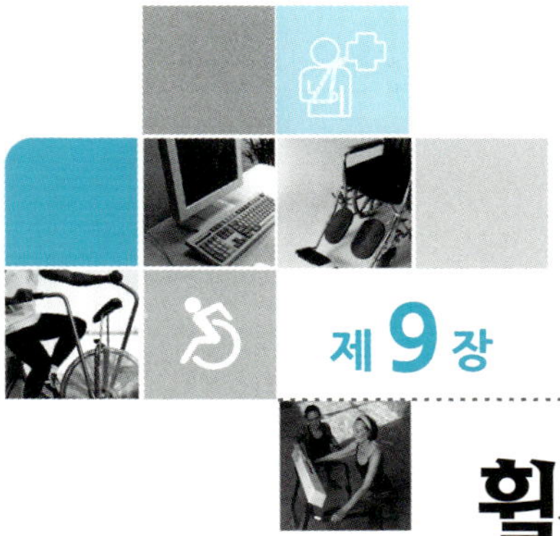

제 9 장

휠체어 (Wheelchair)

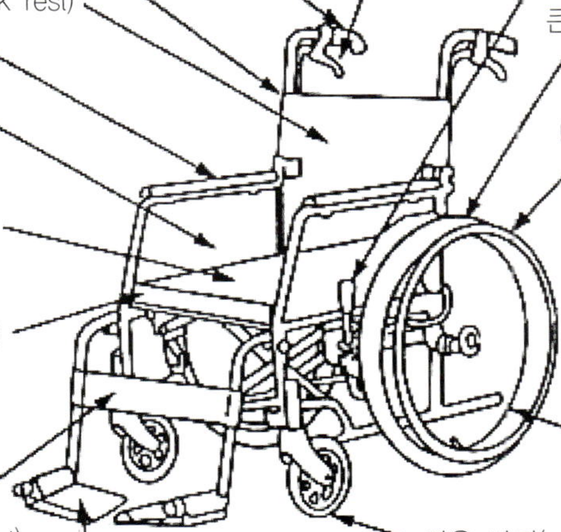

그림 9-1. 일반형 휠체어

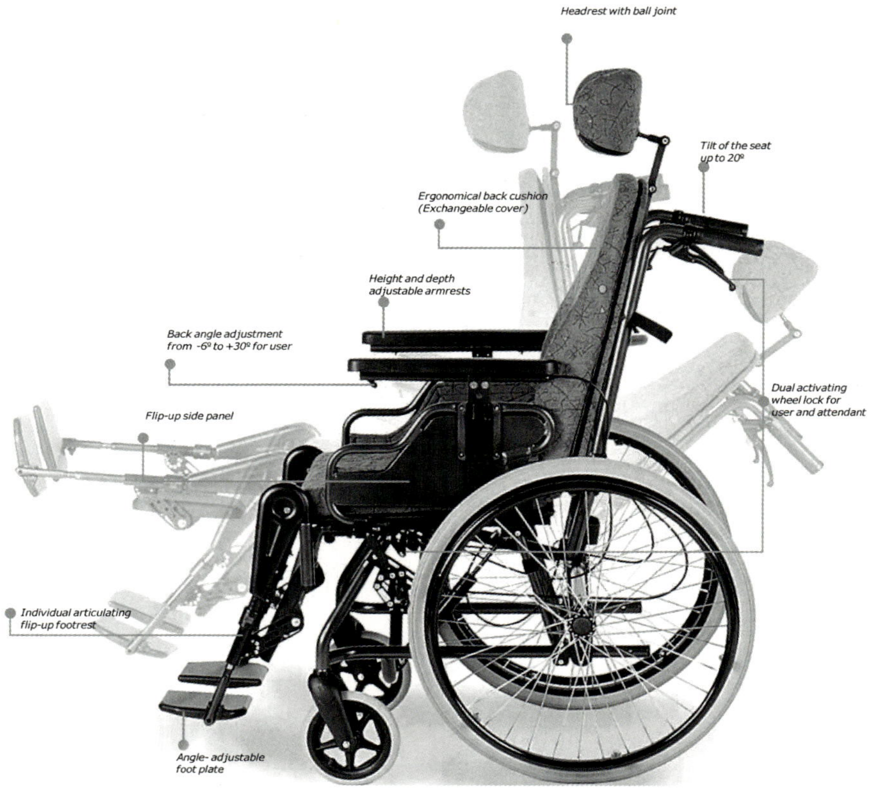

그림 9-2. reclining 휠체어

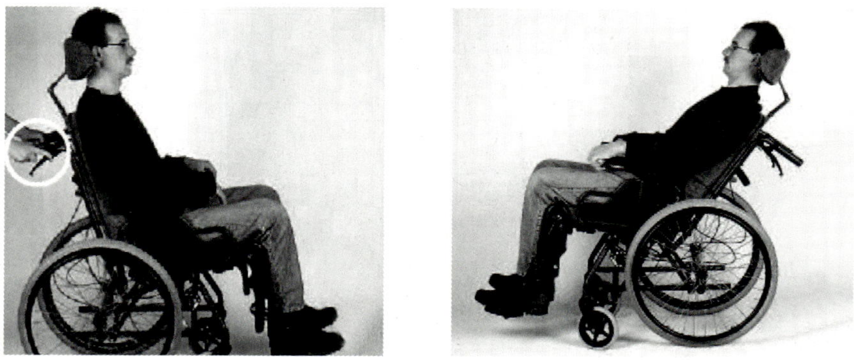

A. Reclining 휠체어(Reclining 전)

B. Reclining 후

그림 9-3.

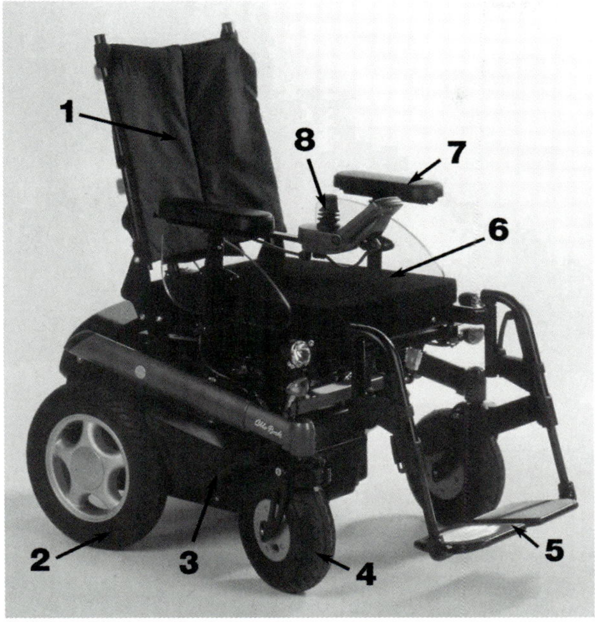

그림 9-4. 전동 휠체어(독일 Otto Bock 제품)
1. 등받이(back rest) 2. 큰바퀴(large wheel) 3. 배터리 4. 작은 바퀴(caster)
5. 발받침(foot rest) 6. 좌석(seat) 7. 팔걸이(arm rest) 8. hand control device

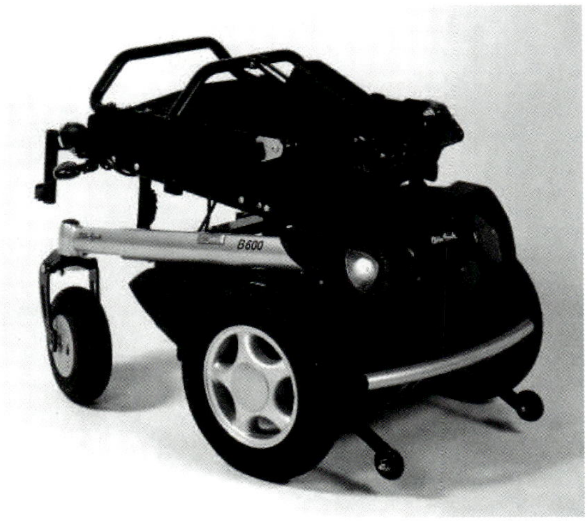

그림 9-5. 접이식 실외 전동 휠체어(독일 Otto Bock 제품)

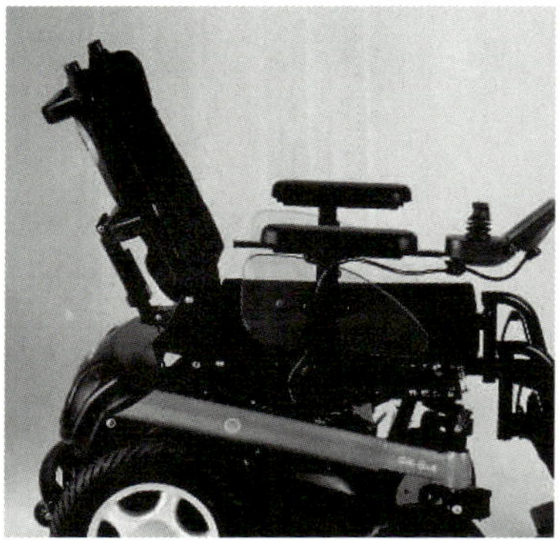

그림 9-6. 전동 휠체어

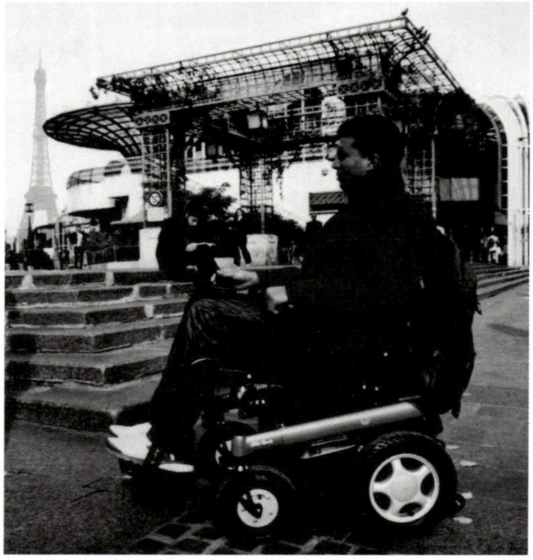

그림 9-7. 전동 휠체어(독일 Otto Bock 제품)

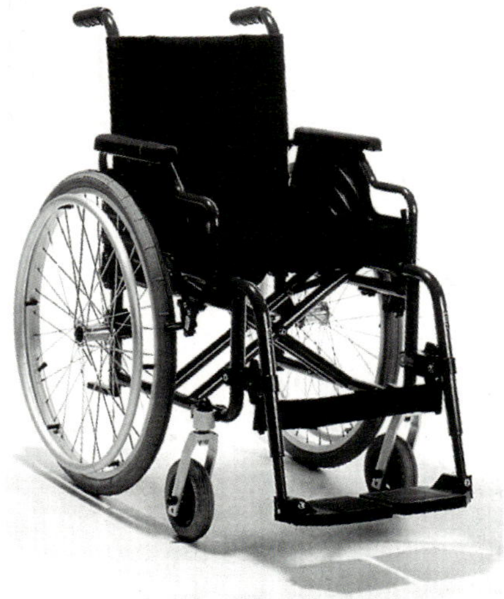

A. 수동휠체어(기본형)

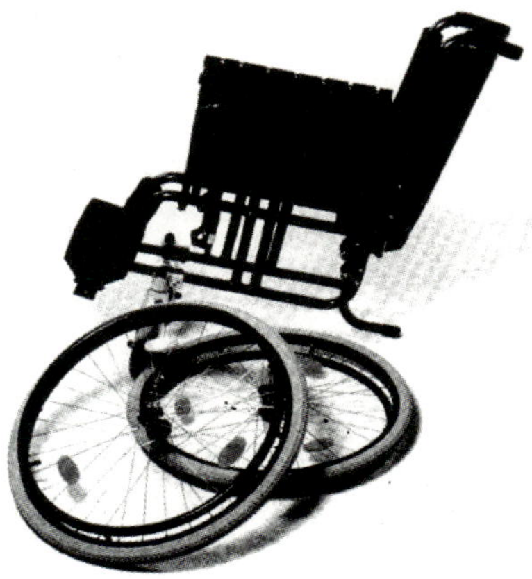

B. 수동휠체어(분리형)

그림 9-8.

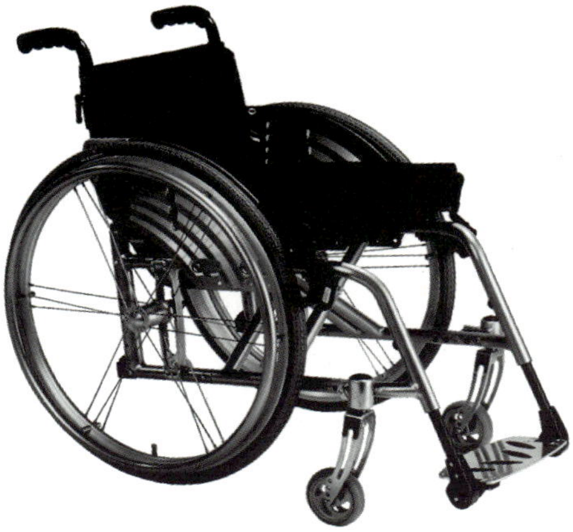

A. 하지마비 환자용

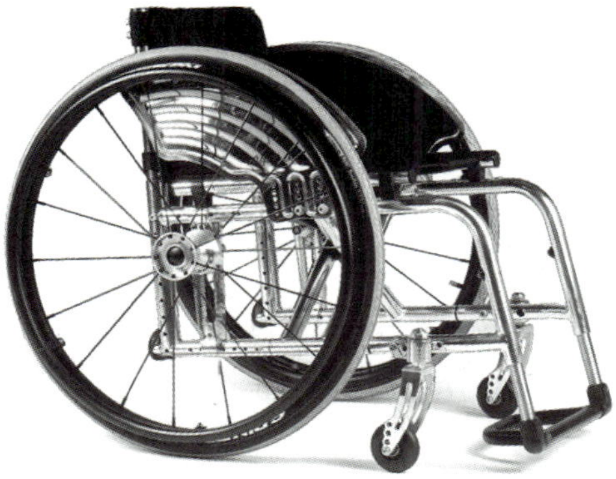

B. 하지마비 환자(스포츠용)

그림 9-9.

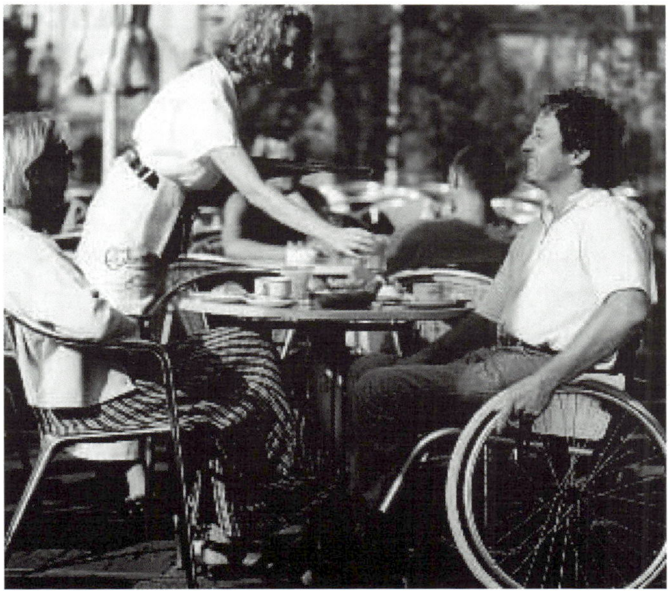

그림 9-10. 휠체어에서 여가 즐기기

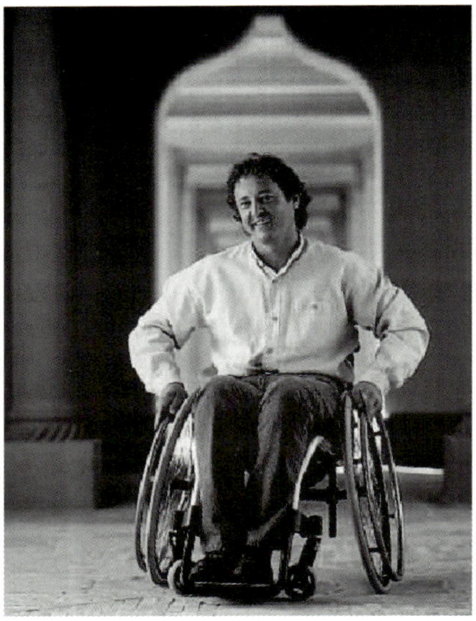

그림 9-11. 하지마비 환자(스포츠용)

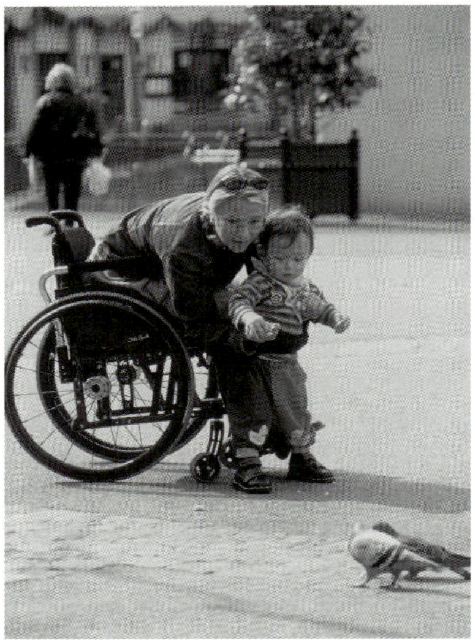

그림 9-12. 일반형(실외형)

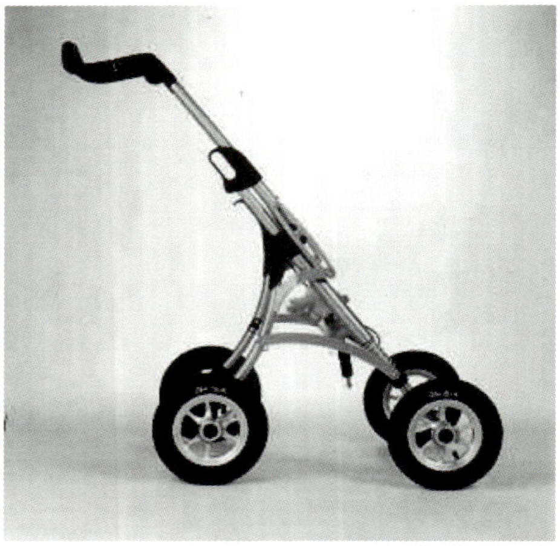

그림 9-13. 아동용

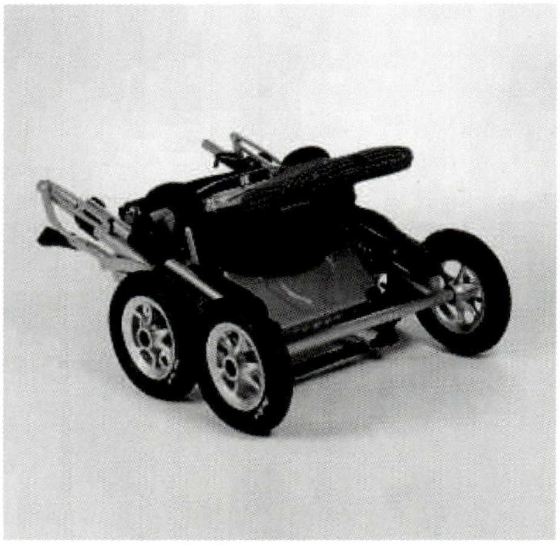

그림 9-14. 아동용(접이식)

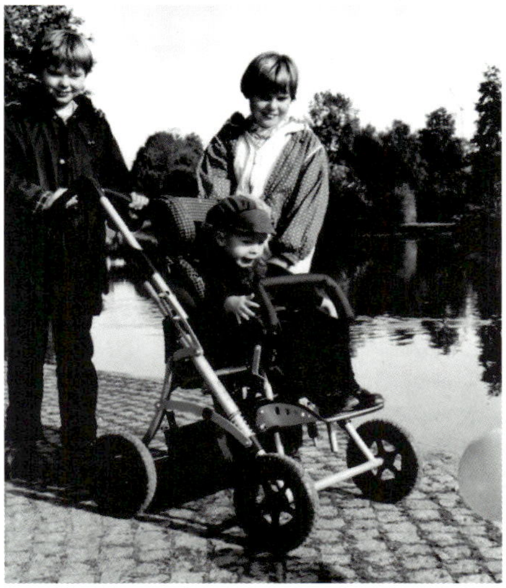

그림 9-15. 아동용

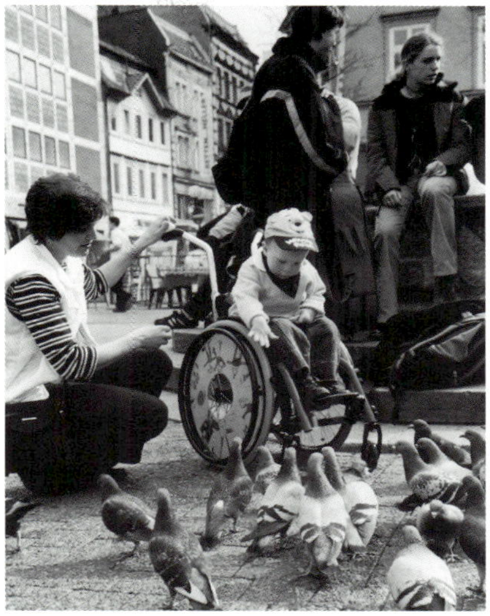

그림 9-16. 아동용

1. 휠체어의 종류

1) 전동 휠체어(Electric wheelchair)

① 상위수준의 사지마비(quadriplegia)일 때 사용
② 표준형 휠체어를 사용할 수 없을 때 사용
③ 휠체어 작동 시 많은 에너지가 필요할 때 사용
④ 손이나 손가락의 기능 안 되는 사람에게 사용
⑤ 흡기와 호기를 이용하여 입으로 작동할 수 있다.
⑥ 발, 턱이나 다른 신체 부위로 작동하는 Microswitch control
⑦ 위 중에 하나를 이용하여 power-driven 의자를 사용한다.
⑧ 신체 부위 발이나 턱으로 조절할 때 다른 일상생활에 방해가 되어서는 안 된다. 또 control device가 다른 일에 방해가 되어서도 안 된다(예 ; sip & puff controller가 eating이나 telephoning 방해가 되지 않아야 한다). 배터리 선택이 중요하며 가장 좋은 것은 오래 사용하는 것이다(예 ; power fishing motors, golf carts, 자동차에 쓰이는 배터리는 오래 사용할 수 있다). 배터리는 반복적으로 충전시켜야 한다.

2) 수동 휠체어(Manual Operated Wheelchair, Standard Wheelchair)

적용 대상 : 독립적으로 휠체어를 작동할 수 있는 사람이 주로 사용한다.

(1) 실외용(Outdoor frame)

뒤에는 큰 바퀴(wheels), 앞에는 작은 바퀴(casters)가 있다. 작동하기 쉽고, 조정하기 쉽기 때문에 가장 많이 사용하고 특히 경사로에서 쉽게 조정할 수 있다.

(2) 실내용(Indoor frame)

앞에 큰 바퀴(wheels)가 있고 뒤에는 작은 바퀴(casters)가 있어서 좁은 실내에서 회전하기 편하도록 되어 있다.

(3) 하지절단 환자 휠체어(Amputee frame)

적용대상 : 양 하지 절단자(Bilateral lower extremity amputee)

큰 뒤 바퀴(large rear wheels)에 뒤 자축(rear axile)이 보충으로 달려 있다. 절단환자의 무게중심이 앞쪽에 있는 것을 고려하여 무게 중심이 뒤로 기울어지게 고안되었다.

(4) 등받이를 뒤로 젖힐 수 있는 휠체어(reclining) (그림 9-2, 3)

휠체어에서 똑바른 자세를 취할 수 없는 환자에게 올바른 자세를 유지하기 위해 등으로 기댈 필요가 있는 환자, 중증 장애로 적당한 자세조절이 필요한 환자에게 주로 많이 사용한다.

① 좌석(seat)과 등(back)은 스펀지 고무(foam)와 비닐로 덮여 있다.

② 선택적으로 부착 가능한 것은 Head rest, Lateral trunk supports, Side cushions, Abduction pillow 등이 있다.

2. 휠체어 부속

1) 바퀴(tires)

(1) 경성 타이어(solid tire) : 경성 타이어는 아스팔트나 실내처럼 바닥이 편평한 곳에

서 사용할 때 편하며 공기 타이어는 고르지 못한 길에서 사용할 때 편리하다.

(2) **반 공기 타이어**(Semipneumatic tire) : Pneumatic tire와의 공통점이 있으며 타기에 부드럽지만 휠체어 추진이 어렵다. 그러나 타이어에 공기를 주입시킬 필요가 없고 바람이 잘 안 빠지며 납작해지지 않는 장점이 있다.

(3) **공기 타이어**(Pneumatic tire) : 바람을 주입시키는 것으로 자전거의 타이어와 비슷하며 바닥이 거친 실외(Outdoor)에서 사용할 때는 cushioned ride를 대 준다. 그러나 휠체어밀기가 어렵고 바람이 잘 빠져서 납작해지는 단점이 있다.

2) 작은 바퀴(Casters)

(1) Outdoor frame W/C의 앞에 있는 작은 바퀴

(2) Diameter : 5 inch, 8 inch가 있으며 8 inch가 안정성 있게 다양한 지면에서 잘 굴러가므로 주로 많이 사용된다.

(3) Caster locks

① Transfer시 caster의 rotation 방지

② 8 inch caster에 필요

(4) Rubber bumpers

① 8 inch caster의 차축, 윤축을 덮고 있음

② 발로 휠체어를 밀 때 ankle protection 역할

3) Handrims

손의 쥐는(grip) 힘으로 독립적으로 휠체어를 추진하는 것으로 3가지 종류가 있다.

(1) **기본형 바퀴 손잡이**(Standard metal rim) : 손의 쥐는 힘에 문제가 없을 때

(2) Friction rim : 손의 쥐는 힘이 부족하거나 관절가동범위에 제한이 있을 때 사용할 수 있게 길게 연장시킨 것

(3) Projection rim : 손의 쥐는 힘에 제한이 있을 때 krob을 달아서 사용한다.

(4) **복합적인 바퀴손잡이**(Double hand rim) : 한손으로 운전할 때(one-hand drive) 밖의 Wheel은 뒤쪽으로 후진하는 기능이 있으며, 안쪽에 있는 wheel은 앞으로 전진하는 기능이 있다.

(5) 약한 grasp을 보충할 수 있게 마찰을 plastic-coated handrim이나 rubber handrim

cover에서 의해서 증가시킬 수 있다.

4) 팔걸이(Arm rest)

자세와 균형 유지를 위해, 상지의 지지와 정렬을 위해 필요하며 고정팔걸이와 뗄 수 있는 팔걸이, 책상에 다가갈 수 있는 팔걸이가 있다.

(1) Fixed arm rest : 팔걸이가 휠체어에 고정되어 있다. 휠체어가 더 가볍고 폭이 좁으며 간편한 장점이 있다.

(2) Removable arm rest : 환자가 앉은 자세에서 이동할 때 떼었다, 붙였다 할 수 있다.

(3) Height-adjustable arm rest : 팔걸이의 높낮이를 조절할 수 있다.

(4) Desk arm rest : 팔걸이를 떼지 않고 낮은 책상이나 작업대 아래로 들어갈 수 있다. 뒤쪽에 작은 패드가 달려 있고 앞쪽은 낮다.

5) 등받이(Back rest)

등받이의 표준 크기는 43cm이며 고정되어 있다. 그러나 사지마비 환자의 이동을 위하여 접이 등받이를 사용할 수 있으며, 사지마비, 목 또는 체간부 근력이 약한 환자는 뒤로 경사지게 하는 reclining 등받이를 사용한다.

6) 좌석(Seat)

허벅지의 전체 길이와 엉덩이에 맞아야 하며 앉은 면에 따라 체중을 분산시키기 위해 비교적 늘어지지 않아 엉덩이의 욕창을 방지할 수 있으며, 근긴장도를 정상화하는데 도움을 줄 수 있어야 한다.

7) 발판(Foot plates)

휠체어에 양발을 올려놓는 것으로 고정된 것, 접을 수 있는 것, 떼었다 붙일 수 있는 것 등 여러 가지가 있으며 환자의 장애에 따라 선택할 수 있다.

(1) Nondetachable footrest

(2) Detachable footrest

(3) Swing detachable footrest : 떼어낼 수 없고 양쪽으로 붙인다.

8) Foot rest

(1) ankle 각에 문제가 있을 때 foot을 support하여 각을 바로 잡기 위하여
(2) foot plate의 size는 pedal forward backward의 위치에 따라 달라진다.
(3) Plastic-coated foot plates나 Heel loops나 metal heel rests는 환자의 발이 pedal에서 미끄러질 때 사용
(4) Toe loops나 Ankle straps는 발을 pedal에 올려놓을 때 야기되는 지나친 clonus, spasm, 불수의 운동이 일어날 때 사용
(5) Pop-up foot plate : 페달에서 tipping하는 데 스프링 역할

9) 기타 부속품(Specialized Accessories)

(1) Grade-aid : 경사로를 갈 때 Brake 아래에 붙임.
휠체어가 경사로를 내려 갈 때 Grade-aid brake에서 분리되어 휠체어가 앞으로 넘어지는 것을 막는다.
(2) Brake lever extensions : 환자가 standard sized lever에 손이 안 닿을 때 brake를 잠그고 푸는 역할을 한다. 환자가 너무 약해서 standard brake를 사용하지 못할 때 lever arm의 길이가 길어서 힘을 많이 들이지 않아도 되게 한다.
- Hemiplegia 환자가 정상 쪽 hand로 반대쪽 brake를 잡는데 더 쉽게 해준다.
(3) Forward stabilizer : 휠체어가 앞으로 tipping하는 것 방지
(4) Antitipping devices : 휠체어가 뒤로 tipping하는 것 방지(절단 환자용 W/C)
(5) Cane/Crutch holder : Cane나 Crutch를 운반하기 편하게 휠체어 뒤에 단다.
(6) Quad release(Lever-ease, Cam-Ease)
(7) Reduce-a-width
① W/C의 arm과 seat의 한쪽에 붙이는 Crank-handleed device
② 좁은 길을 지날 때 휠체어 장소를 감소
(8) Seat belt-Excessive involuntary movement나 Severe spasm 환자에게 필요
(9) 방석(Cushion) : 감각 마비가 있는 환자는 특수한 방석을 사용하여 욕창을 예방하며, 방석 안에 압력을 감소시키기 위하여 물, 합성수지, 공기 등을 넣을 수도 있다. Solid seat, solid or paddled back, body positioner는 lateral trunk support에 필요

(10) Zippered or Detachable back

(11) Lap-board : 휠체어에서 작업수행이나 ADL 시에 도움

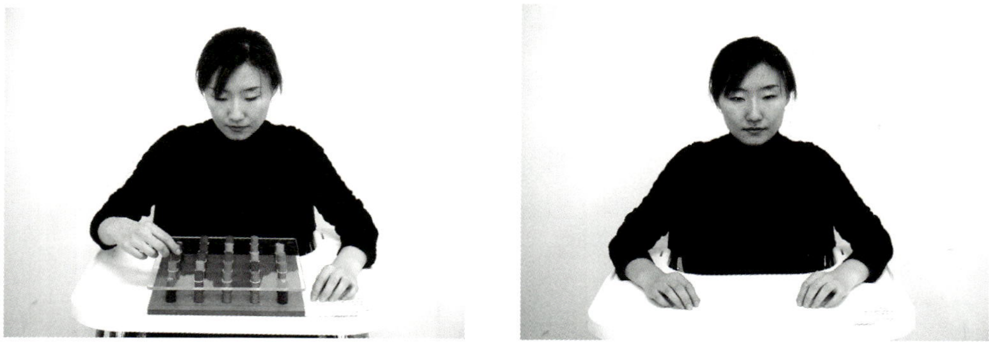

그림 9-17. Lap-board

3. 휠체어 측정(W/C measurement)(그림 9-18)

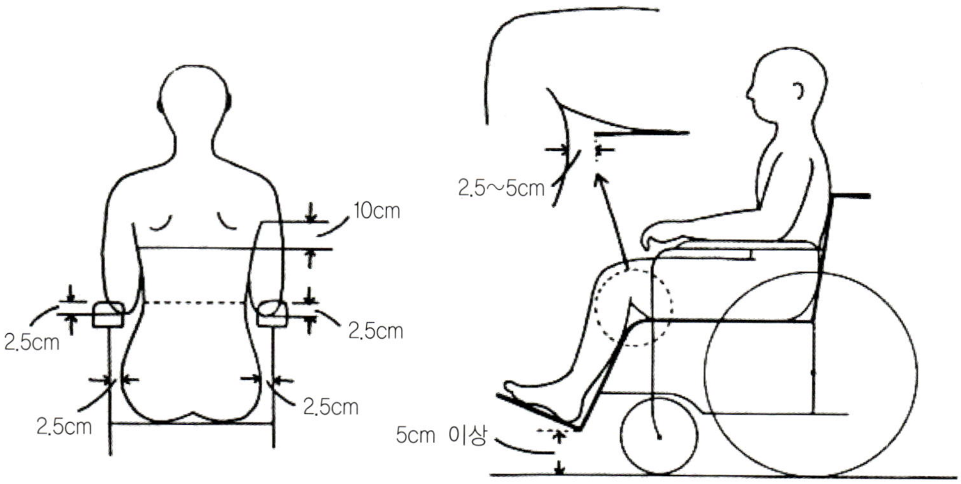

그림 9-18. 휠체어 측정방법

① 측정은 환자를 의자에 앉게 하고 측정한다.
② 만약에 휠체어에서 측정을 할 수 없는 환자는 의자의 형태와 가장 비슷한 쿠션에서 측정한다.
③ brace나 body jacket을 착용하고 측정한다.
④ 매 측정 시 모든 신체 자세를 "날카롭게 본다".

1) 좌석넓이(seat width)

① **측정방법**
㉠ 환자의 몸무게가 가능한 넓은 범위에 분포하도록 한다.
㉡ 엉덩이(hip)나 허벅지(thighs)의 가장 넓은 부분을 가로질러 잰다.
㉢ Brace착용 시 그 위의 넓이를 잰다.
㉣ 5cm(2inch)를 추가한다(욕창을 방지하기 위해).
② **점검** : 환자의 엉덩이/허벅지와 휠체어 가장자리와 팔걸이 사이에 손바닥을 넣어본다.
③ **고려할 사항**
㉠ 다양한 환경의 접근성
㉡ 전체 휠체어의 넓이
㉢ 사용자의 잠재적 몸무게 증가 또는 감소

2) 좌석깊이(seat depth)

① **측정방법**
㉠ 허벅지의 전체 길이를 따라 무릎 뒤에서 체중을 지지하여 앉은 곳까지 잰다.
㉡ 앉은 자세에서 엉덩이(buttock)의 가장 뒷부분부터 무릎 뒤의 만곡(bend)까지를 잰다.
㉢ 5~7.5cm(2~3inch)를 뺀다.
② **점검** : 환자의 슬와(popliteal arear)부분을 여유 공간이 있나 손을 넣어본다.
③ **고려할 사항**
㉠ seat의 앞 가장자리나 쿠션 등이 슬와(popliteal arear)를 압박하지 않도록 한다.
㉡ 환자를 앞쪽으로 밀게 되는 brace나 등받이 삽입의 사용여부

㉢ 하루 동안 피로나 경직에 의한 자세 변화

㉣ **허벅지 다리 길이의 불일치** : 양쪽 다리의 길이에 따라 좌석의 깊이도 달라져야 한다.

㉤ power recliner가 사용될 경우 환자는 약간 앞쪽으로 미끄러지는 자세가 되므로 깊이 조정에 따라 적절하게 제작해야 한다.

㉥ 좌석깊이는 하지로 독립적인 추진을 하기 위해서 짧아질 필요가 있다.

3) 바닥에서부터 좌석높이(Seat height)

① **측정방법**

㉠ 휠체어 뒤쪽 끝에서 바닥까지

㉡ **leg length 측정** : 오금(popliteal fossa)에서 발뒤꿈치까지 잰다.

㉢ leg length + 5cm(2 inch)

㉣ 환자의 허벅지는 전체 의자 깊이에 따라 체중이 고르게 분포하도록 바닥과 평행하게 한다.

㉤ 발판 위치는 바닥에서 적어도 2 inches는 떨어져야 한다.

* 이유는 foot plates가 문지방 문턱(Thresholds), 경사로(Inclines), 고르지 못한 지면을 통과하기 위해서 foot plates와 바닥사이에 5cm의 여유 공간이 필요하다.

② **점검**

㉠ 허벅지가 바닥에 평행함을 유지해야 환자의 신체를 지지할 수 있다.

㉡ 좌석 방석의 앞 가장자리에서 환자의 허벅지 아래로 손가락을 넣어본다.

③ **고려할 사항**

㉠ 무릎이 너무 높으면 ischial tuberosities에 압박이 증가되어 피부가 벗겨지거나 골반 변형의 원인이 된다.

㉡ 바닥에서 너무 높이 앉으면 환자의 중력중심(COG)이 높아지고, 의자로 이동할 때와 운전을 하기 위해 자동차로 이동할 때 좌석의 높이가 맞지 않아 이동의 어려움과 가시도(visibility)에 어려움이 있다.

4) 팔걸이 높이(Armrest height)

① **측정방법**

㉠ 의자에 앉아서 팔굽관절(elbow)을 90° 굽힌다.

ⓛ 팔굽관절 아래부터 의자 뒤쪽 바닥까지 잰다.

ⓒ 2.5cm(1inch) 추가한다.

② **점검**

자세가 바르게 보이도록 한다. 팔굽관절을 팔걸이에 약간 앞으로 굽혀서 정상적으로 앉는 자세를 할 때 어깨는 앞쪽으로 늘어뜨려 탈구가 된다. 또한 너무 올리면 안 된다.

③ **고려할 사항**

㉠ 팔걸이가 너무 낮으면 팔이 늘어지므로 1inch 높여준다.

ⓛ 팔걸이가 너무 높으면 scapular의 elevation 되므로 주의해야 한다.

5) 등받이 높이(Back height)

① **측정방법**

㉠ 좌석의 뒤 끝에서 어깨뼈 위까지 잰다.

ⓛ 체간의 근력이 충분한 경우 10cm(4inch) 빼 준다(팔을 자유롭게 움직이고 피부와 어깨뼈에 자극을 피하기 위하여).

② **점검**

㉠ 환자의 신체상태를 고려한다.

ⓛ 어깨뼈의 위치와 등받이의 높이를 점검한다.

③ **고려할 사항**

㉠ kyphosis, scoliosis, 또는 장기간 몸통 변형을 예방하기 위한 허리 지지대 또는 등받이를 삽입할 경우를 대비하여 등받이 높이를 측정한다.

ⓛ 환자는 등받이가 너무 높아서 앞쪽으로 밀리지 않도록 하고, 등받이가 너무 낮아서 방석을 놓을 경우 뒤쪽으로 몸이 기울어지지 않도록 환자의 환경을 고려한다.

4. 사용자의 접근성

휠체어를 고르는 관점에는 환자와 가족, 재활치료팀, 의료기 판매자가 관여한다. 적당한 휠체어를 고르기 위해 가족, 일차적인 보조자가 관여해야 하며, 가정, 직장, leisure

환경도 중요하다. 그러므로 다음과 같은 정보를 얻어야 한다.

- 특별한 장애가 무엇인가?
- 예후는 어떠한가?
- ROM의 제한이 있는가?
- 힘이나 지구력의 제한이 있는가?
- 환자가 휠체어를 어떻게 추진할 것인가?
- 환자의 연령은?
- 환자가 얼마나 오래 휠체어를 사용할 것인가?
- 환자의 생활형태와 변화는 어떤 것이 있는가?
- 환자가 동적인가 정적인가?
- 다양한 면으로 이동하기 위해 환자의 능력에 영향을 주는 의자의 크기는 어떻게 할 것인가?
- 환자의 집에서 휠체어의 조작은 어떠한가?
  (입구, 문폭, 침실과 복도에서 회전반경, 바닥면)
- 실내와 실외활동의 비율은 어떠한가?
- 휠체어를 주로 사용하는 장소는? (집, 학교, 직장, 지역사회)
- 어떤 형태의 운송수단을 사용할 것인가? 환자가 휠체어를 운전할 것인가?
- 자동차로부터 휠체어를 어떻게 싣고 내릴 것인가?
- 직장이나 학교 환경에서 특별한 요구들이 있는가? 예 : 작업대 높이, 적절한 보조, 화장실의 접근성, 주차장의 접근성
- 환자가 실내 또는 실외 스포츠 활동에 참여할 수 있는가?
- 휠체어가 환자에게 정신적으로 어떠한 영향을 끼치는가?
- 누가 휠체어의 비용을 낼 것인가?
- 악세서리와 특별 개조가 적당한가 사치스러운 항목인가?
- 환자의 장비유지를 위한 방법은 무엇인가?
- 평가 고려의 다음 순서는 휠체어를 평가할 때와 특정 브랜드와 설계 명세서를 결정하기 전에 신중하게 생각해야 한다.
- 환자의 욕구와 목표
- 휠체어의 구조가 환자가 사용하는 다른 보조적 기술(assistive technology)과 잘 맞는지 여부

(1) 휠체어 크기

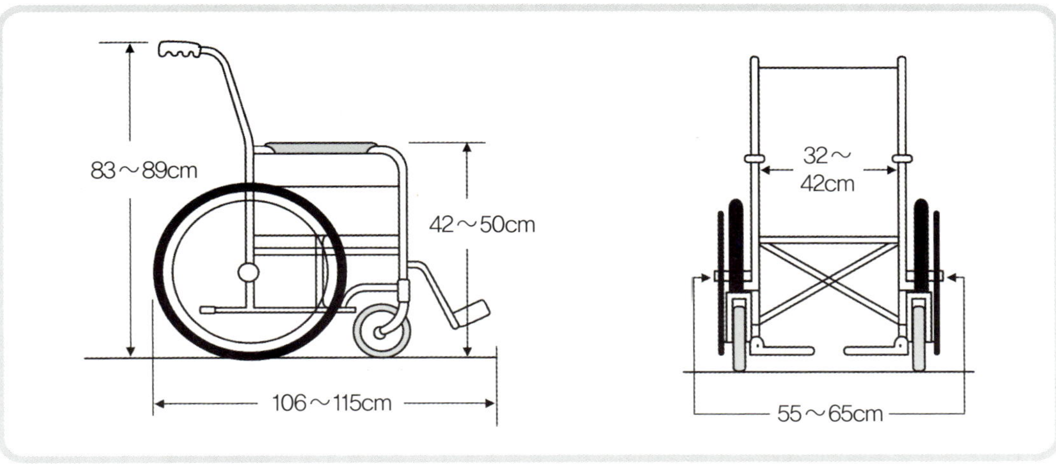

그림 9-19. 표준형 사양

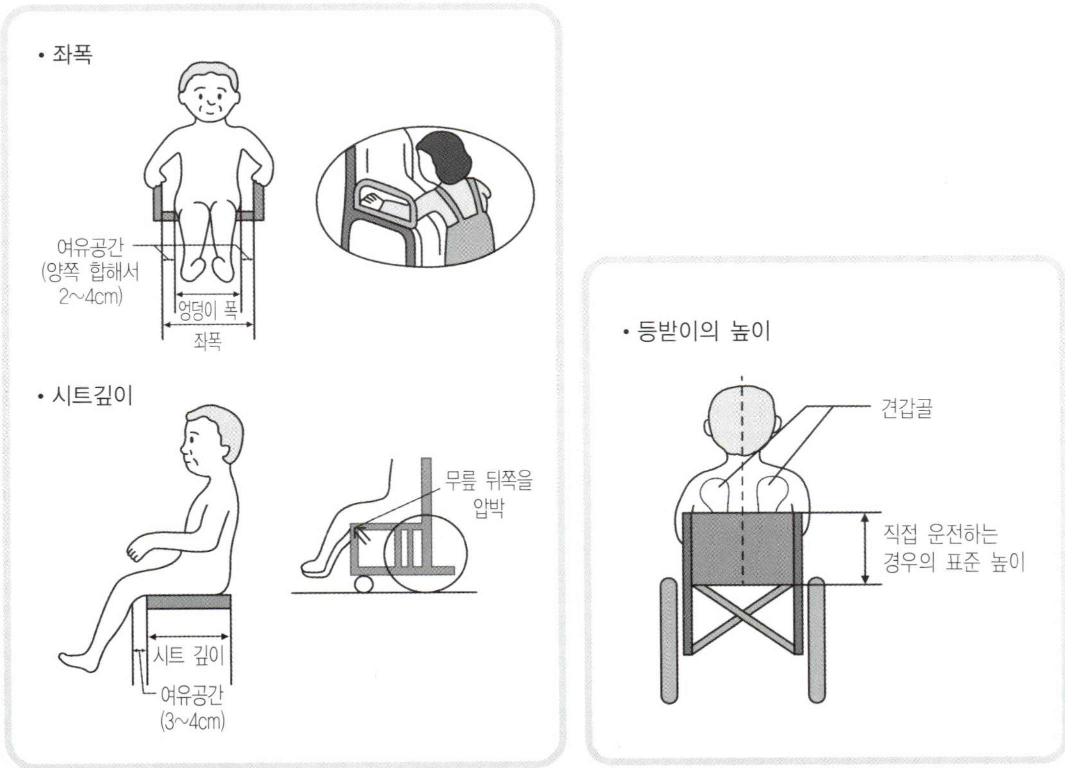

그림 9-20. 휠체어 선택기준

(2) 휠체어 뒷주머니의 용도

휠체어 뒷주머니는 장애인이 외출 시 사용할 지갑, 손수건, 빨대, 빗 등의 소지품을 보관하는 곳이다. 뒷주머니는 손가방과 같은 개인적 공간이다.

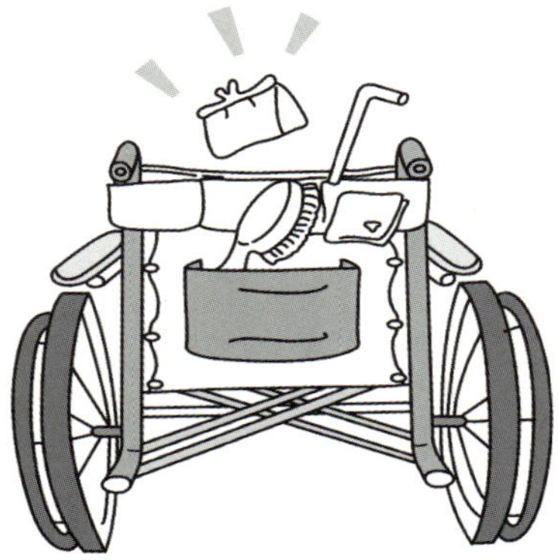

(3) 휠체어를 사용하기 위한 출입문

휠체어 이용 시 문을 통과할 때의 통과 유효폭은 75~90cm가 적당하다.

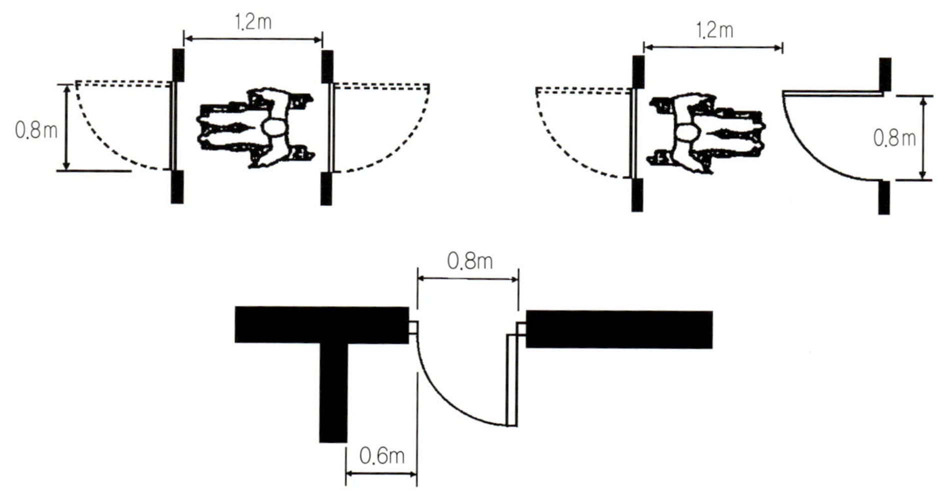

(4) 휠체어가 이동할 수 있는 공간

① **휠체어 통과 폭**(900mm)

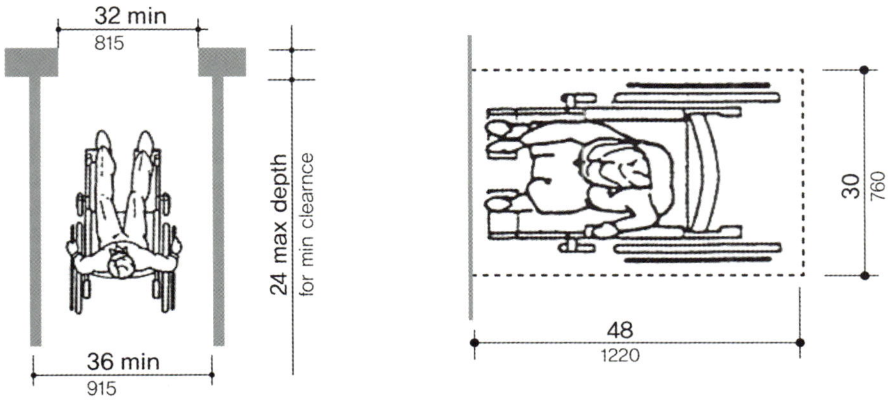

Minimum Clearance Width
for Single Wheelchair

② **휠체어 회전면적**(2000mm×2100mm)

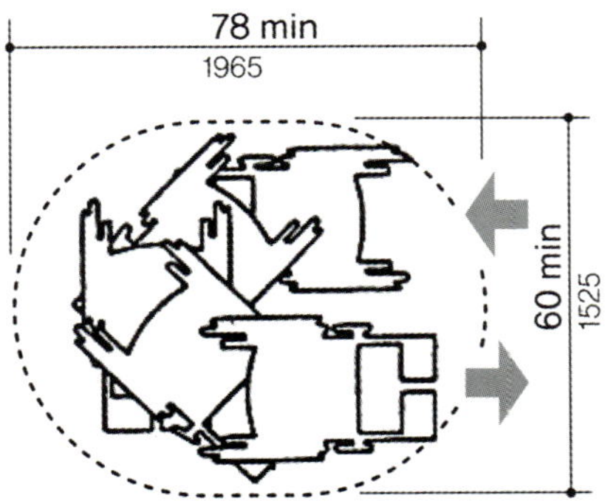

Space Needed for Smooth U-Turn ir Wheelchair

③ **휠체어 최소면적**(750mm×1200mm)

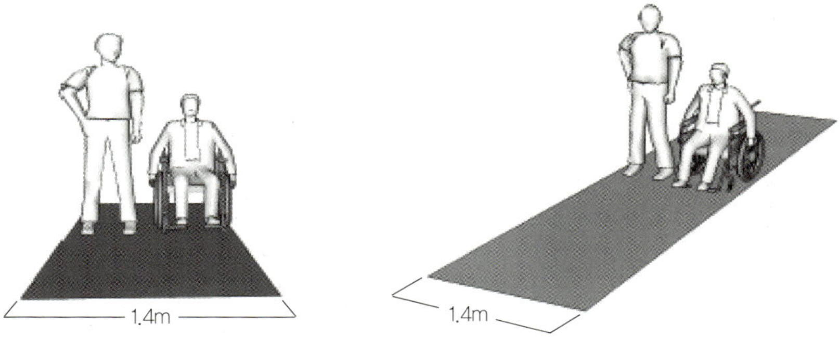

「일반 보행자와 휠체어 사용자가 함께 이동하기 위하여는 최소한 1.4m의 유효폭을 갖추어야 함」

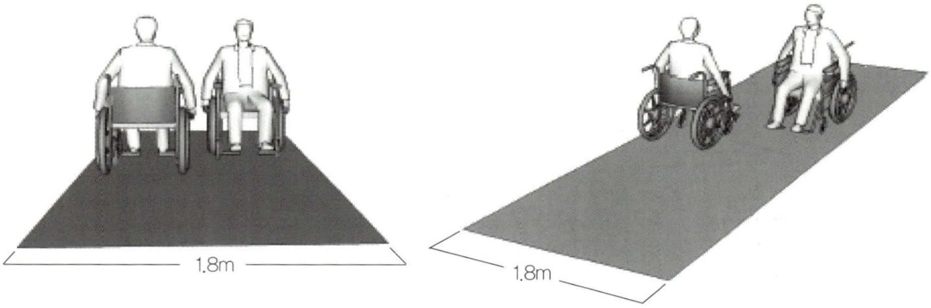

「휠체어 사용자 두 명이 교행할 수 있도록 접근로를 구성하려면
접근로의 폭이 최소 1.8m 이상 되어야 함」

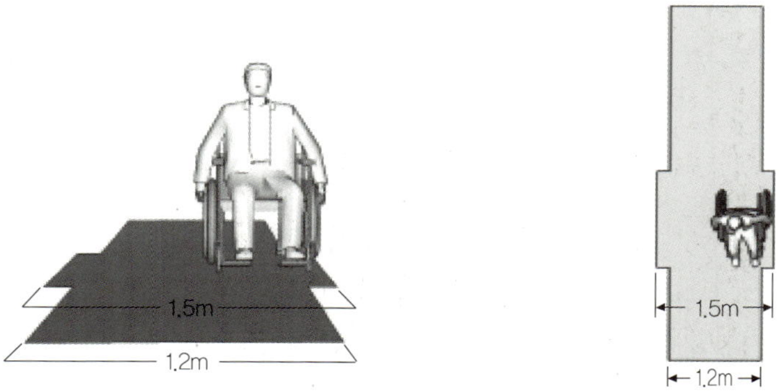

「교행구역 설치안1 : 두 명의 휠체어 사용자가 교행할 수 있도록
접근로 50m마다 1.5m×1.5m 공간이 요구됨」

(5) 작업장 시설

측면 접근 (최대높이 1300mm 이하, 최소높이 250mm 이상)

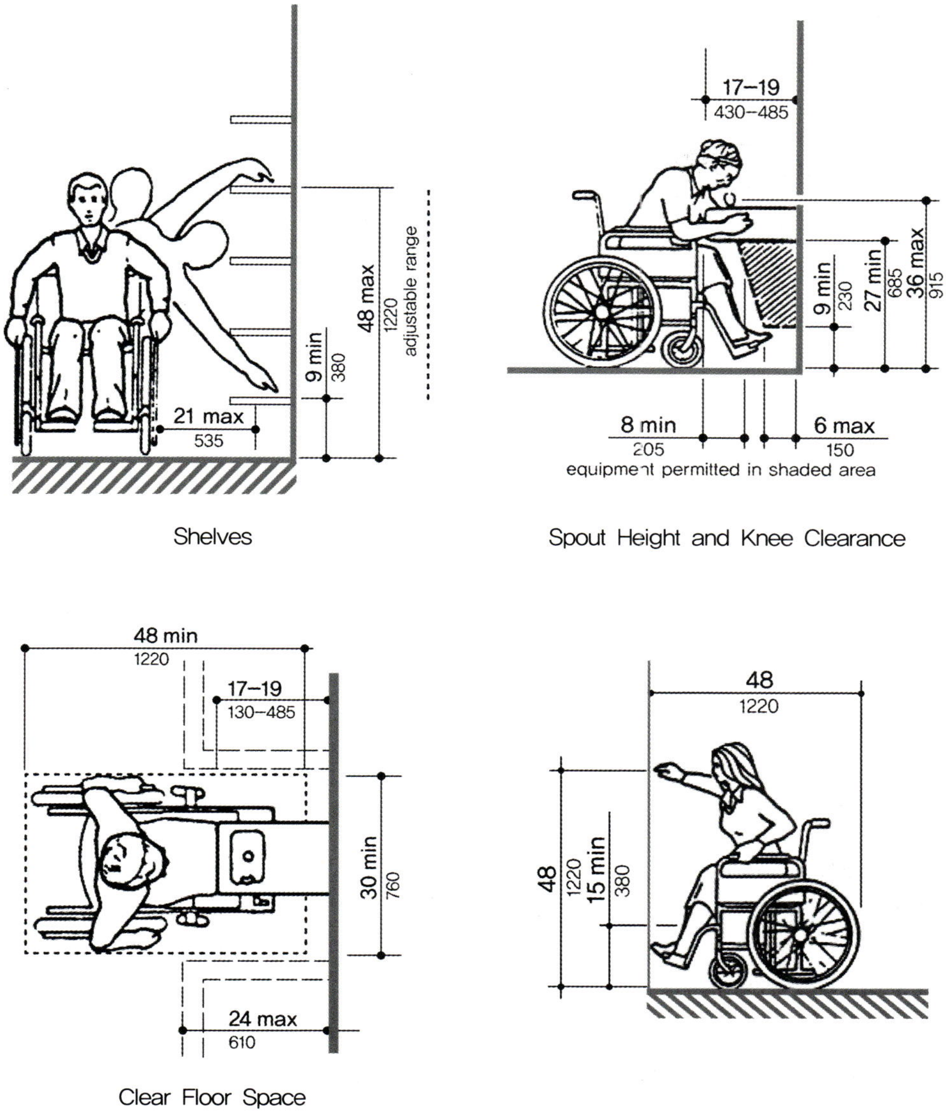

(6) 장애인 전용 주차장 크기(3300mm×5000mm)

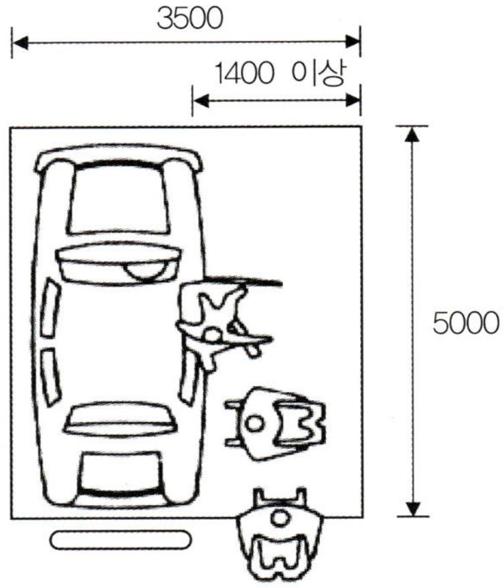

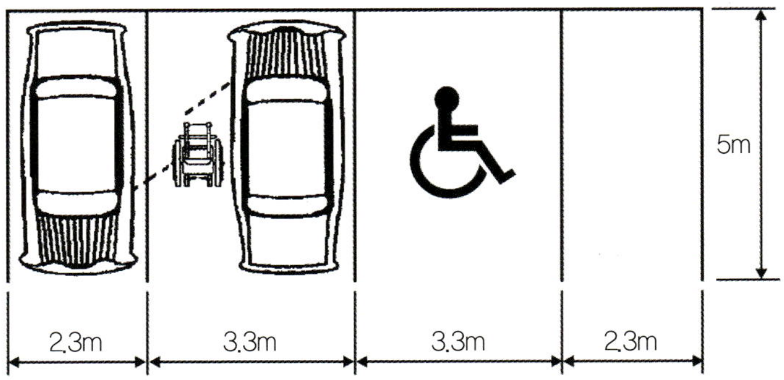

(7) 경사로

① 경사로의 기울기는 1/12 이하로 한다. 비가 오거나 노면이 얼었을 경우에는 미끄럽고 위험하여 통행에 지장을 줌으로 이를 대비하여 실제 도로에 설치하는 경사로의 기울기는 1/20 이하로 설치하는 것이 바람직하다. 단, 다음의 요건을 모두 충족하는 경우에는 경사로의 기울기를 8분의 1까지 완화할 수 있다.

㉠ 신축이 아닌 기존시설에 설치되는 경사로일 것

㉡ 높이가 1미터 이하인 경사로로서 시설의 구조 등의 이유로 기울기를 12분의 1

이하로 설치하기가 어려울 것

㉢ 시설관리자 등으로부터 상시보조서비스가 제공될 것

② 경사로의 유효 폭은 1.2m 이상으로 한다.

③ 건축물의 주 출입구에 설치하는 경사로는 유효 폭이 1.35m 이상이어야 한다.

④ 경사로의 시작과 끝, 굴절부분에는 1.5미터×1.5미터 이상의 활동공간을 확보하여야 한다.

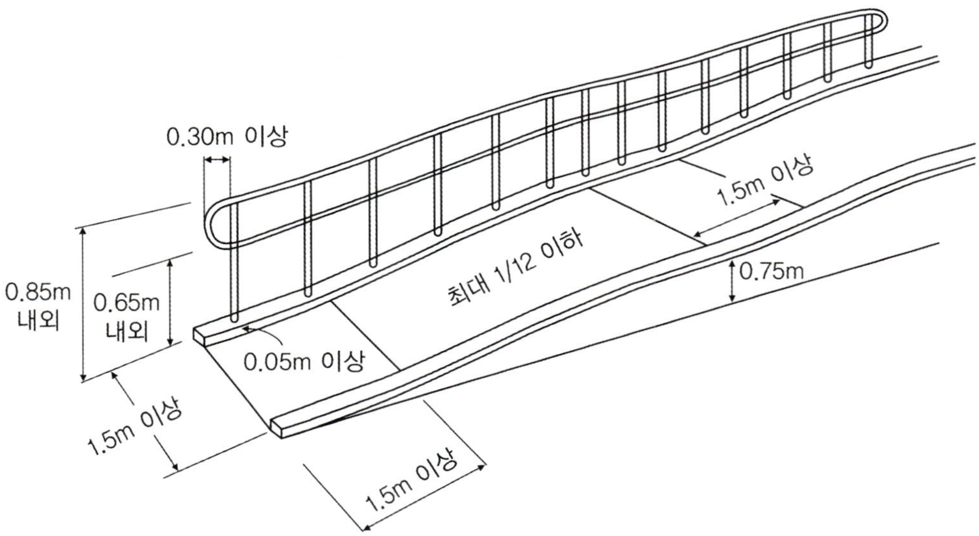

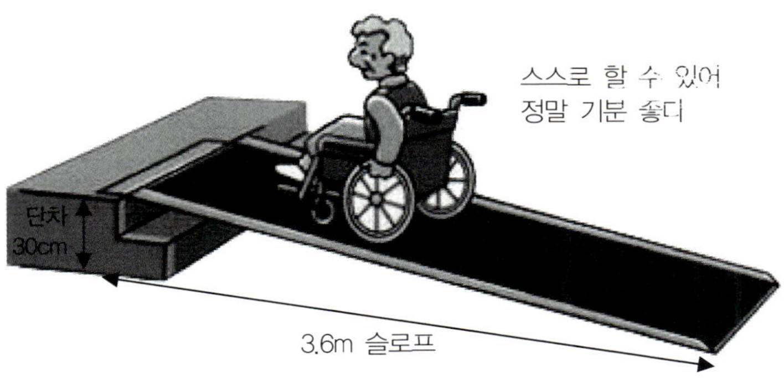

(8) 편의시설 관련 법령

[별표 1] 〈개정 2011. 9. 2〉

편의시설의 구조・재질등에 관한 세부기준(제2조제1항 관련)

1. 장애인등의 통행이 가능한 접근로

가. 유효폭 및 활동공간

(1) 휠체어사용자가 통행할 수 있도록 접근로의 유효폭은 1.2미터 이상으로 하여야 한다.

(2) 휠체어사용자가 다른 휠체어 또는 유모차 등과 교행할 수 있도록 50미터마다 1.5미터×1.5미터 이상의 교행구역을 설치할 수 있다.

(3) 경사진 접근로가 연속될 경우에는 휠체어사용자가 휴식할 수 있도록 30미터마다 1.5미터×1.5미터 이상의 수평면으로 된 참을 설치할 수 있다.

나. 기울기 등

(1) 접근로의 기울기는 18분의 1 이하로 하여야 한다. 다만, 지형상 곤란한 경우에는 12분의 1까지 완화할 수 있다.

(2) 대지 내를 연결하는 주접근로에 단차가 있을 경우 그 높이 차이는 2센티미터 이하로 하여야 한다.

다. 경계

(1) 접근로와 차도의 경계부분에는 연석・울타리 기타 차도와 분리할 수 있는 공작물을 설치하여야 한다. 다만, 차도와 구별하기 위한 공작물을 설치하기 곤란한 경우에는 시각장애인이 감지할 수 있도록 바닥재의 질감을 달리하여야 한다.

(2) 연석의 높이는 6센티미터 이상 15센티미터 이하로 할 수 있으며, 색상은 접근로의 바닥재색상과 달리 설치할 수 있다.

라. 재질과 마감

(1) 접근로의 바닥표면은 장애인 등이 넘어지지 아니하도록 잘 미끄러지지 아니하는 재질로 평탄하게 마감하여야 한다.

(2) 블록 등으로 접근로를 포장하는 경우에는 이음새의 틈이 벌어지지 아니하도록 하고, 면이 평탄하게 시공하여야 한다.

(3) 장애인 등이 빠질 위험이 있는 곳에는 덮개를 설치하되, 그 표면은 접근로와 동일한 높이가 되도록 하고 덮개에 격자구멍 또는 틈새가 있는 경우에는 그 간격이 2센티미터 이하가 되도록 하여야 한다.

마. 보행장애물

(1) 접근로에 가로등・전주・간판 등을 설치하는 경우에는 장애인 등의 통행에 지장을 주지 아니하도록 설치하여야 한다.

(2) 가로수는 지면에서 2.1미터까지 가지치기를 하여야 한다.

2. 장애인전용주차구역

가. 설치장소

(1) 건축물의 부설주차장과 영 별표 1 제2호하목(1)의 주차장의 경우 장애인전용주차구역은 장애인 등의 출입이 가능한 건축물의 출입구 또는 장애인용 승강설비와 가장 가까운 장소에 설치하여야 한다.

(2) 장애인전용주차구역에서 건축물의 출입구 또는 장애인용 승강설비에 이르는 통로는 장애인이 통행할 수 있도록 가급적 높이차이를 없애고, 그 유효폭은 1.2미터 이상으로 하여야 한다.

나. 주차공간

(1) 장애인전용주차구역의 크기는 주차대수 1대에 대하여 폭 3.3미터 이상, 길이 5미터 이상으로 하여야 한다. 다만, 평행주차형식인 경우에는 주차대수 1대에 대하여 폭 2미터 이상, 길이 6미터 이상으로 하여야 한다.

(2) 주차공간의 바닥면은 장애인 등의 승하차에 지장을 주는 높이차이가 없어야 하며, 기울기는 50분의 1 이하로 할 수 있다.

(3) 주차공간의 바닥표면은 미끄러지지 아니하는 재질로 평탄하게 마감하여야 한다.

다. 유도 및 표시

(1) 장애인전용주차구역의 바닥면에는 아래의 그림과 같이 장애인전용표시를 하여야 하며, 주차구역선 또는 바닥면은 운전자가 식별하기 쉬운 색상으로 표시하여야 한다.

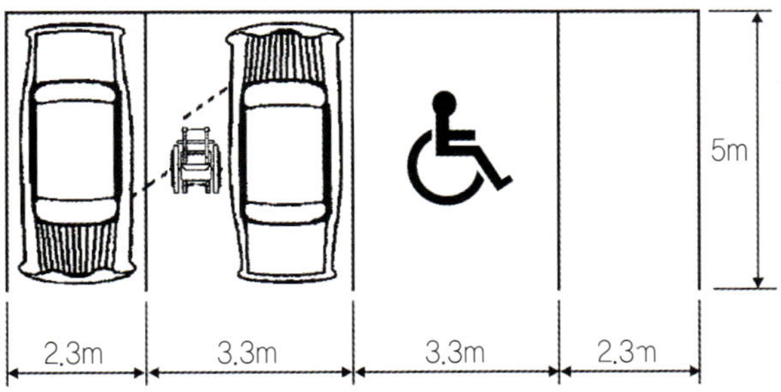

(2) 장애인전용주차구역 안내표지를 주차장 안의 식별하기 쉬운 장소에 부착하거나 설치하여야 한다. 이 경우 안내표지의 규격과 안내표지에 기재될 내용은 다음과 같다.

(가) 장애인전용주차구역 안내표지의 규격은 가로 0.7미터, 세로 0.6미터로 하고, 지면에서 표지판까지의 높이는 1.5미터로 한다.

(나) 안내표지에 기재될 내용은 다음과 같다.

장애인전용주차구역

○ 장애인자동차표지가 부착된 자동차에 보행상장애가 있는 자가 탑승한 경우에만 주차할 수 있습니다.

○ 이를 위반한 자에 대하여는 10만원 이하의 과태료를 부과합니다.

○ 위반사항을 발견하신 분은 신고전화번호 ○○○ – ○○○○로 신고해주시기 바랍니다.

3. 높이차이가 제거된 건축물 출입구

가. 턱낮추기

건축물의 주출입구와 통로의 높이차이는 2센티미터 이하가 되도록 설치하여야 한다.

나. 휠체어리프트 또는 경사로 설치

휠체어리프트 및 경사로에 관한 세부기준은 제11호 및 제12호의 휠체어리프트 및 경사로에 관한 규정을 각각 적용한다.

4. 장애인 등의 출입이 가능한 출입구(문)

가. 유효폭 및 활동공간

(1) 출입구(문)는 아래의 그림과 같이 그 통과유효폭을 0.8미터 이상으로 하여야 하며, 출입구(문)의 전면 유효거리는 1.2미터 이상으로 하여야 한다. 다만, 연속된 출입문의 경우 문의 개폐에 소요되는 공간은 유효거리에 포함하지 아니한다.

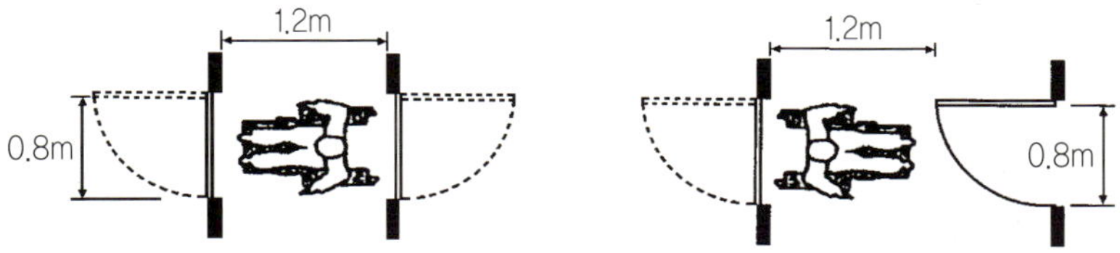

(2) 자동문이 아닌 경우에는 아래의 그림과 같이 출입문옆에 0.6미터 이상의 활동공간을 확보할 수 있다.

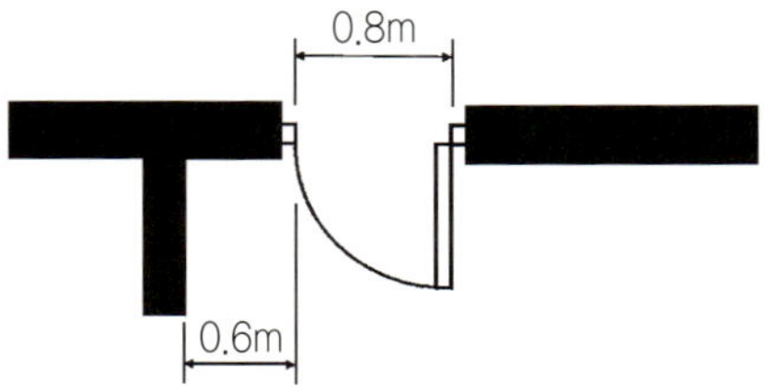

(3) 출입구의 바닥면에는 문턱이나 높이차이를 두어서는 아니된다.

나. 문의 형태

(1) 출입문은 회전문을 제외한 다른 형태의 문을 설치하여야 한다.

(2) 미닫이문은 가벼운 재질로 하며, 턱이 있는 문지방이나 홈을 설치하여서는 아니된다.

(3) 여닫이문에 도어체크를 설치하는 경우에는 문이 닫히는 시간이 3초 이상 충분하게 확보되도록 하여야 한다.

(4) 자동문은 휠체어사용자의 통행을 고려하여 문의 개방시간이 충분하게 확보되도록 설치하여야 하며, 개폐기의 작동장치는 가급적 감지범위를 넓게 하여야 한다.

다. 손잡이 및 점자표지판

(1) 출입문의 손잡이는 중앙지점이 바닥면으로부터 0.8미터와 0.9미터사이에 위치하도록 설치하여야 하며, 그 형태는 레버형이나 수평 또는 수직막대형으로 할 수 있다.

(2) 건축물안의 공중의 이용을 주목적으로 하는 사무실 등의 출입문옆 벽면의 1.5미터 높이에는 방이름을 표기한 점자표지판을 부착하여야 한다.

라. 기타 설비

(1) 건축물 주출입구의 0.3미터 전면에는 점형블록을 설치하거나 시각장애인이 감지할 수 있도록 바닥재의 질감 등을 달리하여야 한다.

(2) 건축물의 주출입문이 자동문인 경우에는 문이 자동으로 작동되지 아니할 경우에 대비하여 시설관리자 등을 호출할 수 있는 벨을 자동문옆에 설치할 수 있다.

5. 장애인 등의 통행이 가능한 복도 및 통로

가. 유효폭

복도의 유효폭은 1.2미터 이상으로 하되, 복도의 양옆에 거실이 있는 경우에는 1.5미터 이상으로 할 수 있다.

나. 바닥

(1) 복도의 바닥면에는 높이차이를 두어서는 아니된다. 다만, 부득이한 사정으로 높이차이를 두는 경우에는 경사로를 설치하여야 한다.

(2) 바닥표면은 미끄러지지 아니하는 재질로 평탄하게 마감하여야 하며, 넘어졌을 경우 가급적 충격이 적은 재료를 사용하여야 한다.

다. 손잡이

(1) 장애인전용시설의 복도측면에는 손잡이를 연속하여 설치하여야 한다. 다만, 방화문 등의 설치로 손잡이를 연속하여 설치할 수 없는 경우에는 방화문 등의 설치에 소요되는 부분에 한하여 손잡이를 설치하지 아니할 수 있다.

(2) 손잡이의 높이는 아래의 그림과 같이 바닥면으로부터 0.8미터 이상 0.9미터 이하로 하여야 하며, 2중으로 설치하는 경우에는 윗쪽 손잡이는 0.85미터 내외, 아랫쪽 손잡이는 0.65미터 내외로 하여야 한다.

(3) 손잡이의 지름은 아래의 그림과 같이 3.2센티미터 이상 3.8센티미터 이하로 하여야 한다.

(4) 손잡이를 벽에 설치하는 경우 벽과 손잡이의 간격은 5센티미터 내외로 하여야 한다.

(5) 손잡이의 양끝부분 및 굴절부분에는 점자표지판을 부착하여야 한다.

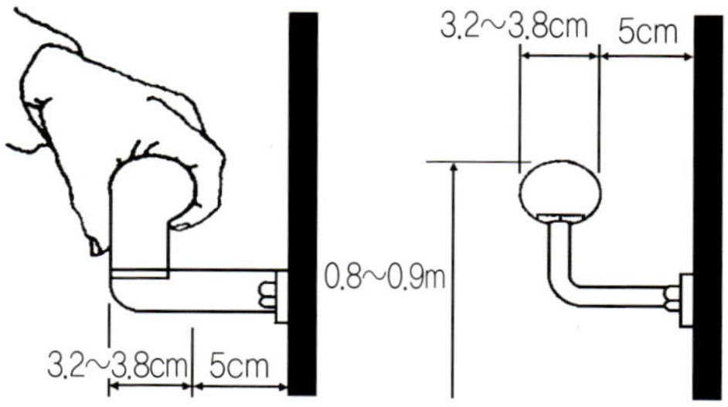

라. 보행장애물

(1) 통로의 바닥면으로부터 높이 0.6미터에서 2.1미터 이내의 벽면으로부터 돌출된 물체의 돌출폭은 0.1미터 이하로 할 수 있다.

(2) 통로의 바닥면으로부터 높이 0.6미터에서 2.1미터 이내의 독립기둥이나 받침대에 부착된 설치물의 돌출폭은 0.3미터 이하로 할 수 있다.

(3) 통로상부는 바닥면으로부터 2.1미터 이상의 유효높이를 확보하여야 한다. 다만, 유효높이 2.1미터 이내에 장애물이 있는 경우에는 바닥면으로부터 높이 0.6미터 이하에 접근방지용난간 또는 보호벽을 설치하여야 한다.

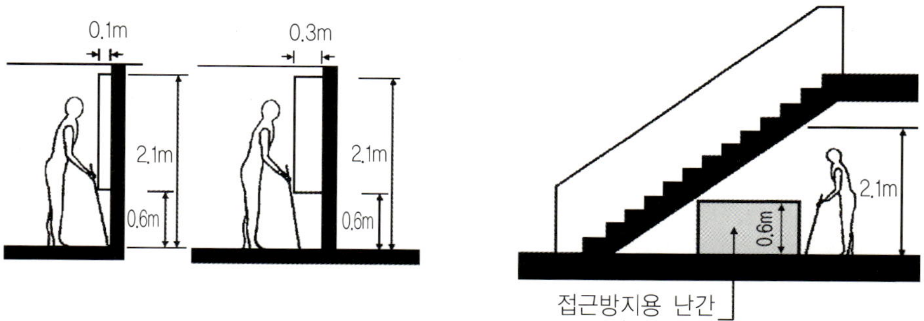

마. 안전성 확보

(1) 휠체어사용자의 안전을 위하여 복도의 벽면에는 바닥면으로부터 0.15미터에서 0.35미터까지 킥플레이트를 설치할 수 있다.

(2) 복도의 모서리 부분은 둥글게 마감할 수 있다.

6. 장애인용 승강기

가. 설치장소 및 활동공간

(1) 장애인용 승강기는 장애인 등의 접근이 가능한 통로에 연결하여 설치하되, 가급적 건축물 출입구와 가까운 위치에 설치하여야 한다.

(2) 승강기의 전면에는 1.4미터×1.4미터 이상의 활동공간을 확보하여야 한다.

(3) 승강장바닥과 승강기바닥의 틈은 3센티미터 이하로 하여야 한다.

나. 크기

(1) 승강기내부의 유효바닥면적은 폭 1.1미터 이상, 깊이 1.35미터 이상으로 하여야 한다. 다만, 신축하는 건물의 경우에는 폭을 1.6미터 이상으로 하여야 한다.

(2) 출입문의 통과유효폭은 0.8미터 이상으로 하되, 신축한 건물의 경우에는 출입문의 통과유효폭을 0.9미터 이상으로 할 수 있다.

다. 이용자 조작설비

(1) 호출버튼・조작반・통화장치 등 승강기의 안팎에 설치되는 모든 스위치의 높이는 바닥면으로부터 0.8미터 이상 1.2미터 이하로 설치하여야 한다. 다만, 스위치는 수가 많아 1.2미터 이내에 설치하는 것이 곤란한 경우에는 1.4미터 이하까지 완화할 수 있다.

(2) 승강기내부의 휠체어사용자용 조작반은 진입방향 우측면에 가로형으로 설치하고, 그 높이는 바닥면으로부터 0.85미터 내외로 하여야 한다. 다만, 승강기의 유효바닥면적이 1.4미터×1.4미터 이상인 경우에는 진입방향 좌측면에 설치할 수 있다.

(3) 조작설비의 형태는 버튼식으로 하되, 시각장애인 등이 감지할 수 있도록 층수 등을 점자로 표시하여야 한다.

(4) 조작반・통화장치 등에는 점자표지판을 부착하여야 한다.

라. 기타 설비

(1) 승강기의 내부에는 수평손잡이를 바닥에서 0.8미터 이상 0.9미터 이하의 위치에 연속하여 설치하거나, 수평손잡이 사이에 3센티미터 이내의 간격을 두고 측면과 후면에 각각 설치하되, 손잡이에 관한 세부기준은 제7호의 복도의 손잡이에 관한 규정을 적용한다.

(2) 승강기 내부의 후면에는 내부에서 휠체어가 180도 회전이 불가능할 경우에는 휠체어가 후진하여 문의 개폐여부를 확인하거나 내릴 수 있도록 승강기 후면의 0.6미터 이상의 높이에 견고한 재질의 거울을 설치하여야 한다.

(3) 각 층의 승강장에는 승강기의 도착여부를 표시하는 점멸등 및 음향신호장치를 설치하여야 하며, 승강기의 내부에는 도착층 및 운행상황을 표시하는 점멸등 및 음성신호장치를 설치하여야 한다.

(4) 광감지식개폐장치를 설치하는 경우에는 바닥면으로부터 0.3미터에서 1.4미터 이내의 물체를 감지할 수 있도록 하여야 한다.

(5) 사람이나 물체가 승강기문의 중간에 끼었을 경우 문의 작동이 자동적으로 멈추고 다시 열리는 되열림장치를 설치하여야 한다.

(6) 각 층의 장애인용 승강기의 호출버튼의 0.3미터 전면에는 점형블록을 설치하거나 시각장애인이 감지할 수 있도록 바닥재의 질감 등을 달리하여야 한다.

(7) 승강기내부의 상황을 외부에서 알 수 있도록 승강기전면의 일부에 유리를 사용할 수 있다.

(8) 승강기 내부의 층수 선택버튼을 누르면 점멸등이 켜짐과 동시에 음성으로 선택된 층수를 안내해주어야 한다. 또한, 층수선택버튼이 토글방식인 경우에는 처음 눌렀을 때에는 점멸등이 켜지면서 선택한 층수에 대한 음성안내가, 두 번째 눌렀을 때에는 점멸등이 꺼

지면서 취소라는 음성안내가 나오도록 하여야 한다.
(9) 층별로 출입구가 다른 경우에는 반드시 음성으로 출입구의 방향을 알려주어야 한다.
(10) 출입구, 승강대, 조작기의 조도는 저시력인 등 장애인의 안전을 위하여 최소 150LX 이상으로 하여야 한다.

7. 장애인용 에스컬레이터

가. 유효폭 및 속도

(1) 장애인용 에스컬레이터의 유효폭은 0.8미터 이상으로 하여야 한다.
(2) 속도는 분당 30미터 이내로 하여야 한다.

나. 디딤판

(1) 휠체어사용자가 승·하강할 수 있도록 에스컬레이터의 디딤판은 3매 이상 수평상태로 이용할 수 있게 하여야 한다.
(2) 디딤판 시작과 끝부분의 바닥판은 얇게 할 수 있다.

다. 손잡이

(1) 에스컬레이터의 양측면에는 디딤판과 같은 속도로 움직이는 이동손잡이를 설치하여야 한다.
(2) 에스컬레이터의 양끝부분에는 수평이동손잡이를 1.2미터 이상 설치하여야 한다.
(3) 수평이동손잡이 전면에는 1미터 이상의 수평고정손잡이를 설치할 수 있으며, 수평고정손잡이에는 층수·위치 등을 나타내는 점자표지판을 부착하여야 한다.

8. 휠체어리프트

가. 일반사항

(1) 계단 상부 및 하부 각 1개소에 탑승자 스스로 휠체어리프트를 사용할 수 있는 설비를 1.4미터×1.4미터 이상의 승강장을 갖추어야 한다.
(2) 승강장에는 휠체어리프트사용자의 이용편의를 위하여 시설관리자 등을 호출할 수 있는 벨을 설치하고, 작동설명서를 부착하여야 한다.
(3) 운행중 돌발상태가 발생하는 경우 비상정지시킬 수 있고, 과속을 제한할 수 있는 장치를 설치하여야 한다.

나. 경사형 휠체어리프트

(1) 경사형 휠체어리프트는 휠체어받침판의 유효면적을 폭 0.76미터 이상, 길이 1.05미터 이상으로 하여야 하며, 휠체어사용자가 탑승가능한 구조로 하여야 한다.
(2) 운행중 휠체어가 구르거나 장애물과 접촉하는 경우 자동정지가 가능하도록 감지장치를 설치하여야 하며, 안전판이 열린 상태로 운행되지 아니하도록 내부잠금장치를 갖추어야 한다.
(3) 휠체어리프트를 사용하지 아니할 때에는 지정장소에 접어서 보관할 수 있도록 하되, 벽면으로부터 0.6미터 이상 돌출되지 아니하도록 하여야 한다.

다. 수직형 휠체어리프트

수직형 휠체어리프트는 내부의 유효바닥면적을 폭 0.9미터 이상, 깊이 1.2미터 이상으로 하여야 한다.

9. 경사로

가. 유효폭 및 활동공간

(1) 경사로의 유효폭은 1.2미터 이상으로 하여야 한다. 다만, 건축물을 증축·개축·재축·이전·대수선 또는 용도변경하는 경우로서 1.2미터 이상의 유효폭을 확보하기 곤란한 때에는 0.9미터까지 완화할 수 있다.

(2) 바닥면으로부터 높이 0.75미터 이내마다 휴식을 할 수 있도록 수평면으로된 참을 설치하여야 한다.

(3) 경사로의 시작과 끝, 굴절부분 및 참에는 1.5미터×1.5미터 이상의 활동공간을 확보하여야 한다. 다만, 경사로가 직선인 경우에 참의 활동공간의 폭은 (1)에 따른 경사로의 유효폭과 같게 할 수 있다.

나. 기울기

(1) 경사로의 기울기는 12분의 1 이하로 하여야 한다.

(2) 다음의 요건을 모두 충족하는 경우에는 경사로의 기울기를 8분의 1까지 완화할 수 있다.

(가) 신축이 아닌 기존시설에 설치되는 경사로일 것

(나) 높이가 1미터 이하인 경사로로서 시설의 구조 등의 이유로 기울기를 12분의 1 이하로 설치하기가 어려울 것

(다) 시설관리자 등으로부터 상시보조서비스가 제공될 것

다. 손잡이

(1) 경사로의 길이가 1.8미터 이상이거나 높이가 0.15미터 이상인 경우에는 양측면에 손잡이를 연속하여 설치하여야 한다.

(2) 손잡이를 설치하는 경우에는 경사로의 시작과 끝부분에 수평손잡이를 0.3미터 이상 연장하여 설치하여야 한다.

(3) 손잡이에 관한 기타 세부기준은 제7호의 복도의 손잡이에 관한 규정을 적용한다.

라. 재질과 마감

(1) 경사로의 바닥표면은 잘 미끄러지지 아니하는 재질로 평탄하게 마감하여야 한다.

(2) 양측면에는 휠체어의 바퀴가 경사로 밖으로 미끄러져 나가지 아니하도록 5센티미터 이상의 추락방지턱 또는 측벽을 설치할 수 있다.

(3) 휠체어의 벽면충돌에 따른 충격을 완화하기 위하여 벽에 매트를 부착할 수 있다.

마. 기타 시설

건물과 연결된 경사로를 외부에 설치하는 경우 햇볕, 눈, 비 등을 가릴 수 있도록 지붕과 차양을 설치할 수 있다.

10. 장애인등의 이용이 가능한 화장실

가. 일반사항

(1) 설치장소

(가) 장애인등의 이용이 가능한 화장실은 장애인 등의 접근이 가능한 통로에 연결하여 설치하여야 한다.

(나) 장애인용 변기와 세면대는 출입구(문)와 가까운 위치에 설치하여야 한다.

(2) 재질과 마감

(가) 화장실의 바닥면에는 높이차이를 두어서는 아니되며, 바닥표면은 물에 젖어도 미끄러지지 아니하는 재질로 마감하여야 한다.

(나) 화장실(장애인용 변기・세면대가 설치된 화장실이 일반 화장실과 별도로 설치된 경우에는 일반 화장실을 말한다)의 0.3미터 전면에는 점형블록을 설치하거나 시각장애인이 감지할 수 있도록 바닥재의 질감 등을 달리하여야 한다.

(3) 기타 설비

(가) 화장실(장애인용 변기・세면대가 설치된 화장실이 일반 화장실과 별도로 설치된 경우에는 일반 화장실을 말한다)의 출입구(문)옆 벽면의 1.5미터 높이에는 남자용과 여자용을 구별할 수 있는 점자표지판을 부착하여야 한다.

(나) 세정장치・수도꼭지 등은 광감지식・누름버튼식・레버식 등 사용하기 쉬운 형태로 설치하여야 한다.

(다) 장애인복지시설은 시각장애인이 화장실(장애인용 변기・세면대가 설치된 화장실이 일반 화장실과 별도로 설치된 경우에는 일반 화장실을 말한다)의 위치를 쉽게 알 수 있도록 하기 위하여 안내표시와 함께 음성유도장치를 설치하여야 한다.

나. 대변기

(1) 활동공간

(가) 건물을 신축하는 경우에는 대변기의 유효바닥면적이 폭 1.4미터 이상, 깊이 1.8미터 이상이 되도록 설치하여야 하며, 대변기의 좌측 또는 우측에는 휠체어의 측면접근을 위하여 유효폭 0.75미터 이상의 활동공간을 확보하여야 한다. 이 경우 대변기의 전면에는 휠체어가 회전할 수 있도록 1.4미터×1.4미터 이상의 활동공간을 확보할 수 있다.

(나) 신축이 아닌 기존시설에 설치하는 경우로서 시설의 구조 등의 이유로 (가)의 기준에 따라 설치하기가 어려운 경우에 한하여 유효바닥면적이 폭 1.0미터 이상, 깊이 1.8미터 이상이 되도록 설치하여야 한다.

(다) 출입문의 통과유효폭은 0.8미터 이상으로 하여야 한다.

(라) 출입문의 형태는 미닫이문 또는 접이문으로 할 수 있으며, 여닫이문을 설치하는 경우에는 바깥쪽으로 개폐되도록 하여야 한다. 다만, 휠체어사용자를 위하여 충분한 활동공간을 확보한 경우에는 안쪽으로 개폐되도록 할 수 있다.

(2) 구조

(가) 대변기는 양변기형태로 하되, 바닥부착형으로 하는 경우에는 변기 전면의 트랩부분에 휠체어의 발판이 닿지 아니하는 형태로 하여야 한다.

(나) 대변기의 좌대의 높이는 바닥면으로부터 0.4미터 이상 0.45미터 이하로 하여야 한다.

(3) 손잡이

(가) 대변기의 양옆에는 아래의 그림과 같이 수평 및 수직손잡이를 설치하되, 수평손잡이는 양쪽에 모두 설치하여야 하며, 수직손잡이는 한쪽에만 설치할 수 있다.

(나) 수평손잡이는 바닥면으로부터 0.6미터 이상 0.7미터 이하의 높이에 설치하되, 한쪽 손잡이는 변기중심에서 0.4미터 이내의 지점에 고정하여 설치하여야 하며, 다른쪽 손잡이는 0.6미터 내외의 길이로 회전식으로 설치하여야 한다. 이 경우 손잡이간의 간격은 0.7미터 내외로 할 수 있다.

(다) 수직손잡이의 길이는 0.9미터 이상으로 하되, 손잡이의 제일 아랫부분이 바닥면으로부터 0.6미터 내외의 높이에 오도록 벽에 고정하여 설치하여야 한다. 다만, 손잡이의 안전성 등 부득이한 사유로 벽에 설치하는 것이 곤란한 경우에는 바닥에 고정하여 설치하되, 손잡이의 아랫부분이 휠체어의 이동에 방해가 되지 아니하도록 하여야 한다.

(라) 장애인 등의 이용편의를 위하여 수평손잡이와 수직손잡이는 이를 연결하여 설치할 수 있다. 이 경우 (다)의 수직손잡이의 제일 아랫부분의 높이는 연결되는 수평손잡이의 높이로 한다.

(마) 화장실의 크기가 2미터×2미터 이상인 경우에는 천장에 부착된 사다리형태의 손잡이를 설치할 수 있다.

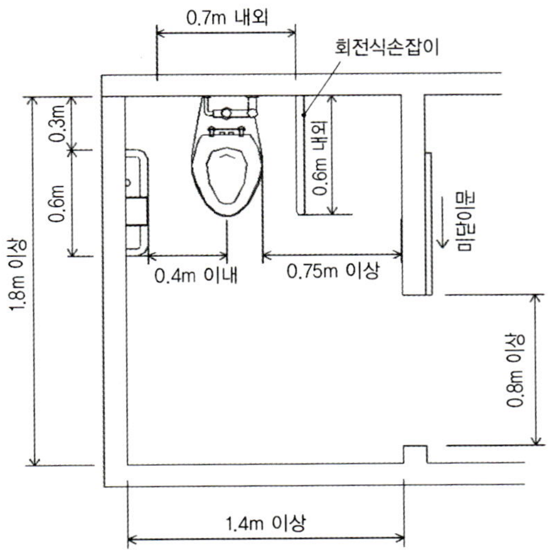

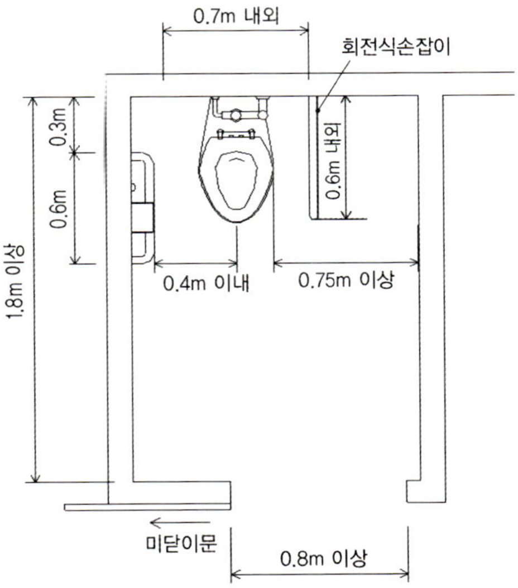

〈장애인등의 이용이 가능한 화장실(신축건물)〉

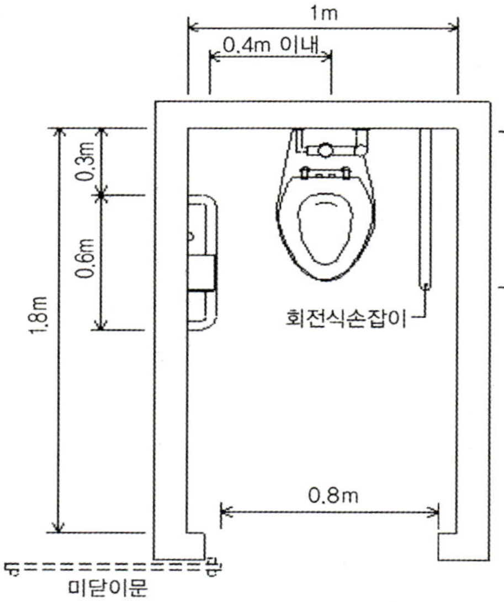

〈장애인등의 이용이 가능한 화장실
(신축이 아닌 기존시설)〉

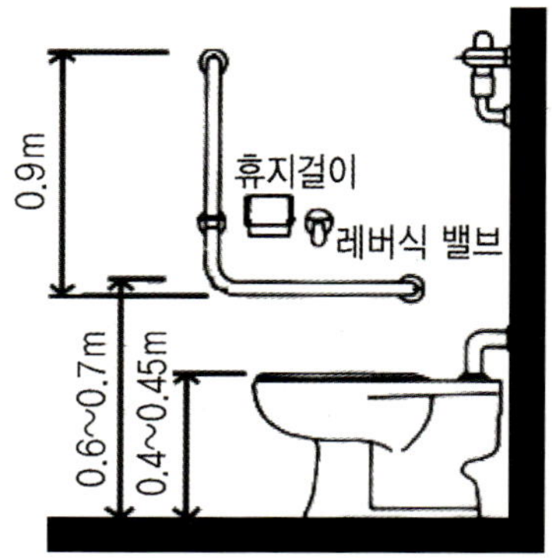

〈장애인등의 이용이 가능한 화장실〉

(4) 기타 설비

(가) 세정장치 · 휴지걸이 등은 대변기에 앉은 상태에서 이용할 수 있는 위치에 설치하여야 한다.

(나) 출입문에는 화장실사용여부를 시각적으로 알 수 있는 설비 및 잠금장치를 갖추어야 한다.

(다) 공공업무시설, 병원, 문화 및 집회시설, 장애인복지시설, 휴게소 등은 대변기 칸막이 내부에 세면기와 샤워기를 설치할 수 있다. 이 경우 세면기는 변기의 앞쪽에 최소 규모로 설치하여 대변기 칸막이 내부에서 휠체어가 회전하는데 불편이 없도록 하여야 하며, 세면기에 연결된 샤워기를 설치하되 바닥으로부터 0.8미터에서 1.2미터 높이에 설치하여야 한다.

다. 소변기

(1) 구조

소변기는 바닥부착형으로 할 수 있다.

(2) 손잡이

(가) 소변기의 양옆에는 아래의 그림과 같이 수평 및 수직손잡이를 설치하여야 한다.

(나) 수평손잡이의 높이는 바닥면으로부터 0.8미터 이상 0.9미터 이하, 길이는 벽면으로부터 0.55미터 내외, 좌우 손잡이의 간격은 0.6미터 내외로 하여야 한다.

(다) 수직손잡이의 높이는 바닥면으로부터 1.1미터 이상 1.2미터 이하, 돌출폭은 벽면으로부터 0.25미터 내외로 하여야 하며, 하단부가 휠체어의 이동에 방해가 되지 아니하도록 하여야 한다.

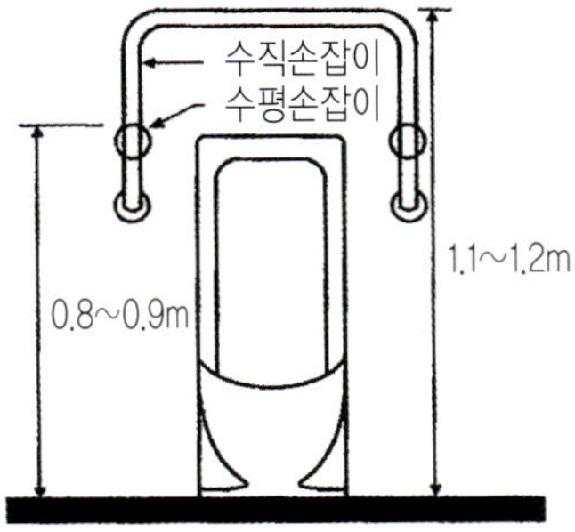

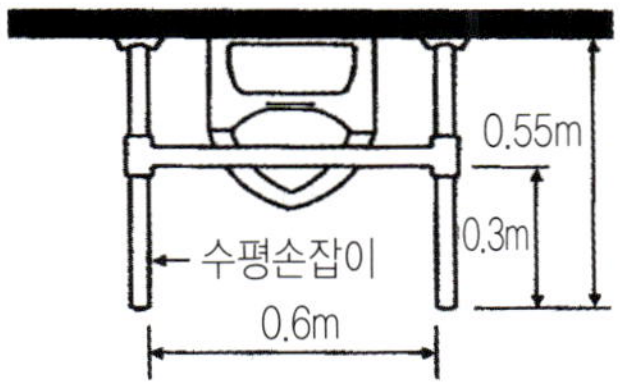

라. 세면대

(1) 구조

(가) 휠체어사용자용 세면대의 상단높이는 바닥면으로부터 0.85미터, 하단 높이는 0.65미터 이상으로 하여야 한다.

(나) 세면대의 하부는 무릎 및 휠체어의 발판이 들어갈 수 있도록 하여야 한다.

(2) 손잡이 및 기타 설비

(가) 목발사용자 등 보행곤란자를 위하여 세면대의 양옆에는 수평손잡이를 설치할 수 있다.

(나) 수도꼭지는 냉・온수의 구분을 점자로 표시하여야 한다.

(다) 휠체어사용자용 세면대의 거울은 아래의 그림과 같이 세로길이 0.65미터 이상, 하단 높이는 바닥면으로부터 0.9미터 내외로 설치할 수 있으며, 거울상단부분은 15도 정도 앞으로 경사지게 하거나 전면거울을 설치할 수 있다.

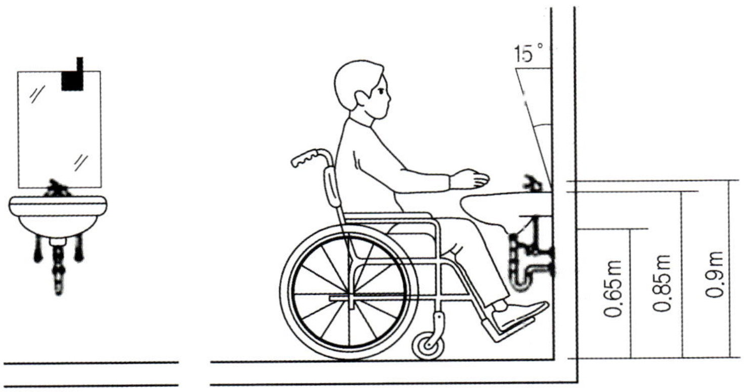

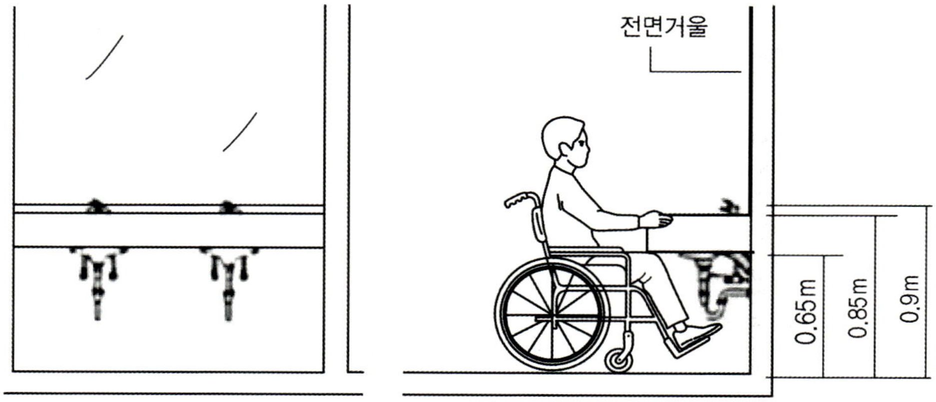

11. 장애인 등의 이용이 가능한 욕실

가. 설치장소

욕실은 장애인 등의 접근이 가능한 통로에 연결하여 설치하여야 한다.

나. 구조

(1) 출입문의 형태는 미닫이문 또는 접이문으로 할 수 있다.

(2) 욕조의 전면에는 휠체어를 탄 채 접근이 가능한 활동공간을 확보하여야 한다.

(3) 욕조의 높이는 바닥면으로부터 0.4미터 이상 0.45미터 이하로 하여야 한다.

다. 바닥

(1) 욕실의 바닥면높이는 탈의실의 바닥면과 동일하게 할 수 있다.

(2) 바닥면의 기울기는 30분의 1 이하로 하여야 한다.

(3) 욕실 및 욕조의 바닥표면은 물에 젖어도 미끄러지지 아니하는 재질로 마감하여야 한다.

라. 손잡이

욕조주위에는 수평 및 수직손잡이를 설치할 수 있다.

마. 기타 설비

(1) 수도꼭지는 광감지식·누름버튼식·레버식 등 사용하기 쉬운 형태로 설치하여야 하며, 냉·온수의 구분은 점자로 표시할 수 있다.

(2) 샤워기는 앉은 채 손이 도달할 수 있는 위치에 레버식 등 사용하기 쉬운 형태로 설치하여야 한다.

(3) 욕조에는 휠체어에서 옮겨 앉을 수 있는 좌대를 욕조와 동일한 높이로 설치할 수 있다.

(4) 욕실내에서의 비상사태에 대비하여 욕조로부터 손이 쉽게 닿는 위치에 비상용 벨을 설치하여야 한다.

12. 장애인 등의 이용이 가능한 샤워실 및 탈의실

가. 설치장소

샤워실 및 탈의실은 장애인 등의 접근이 가능한 통로에 연결하여 설치하여야 한다.

나. 구조

(1) 출입문의 형태는 미닫이문 또는 접이문으로 할 수 있다.

(2) 샤워실(샤워부스를 포함한다)의 유효바닥면적은 0.9미터×0.9미터 또는 0.75미터×1.3미터 이상으로 하여야 한다.

다. 바닥

(1) 샤워실의 바닥면의 기울기는 30분의 1 이하로 하여야 한다.

(2) 샤워실의 바닥표면은 물에 젖어도 미끄러지지 아니하는 재질로 마감하여야 한다.

라. 손잡이

샤워실에는 장애인 등이 신체일부를 지지할 수 있도록 수평 또는 수직손잡이를 설치할 수 있다.

마. 기타 설비

(1) 수도꼭지는 광감지식·누름버튼식·레버식 등 사용하기 쉬운 형태로 설치하여야 하며, 냉·온수의 구분은 점자로 표시할 수 있다.

(2) 샤워기는 앉은 채 손이 도달할 수 있는 위치에 레버식 등 사용하기 쉬운 형태로 설치하여야 한다.

(3) 샤워실에는 아래의 그림과 같이 샤워용 접이식의자를 바닥면으로부터 0.4미터 이상 0.45미터 이하의 높이로 설치하여야 한다.

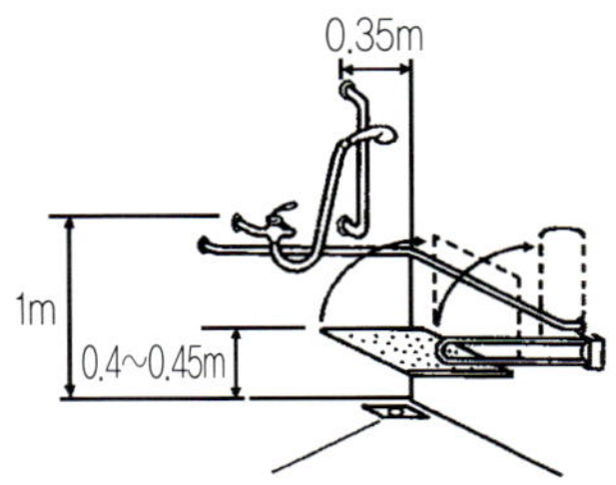

(4) 탈의실의 수납공간의 높이는 휠체어사용자가 이용할 수 있도록 바닥면으로부터 0.4미터 이상 1.2미터 이하로 설치하여야 하며, 그 하부는 무릎 및 휠체어의 발판이 들어갈 수 있도록 하여야 한다.

13. 장애인 등의 이용이 가능한 객실 또는 침실

가. 설치장소

장애인용 객실 또는 침실(이하 "객실등"이라 한다)은 식당·로비 등 공용공간에 접근하기 쉬운 곳에 설치하여야 하며, 승강기가 가동되지 아니할 때에도 접근이 가능하도록 주출입층에 설치할 수 있다.

나. 구조

(1) 휠체어사용자를 위한 객실등은 온돌방보다 침대방으로 할 수 있다.

(2) 객실등의 내부에는 휠체어가 회전할 수 있는 공간을 확보하여야 한다.

(3) 침대의 높이는 바닥면으로부터 0.4미터 이상 0.45미터 이하로 하여야 하며, 그 측면에는 1.2미터 이상의 활동공간을 확보하여야 한다.

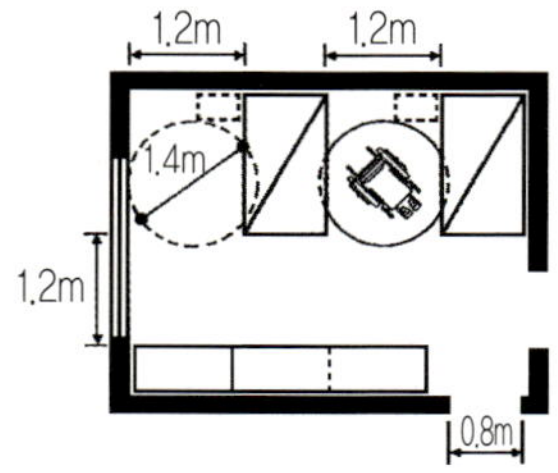

다. 바닥

(1) 객실등의 바닥면에는 높이차이를 두어서는 아니된다.

(2) 바닥표면은 미끄러지지 아니하는 재질로 평탄하게 마감하여야 한다.

라. 기타 설비

(1) 객실등의 출입문옆 벽면의 1.5미터 높이에는 방이름을 표기한 점자표지판을 부착하여야 한다.

(2) 객실등에 화장실 및 욕실을 설치하는 경우에는 제13호 및 제14호의 장애인등의 이용이 가능한 화장실의 가. 일반사항 중 (2)의 (가) · (3)의 (나), 나. 대변기 중 (1)내지 (3) · (4)의 (가), 라. 세면대 및 장애인 등의 이용이 가능한 욕실의 나. 내지 마.의 규정을 적용한다.

(3) 콘센트 · 스위치 · 수납선반 · 옷걸이 등의 높이는 바닥면으로부터 0.8미터 이상 1.2미터 이하로 설치하여야 한다.

(4) 객실등 · 화장실 및 욕실에는 초인종과 함께 청각장애인용 초인등을 설치하여야 한다.

(5) 객실등에는 건축물전체의 비상경보시스템과 연결된 청각장애인용 경보설비를 설치하여야 한다.

14. 장애인 등의 이용이 가능한 관람석 또는 열람석

가. 설치장소

휠체어사용자를 위한 관람석 또는 열람석은 출입구 및 피난통로에서 접근하기 쉬운 위치에 설치하여야 한다.

나. 관람석의 구조

(1) 휠체어사용자를 위한 관람석의 유효바닥면적은 1석당 폭 0.9미터 이상, 깊이 1.3미터 이상으로 하여야 한다.

(2) 휠체어사용자를 위한 관람석은 항상 비워 놓거나, 이동식 좌석을 사용하여 휠체어사용자를 위한 관람석을 마련하여야 한다.

(3) 난청자를 위하여 자기(磁氣)루프, FM송수신장치 등 집단보청장치를 설치할 수 있다.

다. 열람석의 구조

(1) 열람석상단까지의 높이는 바닥면으로부터 0.7미터 이상 0.9미터 이하로 하여야 한다.

(2) 열람석의 하부에는 무릎 및 휠체어의 발판이 들어갈 수 있도록 바닥면으로부터 높이 0.65미터 이상, 깊이 0.45미터 이상의 공간을 확보하여야 한다.

15. 장애인 등의 이용이 가능한 접수대 또는 작업대

가. 활동공간

접수대 또는 작업대의 전면에는 휠체어를 탄 채 접근이 가능한 활동공간을 확보하여야 한다.

나. 구조

(1) 접수대 또는 작업대상단까지의 높이는 아래의 그림과 같이 바닥면으로부터 0.7미터 이상 0.9미터 이하로 하여야 한다.

(2) 접수대 또는 작업대의 하부에는 무릎 및 휠체어의 발판이 들어갈 수 있도록 바닥면으로부터 높이 0.65미터 이상, 깊이 0.45미터 이상의 공간을 확보하여야 한다.

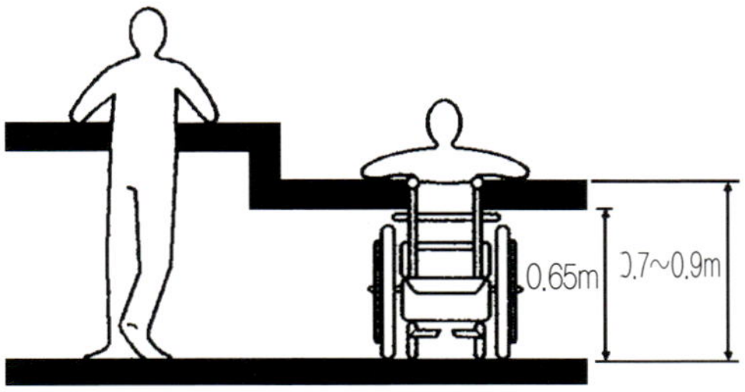

16. 장애인 등의 이용이 가능한 매표소 · 판매기 또는 음료대

가. 활동공간

매표소 · 판매기 또는 음료대의 전면에는 휠체어를 탄 채 접근이 가능한 활동공간을 확보하여야 한다.

나. 구조

(1) 매표소의 높이는 바닥면으로부터 0.7미터 이상 0.9미터 이하로 하여야 하며, 하부에는 무릎 및 휠체어의 발판이 들어갈 수 있도록 바닥면으로부터 0.65미터 이상, 깊이

0.45미터 이상의 공간을 확보하여야 한다.

(2) 자동판매기 또는 자동발매기의 동전투입구·조작버튼·상품출구의 높이는 0.4미터 이상 1.2미터 이하로 하여야 한다.

(3) 음료대의 분출구의 높이는 0.7미터 이상 0.8미터 이하로 하여야 한다.

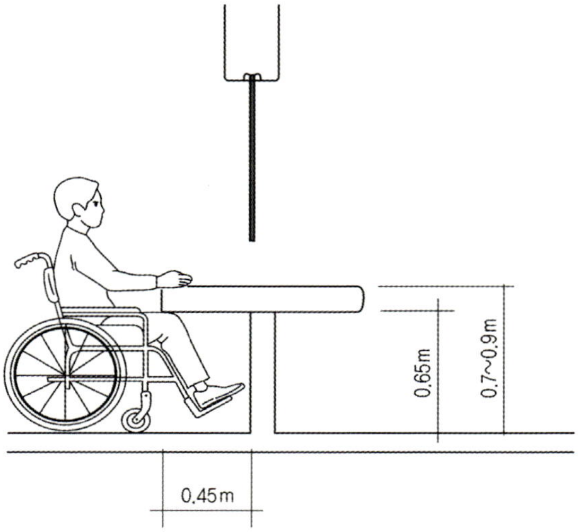

다. 기타 설비

(1) 자동판매기 및 자동발매기의 조작버튼에는 품목·금액·행선지 등을 점자로 표시하여야 한다.

(2) 음료대의 조작기는 광감지식·누름버튼식·레버식 등 사용하기 쉬운 형태로 설치하여야 한다.

(3) 매표소 또는 자동발매기의 0.3미터 전면에는 점형블록을 설치하거나 시각장애인이 감지할 수 있도록 바닥재의 질감등을 달리하여야 한다.

17. 장애인 등의 이용이 가능한 공중전화

가. 설치장소

공중전화는 장애인 등의 접근이 가능한 보도 또는 통로에 설치하여야 한다.

나. 구조

(1) 전화대의 하부에는 무릎 및 휠체어의 발판이 들어갈 수 있도록 바닥면으로부터 높이 0.65미터 이상, 깊이 0.25미터 이상의 공간을 확보하여야 한다.

(2) 전화부스를 설치하는 경우에는 보도 또는 통로와 높이차이를 두어서는 아니된다.

다. 이용자 조작설비

아래의 그림과 같이 동전 또는 전화카드투입구, 전화다이얼 및 누름버튼 등의 높이는 바닥면으로부터 0.9미터 이상 1.4미터 이하로 하여야 한다.

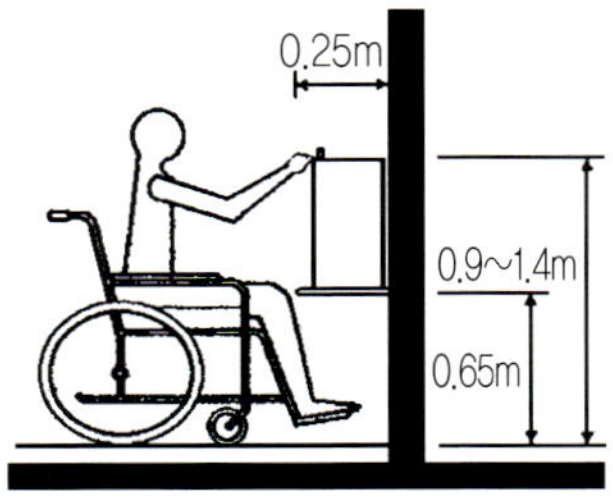

라. 기타 설비

지팡이 및 목발사용자가 몸을 지지할 수 있도록 전화부스의 양쪽에 손잡이를 설치하거나, 지팡이 및 목발을 세울 곳을 마련할 수 있다.

18. 장애인 등의 이용이 가능한 우체통

가. 설치장소

우체통은 장애인 등의 접근이 가능한 보도 또는 통로에 설치하여야 한다.

나. 구조

우체통투입구의 높이는 0.9미터 이상 1.2미터 이하로 하여야 한다.

비고 : 위의 편의시설의 구조·재질 등에 관한 세부기준의 항목 중 "· · 할 수 있다"로 규정된 사항은 장애인 등의 이용편의를 위한 권장사항임

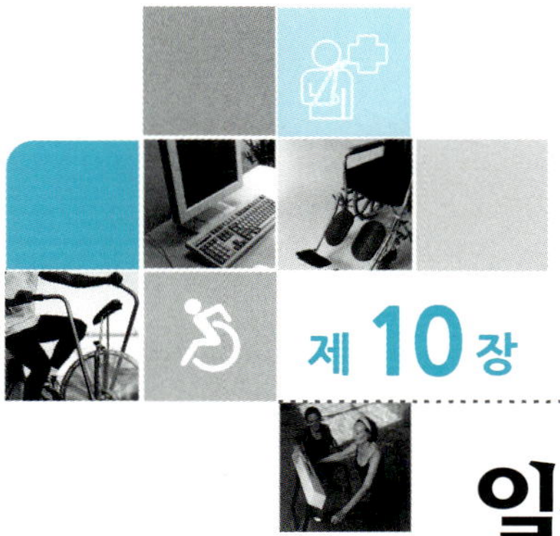

제 10 장

일상생활에서 사용되는 보조기

작업치료에서 적용되는 보조기들은 여러 가지가 있으며, 우선 용어의 정의에 대한 이해가 필요하다. 보장구(orthosis), 의지(prosthesis), 보조기(brace), 스플린트(splint) 등이 있으며 일반적으로 보조기라는 명칭을 많이 사용한다. 보조기는 기술이며 과학이다. 보조기를 제작하는 치료사는 제작에 있어서 창조성과 기능성을 고려해야 한다. 보조기 제작에 있어서 필요한 기초과학은 해부학, 조직학, 생리학, 관절과 조직의 생체역학, 병리학 그리고 치유에 관계되는 지식을 모두 갖추고 있어야 한다. 이러한 기초가 없다면 보조기를 제작하여 환자에게 착용해 준다 하더라도 염증이나 2차적인 손상을 일으킬 염려가 있기 때문이다. 그러므로 이 장에서는 작업치료사들이 주로 손 보조기를 제작하므로 손에 대한 해부학적 기초와 작업치료사들에 의해서 훈련되는 보조도구와 상지의수에 대하여 기술하고자 한다.

1. 용어의 이해

1) 보조기(brace)

보조기(brace)란 정상적인 자세로 몸의 각 부분을 보호하고, 정렬하거나 잡아주기 위해 사용되는 도구나 장치이다.

2) 스플린트(splint)

스플린트(splint)란 고정해야 하거나 움직일 수 있는 부분에 사용되는 단단하거나 유연성 있는 도구이다. 스플린트의 장점은 제작 과정이 간단하고, 기능이 호전되면 그 기능에 따라 변형이 가능하다.

3) 보장구(orthosis)

보장구(orthosis)란 뼈의 기형, 변형된 힘 또는 신체의 힘이 없는 것을 통제, 교정, 보완하기 위해 고안한 힘의 체계이며 신체를 움직일 수 있는 부분의 기능을 향상시키거나 변형을 예방하고, 신체의 정렬을 증진시키기 위해 사용되는 도구이다.

4) 의지(prosthesis)

의지(prosthesis)란 신체의 일부분인 지절(extremity)이 사고나 각종 질환에 의해 그 일부분 또는 전부가 소실되었을 때 이것을 인위적으로 대체하는 인공적인 기구를 말한다. 상지의수와 하지의족이 있다.

2. 손 보조기를 위한 평가

보조도구를 제작하고 착용하기 전에 손의 임상적 상태를 알아야 한다. 보조도구의 목적은 관절과 근육을 보호(protect)하고 기형과 2차적인 합병증을 예방(prevent)하며, 손상되고 약화된 근육과 관절의 기능을 보조(assist)하기 위해서 제작된다. 보조기 제작과 착용을 위해서 첫째, 환자의 손을 평가하여 손의 해부학적 구조, 손상정도를 알아야 하며, 둘째, 손상정도에 따라 보조기를 선택해야 한다.

1) 손의 해부학적인 구조

손은 27개의 뼈로 구성되어 있으며, 8개의 손목뼈(carpal bone)가 있다.

손목뼈는 4개의 관절면(articular surfaces)과 2개의 인대(two ligament)가 있다.

원위 손목뼈(distal carpal row)

→ trapezium, trapezoid, capitate, hamate + metacarpals

근위손목뼈(proximal carpal row)
→ scaphoid, lunate, triquetum + radius and triangular cartilate

(1) 손허리뼈(Metacarpal bone)

① metacarpal articulate (proximal → carpal bone, distal → phalnages)
② 2nd, 3rd metacarpals : central stability
③ 1st, 4th, 5th metacarpals : mobility
④ 4th, 5th metacarpals : concave of the hamate

(2) 손허리손가락관절(Metacarpophalangeal : MCP jonit)

① 1st metacarpal → trapezium (saddle)
② flex, ext, abd, add.
③ distal trim lines that full proximal to the MCP creases.

Thumb

① Pad to pad opposition
② full extension and abduction to move away from the palm

(3) 뼈사이관절(IP joint)

① **몸쪽뼈사이관절**(PIP joint) : hinge joint
② **먼쪽뼈사이관절**(DIP joint) : hinge joint
③ greater stability
④ ability to resist palmar and lateral stress
⑤ impart strength and precision to functional tasks

(4) 아래팔 회전(forearm rotation)

① **엎침**(pronation) – ulnar styloid move laterally, radial styloid move medially
② **뒤침**(supination) – ulnar styloid moving medially

(5) 손목(wrist) 건고정 술(tenodesis)

① 손목 폄하면 손가락이 굽힘(wrist extension → finger flexion)

② 손목 굽힘하면 손가락은 폄(wrist flexion → finger extension)

③ C6, C7 level → tenodesis splint (dynamic splint)

2) 손의 기능적 자세 명칭

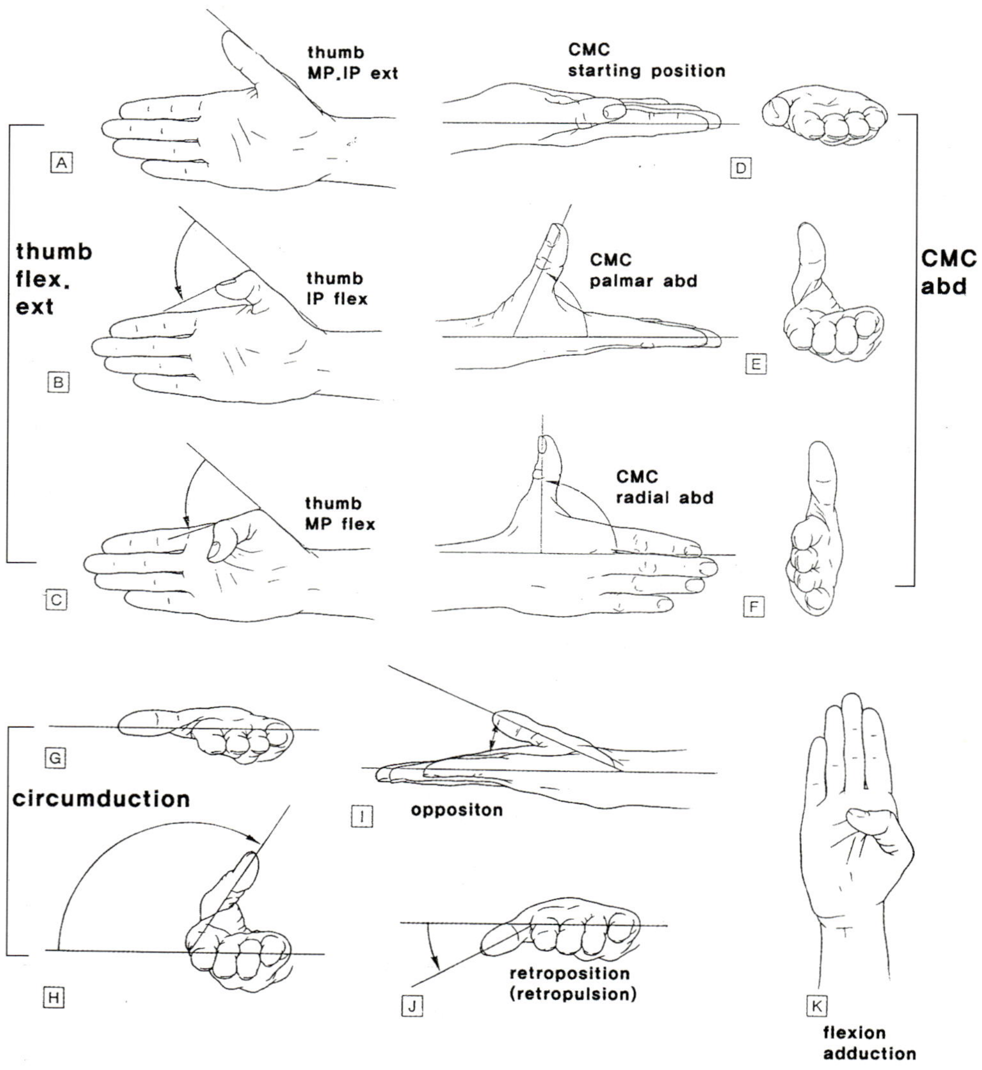

그림 10-1. 손의 기능적 자세 명칭

3) 손의 잡기와 집기형태(prehension and grasp pattern)

(1) 손끝 집기(finger tip pinch)

pincer grip이라고도 한다. 엄지의 끝과 둘째손가락의 끝을 사용하는 두 점 집기 이 패턴은 엄지손가락의 IP관절과 둘째손가락의 DIP관절과 PIP관절을 굽힘시켜 지첨(손 끝)으로 집는다. 이 동작은 핀(pin), 못(nail), 동전(coin) 등을 주울 때 필요하다.

(2) 측면집기(lateral prehension)

key grip이라고도 한다. 엄지손가락의 수질(pulp)로 둘째손가락(검지)의 중간마디뼈나 끝마디뼈의 노쪽면(radial side)에 접한 동작이다. 이 형태의 대표적인 것은 펜이나 식사도구 등을 쥘 때, 열쇠를 돌릴 때에 작용한다.

(3) 세손가락 집기(palmar pinch)

삼지 집기(three-jaw chuck pinch), 또는 pinch grip이라고도 부른다. 엄지손가락 끝과 둘째손가락(검지), 셋째손가락(중지)과 맞섬 위에 세점 집기 형태이다. 검지의 MCP와 PIP관절의 굽힘과 엄지의 맞섬자세이며, 엄지와 검지의 DIP는 폄이다. 이 패턴에서는 엄지의 휘돌림 움직임이 중요하며, 이에 따라서 지복과 지복(pad-to-pad)이 맞섬이 된다. 이 집기의 패턴은 평면에 놓여있는 물체를 집어 올릴 때, 작은 물체를 보유할 때, 신발 끈을 매듭 질 때 볼 수 있다. 일상생활활동에서 가장 많이 사용되는 동작이다.

(4) 고리형 쥐기(hook grasp)

엄지손가락을 사용치 않은 유일한 쥐기 패턴이며, MCP관절을 경도 젖힘을 하고, PIP관절과 DIP관절을 굽힘한다. 이 패턴은 쇼핑가방(shopping bag), 들통, 서류가방 등을 쥘 때에 볼 수 있다.

(5) 원통 쥐기(cylindrical grasp)

원통 쥐기는 가장 대표적인 정적 쥐기의 패턴이며 손바닥과 손가락을 써서 물건을 고정시킬 때에 이용한다. 이 때 엄지손가락은 맞섬하여 힘을 발휘한다. 이 패턴은 망치(hammer), 단지(pot) 쥐기, 컵, 보행기, 지팡이의 손잡이를 쥐는 동작에서 볼 수 있다. 힘을 발휘하는 동작이기도 하다.

(6) 공 쥐기(spherical grasp)

ball grasp이라고도 한다. 이 패턴은 공(ball)이나 사과와 같은 구면체를 쥘 때에 볼 수 있다. 이 경우, 검지와 두 개의 손가락은 더한층 굽힘하여 손바닥의 컵핑(cupping)을 형성한다.

(7) 내재근 플러스 쥐기(intrinsin plus grasp)

이 패턴을 plate grip이라고도 한다. 이 패턴의 특징은 모든 MCP관절이 굽힘되며 모든 IP관절은 완전한 펌 자세가 되고, 엄지손가락과 중지, 넷째손가락(약지)과 맞섬하는 지위가 된다. 이 패턴은 책 또는 접시와 같은 편평한 물건을 쥘 때에 이용된다. 정중신경 장애와 자뼈신경 장애가 발생하면 내재근 플러스 쥐기(intrinsin plus grasp)가 상실됨으로 그에 대한 보조기로 8자형 스플린트(finger-of-eight splint)나 동적 MCP관절 굽힘 스플린트(dynamic MCP flexion splint)를 이용할 때도 있다.

4) 뼈사이관절에서 생기기 쉬운 변형들

(1) Boutonniére deformity(A) : PIP joint flex, DIP joint hyper extension
(2) Swan-neck deformity(B) : PIP joint extension, DIP joint flexion
(3) Mallet finger(C) : DIP joint flexion, loss of active extension

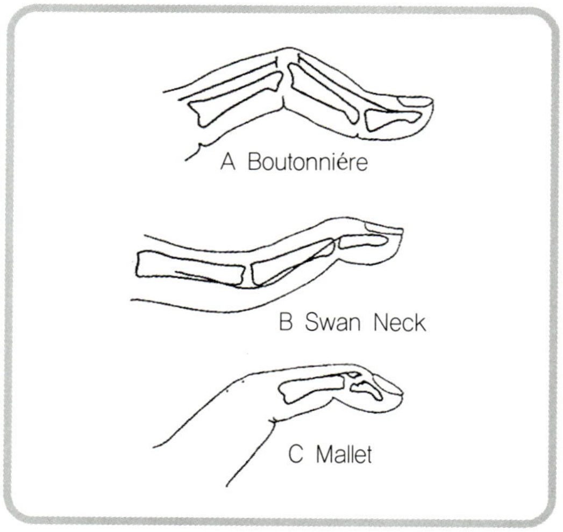

그림 10-2. 뼈사이관절에서 발생하는 변형들

3. 작업치료에서 사용되는 보조기

1) Balances forearm orthosis : BFO (mobile arm support, ball-bearing feeder)

BFO와 suspension sling은 바닥면과 평행된 면에서 상지를 지지해 주는 장치. 중도의 근력 저하가 있을 때 상지의 움직임을 효과적으로 끌어내야 한다.

① wheelchair, working surface, table에 부착

② forearm support

③ elbow and shoulder motion with slight motions of the trunk and shoulder girdle

④ support assist strengthen ADL, leisure activities

(1) BFO의 목적

① 어깨관절의 근력이 Fair(3등급) 이하일 때 사용한다.

② 어깨관절, 팔굽관절이 약화되었을 때 팔의 움직임을 도와준다.

③ 수평과 수직의 움직임 운동

④ 반복된 관절가동 증진을 통해 관절가동 범위를 증진시킨다.

⑤ 통증이 있는 어깨관절을 지지하기 위해 사용한다.

⑥ 관절가동범위의 손실예방

(2) BFO 사용훈련

① **external rot** : depressing the shoulder to elevate the hand

㉠ shifting the body weight to the side of the BFO

㉡ rolling the shoulder back

㉢ tilting or turning the head toward the side of the device

㉣ learning backward

② internal rot.

㉠ BFO 측의 shoulder elevating

㉡ BFO와는 반대측으로 shifting the body weight

㉢ BFO와는 반대측으로 tilting and turning, rolling the shoulder forward

㉣ leaning forward

③ mid position → horizontal add, abd

④ power w/c propulsion, typing or computer work
turning book pages using the phone, grooming, hygiene at sink, playing games (checkers, card, puzzle)

2) suspension arm sling

① bracket : – suspension rod를 고정시키는 부품
– adjustment in height

② arm cuff

③ suspension strap

④ suspension rod

⑤ horizontal supporting device for cuffs

(1) use of the suspension sling

① BFO 보다 muscle power와 control이 필요

② establish patterns of horizontal abd, add

③ hand to body movement

④ hand to face movement

⑤ eating, hygiene at sink
table top communication skills
leisure activities

(2) suspension sling의 장점

① MAS 사용 전 초기단계에서 사용

② 휠체어에 쉽게 적용
③ 테이블 위에서 먹기활동에 접근성 용이
④ 상지의 근력약화에 적용
⑤ 직립자세 유지가 어려운 환자

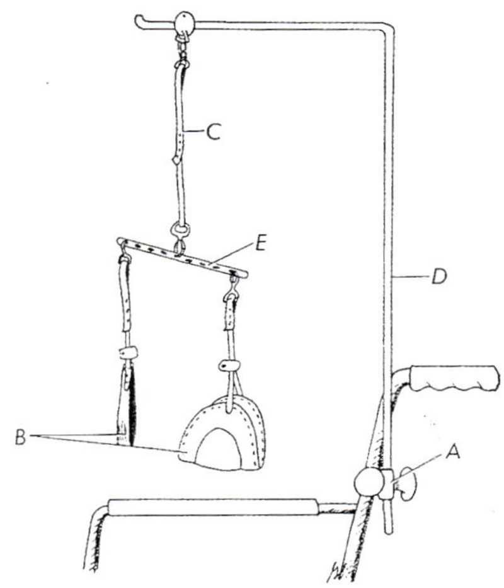

그림 10-3. 써스펜션 암 슬링(suspension arm sling)
A-bracket, B-arm cuff, C-suspension strap, D-suspension rod, E-horizontal bar

3) 스플린트(splint)

스플린트는 회복기에 있는 약한 근육, 관절, 신경 등을 보호(protect)하고 관절의 단축 또는 결함을 방지(prevent)하기 위해서 외부적 손상이나 충격 직후에 보조(assist)적인 역할을 하기 위하여 사용한다. 스플린트를 착용한 후에 환자는 편안하고 안정된 느낌이 있도록 적절한 지지를 해주어 범위 내에서 활동이 가능하도록 기능적으로 제작을 해야 한다. 착용후에는 압박점을 제거하여 통증과 부종을 감소시킬 수 있어야 한다.

(1) 스플린트의 종류

① Cock up splint

cock up splint는 손목굴증후군(carpal tunnel syndrome)이나 노뼈신경 마비 환

자에게 사용하는 초기의 스플린트로서 수술 전에 손목에 가해지는 스트레스를 제거하여 정중신경을 안정시킨다.

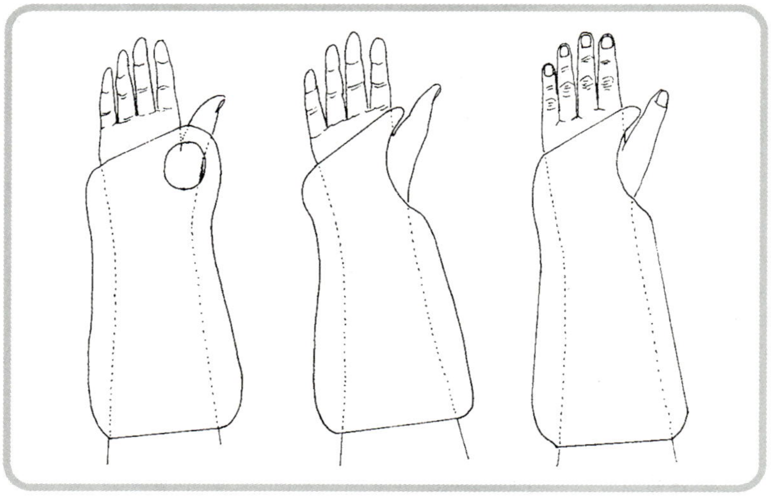

그림 10-4. Coke up splint

② Resting hand splint

resting hand splint는 손과 손목, 아래팔 등을 고정시키고 보호하여 약한 관절이나 근육의 회복기간동안 사용한다. 주로 뇌졸중 환자의 이완된 손, 손목을 지지해주어 손목의 근육, 건의 변형을 예방하고 기능적인 자세를 취해주기 위해 사용된다.

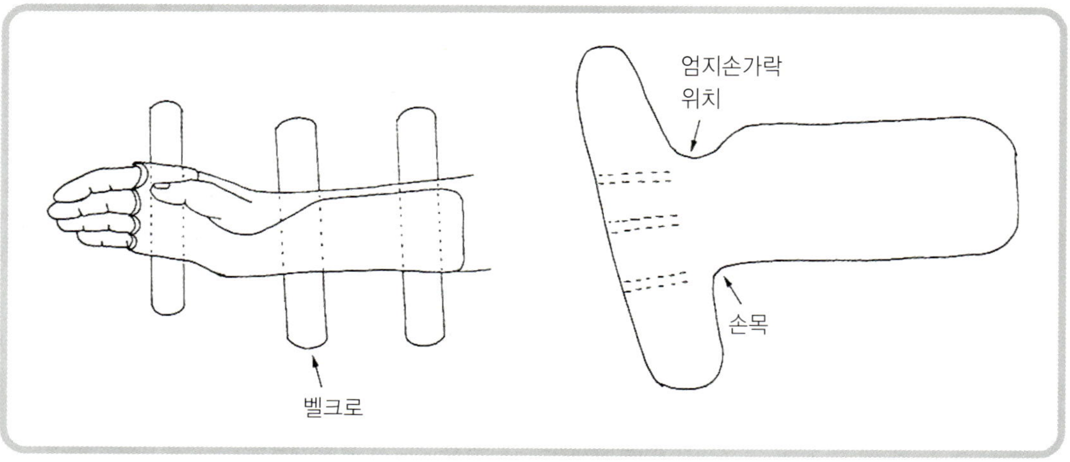

그림 10-5. resting hand splint 제작 형태

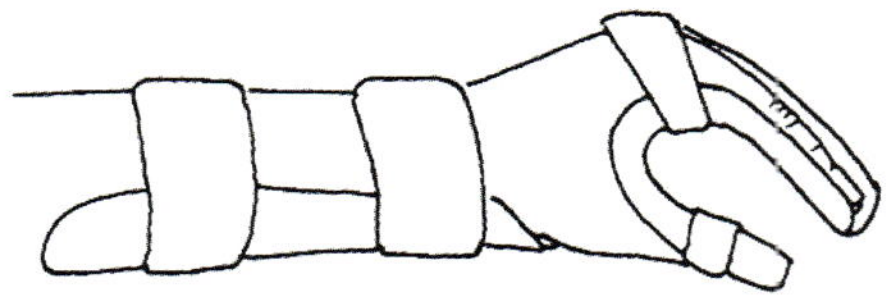

그림 10-6. resting hand splint

③ Boutonniére deformity를 위한 스플린트

DIP관절 기저면에 있는 신장건에 손상이 발생하면 DIP관절의 축이 손바닥으로 아탈구된다. 그러므로 PIP관절은 굽힘 DIP관절은 젖힘의 변형이 오게 된다.

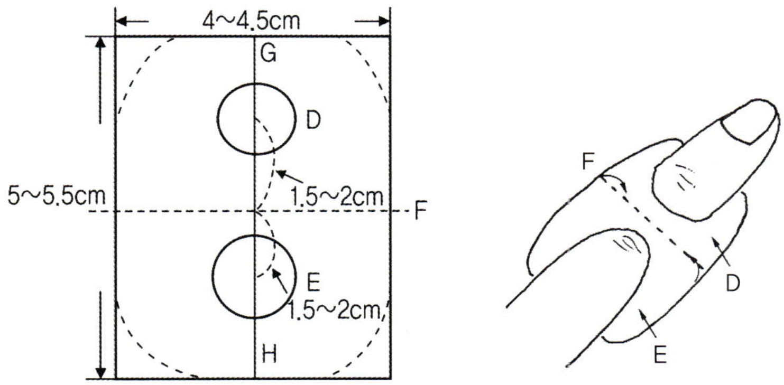

그림 10-7.

④ Short opponens splint

신경손상 또는 외상으로 인하여 관절이나 근육이 약해진 경우에 적용한다. 엄지, 검지, 중지의 기능적 자세로 엄지손가락의 끝과 검지, 중지손가락을 맞닿게 하여 스플린트를 만든다. IP관절은 약 20~30° 굽힘시킨다.

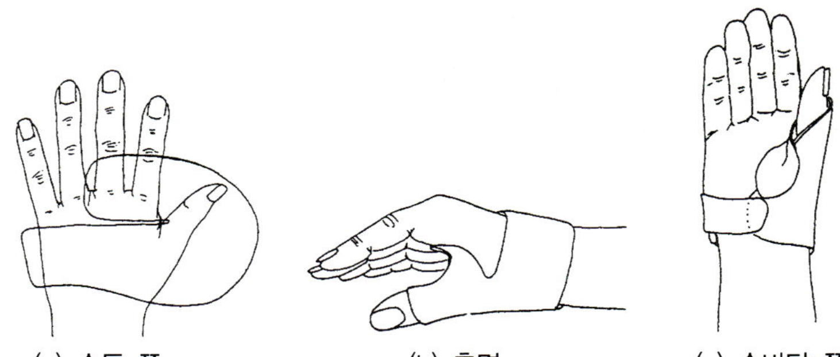

그림 10-8. Short opponens splint

⑤ **Mallet deformity**

Mallet deformity는 DIP관절이 굽힘되거나, 외상을 입었을 때 폄근이 뼈에서 떨어져 나가 폄근의 지지가 손상되어 발생한다. DIP관절을 15° 젖힘 자세로 하여 손가락 폄 스플린트를 만들어 착용한다. 6~7주 동안 착용한다.

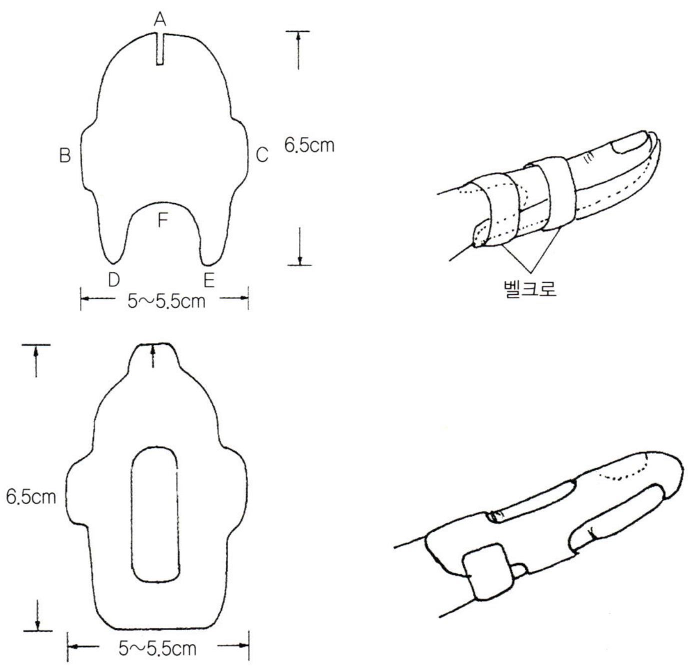

그림 10-9. Mallet deformity에 사용되는 스플린트

⑥ **사지마비 환자를 위한 스플린트**(long opponesce spilnt)

교통사고, 산업재해, 스포츠 등으로 인한 사고로 사지마비 환자들에게 사용되는 스플린트이다. 목뼈손상, 상환신경손상, 말초신경, 특히 정중신경 손상에서 많이 사용된다.

㉠ 란쵸(Rancho)형 splint : 등(dorsal)쪽에 받침, ulnar측을 돌아 손바닥 제2 손허리뼈(metacarpal bone)를 지나 손허리뼈 바(bar)까지 연결한다. long opponesce spilnt에서 가장 많이 사용된다. 그러나 물체를 쥘 때 방해된다.

㉡ 베네트(bennet)형 splint : 아래팔(forearm)에서 손허리뼈까지 아래팔받침은 rancho형과 비슷하나 손바닥 지지바가 없다. ulnar를 돌아 제4 손허리뼈까지 지지한다.

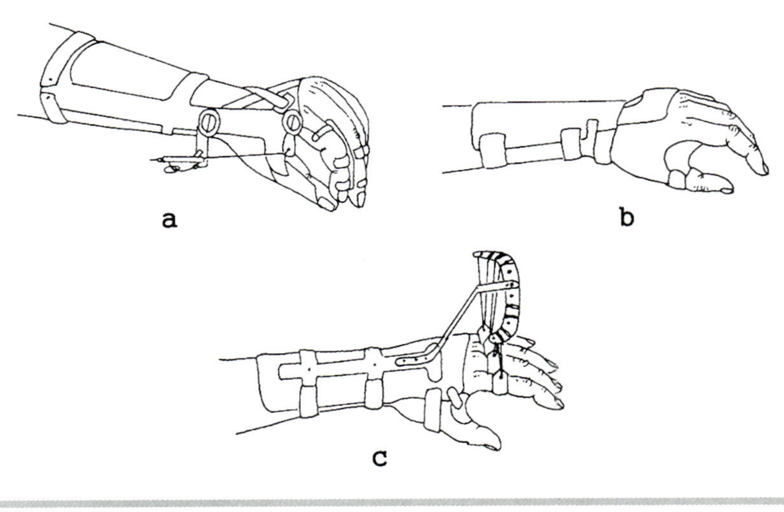

그림 10-10. 사지마지 환자를 위한 스플린트

a. C6 사지마비 환자를 위한 wrist driven prehension tenodesis splint
b. static splint c. 손가락 굽힘이 가능한 환자를 위한 dynamic MCP extension splint

⑦ **사지마비 환자를 위한 컴퓨터용 손가락 스플린트**(C6, C7 척수손상)

손기능 손상으로 인하여 컴퓨터 사용에 어려움이 있는 척수손상 환자들에게 손바닥을 중심으로 컴퓨터 자판을 치도록 고안한 스플린트이다. 손가락 끝에서 약 2.5cm 길게 한다.

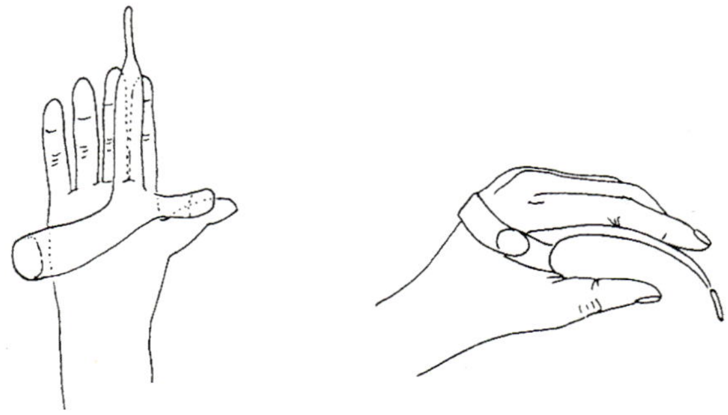

그림 10-11. 사지마비 환자를 위한 컴퓨터용 손가락 스플린트

⑧ **원추형 cone 스플린트**

손에 경직성 마비 또는 굽힘변형이 있는 환자의 손을 펴게 할 목적으로 사용한다.

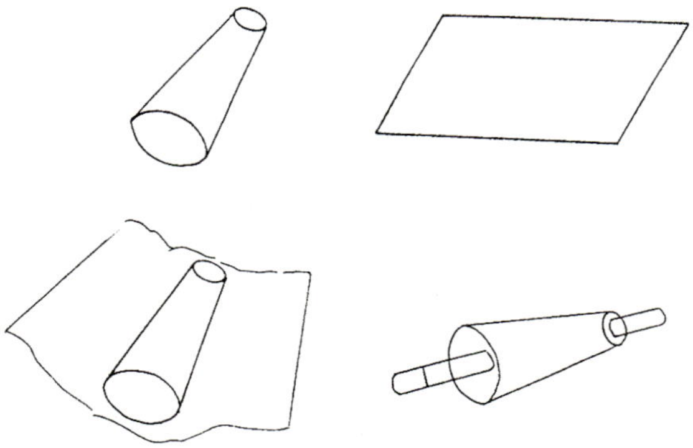

그림 10-12. 원추형 cone 스플린트

4. 의지(Prosthesis)

상지 의지는 외상(trauma), 말초신경증(peripheral vascular disease : PVD), 만성 감염(chronic infection), 화학적, 열, 전기에 의한 손상, 악성종양(malignant tumor), 위팔신경총 손상 등의 장애로 인해 절단되었을 경우 착용하게 된다.

1) 상지 절단 환자의 관리

(1) 상처치유(wound care)

(2) 근력 강화(strengthening)

(3) 의지의 구성요소(prosthetic components)

(4) 일상생활독립성 기술(Independent living skills : ILS)

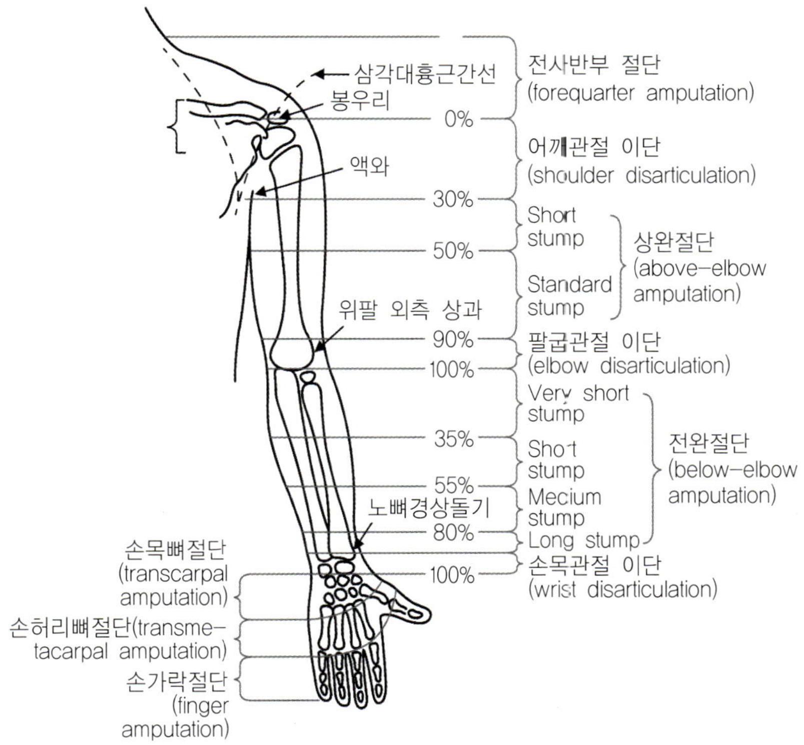

그림 10-13. 상지 절단 부위에 따른 분류

2) 외과적 수술 후 관리

(1) 피부 관리

피부의 합병증은 의수 착용전이나 후의 기간동안 발생한다. 피부의 손상, 궤양, 감염된 피지선낭종, 의수에 대한 알레르기 반응들이 발생하므로 주의해야 한다.

(2) 잔여사지 관리

수술 후에 잔여사지의 부종이 발생할 수 있으므로 압박붕대를 이용하여 단단히 붕대로 감아 부종을 감소시킨다. 남은 조직의 기능을 최대한으로 유지하게 하고 피부를 잘 형성하여 의수의 착용감을 높인다.

(3) 감각문제(sensory problem)

절단된 사지는 감각 피드백(feedback)의 상실을 가져올 수 있으므로 일상생활 동작을 수행하는데 어려움이 있다. 잔여사지에서 나타나는 신경과민증, 신경종, 환상감각, 환상통은 의수를 사용하거나 사용하지 않은 양쪽 모두에서 나타날 수 있으며 기능적 사용에 많은 저해 요인이 된다. 그러므로 잔여사지는 감각피드백을 증진시켜, 통증을 최소화하고 강하고 탄력이 있게 한다.

① **신경종**(neuroma)

신경종은 신경조직으로 된 작은 공모양으로 잔여사지의 말단부에 축삭이 자라면서 발달한다. 신경종이 반흔 조직이나 피부에 유착되면 의지의 착용에 의해 통증이 유발될 수 있다. 신경종은 보통 잔여사지 말단 부에 1~2inch(2.4~5cm)로 발생하며 다루기가 힘들지 않으며, 치료는 국소마취 주사나 초음파(ultra sound) 치료가 가능하다.

② **환상지**(phantom limb)

절단 후 흔히 환상감각(phantom sensation)을 경험한다. 이것은 절단된 사지나 그 부분이 실제로 존재하는 것 같은 느낌을 말한다. 환상감각은 일생동안 발생할 수도 있고, 곧 사라질 수도 있다. 탈 감각법, 지지적인 상담, 잔여사지에 임시 혹은 영구적인 의수를 일찍 착용하면 효과적이다.

③ **환상통**(phantom pain)

환상통은 환상감각과 다르다. 조이는 느낌, 찌르는 듯한 느낌, 쥐나는 느낌, 뜨거운 통증 등이 나타나며 이러한 느낌들이 모두 나타날 수도 있다. 이 통증은 부분적으로 또는 확산되어 나타난다. 환상통을 감소시키기 위해 절단 5~6일 후부터 등장성운동을 시작한다. 치료는 바이오 피드백(biofeedback), TENS, 초음파(ultra sound), 점진적 이완운동, 문지르기, 두드리기, 압박하기, 조절된 호흡운동 등으로 환상통을 감소시키는데 도움이 된다.

(4) 절단에 대한 심리적인 반응

① 정신적 충격 – 개인의 성격
② 나이, 문화적 배경
③ 심리적, 사회적, 경제적, 직업적 영향
④ 자신의 외모에 대한 실망감
⑤ 불편함, 부자유스러움, 기능손실에 따른 증가된 에너지
⑥ 좋아하던 활동들의 감소
⑦ 직업을 바꾸거나 사회적 차별
⑧ 의학적 문제들을 극복
⑨ 미래에 대한 두려움, 공포, 걱정, 분노
⑩ 비애, 자기연민, 분노, 슬픔, 좌절, 자살충동

3) 의수의 처방

의수의 처방은 ① 환자의 요구(needs), ② 환자의 기능과 능력, ③ 의지의 성능의 3가지 요인에 의해 실시되어야 한다.

(1) 의수의 구조

① **의수 소켓**(prosthetic socket)
㉠ 모직, 면직, Orlon-Lycra로 짠 의수 sock
㉡ 땀을 흡수하며 소켓이 피부와 직접적으로 닿아서 발생하는 마찰로부터 보호한다.
㉢ 잔여사지의 부피변화를 보완하고, 소켓이 잘 맞고 편안하도록 한다.

② **소켓**(socket)
㉠ 잘 맞고, 편안하고, 기능적이어야 한다.

ⓛ 소켓은 팔에 편안하게 맞춘다.
ⓒ BE의수는 wrist unit 쪽으로 멀리
ⓡ AE의수는 elbow unit 쪽으로 멀리
ⓜ socket is single or double wall construction
ⓑ inner wall : cosmetic surface
ⓢ outer wall : 소켓의 압력이 고르게 분배되도록 잔여사지피부표면에 완전히 밀착되어 있다.

③ **하네스와 조절**(harness and control system)
ⓖ Dacron harness, stainless steel cable
ⓛ figure-of-eight harness
ⓒ BE prosthesis-ball swivel에 고정되어 있는 말단장치를 작동시키는 하나의 케이블을 사용
ⓡ AE prosthesis-elbow unit을 잠그고 푸는 두 번째 케이블 사용

④ **말단장치**(terminal device : TD)
ⓖ 물체를 잡거나 쥐고 있는 기능
ⓛ 개인의 나이와 삶의 역할을 고려
ⓒ two style - hook, hand

* **VO(voluntary opening)**
- 착용자가 말단장치의 '엄지'에 부착되어 있는 조절 케이블에 장력을 발생시키면 열린다.
- 장력이 제거되면 고무밴드나 스프링이 말단장치의 손가락을 닫는다.
- 말단장치의 잡는 힘은 고무밴드나 스프링의 수에 의해 결정된다.
- VO TD는 역학적으로 더 간단하다.
- VO hand를 VC hand 보다 선호한다.

* **VC(voluntary closing)**
- 조절 케이블에 장력이 생기면 닫힌다.
- 장력은 말단장치를 잠그고 물체를 잡고 있을 수 있게 한다.
- VC TD는 케이블이 느슨해지면 스프링이 작동하여 자동적으로 열린다.

* cosmetic glove

의수손은 말단장치보다 더 미관적인 외형을 가지고 있다. 그러나 손을 덮고 있는 미관성 장갑은 쉽게 손상되며 빨리 닳아 없어진다. 특정 세척액과 화학물이 닿으면 녹는다.

⑤ **손목관절 유닛**(Wrist unit)

㉠ 손목관절 유닛은 위팔소켓에 말단장치를 부착

㉡ 말단장치를 엎침, 뒤침하기 위한 유닛을 제공한다.

㉢ 회전은 건측손이나 물체, 벽면에 기대어 말단장치를 밀어서 한다.

㉣ 무릎사이에 말단장치를 고정시키고 팔을 이용하여 회전시킨다.

㉤ 양측성의 경우에 손목관절 유닛에서 TD의 회전은 케이블에 의해 작동된다.

㉥ 개인의 일상생활과 직업적인 활동의 필요에 부합되도록 선택할 수 있는 손목관절 유닛의 기본형태는 4가지가 있다.

* friction-unit : 고무 워셔나 멈춤나사에 의해 제공되며 마찰에 의해 말단장치를 고정한다.

* locking unit : 말단장치를 수동적으로 잠근다.

friction unit와 locking unit은 말단장치를 위나 아래로 향하도록 회전시킬 수 있지만 몸쪽으로 굽힘시킬 수는 없다.

* wrist flexion unit

- bilateral amputation 환자가 옷입기나 배변활동과 같이 정상활동을 촉진하기 위해 dominant side를 사용한다.
- 의수 중에서 hook에만 사용한다.

* oval unit : 손목관절의 모양에 적합한 타원형 유닛은 wrist disarticulation 의수에 사용된다.

⑥ Below elbow hinges

㉠ BE의수에는 팔굽관절 옆면에 각각 하나씩 두개의 경첩을 사용한다.

㉡ 하나는 팔굽관절 아래 소켓에 부착하고

㉢ 하나는 팔굽관절 위 패드나 커프에 부착한다.

㉣ 경첩은 BE의수를 잔여사지에 고정하고 정렬시킨다.

ⓜ two hinge style – flexible, rigid

＊ **flexible hinge** : 유연한 금속이나 천, 가죽 등으로 되어 있다. 손목관절 이개 절단과 long BE의수에 쓰인다.

- triceps pad
- 엎침과 뒤침운동을 도와준다.

＊ **rigid hinge** : 보통 스틸로 만들며 팔의 뒤쪽에 있는 얇은 판형의 Dacron biceps half cuff에 부착한다.

- Dacron biceps half cuff은 triceps pad보다 더 견고하며 더 훌륭한 지지력을 제공한다.
- 회전성과 안정성을 높여 주기 위해 관절축에 따라 single axis hinge와 polycentric hinge가 있다.

⑦ **팔굽관절 유니트**(Elbow units for AE prostheses)

㉠ 의수용 팔굽관절 유닛은 팔굽관절이나 그 이상의 위치에서 절단한 환자에게 처방한다.

㉡ 팔굽관절 굽힘 5~135도를 허용해야 하며 어느 각도에서든지 잠그고 풀 수 있어야 한다.

＊ two type

- internally locking unit : 내구력이 있다.
  - 팔굽관절에서 2인치나 그 이상의 절단 환자에게 처방된다.
  - 유닛은 의수 위팔의 AE소켓에 부착한다.
  - 잠김기계장치는 유닛안에 담겨있으며 조절 케이블에 부착되어 있다.
  - 내재적 잠금 유닛은 약 2인치의 길이이며 팔굽관절에 가깝게 절단한 환자는 착용할 수 없다.
  - friction-held는 팔굽관절 유닛 위에 있으므로 의지아래팔을 수동적으로 신체쪽으로나 그 반대쪽으로 회전시킬 수 있다.
- externally locking unit : 팔굽관절 이개 절단이나 팔굽관절위 2인치내로 절단한 환자에게 처방한다.

⑧ **어깨관절유니트**(Shoulder unit)

㉠ flexion-sh.abduction unit(double axis)

㉡ sh.locking unit

㉢ ball &socket axis

(2) 의수 용어와 기능

손의 역할을 하는 의수에는 후크(hook)와 핸드(hand)가 있다. 기능적인 관점에서 보면 후크는 무게가 가벼워 편리한 반면에 갈고리처럼 생겨서 미관상 보기는 좋지 않다. 그러나 핸드는 무겁고 기계적으로 복잡하지만 손의 형태와 비슷하여 미관상 보기 좋은 장점이 있다.

① 의수 착용자는 각 의수의 구성요소에 대한 용어와 기능에 대해 배워야 한다.

② 의수교체 필요 여부, 사용상의 어려움을 이해시키기 위한 용어의 이해는 재활 팀과 의사소통을 위해 중요하다.

* **후크**(hook) : 후크는 voluntary opening hook와 voluntary closing hook가 있다. voluntary opening hook(닫혀 있는 후크)는 수의적으로 케이블을 잡아당겨 후크를 사용하는 것이고, voluntary closing hook(열려있는 후크)는 수의적으로 케이블을 잡아당겨 후크가 닫히도록 되어 있다. voluntary opening hook은 기계적으로 단순하고 조작하기 쉽고 크기와 기능이 다양하며 가격이 저렴하기 때문에 일반적으로 많이 사용하고 있다.

표 10-1 의수의 종류

번호	의수이름	형태	번호	의수이름	형태
①	Dorrance hook	VO	⑤	일본 hook	VO
②	Dorrance 중 작업용	VO	⑥	Dorrance hand	VO
③	APRL hook	VC	⑦	베거메디칼 hand	VO
④	독일 Otto Bock hook	VO	⑧	독일 Otto Bock hand	VO

* voluntary opening hook(VO), voluntary closing hook(VC)

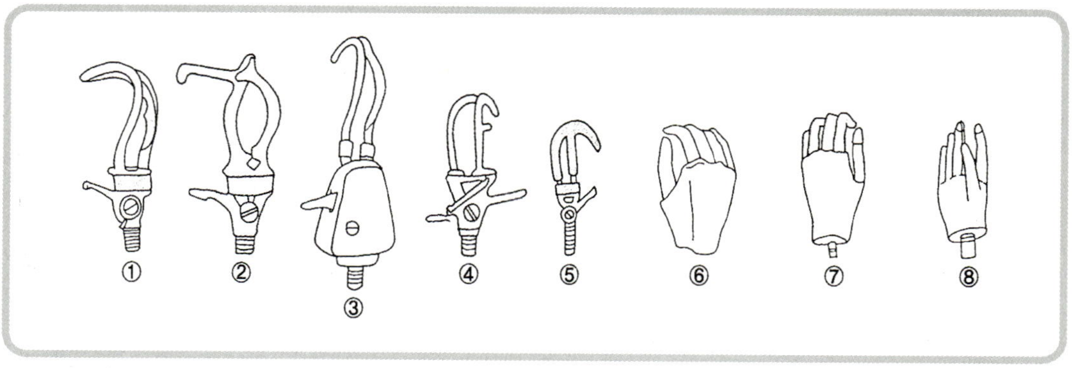

그림 10-14. 의수의 종류

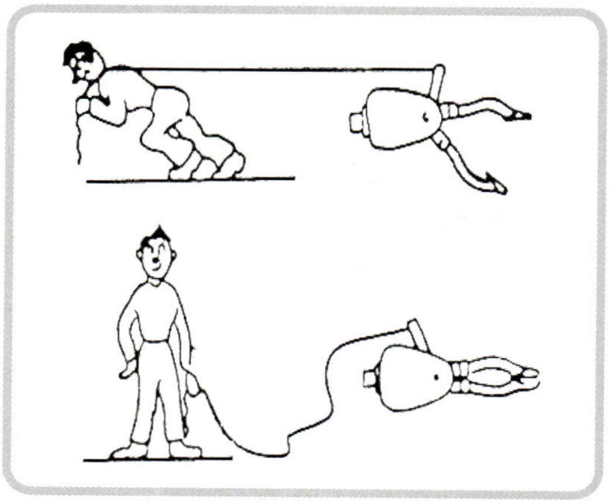

그림 10-15. 수의적 열림 후크
(voluntary opening hook)

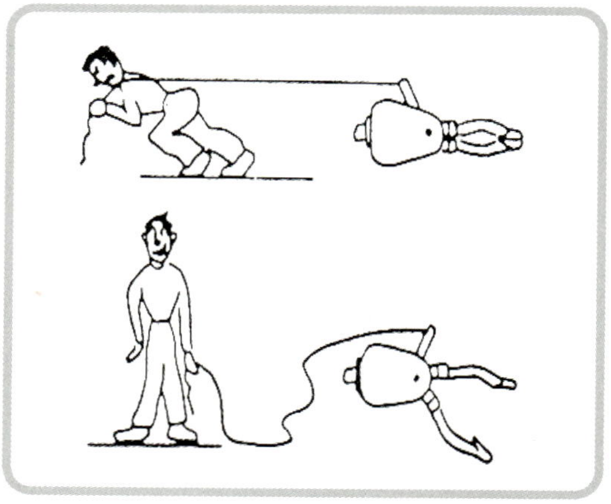

그림 10-16. 수의적 닫힘 후크
(voluntary closing hook)

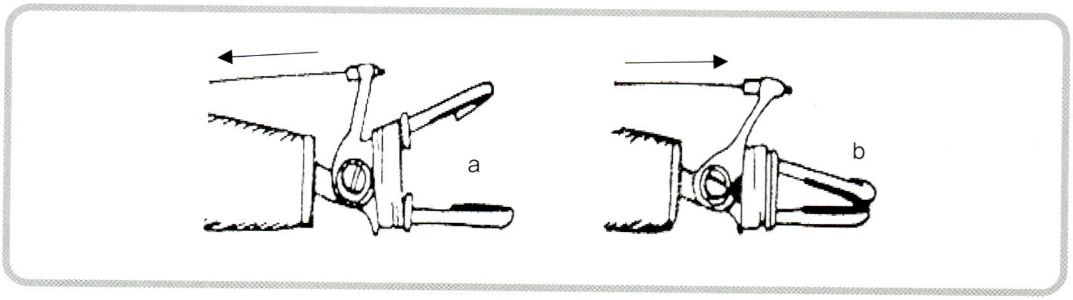

그림 10-17. 수의적 열림 후크(voluntary opening hook)

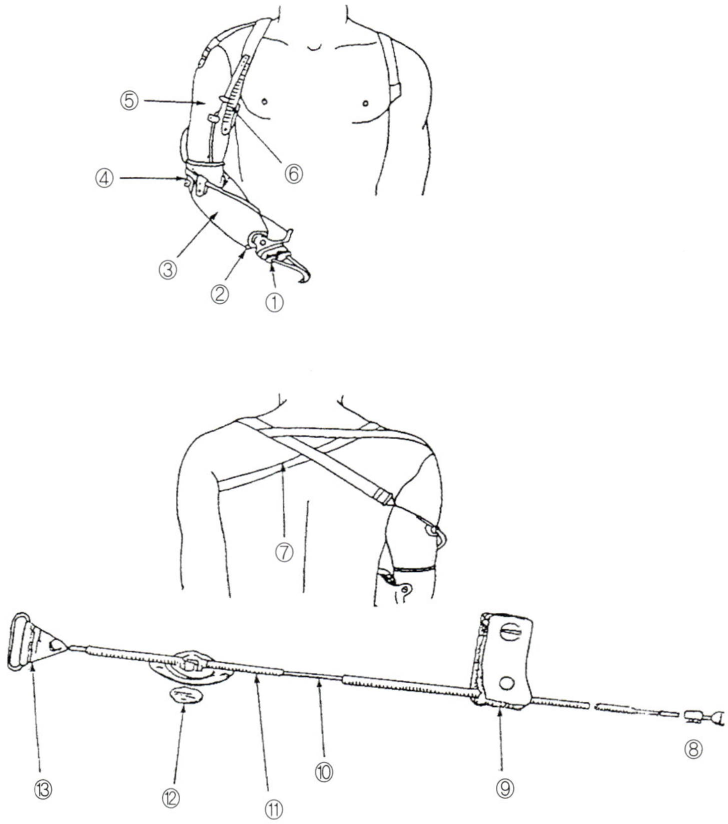

그림 10-18. 의수의 구조(위팔의수(above elbow)의 명칭)

① 말단의수 ② 손목관절장치 ③ 아래팔소켓 ④ 팔굽관절장치 ⑤ 위팔소켓 ⑥ 팔굽관절조절케이블 ⑦ 하네스 ⑧ 터미널(회전단자) ⑨ 아래팔리프트레버 ⑩ 케이블 ⑪ 케이블하우징 ⑫ 리테이너 플레이트 ⑬ 케이블 행거

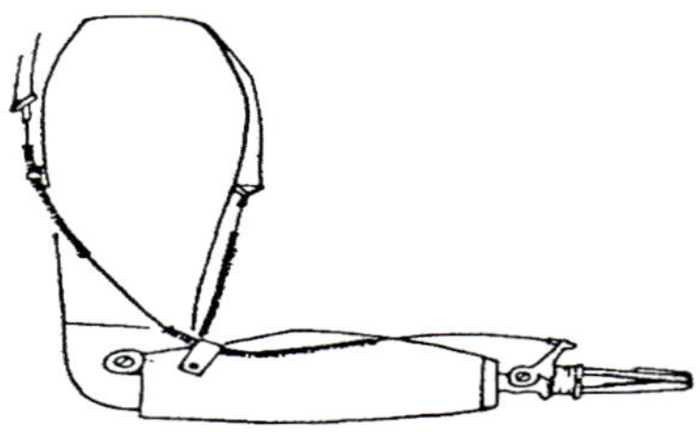

그림 10-19. 위팔의수(A/E prosthesis) 케이블

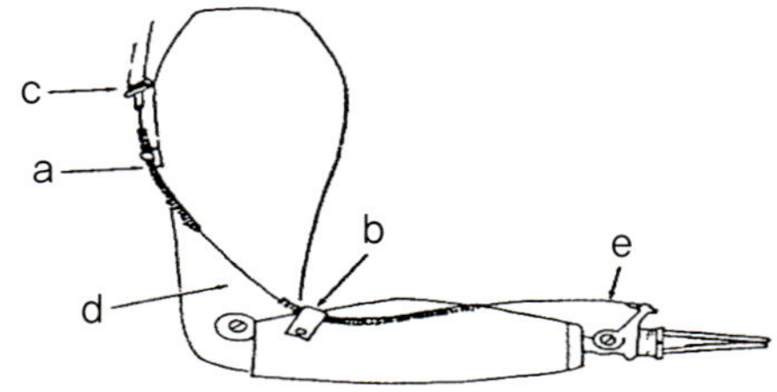

그림 10-20. 팔굽관절 굽힘과 의수조절 케이블 하우징이 분리되어 있다.
a. 케이블 하우징 b. 팔굽관절 굽힘 장치 c. 케이블 조절끈
d. 케이블 e. 케이블이 의수에 부착

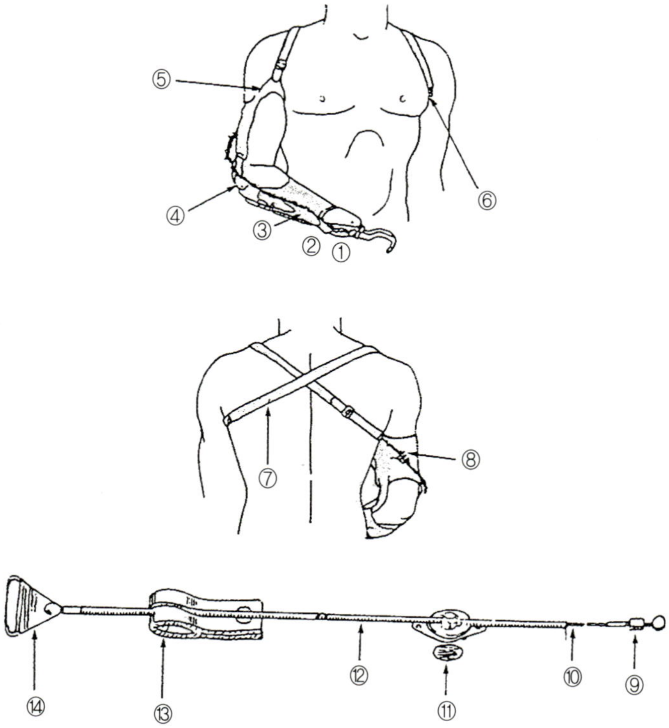

그림 10-21. 의수의 구조(아래팔(below elbow)의수의 명칭)
① 말단의수 ② 손목관절장치 ③ 아래팔소켓 ④ 팔굽관절장치 ⑤ 전방지지 밴드
⑥ 겨드랑루프 ⑦ 하네스 ⑧ 위팔세갈래근 커프 ⑨ 터미널(회전단자) ⑩ 케이블
⑪ 리테이너 플레이트 ⑫ 케이블 하우징 ⑬ 크로스바 ⑭ 케이블 행거

4) 의수 착용 전 프로그램

(1) 의수 착용 전 평가(Pre-prosthetic evaluation)

① 과거 의학력, 병력
② 가족, 직업, 취미에 관한 역사
③ 수동적, 능동적 관절가동범위 측정
④ 근력검사
⑤ 감각검사
⑥ 반대편 팔의 상태
⑦ 잔여사지 길이와 둘레측정
⑧ 잔여사지와 상지 피부상태에 대한 검사
⑨ 독립적인 자조기술상태

(2) 의수 착용 전 치료(Pre-prosthetic treatment)

① **상처치유**(wound healing)

잔여사지에서 수술로 인한 붕대를 제거했을 때, 유착을 방지, 순환증가, 감각둔화 촉진, 부종을 감소시키기 위해 잔여사지에 마사지를 해준다.

② **감각둔화 기법**(Desensitization techniques)

스텀프에 부피를 줄이고 단단하게 하려면 봉합사를 제거한 다음부터 스텀프의 감각이 둔해지도록 찰싹 찰싹 두드리기, 진동자극, 지속적인 압박, 테리천(타월과 같이 보풀을 고르게 짠 두꺼운 직물)이나 면을 이용하여 절단면에 다양한 촉감을 제공한다.

③ **스텀프를 수축하기 위한 붕대감기**(Wrapping)

스텀프는 적당한 긴장력을 지닌 근육과 연부조직으로 덮인 둥근 원추상의 모양이 이상적이다. 이상적인 스텀프의 모양을 만들기 위해서는 탄력붕대를 이용한다.

㉠ 붕대의 종류

- 탄력에이스 붕대(elastic Ace bandage)

- 관모양의 붕대(tubular bandage)
- shrinker socket 등을 사용한다.

㉡ 붕대 감기

* 8자형 붕대법(figure-eight method)

- elastic bandage를 이용하며 붕대를 사지에 원추형 방법이 아닌 나선형 모양으로 감는다.
- 말단 부위에서부터 근위부 쪽으로 부드럽고 고르게 너무 꽉 끼지 않도록 주의해야 한다.
- 원위부는 단단히 감고 근위부는 약간 느슨하게 감아야 한다.
- 탄력붕대를 감을 때의 압력은 항상 일정해야 하며, 너무 꽉 감으면 혈액순환장애를 준다.
- BE limb : 팔꿈치까지나 그 위까지 붕대를 감아야 한다.
- AE limb : 보통 붕대를 고정시키기 위해 가슴 주위까지 붕대를 감는다.
- elastic bandage는 하루에 여러번 다시 감아 줘야 하며 붕대를 다시 감는 사이에 피부상태를 점검해야 한다.
- 목욕하는 시간을 제외하고는 모든 시간에 착용하는 것이 좋다.
- 스텀프가 완전히 성숙되어 의지를 착용할 때까지 계속해야 하며 가족 중 한사람이 붕대 감는 방법을 배워두는 것이 좋다.

(3) 붕대 관리

① 탄력붕대는 항상 건조하고 깨끗한 것을 사용해야 한다.
② 붕대는 자극이 강하지 않은 비누로 빨고 비틀어 짜지 않는다.
③ 소독을 하기 위해서는 햇볕에 뉘어서 말린다.

(4) 스텀프의 위생관리

① **찰과상** : 의지를 착용하기 전에 항상 스텀프 내부를 건조시켜야 한다. 피부가 소켓에 의해 벗겨질 수 있으므로 착용할 때 주의해야 한다. 찰과상이 발생하였다면 환부를 물로 깨끗이 닦고 소독거즈나 항생제를 바른다.

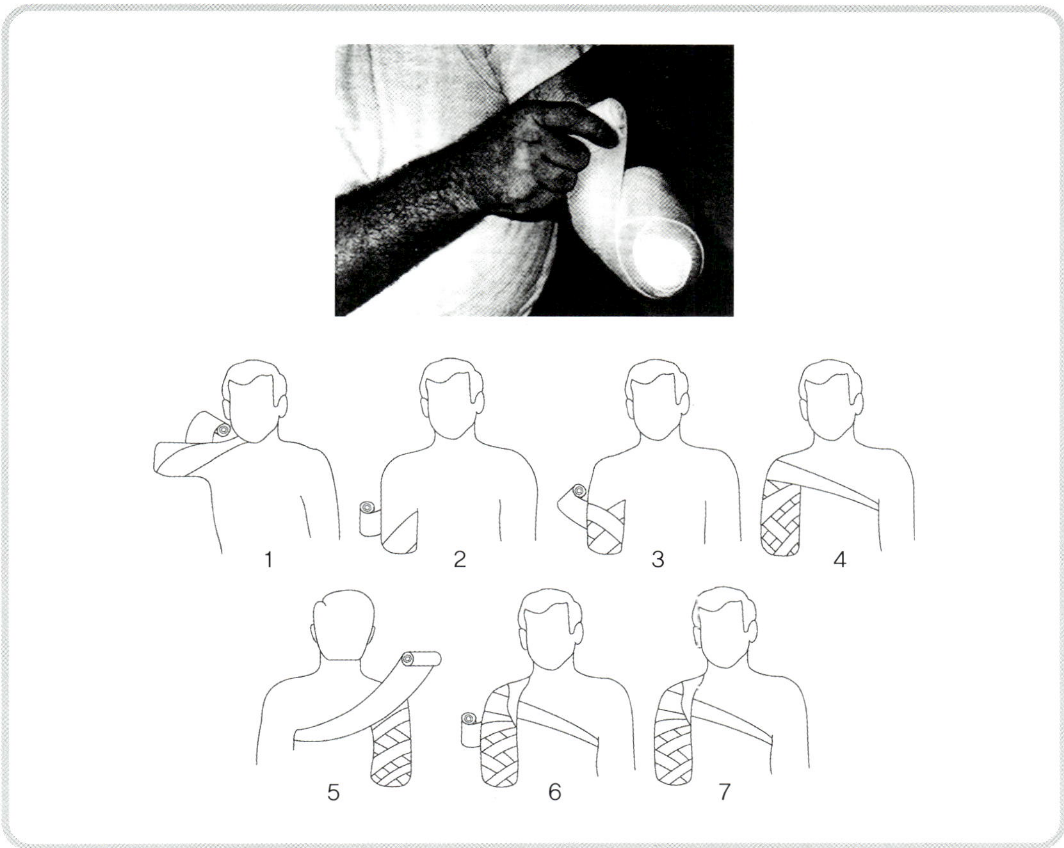

그림 10-22. 스텀프 감는 방법(말단부에서 강하게 → 점점 약하게)

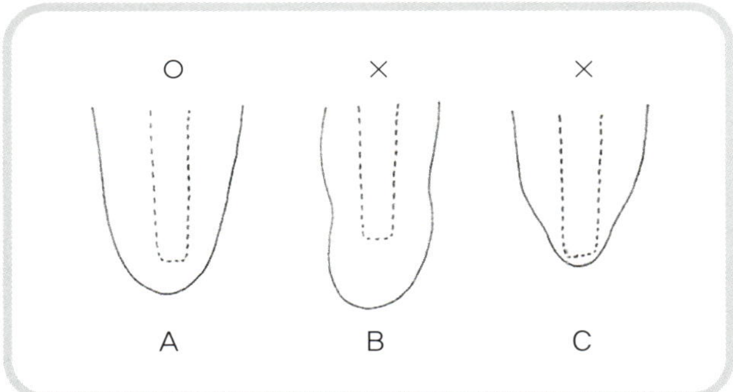

그림 10-23. 스텀프의 형상
A. 말단이 둥글게 원추형 스텀프 B. cow bell 모양의 스텀프
C. 피부밑에서 골단이 만져지는 스텀프

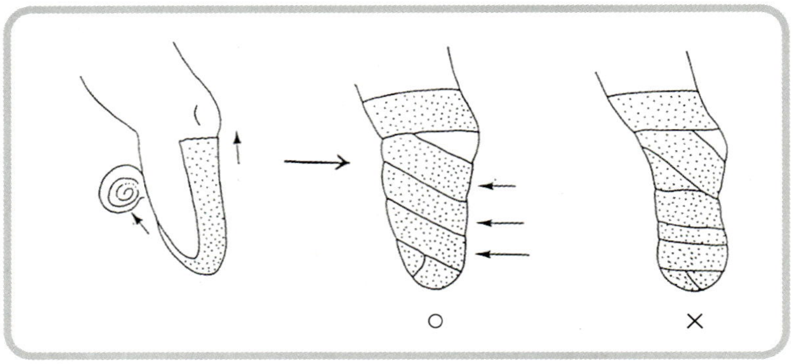

그림 10-24. 붕대 감는 방법(말단부에서 강하게 → 점점 약하게)

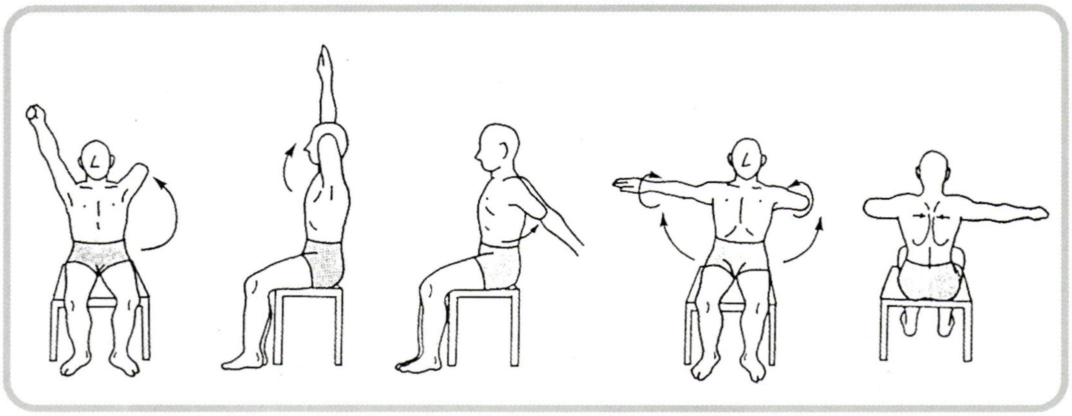

그림 10-25. 스텀프를 위한 운동

② **수포** : 소독약으로 닦고, 수포가 터졌을 때 감염의 위험이 있으므로 진찰을 받도록 한다.

③ **세균감염** : 모낭(hair root)이 감염되는 경우가 많으며 이때는 바로 치료해야 한다. 소독약으로 매일 깨끗이 닦고 감염부위에 공기소통이 잘 되게 건조시킨다.

④ **진균감염** : 스텀프에 무좀이 생기기 쉽다. 그러므로 항상 건조하고 청결하게 한다.

⑤ **부종** : 누워서 스텀프를 심장부위 보다 높게 한다.

(5) 잔여사지 둘레 측정(Circumference Measurement)

① 잔여사지의 둘레 측정은 의수의 형을 주조할 때 필요하므로 같은 부위를 여러 번 측정한다.

② 초기와 이후의 측정을 비교하기 위해 테이프측정을 사용한다.
③ 부종이 사라지고 둘레측정 결과가 일정해지면 의수 본을 뜬다.

(6) 피부위생(Skin Hygiene)

① 사지는 매일 자극이 없는 비누를 이용하여 씻고, 잘 헹구고 가볍게 두드려 말린다.
② 사지는 붕대를 다시 감기 전에 완전히 말려야 한다.

(7) 무감각한 피부(Insensate skin)

상지절단이 된 환자는 부분적이거나 전 부위의 감각 손실이 된 잔여사지의 관리와 안전성에 관한 교육이 필요하다. 환자는 붕대를 풀고 절단부를 씻을 때 잘 관찰하고 무감각한 사지는 물의 온도를 점검하는 것이 필수적이다.

(8) 상지 관절가동범위, 근력, 지구력

수술후 통증이 감소되면 스텀프 근위관절의 수동관절가동범위 운동을 실시하며, 환자 스스로 능동운동을 하도록 지도한다. 능동운동은 절단부 근력강화에도 도움이 된다. 특히 상지 절단 환자에게는 가슴을 확장시키는 운동이 중요하다.

① **아래팔절단**(BE amputation) : shoulder, elbow, scapular
→ long BE amputation : pronation, supination
② **위팔절단**(AE amputation) : shoulder depression, extension, abduction

(9) 일상생활 독립적 수행(independent living skills status : ILS)

① 편측성 절단 환자에게는 건측 팔을 사용하는 훈련을 한다.
② dominant arm amputation : 건측 사지로 우세하게 만든다.
→ 쓰기, 기민성과 협응이 요구되는 활동들을 재훈련시킨다.
③ bilateral amputation : adaptive equipment는 가능한 빨리 사용한다.
→ 먹기, 쓰기, 위생활동을 위해 벨크로를 사용하거나 utensil cuff, dressing stick 사용 방법을 훈련한다.
④ foot skill을 이용하여 자조활동 수행법을 배운다.

(10) 심리적 적응 촉진

① 적대감은 친절로 치유될 수 있다.
② 보호자는 적대감에 반응하지 말아야 한다.
③ 행동의 한계상황을 정해야 한다.
④ 재활과정에 참가하고 유사한 절단을 경험한 사람들과 접촉하게 한다.
⑤ 긍정적 강화(positive reinforcement)
⑥ 신체 이미지 상의 변화를 받아들이는 과정
⑦ 상지 의수에 대한 수용을 촉진
⑧ 의수 훈련프로그램에 참여하여 신체도식에 의수를 통합하는 데 유익한 효과가 있다.
⑨ 가족, 사회적, 직업적, 성적 역할의 재 적응
⑩ 성공적으로 재활한 사람과 같이 훈련

5) 의수착용 프로그램(Prosthetic Program)

① 잔여사지의 의수양말 위생
② 의수용어와 기능
③ 의수관리
④ 의수착용 계획
⑤ 의수점검
⑥ 의수조절 훈련
⑦ 기능적 훈련
⑧ 운전(driving)
⑨ 가정프로그램
⑩ 차후점검

(1) 잔여사지의 의수양말 위생

① 잔여사지와 겨드랑이는 매일 점검하고, 씻고, 두드려서 말리고, 방취용 화장품을 발라야 한다.
② sock은 빨고, 눌러 짜서 물기를 제거하고 편평한 곳에 말린다.

③ 내의를 입는다.
④ 의수 sock과 내의는 더운 날씨에는 하루에 두 번 바꾸어 주는 것이 필요하다.

(2) 의수착용

① 소켓은 부드러운 천과 자극이 적은 비누를 이용하여 매일 씻고 따뜻한 물로 잘 헹군다.
② 세척은 밤에 해야 의수가 완전히 마르도록 할 수 있다.
③ 소켓이 젖은 상태에서 의수를 착용하는 것은 피부에 문제를 야기한다.
④ 처음으로 의수를 착용하는 사람은 하루에 15~30븐간 세번 착용한다.
⑤ 피부는 면밀히 주시해야 하고 피부가 좋은 상태로 남아있다면 착용시간을 늘린다.
⑥ 피부문제가 없다면 매일 3번 착용기간을 30분씩 연장한다.
⑦ 첫 주말에 환자는 의수를 하루 종일 착용해야 한다.
⑧ 의수족은 피부문제가 해결될 때까지 착용해서는 안된다.
⑨ 의수착용 유무에 따른 관절가동범위 비교
⑩ 조절체계 기능과 효과
⑪ 다양한 자세에서 말단장치 열기
⑫ 다양한 부하량과 장력의 정도에 따른 잔여사지에서 소켓의 미끄러짐 정도
⑬ 착용 시 압력과 편안함
⑭ 위팔을 구부리기 위해 요구되는 힘. 착용자, 치료사, 의수제작자간의 대화는 의수를 효과적으로 작동하고 편안하게 착용하는 데 필수적이다.

(3) 의수착용에 대한 신체적 조건

① 치료사는 착용자가 의수를 착용한 상태, 벗은 상태에서 팔굽관절 굽힘을 측정한다.
② 관절가동범위는 관절이나 근육에 한계가 있는 경우를 제외하고는 10° 이상 차이가 있어서는 안 된다.
③ 손목관절 이단(wrist disarticulation) 또는 의수족을 착용한 상태에서 long BE 잔여사지의 엎침/뒤침가 의수족을 착용하지 않고 가능한 회전의 50% 미만이 되어서는 안 된다.
④ elbow flexed at 90° 상태에서 말단장치를 완전히 열 수 있어야 한다.
⑤ 말단(TD)은 입 근처에서 열 수 있어야 한다(elbow full flexion).

⑥ 바지의 지퍼선 근처에서 다시 열 수 있어야 한다(elbow extension).

⑦ TD opening 70~100%가 이 두 가지 자세에서 이루어 질 수 있어야 한다.

⑧ elbow locked : shoulder 폄, 벌림, 내회전, 외회전 훈련

⑨ shoulder ROM : flex 90°, ext 30°, abd 90°, rotation 45°

⑩ elbow unlocked : 어깨를 천천히 굽힘시킨다(ROM : 약 10°-135°).

⑪ 팔굽관절을 완전히 굽힘시키는데 45°를 초과해서는 안된다.

⑫ abdut prosthesis to 60° without the elbow locking

⑬ 위팔을 90° 굽힘시키고, 팔굽관절을 잠그고, 말단장치를 움직인다.

(4) 의수훈련

- 조절훈련은 거울 앞에서 의수를 작동하는 법을 배우는 데 도움이 된다.
- 관절보호, 에너지관리, 일을 단순화하는 기술을 강조해야 한다.

① 의수 입고 벗기

㉠ **코트방법**(coat method)

[방법 1]

- 의수를 테이블이나 침대에 놓고 소켓의 내측면에서 부터 조절 케이블과 Y 스트렙 사이의 공간에 잔여사지를 밀어 넣는다.
- 잔여사지를 들거나 옆으로 미는 것으로 어깨멜빵은 절단된 쪽 어깨를 가로질러 놓이게 되고 등쪽 아래로 매달리게 된다.
- 건측 손을 등쪽으로 뻗어 겨드랑고리(axilla loop)를 입는다.
- 코트를 입는 것처럼 어깨멜빵을 입는다.
- 정확한 자세를 취하고 어깨멜빵을 앞쪽으로 옮기기 위해 어깨를 으쓱한다.

[방법 2] 건측 팔에 어깨멜빵의 겨드랑이고리를 걸고 나서 하는 방법이다.

입기 :
- AE절단이 된 사람은 팔굽관절을 90°에서 잠그고
- 건측 팔에 겨드랑이고리를 건 다음 의수의 위팔부위를 잡고 머리위로 의수를 들어올려 어깨멜빵이 등 뒤에 위치하도록 한다.
- 잔여사지를 들어올려 소켓 안에 들어가게 한다.

벗기 :
- 의수와 건측의 겨드랑이고리를 벗기 위해 말단장치를 사용한다.
- 절단 측의 띠를 어깨에서 벗는다.

- 어깨멜빵을 코트처럼 벗는다.
- 의수 표면에 얼굴을 대고 더 긴 잔여사지를 소켓 안에 넣는다.
- 의수를 들어올려 나머지 의수가 등뒤에 매달릴 수 있도록 한다.
- 옆으로 기대어 의수 안에 짧은 잔여사지를 넣는다.

[양측 절단 환자]

- 의수를 벗기 위해 착용자는 어깨를 으쓱하여 어깨에서 어깨멜빵이 빠져나가도록 한다.
- 우선 짧은 쪽부터 의수를 벗는다.
- 더 긴 쪽의 의수를 벗기 전에 다음에 착용하기 가깝고 편리한 곳에 의수를 놓아야 한다.

㉡ **스웨터 방법**(sweater method)

양쪽 소매를 동시에 넣은 다음 양팔을 들어 올려 스웨터를 입는 것과 같은 방법으로 하면 된다.

[편측성 의수를 착용하는 법]

사용면 의수를 위로하게 하여 바닥에 놓고 잔여사지를 Y 스트렙 아래로 하여 소켓에 넣은 다음 반대편 팔을 어깨멜빵에 넣는다.

- 양 팔을 머리 위로 올려 겨드랑이고리가 겨드랑이 아래로 미끄러지도록 하고 어깨멜빵이 어깨 위와 등 뒤를 가로질로 적당히 위치하도록 한다.
- 의수를 벗기 위해 양팔을 머리 위로 들고 건측 팔로 의수를 잡아 벗긴다. 이때 겨드랑이고리를 팔에서 벗는다.

[양측 절단]

- 사용면이 위로 올라오도록 넣는다.
- 더 긴 팔을 소켓 안에 고정시키고 짧은 팔을 어깨멜빵 아래로 하여 소켓 안에 넣는다.
- 긴 팔을 이와 비슷하게 어깨멜빵 아래로 하여 소켓 안에 넣고 어깨멜빵이 머리 위를 지나 등과 어깨를 가로지르도록 팔을 들어올린다.
- 의수를 벗을 때에는 어깨를 으쓱이는 것을 이용하여 어깨멜빵을 위로 올리고 TD를 이용하여 머리 위로 잡아 올린다.

[양측성 아래팔 의수 조절훈련(BE prosthesis)]

- 말단장치조절(TD control)
  TD 열고 닫기 : scapular abduction and glenohumeral flexion
- pronation / supination : 팔굽관절을 90°로 고정시키고 pronation, supination 한다.
- 말단장치(TD)교환
  말단장치가 하나 이상 처방된 경우 손목관절 유닛에서 말단장치를 교환하는 것을 배운다.

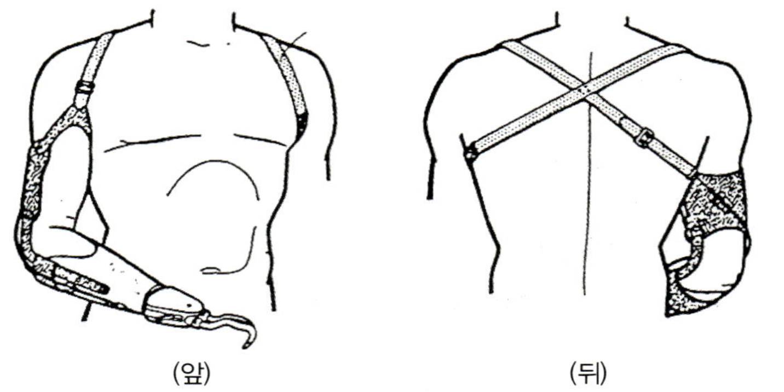

그림 10-26. 겨드랑이 루프(axilla loop)

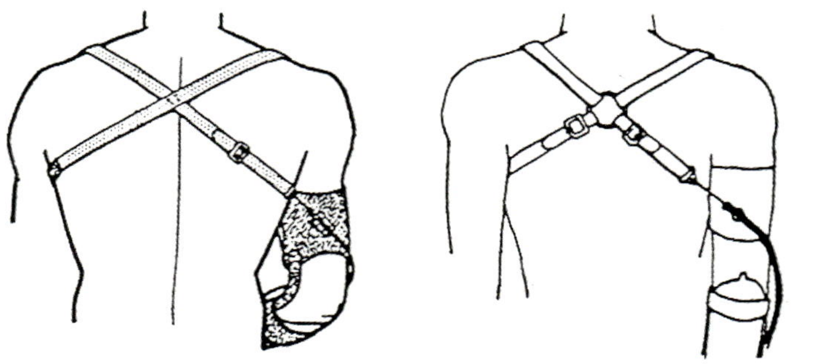

그림 10-27. 하네스(harness)의 후방 교차점

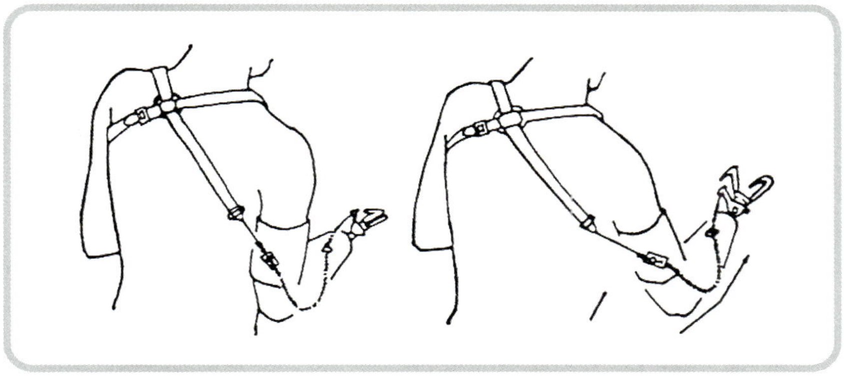

그림 10-28. 어깨관절 굽힘((shoulder flexion)으로 의수(terminal device)가 열린다.

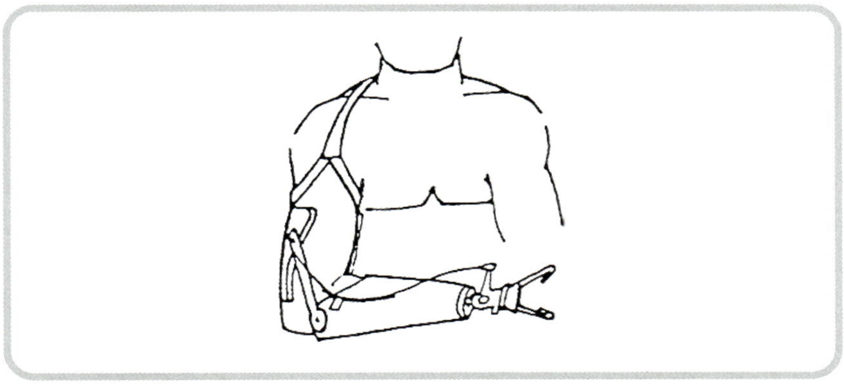

그림 10-29. 어깨관절 벌림(shoulder abduction)으로 의수(terminal device)가 열린다.

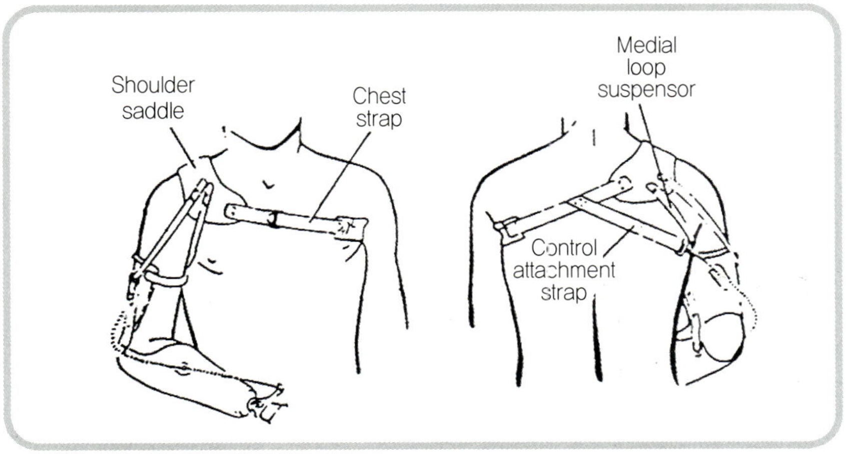

그림 10-30. 어깨 안장 하네스(shoulder saddle harness)

㉢ **편측성 위팔 의수조절훈련**(AE prosthesis)

- internal rotation, external rotation
- elbow flexion/extension : 팔굽관절 굽힘을 위해 위팔 굽힘, 어깨뼈를 벌림시키고, 팔굽관절 펴기 위해 어깨를 천천히 폄 한다.
- elbow locking : 어깨의 젖힘, 벌림, 어깨뼈를 내린다.
  "아래로, 바깥으로, 멀리"와 같은 암시가 착용자의 고유수용성기억이 발달할 때까지 반복한다.
- 말단장치조절(TD control) : 팔굽관절이 잠긴 상태에서 TD 조절한다.
  - elbow 90°에서 팔굽관절을 잠그고 TD를 작동한다.
  - 팔굽관절 유닛을 작동하는 케이블에 장력을 실을 때 팔굽관절을 풀지 않도록 주의해야 한다.
  - 팔굽관절 자세 취하기, 팔굽관절 잠그기, 말단장치작동, 팔굽관절 풀기, 잠그기의 과정은 완전한 폄에서부터 완전한 굽힘까지의 팔굽관절 가동범위가 다양하게 반복된다.

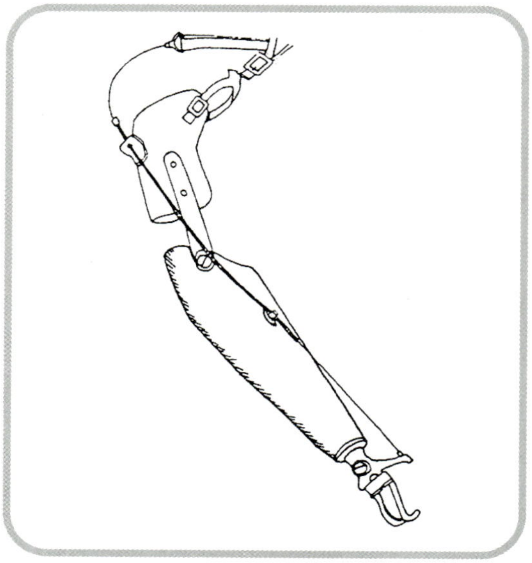

그림 10-31. 위팔의지(AE prosthesis)

㉣ 어깨관절 이개 의수 훈련(shoulder disarticulation prosthesis)

- 의수는 수동적으로 작동하는 friction-held 어깨관절 유닛을 가지며 건측팔이나 케이블 모서리를 사용하여 미리 자세를 잡아 놓는다.
- 팔굽관절을 잠그고 푸는 데 필요한 어깨 움직임을 할 수 없으므로 팔굽관절 유닛을 작동하기 위해 턱을 이용하여 살짝 민다.
- AE의수와 마찬가지로 작동을 위해 two-click cycle과 dual-cable system을 배운다.
- 팔굽관절 턴테이블 또한 어깨관절 의수에서 기능을 발휘한다.
- chest harness는 의수를 단단히 채우기 위해 필요하다.
- 반대편의 어깨관절 굽힘과 어깨뼈 벌림은 말단장치를 작동하는 데 도움을 준다.

㉤ 양측성 의수를 위한 훈련(bilateral prosthesis)

- 양측성 절단을 한 환자는 보통 하나의 어깨멜빵에 부착되어 있는 두개의 의수를 받는다.
- 한쪽 의수의 작동은 다른쪽 의수의 어깨멜빵에 장력을 전달시키고, 이로써 작동을 한다.
- 손목관절굽힘유닛과 케이블에 의해 작동되는 손목관절회전유닛은 정중앙에서 이루어지는 활동을 수행하는 데 도움이 되며 양쪽 의수나 우세한 쪽에 처방한다(옷입기, 머리빗고 면도하기, 식사하기).
- 굽힘유닛은 유닛을 조절하는 단추를 누르는 것으로 말단장치 케이블의 장력을 발생시킴으로써 작동한다.
- 단추는 반대편 말단장치, 의수의 모서리, 무릎, 다른 물체의 표면을 사용하여 누를 수 있다.
- TD cable은 굽힘시 말단장치를 끌어당기기 위한 유닛의 굽힘 축이 된다.
- 버튼을 누를 때 굽힘 유닛 안에 있는 스프링이 말단장치를 펌 상태로 하여 본래 위치로 돌려놓게 되며 말단장치 케이블은 느슨하게 된다.

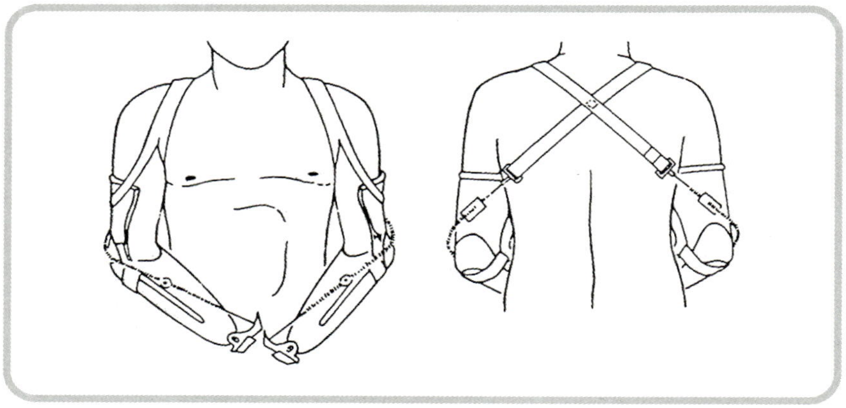

그림 10-32. 양측 아래팔의지(bilateral BE prosthesis)

(5) 일상생활활동의 의수 기능적 훈련

① 준비 자세

㉠ optimal position to grasp an object or perform a given activity

㉡ BE prosthesis : 활동을 수행하는 데 필요한 엎침/뒤침 동작만큼 TD를 회전시킨다.

㉢ AE prosthesis : TD를 팔굽관절을 굽힘시킨 다음 잠그고, 턴테이블을 회전시킨다.

㉣ shoulder articulation : 팔굽관절과 손목관절 구성요소 이전에 어깨유닛으로 미리 자세를 잡아놓는다.

㉤ bilateral prosthesis : 같은 방식으로 모든 구성요소를 취해 놓는다.

② **집기훈련**(Prehension training)

㉠ 블록, 캔, 병과 같은 크고 단단한 물체에서 시작해서 부드러운 것으로 진행한다.

㉡ 그 다음 고무공, 스펀지, 종이박스, 고깔, 종이컵과 같은 뭉그러뜨릴 수 있는 물건을 사용한다.

㉢ 비가동성 손으로 물건을 고정시킨 다음 가동성 손에 장력을 풀어주어 물체를 잡는다.

㉣ 모의 훈련 판(문 손잡이, 수도꼭지, 형광등 스위치)으로 훈련한다.

ⓜ 다음 단계로 연필 깎기, 자물쇠와 열쇠, 병과 뚜껑, 병따개와 같은 품목을 사용한다.

③ **자조기술**(Independent living skill)

㉠ 활동은 간단한 것에서 복잡한 순서로 제공된다.

㉡ 치료사는 착용자에게 수행되어야 할 가장 중요한 영역을 물어보아야 한다.

㉢ 착용자는 가능한 한 독립적으로 개인위생, 머리빗기(몸치장하기), 옷입기, 식사하기, 집안관리, 의사소통, 부업, 직업과 관련된 활동들을 분석하고 수행하도록 한다.

㉣ 치료사는 착용자들이 과제를 분석하고 수행하도록 도와준다.

㉤ 보조기구를 이용하여 최고의 속도와 기술에 도달하도록 반복연습을 한다.

④ **일과 관련된 활동**

㉠ 이전 직업으로 복귀하기 위한 환자의 잠재성, 또는 직업을 바꾸는 것이 가능한가를 평가한다.

㉡ 일터를 방문하여 환자가 할 수 있는 작업인가를 평가한다.

㉢ 초기에 환자는 단지 시간제의 일을 할 수 있으며 점차 일하는 시간을 늘리게 된다.

㉣ 새로운 직업을 위한 훈련과 교육이 필요하다.

㉤ 집안관리 기술과 아이보육 등이 환자에게 그 일이 적합한지를 평가한다.

⑤ **운전**(Driving training)

㉠ 운전할 수 있는 능력은 독립성을 상승시키고 직업 선택의 기회를 증가시킨다.

㉡ Northrop driving ring이나 steering knob과 같은 보조기구를 사용하여 평가받고 훈련받을 적절한 운전프로그램을 제공받아야 한다.

㉢ 훈련의 양과 변경범위는 절단위치에 매우 의존적이다.

㉣ 작업치료사는 운전 전(前) 기술평가를 해야 한다.

㉤ 운전 전 평가는 시력, 교통신호인식, color vision, 깊이 지각, 반응시간, 상지기능 검사를 포함한다.

㉥ 부가적 인지, 시각, 지각적 기술이 필요할 때 이를 검사한다.

㉦ 운전 전 평가에 합격하면 치료사는 운전 추천을 한다.

⑥ **여가 활동**(Leisure interest)

착용자와 재활팀의 노력과 동기는 개인을 의미있고 생산적인 삶으로 복귀시킬 수 있다. 다양하고 특수화된 의수 도구는 모든 종류의 스포츠와 취미활동을 가능케 한다.

⑦ **의수훈련기간**(Duration of training)

㉠ unilateral BE amputation : 5시간의 훈련
㉡ unilateral AE amputation : 10시간의 훈련
㉢ bilateral BE prosthetic training : 약 12시간 훈련
㉣ bilateral AE prosthetic training : 약 20시간
㉤ 초기 훈련기간은 약 1시간이며 의수에 대한 인내력과 신체적인 지구력이 증가되는 것에 상응하여 증가한다.

(6) 전기동력 의수(Electric-powered prosthesis)

1960년대까지 전기동력 의수는 전무한 상태였다. 독일 Duderstadt에 있는 Otto Back 회사는 인간의 손이 기술적이고 미용적인 요구에 부합하는 전기 역학적 의수를 발달시키는 목적으로 이 과정을 시작하였다. 1970년대부터 1980년대에 증가하였다. 근 전기적 의수란 용어는 전기적 의수란 용어와 혼용하여 사용된다. 근막이 수축과 동시에 전기적 전위차를 발생시키며 근 전기적 신호는 조절유닛에 감지되고 말단장치에서 운동으로 전환된다. 근 전기적 조절은 손가락을 조절시킬 수 있다. 근 전기적 조절을 작용하는 데 최소의 신체적 노력이 필요하며 팔굽관절 아래에 있는 근육의 기능에 따라 작동된다. 손목관절 폄근육은 손을 펴는데 사용되며, 손목관절 굽힘근은 손을 쥐는데 사용된다. 근 수축은 의수 소켓 벽 안쪽에 오목하게 들어가게 위치한 전극에 의해 탐지된다.

장점

- 개선된 외형
- 악력증가(거의 25파운드, 성인 전기 손의 경우)
- 동력이용이 없거나 약간 필요하다.

- 머리 위 높은 공간에서 사용할 수 있는 능력
- 조절을 위하여 최소한의 힘 필요
- 인간의 신체적 조절에 더 가까이 근접하는 조절

단점
- 의수의 가격이 비싸다.
- 유지와 교체 빈도
- 장갑의 파손되기 쉬운 재질과 잦은 교체 빈도
- lack of feedback (단, a body-powered prosthesis는 고유수용성 feedback이 있다)
- 전기 손의 반응상의 우둔함(속도저하)
- 무게증가

① **전기의수 착용 전 프로그램**

㉠ 수술 후 프로그램
- 상처치유촉진
- 절개에 의한 통증과 환상통조절
- 관절가동범위유지(관절구축방지)
- 신체변화에 대한 가족과 환자의 느낌조사
- 의수와 훈련에 대한 적절한 재정적 후원 획득

㉡ 의수 착용 전 프로그램
- 잔여사지 수축과 모양만들기
- 잔여사지 감각둔화
- 정상적인 관절가동범위유지
- 근력증가
- 적절한 위생교육
- 독립성의 최대증가
- 근 전기적 부위 평가 및 훈련(근 전기의수가 처방되었을 때)
- 의수 선택사항에 적응
- 미래에 대한 환자의 목표조사

㉢ 근 조절 프로그램

- BE TD(손)을 열고 닫을 때 : wrist extensor와 flexor를 사용한다.
- AE TD 열고 닫을 때 : elbow flexor와 extensor를 사용한다.
- shoulder disarticulation, forequarter amputation : deltoid, trapezius, latissimus, or pectoralis를 사용한다.

② **전기의수 착용 훈련**

㉠ 의수 착용하기와 벗기

- 의수를 받는 즉시, 되도록 그 당일 날 빨리 시작해야 한다.
- 의수 용어 익히기 – 의수를 가지고 인간신체 본래의 움직임을 생각할 때 전극, 베터리, 장갑, 전기손 등의 기능과 이름을 알게 한다.
- 환자에게 베터리 충전과정과 베터리 팩의 적절한 사용법을 설명한다.
- 전원을 끈 상태에서 수행되어야 한다.
- 잔여사지에 소켓을 끌어당김과 동시에(특히 매우 짧은 잔여사지인 경우) 사지를 의수에 가깝게 밀착시켜 입는다.
- 손은 엄지와 검지 사이의 공간(web space)이 펴된 상태를 유지하기 위해 보관하는 동안 최대한 벌려 놓아야 한다.

㉡ 의수착용스케줄 지도

- 첫 착용기는 15~30분 이상이 되어서는 안 된다.
- 이 제한 사항은 특히 반흔 부위나 감각이 없는 부위가 잔여사지에 있을 경우 더욱 중요하다.
- 특정부위에 발적이 20분 이상 남아 있다면 조정을 위해 의수제작자에게 반환해야 한다.
- 피부 문제가 발생하지 않는다면 착용기간은 하루에 3번, 30분 안쪽으로 시간을 더한다.

㉢ 잔여사지와 의수관리

- 잔여사지는 매일 자극 없는 비누와 미온수를 이용하여 씻는다.
- 골고루 잘 헹군 다음 예민하거나 반흔 조직을 자극하지 않도록 수건을 가지고 두드리는 동작을 이용하여 말린다.
- 의수는 적신 수건에 비누와 물을 묻혀 씻는다.

- 악취가 난다면 소켓 안쪽을 닦는데 소독용 알콜을 이용한다.
- cosmetic glove는 쉽게 더러워지기 때문에 잉크, 신문용지, 겨자, 지방, 진흙을 피하는 특별한 주의가 필요하다.
- 장갑의 평균수명은 약 6개월이다.
- 의수는 내부 전기 구성요소들이 심각한 손상을 입기 때문에 절대 물에 담그면 안 된다.

㉣ 취기와 풀기 기술훈련(Teaching approach, grasp and release)

- simple approach, grasp and release 동작은 종종 다양한 크기, 모양, 경도를 가진 물체들을 배열해 놓은 모양 판에서 실시한다.
- 환자는 우선 물건에 어떻게 다가가고 쥘 것인가를 마음속에서 생각하는 것이 중요하다.
- myoelectric hand로 미리 자세를 잡는다(특수한 동작을 위해 말단장치를 최적의 자세로 놓을 것).
- myoelectric hand로 컵에 도달할 때 정상손을 사용하여 도와준다.
- 유리잔이나 컵에 도달하기 위해 손가락을 아래로 향한 자세를 취해서는 안 된다.
- 환자들이 팔굽관절 굽힘의 특정한 각도를 취하는 것은 팔굽관절 이상의 팔을 잃은 사람일 경우 적합하고 이를 신체 동력적이거나 전기적인 팔굽관절에 사용한다.
- 거울은 환자가 특수한 물체나 동작에 도달하기 위해 건측 팔을 어떻게 움직이는지 마음속에 떠올리고 신체가 동작을 취하는 방식을 보는 것을 도와주는데 효과적일 수 있다.
- 착용자는 스티로폼을 뭉개는 것 없이 들어올리는 법을 배운다. 너무 강하게 쥐는 것은 잡고 있는 동안 물체를 뭉개버린다.
- 스티로폼, cotton ball, 스펀지를 가지고 좋은 쥐기 조절을 훈련하는 것은 종이컵, 계란, 감자칩, 샌드위치를 쥐거나 혹은 다른 사람의 손을 잡을 때 등은 필요한 조절력을 키우는데 도움이 된다.
- 놓기(release)는 손목폄을 마음속에 떠올리거나 손을 위로 혹은 손을 여는 것에 의해 이루어진다.

㉤ 일상생활활동 훈련(Activity of daily living)

- 일상생활활동에서 근전기손과 정상측 손의 양측 역할

표 10-2 일상생활활동에서 근전기손과 정상측 손의 양측 역할

	활동(activity)	전기손(myoelectric hand)	정상측 손
1	고기자르기	포크쥐기는 힘이 증가하면 나이프 쥐기	나이프쥐기 포크쥐기
2	병열기	잡기	병뚜껑 열기
3	치약 튜브열기	튜브잡기	뚜껑 돌리기
4	그릇안의 음식섞기	그릇을 강하게 쥐기	섞는 수저나 포크잡기
5	과일이나 야채자르기	과일이나 야채 강하게 쥐기	자르기 위한 칼 쥐기
6	가위로 종이 자르기	종이 잡기	가위로 자르기
7	벨트 채우기	버클 끝 잡기	버클에 벨트 끼워 조작하기
8	쟈켓 지퍼잠그기	지퍼 밑 잡기	지퍼 텝을 잡고 위로 올리기
9	양말신기	양말 한쪽 쥐기	양말 다른 쪽 쥐고 올리기
10	우산펴기	우산손잡이 잡기	정상적인 방법으로 우산 펴기

- 직업활동과 레저

  훈련이 진행되고 절단에 대한 자기수용감이 생기고 안정감을 찾으면 치료사는 직장으로 복귀하도록 권유해 본다. 가능하면 다양한 직업적인 필요조건들을 논의할 수 있으며 이어서 유사한 단계별 과정 속에서 연습한다.

- 가정훈련
  - 환자와 보호자가 함께 가정생활에 대한 재검토를 해야 한다.
  - 문제가 발생하였을 때 환자가 해당되는 사람과 접촉할 수 있도록 재활 팀 구성원의 목록과 그들의 전화번호를 주어야 하며 또한 사후 검토 일을 지정하는 것이 이 시기에 이루어 져야 한다.

Activities of Daily Living

제 3 부

질환에 따른 일상생활동작 중재

제 11 장

뇌성마비(Cerebral Palsy) 아동의 일상생활동작 훈련

1800대에서 1961년 까지 영국의사 윌리엄 오슬로에 의해 경직성 마비(spastic paralysis)의 경우 리틀병 이라는 용어를 사용했다. 뇌성마비란, 뇌의 손상으로 인해 자세와 평형을 유지하고 움직이는 능력에 영향을 주는 장애이다. 출산 전, 출산 중, 출산 후 태어난 지 몇 해 이내 일어나는 뇌 손상을 뇌성마비라고 한다. 보통 만 2세 이전의 뇌손상의 범주에 속한다. 손상은 근육이나 척수에 연결된 신경에 의해 생긴 것이 아니라 근육을 조절하는 뇌에 생겨 그 뇌의 능력에 영향을 미친다.

1. 아동의 정상발달

1) 1~2개월 수준의 정상 발달

(1) 엎드린 자세(prone position)

① 머리를 옆으로 돌린다.

② 갈란트 반사가 나타남(GALANT REFLEX (+))

(2) 바로 누운 자세(supine position)

① 대칭적인 자세를 보인다(약 10초 동안).

② 옆으로 구를 수 있다.
③ 옆으로 누운 상태에서 바로 누울 수 있다.
④ 목 정위 반응이 나타남(NECK RIGHTING REACTION (+))
⑤ 모로반사가 나타남(MORO REFLEX (+))

(3) 앉은 자세(sitting position)

① 아동이 누워있는 상태에서 양 손목을 잡고 일으켜 앉힐 때, 머리가 떨어진다.
② 붙잡고 앉혔을 때 약 15초간 머리를 바로 세운다.

(4) 서기와 걷기(standing position)

자동 걷기 반사(AUTOMATIC WALKING REFLEX (+))

2) 3~5개월 수준의 정상발달

(1) 엎드린 자세(prone position)

① 아래팔(손목에서 팔꿈치까지)로 몸을 완전하게 지지하며, 다리는 개구리 자세를 한다. 이 상태에서 머리를 중앙으로 1분가량 들어 올린다.
② 두 팔과 발을 들어 올려 배로 지탱하며, 뻗치는 운동을 반복한다(수영 동작).
③ 한쪽 팔꿈치로 체중을 지지하고, 반대쪽 손으로 장난감을 잡는다.
④ LANDAU REFLEX 시작

(2) 바로 누운 자세(supine position)

① 머리가 30초 이상 정중앙으로 온다.
② 다리는 구부러지고 벌어져 있다.
③ 손을 잡아 당겨주면 머리와 다리를 약간 구부린 채 들어 올린다.

(3) 앉은 자세(sitting position)

① 앉은 상태에서 머리를 들어 올려 30초 이상 세운다.
② 등이 구부려져 있는 상태로 앉아 있다.

③ 앉은 상태에서 좌우로 기울여도 머리를 수직으로 유지한다.
④ 유아용 의자에 30분 정도 기대어 앉는다(5개월 말).

(4) 서기와 걷기(standing position)

① 붙잡고 세우면 다리를 굽히거나(3개월)
② 발가락을 구부리거나 발끝으로 서있다.

3) 6~7개월 수준의 정상발달

(1) 엎드린 자세(prone position)

① 팔을 쭉 펴서 손바닥을 짚어 몸을 떠받치고 머리를 똑바로 올린다.
② 위의 자세에서 약 3초 동안 한손을 들 수 있다.
③ 굴러서 누울 수 있다.
④ 엎드린 자세에서 기는 자세를 취한다.
⑤ PROTECTIVE REACTION이 나타난다.

(2) 바로 누운 자세(supine position)

① 머리를 들어 올린다.
② 엎드릴 수 있다.
③ 오랫동안 누워있는 것을 싫어하며 발차기를 하지 않는다.
④ A.T.N.R(Asymmetric Tonic Neck Reflex)이 보인다.

(3) 앉은 자세(sitting position)

① 네발기기를 거쳐 앉으려고 한다.
② A.T.N.R(Asymmetric Tonic Neck Reflex)이 앞과 옆에서 보인다.

(4) 서기와 걷기(standing position)

① 발뒤꿈치가 닿은 채로 난간을 잡고 선다.
② 몸통을 잡아주면 발뒤꿈치를 들었다 놓았다 한다.

4) 8~9개월 수준의 정상 발달

(1) 엎드린 자세(prone position)

① 뒤로 배밀이를 한다(8개월).

② 앞으로 배밀이를 한다(9개월).

(2) 바로 누운 자세(supine position)

① 굴러서 여기저기 움직여 다닌다.

② 손을 내밀면 스스로의 힘으로 잡고 몸을 일으킨다.

(3) 앉은 자세(sitting position)

① 누울 수 있다.

② 네발 기기를 거쳐 앉는다.

③ 도움 없이 5초 동안 균형 있게 앉는다(8개월).

④ 도움 없이 1분 동안 균형 있게 앉는다(9개월).

(4) 서기와 걷기(standing position)

양 손을 잡아주면 30초 동안 발바닥 전체에 자기 체중을 완전하게 싣는다.

5) 10~12개월 수준의 정상 발달

(1) 엎드린 자세(prone position)

혼자 완전하게 앞뒤로 기기를 할 수 있다.

(2) 바로 누운 자세(supine position)

누운 자세에서 혼자 앉을 수 있다.

(3) 앉은 자세(sitting position)

① 오랫동안 혼자 등을 쭉 펴고 앉으며 두 다리를 들어도 잘 넘어지지 않는다.

② 앉은 자세에서 뒤를 돌아본다.

(4) 서기와 걷기(standing position)

① 혼자 일어서서 난간을 잡고 옆으로 걸어 다닌다.
② 두 손을 잡아주면 완전하게 체중을 실으며 앞으로 걷는다.
③ 한손을 잡아주면 몇 걸음을 발을 떼어 놓는다.
④ 도움 없이 1분 이상 서 있는다.

용어해설

- 갈란트 반사(CALANT REFLEX)
  회임(32주)에 관찰되어 출생 시부터 2개월까지 원시반사가 나타난다. 아동을 엎드려 놓은 후 왼쪽 또는 오른쪽의 돌출된 뼈와 척추 사이의 피부를 손톱으로 살짝 내려 긋는다. 이때 자극 방향 쪽의 돌출된 뼈가 올라가면 양성(+)이 된다. 생후 2개월까지 양성반응(+) 보이면 정상이다.
- 목 정위 반사(NECK RIGHTING REACTION)
  아동을 양 팔, 다리를 편 채로 눕히고 가운데 있던 머리를 한쪽으로 돌린다. 이때 몸 전체가 머리가 돌아간 쪽으로 동시에 돌아가면 양성(+), 돌아가지 않으면 음성(—)이다. 양성반응은 생후 6개월까지는 정상이다.
- 모로 반사(MORO REFLEX)
  아동의 몸통을 잡고 앉힌 후, 45° 정도 갑자기 뒤로 폄시킬 때 사지에 굽힘반응이 나타난다. 생후 4개월까지 양성(+)반응이 보이면 정상이다.
- 자동 걷기 반사(AUTOMATIC WALKING REFLEX)
  양손으로 아동의 몸통을 잡고 세워서 걷는 것처럼 앞으로 약간 기울이면 아동은 양다리를 일시적으로 구부렸다 폈다하고, 번갈아가며 체중을 옮겨 자동적으로 걷는 것 같은 동작을 보인다.
- 란다우 반사(LANDAU REFLEX)
  3개월에 시작하여 2세까지 보이는 반응으로 아동을 엎드리게 한 후, 위에서 두 손으로 배를 잡고 들어 올린다. 이때 아동은 머리를 들고 양팔, 다리, 허리를 편다.
- 보호 폄 반응(PROTECTIVE REACTION)
  아동을 roll 위에 엎드려 놓은 후 양 다리를 잡고 갑자기 앞으로 밀었을 때 양팔을 쭉 펴서 바닥을 짚으려고 하는 것으로 앉았을 때, 앞쪽으로 보호반사하기(foreward)는 6개월, 뒤로 밀었을 때(backward)는 10개월, 그리고 옆으로 밀었을 때(sideward)의 보호반사는 7개월에 나타나서 평생 동안 지속된다.

- 비대칭성긴장성 목반사(A.T.N.R)
  바로 누운 자세에서 얼굴을 한쪽으로 돌릴 때, 머리를 돌린 쪽의 팔과 다리는 쭉 펴지고, 반대쪽의 팔과 다리는 구부려져 있는 자세로 일명 펜싱하는 모습과 같다고 하여 펜싱포즈라고도 한다. 생후 4~6개월까지 반응을 보인다.

2. 장애 아동의 일상생활활동 훈련하기

1) 일상생활 동작에 있어서 치료사가 지켜야 할 원칙

① 가르치고 있는 동작을 아동들이 협조하도록 하여야 한다.
② 일상생활 동작을 교육하는 동안 부모도 함께 교육하여 집에서도 실시할 수 있게 한다.
③ 동기부여(배고플 때 숟가락 사용 동작을 연습시키고, 아침에 일어날 때 옷 입기 훈련)
④ 놀이할 때는 놀이에 집중하도록 한다.
⑤ 가르치는 동안 부모와 아동이 모두 흥미가 있어야 한다.
⑥ 치료사가 먼저 시범을 보이고 아동이 반응할 시간을 충분히 주며 반복하여 교육한다.
⑦ 처음에는 쉬운 동작부터 가르치고 점차 양을 늘려 완전히 수행할 수 있도록 한다.
⑧ 도와주는 양을 점점 줄여주며, 할 수 있다는 성취감과 자신감을 얻게 한다.
⑨ 한 동작을 완성했을 때는 칭찬과 격려를 해준다.

2) 아동을 안고 이동하기(그림 11-1)

① **긴장도가 낮은 아동** : 빠른 움직임을 주는 것이 좋으며 몸을 지지하고 관절과 근육이 정렬(alignment)된 상태를 유지하여 이동하는 것이 좋다. 아동이 외부환경을 느낄 수 있는 자세가 좋다.
② **긴장도가 높은 아동** : 느린 움직임을 주는 것이 좋으며 긴장도를 낮게 해주는 신체적 접촉이 좋다. 긴장도는 흥분과 조급함에 의해 쉽게 증가되므로 상호작용이 낮은 상태로 유지하는 것이 바람직하다.
③ 낮은 긴장도와 높은 긴장도의 아동을 안을 때는 골반을 고정시켜 정렬을 유지하게

해주면 상체도 편안해 질 수 있다.

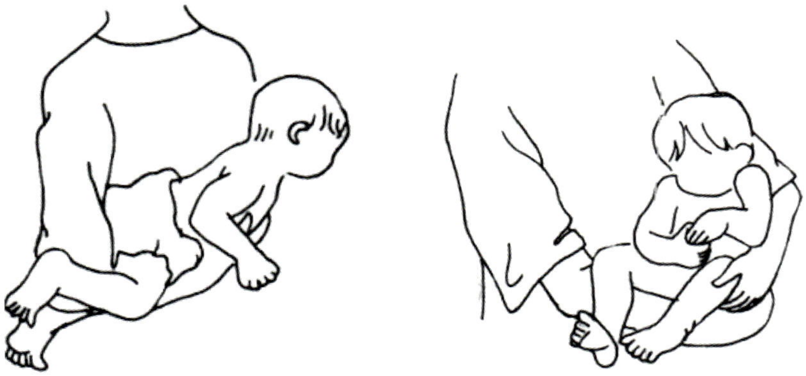

그림 11-1.

3) 자세 바로잡기

뇌성마비아동은 신경학적인 문제로 인하여 몸의 위치를 잘 조절하지 못한다. 이것은 아동들을 좌절시킬 뿐만 아니라 많은 부분에서 학습을 둔화시킨다. 비정상적인 자세 반사로 인하여 몸의 정렬을 적절하게 조절시키지 못하는데, 이것은 척추측만증(scoliosis)과 관절 구축과 같은 합병증을 일으킬 수도 있다.

① **비정상적인 자세반사란?**
뇌의 병변으로 인하여 중추신경계의 상부에서 작용하고 있는 억제 조절이 발달되지 못하여 원시반사가 나타나는 유형

② **반사억제란?**
비정상적인 반사활동을 억제하고 바른 자세를 취하게 함으로서 뇌성마비아동이 근육의 정상적인 활동 감각을 경험하게 하여 근육과 관절로부터 정상적인 고유수용감각을 받아들이고 발달 순서에 따른 운동 유형을 촉진시키는 것

(1) 엎드린 자세(prone position)

2~3개월 수준의 아동은 팔굽관절을 지지하여 잠시 동안 머리를 들고 사물을 응시할 수 있지만, 장애 아동의 경우 이러한 행동에서 제한되기 쉽다. 이러한 자세가 어려운 아

동은 엎드린 자세에서 roll 이나 돌돌 말은 수건을 어깨 밑에 놓고 팔굽관절을 굽힘시키는 자세를 해주어 엎드린 자세를 유지하도록 해준다(그림 11-2).

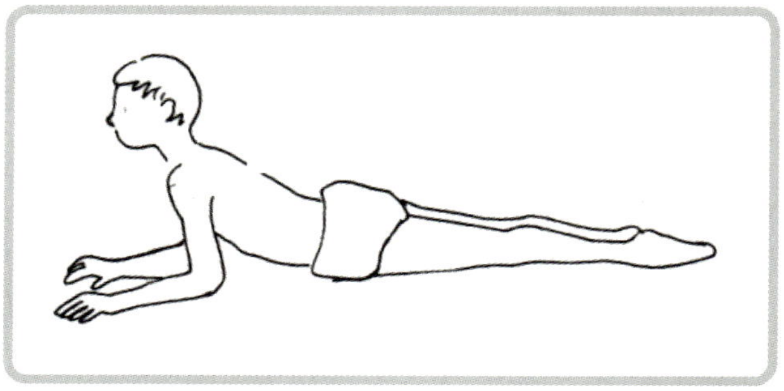

그림 11-2. 엎드려 누운 자세에서의 반사억제 자세

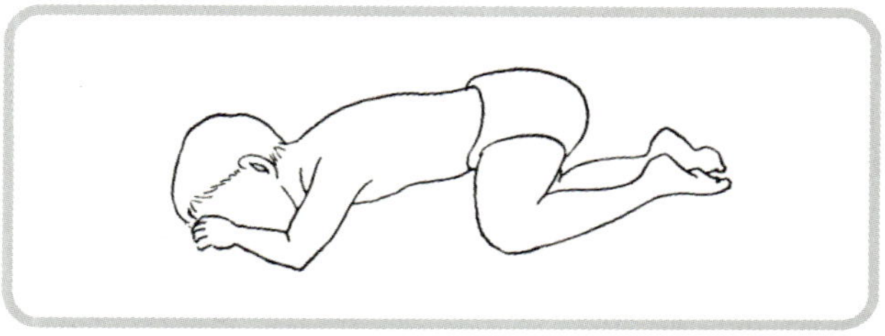

그림 11-3. 비정상적인 반사자세

(2) 바로 누운 자세(supine position)

바로 누운 자세는 하체의 조절 능력을 증가시켜주고 손으로 물체를 조작하거나 탐색하기에 좋은 자세이다. 그러나 경직성 뇌성마비아동에게는 머리와 어깨를 뒤로 젖히고 엉덩관절부와 무릎, 발목을 펴하면서 안쪽으로 회전하는 자세가 된다. 발도 안쪽으로 회전되며 팔은 좌 우 모두 팔굽관절이 굽힘될 수도 있고, 비대칭성 긴장성 목 반사(ATNR)로 인하여 얼굴을 향한 쪽으로 팔이 펴지는 반사작용이 나타날 수도 있다

- 긴장도가 높은 아동은 목 아래 작은 베개를 놓아주어 긴장도를 감소시켜 주는 것이 좋으며, 한쪽 또는 양쪽 무릎관절을 구부려 주는 것이 긴장도를 이완시키는데 도움을 준다(그림 11-4).

4) 자조생활

(1) 식사의 정상발달 단계

표 11-1

연 령	행동발달
0~4개월	입주위에 여러 가지 반사활동(rooting, sucking, swallowing)이 나타나서 입 주위가 민감하다. 혀가 돌출되는 현상이 있다.
4~6개월	모든 반사가 사라진다. 모든 물체를 꽉 깨무는 교합반사(bite reflex)가 약화된다. 숟가락으로 액체를 받아먹을 수 있다. 젖병을 보면 울음을 그치거나 손을 뻗친다. 좌우로 움직인다.
6~9개월	비스킷을 깨문다. 씹을 때 턱을 위아래로 움직이며 입을 다물고 삼킨다.
9~12개월	미숙하지만 숟가락을 사용할 수 있다. 씹을 때 턱을 앞으로 움직인다. 컵을 잡고 마시거나 젖병을 잡고 먹는다. 혀끝을 올릴 수 있다.
15~18개월	씹는 것이 안정된다. 즉 턱이 앞으로 가고 회전하며 움직일 수 있다. 서투르지만 혼자 먹는다. 입술 조절에 발전을 보이며 컵의 물을 흘리지 않고 마실 수 있다.
18개월~2세	엎지르기는 하나 숟가락을 정확히 사용한다. 마시는 동안 컵을 유지할 수 있으며 음식을 가지고 논다. 먹을 수 있는 것과 없는 것을 구별한다. 빨대를 사용하여 마시기를 시작하나 끝을 문다. 숟가락을 바르게 사용할 수 있다.
3세	약간 엎지르나 혼자 먹을 수 있고 너무 무겁지 않은 물주전자에서 물을 컵에 따라 한손으로 먹을 수 있다. 먹는 기술을 배울 수 있으며, 공동으로 식사하는 식사에서의 사회적 기능을 배울 수 있다.
4세	포크를 사용하여 흘리지 않고 혼자 식사할 수 있다.
5세	부드러운 음식에 나이프를 사용하여 자를 수 있다.

(2) 식사지도

식사는 충분한 영양공급 뿐만 아니라 올바로 씹기, 빨기, 삼키는 작용이 구음기관의 발달을 가져와 언어발달에 도움을 준다.

① **호흡**

장애 아동은 코로 숨을 쉬는데 구개기형이나 근육 불균형을 가진 경우 입으로 호흡한다. 입으로 호흡하는 것이 습관화되면 치주질환이 많이 생기거나 입이 말라서 혀를 내밀게 되고 더욱 침을 많이 흘리게 되므로 입을 다물고 코로 숨을 쉬도록 해야 한다.

② **비정상적인 자세**

㉠ **뻗치는 경우** : 뻗치는 경우는 바르게 앉을 수 없고, 혀로 음식을 뒤로 옮기거나 삼키는 데 곤란하다. 식사지도 시 엄마의 팔을 아동 머리 뒤쪽에 두고 먹이게 되면 이런 자세는 더욱 증가하게 된다.

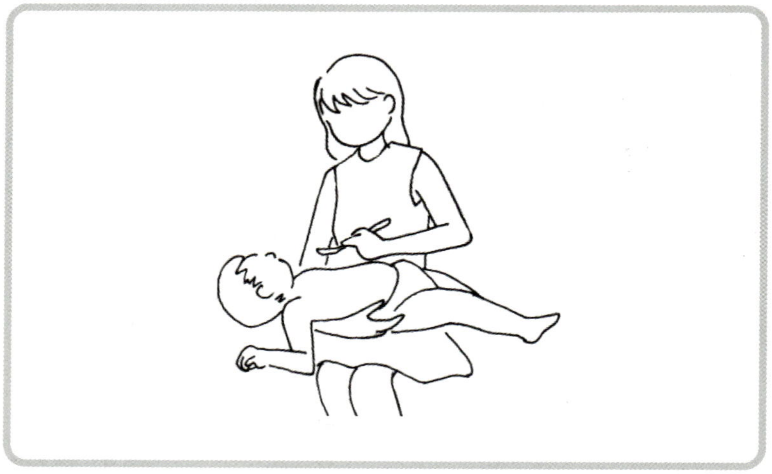

그림 11-10. 나쁜 자세
(머리와 몸통조절이 안되고 경직 근육 긴장도가 증가한 경우, 엄마가 팔을 아동의 머리 뒤쪽에 두면 폄반사가 더욱 증가한다)

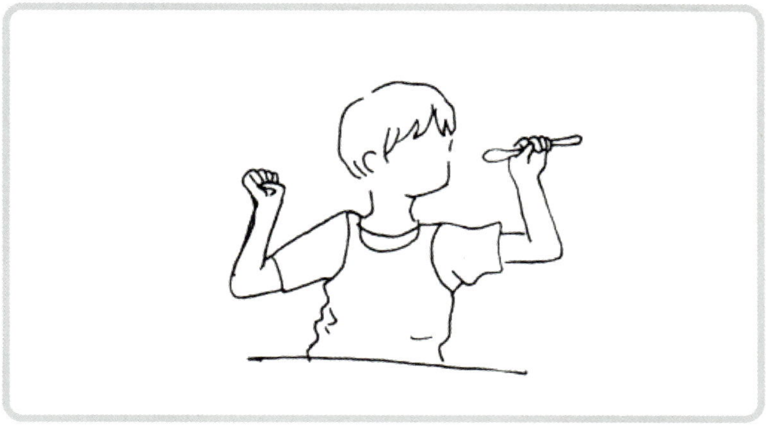

그림 11-11. 나쁜 자세
(젖힘 자세와 비대칭적인 자세로 식사할 경우 편반사가 더욱 증가하여 조절하기가 어렵다)

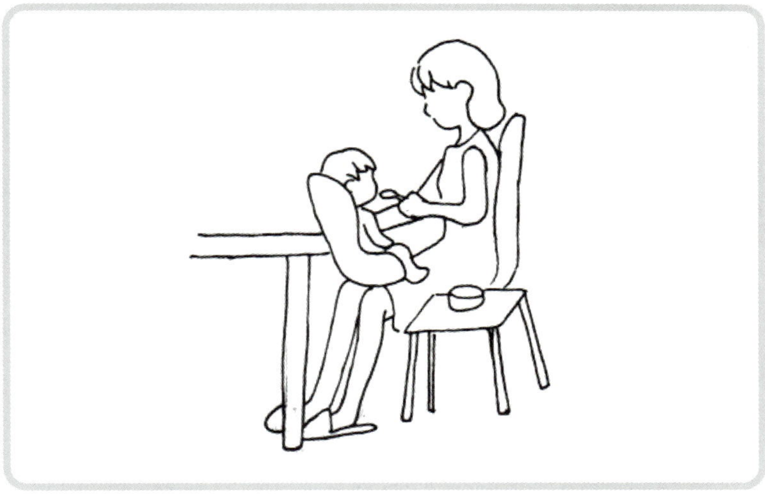

그림 11-12. 바른 자세
(엄마 다리위에 아동의 다리를 벌리고 앉게 한다. 엄마의 얼굴을 볼 수 있게 하고 아동의 등 뒤에 베개를 대준다. 아동의 몸통을 약간 굽힘시키고, 음식물은 정중앙에서 주고, 아동의 눈높이 보다 높게 주어서는 안 된다.)

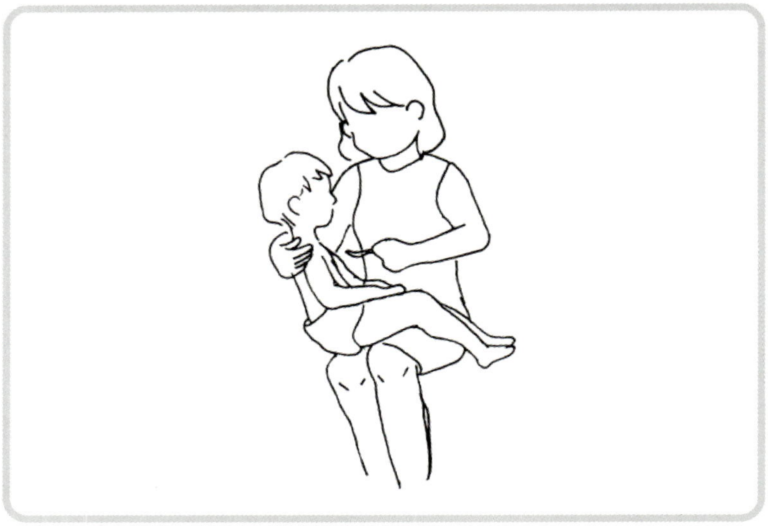

그림 11-13. 바른 자세
(아동의 다리를 벌리고 엄마 무릎위에 앉게 한다. 엄마의 팔을 책상 위에 놓고, 한쪽 다리는 약간 높게 해 주어 아동의 엉덩관절을 굽힘하게 해 주고 등을 곧게 펴게 한다.)

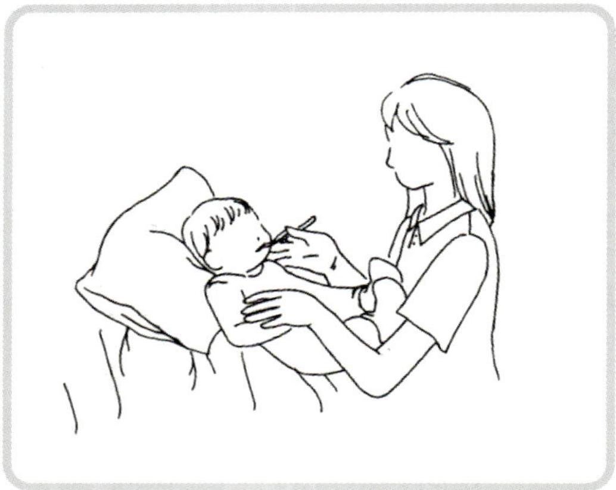

그림 11-14. 바른 자세

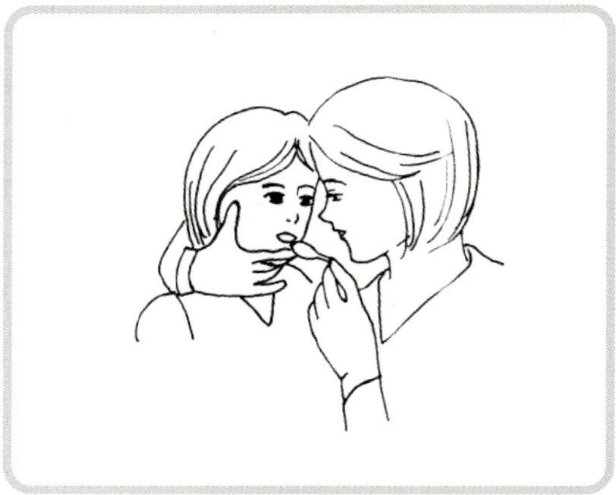

그림 11-15. 바른 자세

㉡ 혼자 스스로 먹을 경우

목과 몸을 스스로 조절할 수 있는 아동은 특수한 의자에 앉게 한다. 이때 등은 곧게 하고, 엉덩관절, 무릎관절, 발목관절은 90° 굽힘상태를 유지하게 한다.

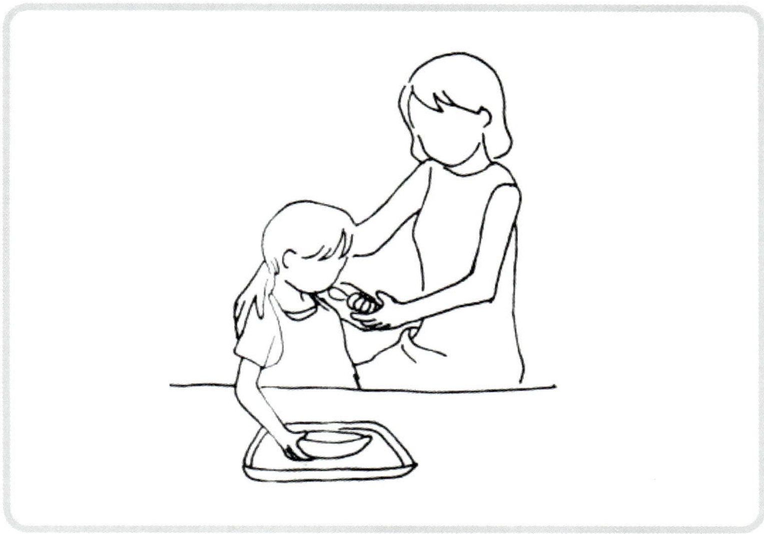

그림 11-16. 바른 자세
(스스로 식사할 때 비정상적인 반응들이 나타나므로 정상적으로 수행할 수 있도록 도와주어야 한다.)

③ **구토반사**(gag reflex)

정상인의 경우에도 나타나지만 정상 유아의 경우 5~6개월 전까지 민감하게 나타났다가, 점차 약화된다. 혀가 과민하면 고형물이 섞인 음식물을 주어도 구토 증상이 나타나며 반대로 아주 둔화된 경우 음식물이 목에 걸려도 구토반사가 일어나지 않아 숨이 막히거나 자주 음식물이 목에 걸리게 된다.

아동이 음식을 삼키는 활동을 못할 경우 구역질을 하도록 자극한다. 입안을 깨끗이 한 후 혀의 안쪽 2/3지점을 설압자로 눌러주고 입천장 안 쪽 부분 목젖 근처를 마사지 해준다.

④ **교합반사**(bite reflex)

숟가락을 입에 넣으면 꽉 물어버린다. 정상아의 경우 생후 3~9개월경이면 소멸된다.

⑤ **입 다물게 하기**

입 주위 근육을 강화하여 입을 다물 수 있도록 하기 위해 단추에 실을 끼어 입에 물고 입술에 힘을 주도록 한다(그림 11-17).

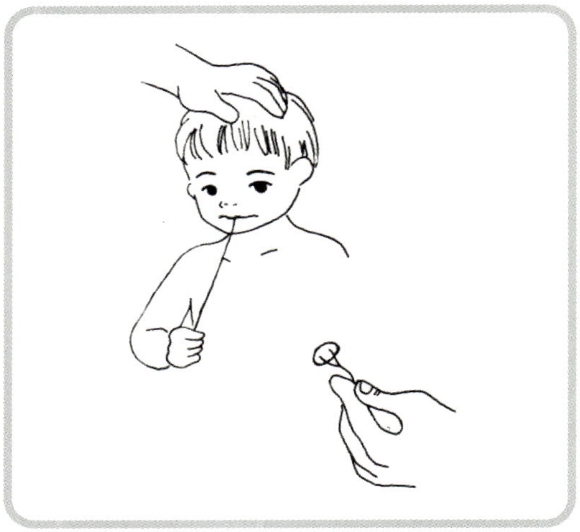

그림 11-17.

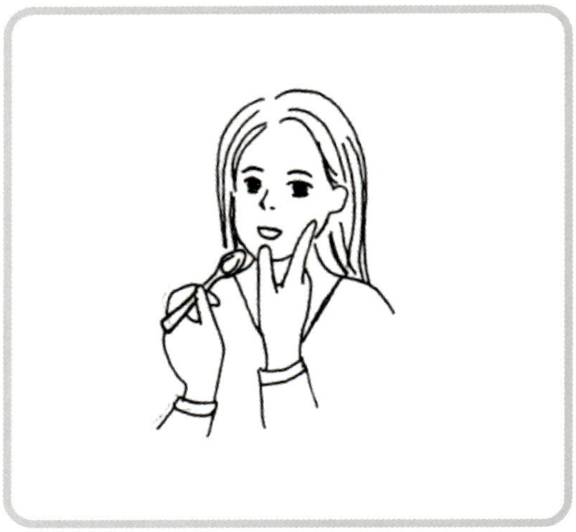

그림 11-18.

⑥ **혀가 앞으로 나오는 아동**

머리와 몸을 정렬시키고 목을 약간 굽힘시킨다.

㉠ 턱 조절을 통해 혀가 안으로 들어가게 혀 끝 양옆을 부드럽게 문질러 주거나 혀를 가제에 감아 잡고 빠르게 좌우로 흔들어 혀를 들어가게 촉진시켜 준다.

㉡ 혀를 뒤쪽으로 밀어주면 혀 내미는 것이 촉진되며, 입천장 부위를 손가락으로 두드려 주면 혀가 위로 올라가는 것이 촉진된다.

⑦ **침을 많이 흘리는 아동**

경직성 뇌성마비아동의 경우는 근육의 경직과 협응성 장애로 빠는 것과 삼키는 것이 어려우며, 무정위성 아동의 경우 혀와 입술의 기능 조절 부족으로 침을 많이 흘린다. 그러므로 침을 많이 흘리는 아동은 볼 주위나 입 주위를 문질러 주어 근 기능을 촉진시켜 주어야 한다.

⑧ **턱 조절이 안 되는 아동**

㉠ 턱과 목 사이를 손가락으로 가볍게 눌러 주어 침 삼키는 활동을 촉진시킨다.

㉡ 엄지와 나머지 네 손가락으로 턱과 입 주위를 눌러 주어 입을 다물도록 도와주고 턱이 앞으로 도출되는 것을 억제시킨다(그림 11-19).

㉢ 입 다무는 것을 촉진시키기 위해 아랫입술을 위로 부드럽게 올려주되 너무 가볍

게 만지면 근 긴장도가 높아지므로 지긋이 눌러준다.

㉣ 턱을 들어 올리는 경우: 손가락으로 입과 코 사이(인중)를 눌러준다.

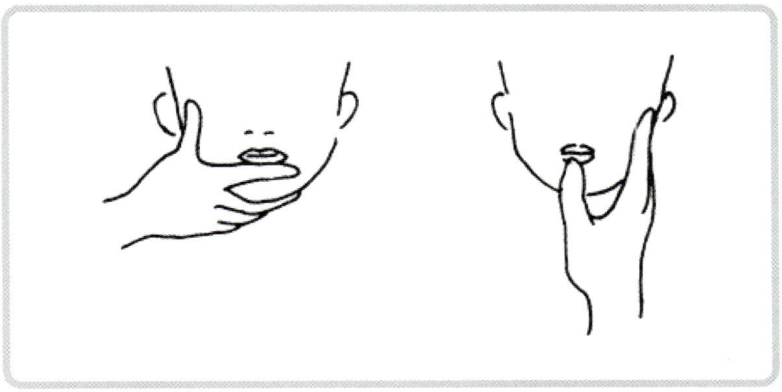

그림 11-19.

⑨ **목 조절이 안 되는 아동**

목 조절이 안 되는 아동은 목의 젖힘을 방지하기 위해 치료사의 팔로 아동의 머리 뒤를 감싸고 머리 조절을 해 준다.

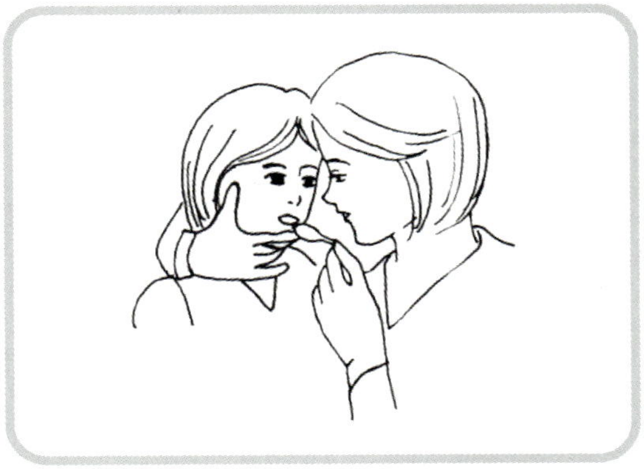

그림 11-20.

(3) 식사과정

① **빨기**

바른 자세와 턱 조절은 빨고 삼키는데 도움을 준다.

② **컵으로 마시기**

㉠ 정상아의 경우 5~6개월부터 컵으로 마시기를 시작한다.

㉡ 장애아의 경우는 젖병이나 주둥이가 나온 이유식 컵을 사용할 때에는 마신다고 보기보다는 원시적이고 비정상적인 빨기 형태를 취한다(예, 컵으로 마실 때에도 혀가 젖병을 빠는 듯한 움직임을 보이며, 입술을 사용하여 액체를 조절하지 못한다).

㉢ 투명한 컵을 입술에 대주어 액체를 혀가 아닌 입술로 조절하여 먹게 된다.

③ **수저로 먹이기**

㉠ 3개월 정도가 되면 순가락으로 한 두 숟가락씩 음식을 먹이는데, 수의적으로 삼키는 것을 쉽게 배운다.

㉡ 숟가락으로 먹일 때 숟가락을 혀 위에 넣고 아래로 누르면서 뒤로 밀어주면 혀를 내미는 것을 막고 과도한 구토반사를 조절하며, 입력된 감각에 의해 숟가락으로부터 음식을 가져갈 수 있는 입술의 적당한 움직임이 촉진된다.

㉢ 숟가락은 너무 깊숙이 넣지 말고, 아동이 물기 전에 빠르게 빼야 한다.

④ **씹기**

㉠ 씹는 면 위에 놓여진 음식은 빨기를 단념시키며 앞으로 혀를 움직이는 것을 촉진한다.

㉡ 아동이 음식을 씹는 동안 음식은 어금니 부근에 놓여 있어야 한다.

⑤ **혼자서 식사하기**

㉠ 아동은 5~6개월이 되면 숟가락으로 음식을 먹기 시작하여 2세 정도가 되면 숟가락을 잡고 흘리면서 먹게 된다.

㉡ 가능하면 스스로 식사에 참여하게끔 유도하며, 계속적이고 꾸준한 식사지도가 필요하다.

㉢ 잡을 수 없거나 너무 손을 꽉 쥐는 아동을 위해 손잡이가 두꺼운 숟가락을 사용한다.

㉣ 안정된 자세에서 식사하게 하고 편안하게 해 준다.

㉤ 편마비 아동은 식사에 사용하지 않는 손도 식탁위에 놓거나 그릇을 잡게 해야 하는데 손바닥이 위로 오게 어머니가 잡아준다. 이때, 한 손이 움직일 때 다른

한 손도 똑같이 움직이는 것을 방지한다.

ⓑ 엄지와 검지 사이가 떨어지도록 하여 맞섬 자세를 취하게 한다(그림 11-21).

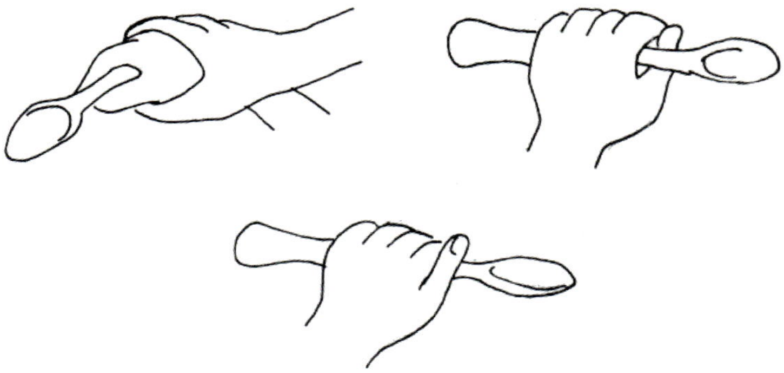

그림 11-21.

⑥ **구강위생**

㉠ 일상적인 음식의 제한과 혀의 움직임의 제한으로 이, 잇몸, 구개 등에 청결이 좋지 못하다.

㉡ 씹기 제한으로 이와 잇몸이 약하므로 적절한 관리가 필요하다.

㉢ 이가 모두 나기 전에는 엄마의 손가락에 젖은 타월이나 붕대를 감아서 식사 후에 잇몸을 닦아 준다. 이때, 과민한 아동일 경우 구토반사를 조심한다.

㉣ 이가 나면 작고 부드러운 칫솔을 사용하여 닦아 주고 뱉는 것을 촉진하기 위해 머리를 숙이게 하여 볼을 지그시 앞쪽으로 눌러 뱉게 한다.

5) 옷 입기 지도

아동에게 옷 입고 벗는 동작을 배우게 하는 것은 독립적으로 생활하는데 중요하다. 아동이 욕구와 이해는 있지만 운동기술에 문제가 있다면 목표를 달성할 수 있도록 도와주고 아동이 옷 입는 과정을 최대로 참여할 수 있게 한다. 뇌성마비아동의 경우 낮은 의자에 앉아서 수행하는 것이 좋지만 경직성이나 무정위성 아동일 경우 혼자입기가 어려운 아동은 머리나 몸통 자세를 바로 잡기가 어려우므로 부모의 무릎에 앉혀서 입히거나 안정되게 바닥에 누워서 입히는 방법도 좋다.

일반적으로 옷 벗는 것을 먼저 시작하는 데, 옷 입는 것 보다 벗는 것이 쉽기 때문이다. 많은 아동들이 양말 벗는 것이 가장 쉬운 것임을 먼저 알게 된다. 양말부터 시작 한다면 양말을 거의 벗긴 상태에서 아동으로 하여금 마지막 단계에서 힘 있게 당겨 벗게 한다(backward chaining).

(1) 옷 입기 활동의 정상발달 단계

표 11-2 옷 입기 활동의 정상발달 단계

연 령	행동발달
6~10개월	옷을 입히는 동안 앉아 있음
10~12개월	옷을 입힐 때 팔, 다리를 끼우는 등 협조함
15개월	구두, 모자 벗음
18개월	장갑, 양말을 벗고 지퍼를 내릴 수 있다.
2세	팬티를 벗을 수 있으나 바르게 입지는 못함. 신발, 양말, 셔츠를 벗을 수 있다.
3세	모든 옷을 입고 벗을 수 있지만 필요에 따라 앞 뒤, 좌 우 구분하기, 단추 끼우기 등은 도와 줄 수 있다.
4세	단추를 완전히 끼울 수 있다.
5세	옷은 완전하게 입을 수 있고, 구두끈 끼우기, 풀기는 할 수 있으나 넥타이는 할 수 없다.

(2) 옷 입고 벗기의 선행 조건

① 쉽게 입고 벗을 수 있는 간단한 옷으로 디자인 된 것을 선택한다.
② 옷은 조금 크고 유연성 있는 니트와 안감이 미끌어지는 옷이 좋다.
③ 앞 트인 옷이 편리하고, 신발 끈 보다는 벨크로로 된 신발이 편리하다.
④ 아동이 스스로 옷 입기에 참여하지 못한다 할지라도 무엇을 입을 것인지 스스로 선택하게 하는 것이 좋으며 스타일이나 색을 선택하도록 해야 한다.
⑤ 옷 입는 것을 가르치기 위해서 우선 앉은 자세의 균형을 유지할 수 있어야 한다.
⑥ 팔을 움직일 수 있고, 필요한 옷들을 잡을 수 있어야 한다(이것이 어린이에게는 가장 복잡한 동작이다).
⑦ 복잡한 동작들이 가능하기 위해서는 신경근 발달과 지각 수준이 필요하다.
⑧ 몸의 각 부분을 알고 좌우를 판단할 수 있어야 하며 옷의 각 부분을 알아야 한다.

(3) 옷 입고 벗기지도

① **옷 입을 때 협조하는 방법**

소매를 끼울 때 팔에 힘을 주지 않고 팔을 끼운다든지, 양말이나 신발을 신을 때 다리를 고정시킨다.

② **옷을 입을 때 보조하는 방법**

양말을 신을 때 양말을 끌어 올리거나, 앞이 막힌 상의를 머리위에서 끌어 내리고 벗을 때 소매를 끌어당기는 것 등에서 보조해 준다.

③ 아동의 능력에 따라 단계적으로 지도하며, 옷 입고 벗기에서 아동에게 너무 많은 것을 한꺼번에 할 수 있을 것이라는 것을 기대하지 말고 득립적으로 할 수 있는 능력을 배우게 한다.

(4) 아동의 상태에 따른 옷 입기

① **경직성 뇌성마비아동**

근육이 매우 경직되어 있으므로 등이 뒤로 뻗치는 경우 엄마의 무릎위에 아동을 엎드려 놓고 경직성이 감소되는 자세로 입힌다(그림 11-22).

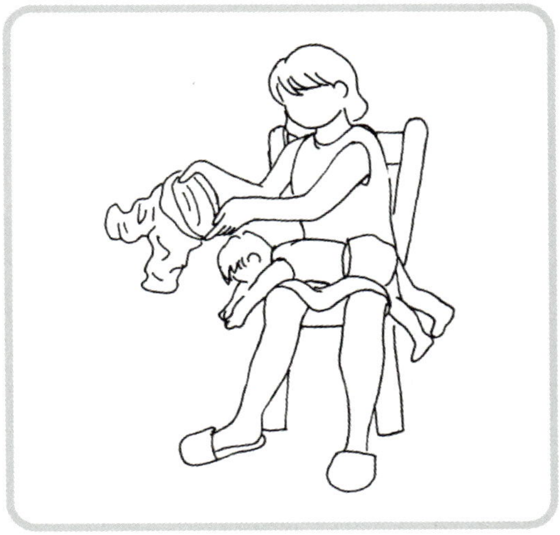

그림 11-22.

② **균형감각이 있는 아동**

균형감각이 있는 아동은 앉은 자세에서 입는다. 아동의 뒤에서 엄마의 무릎으로 아동의 엉덩관절을 고정시키고 아동의 엉덩이로 바닥을 지지하여 옷 입는 활동을 한다(그림 11-23).

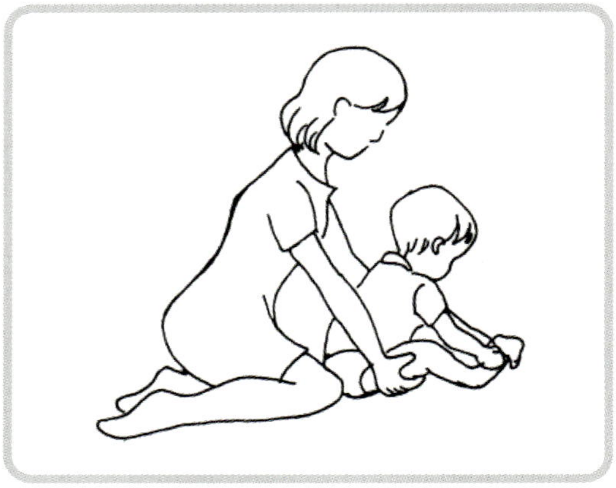

그림 11-23.

③ **무정위성 뇌성마비 아동**

무정위성 아동은 균형감각에 문제가 있으므로 앉거나 서서 옷 입는 것은 매우 어려운 일이다. 아동은 바로 누운 자세에서 바지에 다리를 끼우고 다리를 벌리고 무릎관절을 굽힘시켜 바닥에 발을 고정시키고 엉덩이를 들어 바지를 올린다. 다른 방법으로는 벽을 이용하여 옷을 잡아 올릴 때 누워서 발로 벽을 밀어 다리가 고정되게 하여 엉덩이를 들어서 바지를 올린다(그림 11-24).

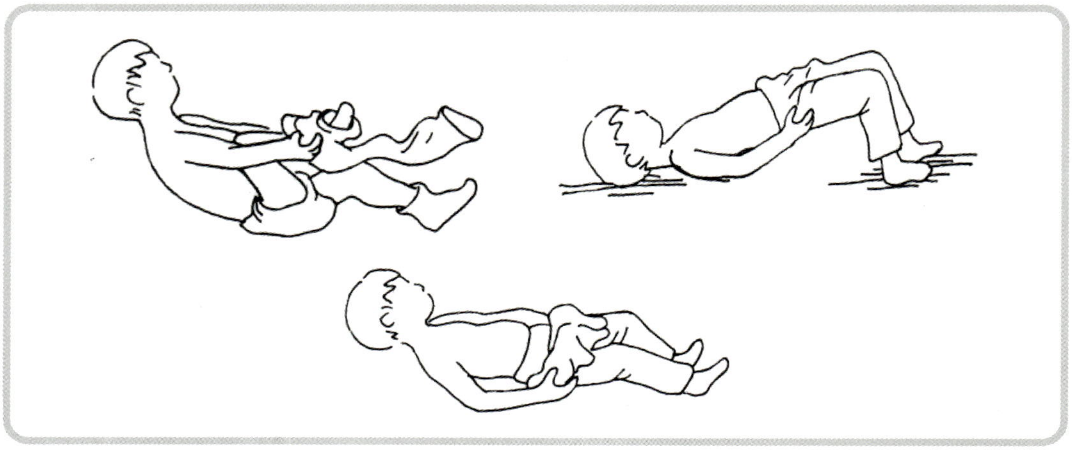

그림 11-24.

④ **아동이 앉은 자세가 충분하지 못할 때**

벽의 모서리에 앉아서 몸통을 지지하여 뒤로 넘어지지 않게 하여 옷 입기를 수행한다(그림 11-25).

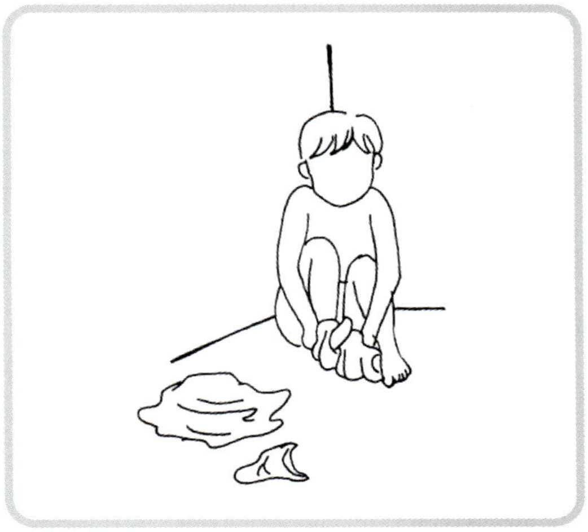

그림 11-25.

6) 용변훈련

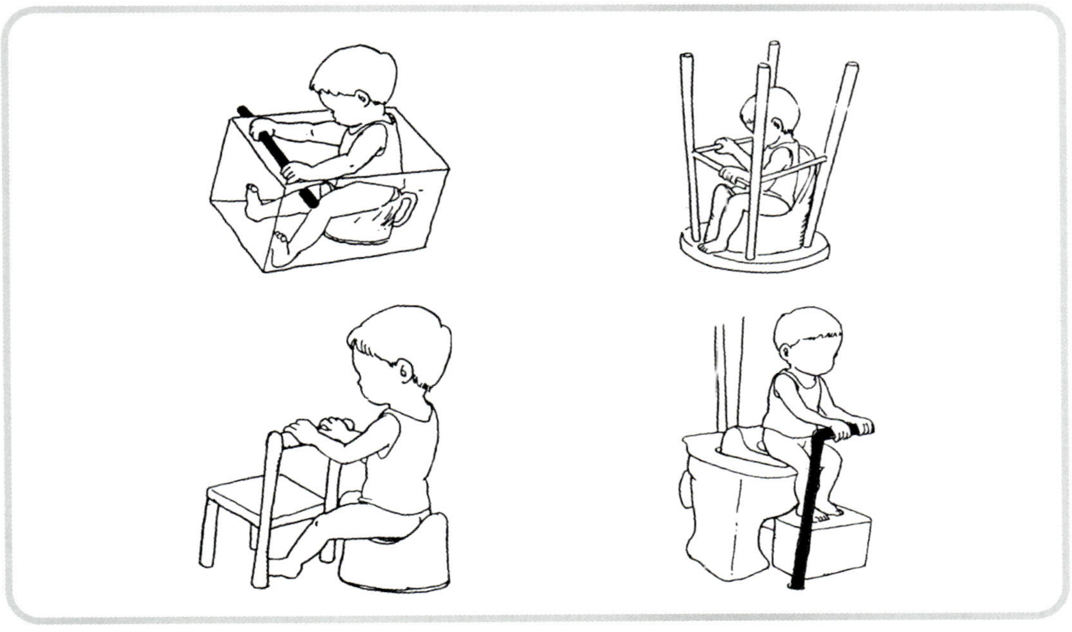

그림 11-26.

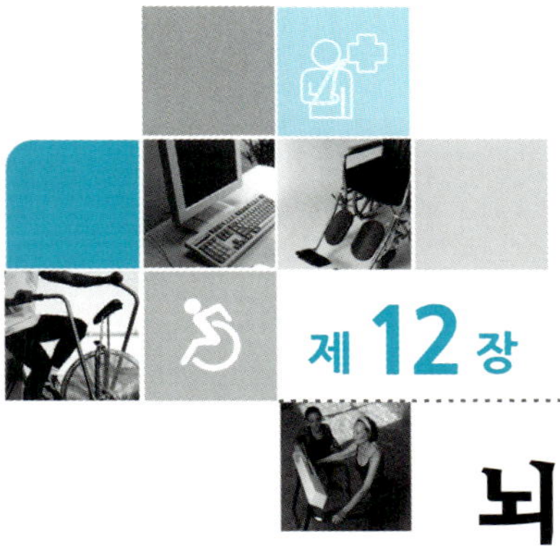

제 12 장

뇌졸중

(Cerebral Vascular Accident : CVA)

뇌졸중(Cerebral Vascular Accident : CVA), 즉 뇌혈관사고는 색전, 혈전 또는 뇌혈관 출혈에 의한 폐쇄로 손상 받은 혈관에 의하여 정상적으로 관류되던 뇌조직의 혈관에 혈액 공급이 원활하지 않아 허혈(ischemia)을 특징으로 하는 뇌의 비정상적인 상태로 인하여 뇌의 기능이 상실되는 신경학적으로 복합적인 기능장애이다. 뇌졸중 후유증은 허혈의 정도와 위치에 따라 다르다. 손상된 뇌반구의 반대쪽에 팔과 다리, 몸통, 때로는 얼굴과 입의 구조를 포함하는 신체의 한쪽에 편마비 또는 양측마비증세를 일으키는 상위운동 신경기능 장애로 나타난다. 좌측 뇌반구 손상 또는 좌측 뇌혈관사고는 우측 편마비를, 우측 뇌반구 손상 또는 우측 뇌혈관사고는 좌측 편마비를 일으킨다. 주요 증상으로는 마비, 허약, 감각의 변화, 언어장애, 실어증, 감정장애가 올 수 있으며, 사망할 수도 있다. 우리나라에서는 흔히 중풍이라고 알려져 있으며, 최근에는 뇌 중풍이라고도 한다.

1. 뇌졸중 환자의 임상증상

1) 뇌졸중을 일으키는 요소

(1) **고혈압** : 뇌졸중의 40%가 심장 수축혈압이 140mmHg 보다 높다.

(2) **당뇨병** : 당뇨와 포도당 신진대사의 관리의 부재로 인해 뇌졸중을 일으키는 요소가 된다.

(3) **심장질환** : 관상동맥질환이 대부분으로 이 질환은 징후 없이 수년간 진행된다. 동

맥의 내벽에 수년간의 흡연이나 높은 혈압으로 인해 콜레스테롤의 침전물이 혈소판 또는 동맥벽에 쌓여 혈액의 흐름이 방해되어 동맥벽이 서서히 좁아지는 동맥경화증으로 인한 심장병질환으로 인해 뇌졸중이 올 수 있다.

(4) **흡연** : 흡연은 뇌졸중과 연관된 위험을 거의 2배로 증가시킨다.

(5) **마약** : 코카인, 헤로인 암페타민, 마리화나는 보편적으로 뇌졸중을 불러일으킨다.

(6) 비만, 과음, 호르몬 제제, 육체적 활동부족 그리고 감정적인 스트레스와 같은 일상생활요소는 뇌졸중을 일으키는 원인과 관련되어진다.

2) 발병률과 유병률

뇌졸중은 미국에서 심장병 및 암에 이은 세 번째 사망원인이다. 신체장애 성인에 대한 치료를 위해 작업치료사들이 돌보는 환자들 중 가장 보편적인 진단이기도 하다. 적어도 매년 500,000명이 발병하고 있다. 뇌졸중을 경험한 바 있고 살아있는 이 나라의 200만 명 중 10%는 완전히 회복되고 40%는 약간의 장애를 갖고 있으며 50%는 심각한 장애를 갖고 있어 계획적 돌봄이 요구되고 있다. 우리나라에서는 65세 이상 사망자 수 1위를 차지하는 질환이다. 출혈성(hemorrhagic) 뇌졸중이 허혈성(ischemic) 뇌졸중보다 훨씬 적게 발생(모든 뇌졸중의 20%)하며, 허혈성뇌졸중(ischemic stroke)은 전체의 80%에 이른다. 대략 모든 뇌졸중의 10%는 대뇌내출혈(intracerebral hemorrhage)로부터 기인하며 약 18%는 열공(lacunar)이다.

어린이의 뇌졸중은 연간 100,000명당 25건이 발생하는데 성인의 100,000명당 100건과 비교된다. 2세 이하의 어린이에게서의 주기가 그 이상 나이의 어린이보다 높다. 어린이들 중의 뇌졸중 영향은 성인과 비슷하다. 아동의 뇌졸중 원인은 알려지지 않는 경우가 종종 있는 반면, 대부분의 공통적으로 알려진 원인은 심장의 구조에 영향을 주는 심장 발전 결함이다. 혈액 덩어리 기전(mechanism)에 영향을 주는 Sickle cell병과 유전적 질환이 보편적으로 두 번째인 것으로 알려진다. 다행히 뇌졸중은 아동의 경우 영구 장애의 정도가 성인에서의 경우보다 낮기 때문에 아동이 성인보다 더 양호하다. 아동들은 종종 감각운동 및 인지기능의 발달에 약간의 지연이 있다.

3) 뇌졸중의 원인

(1) 허혈성뇌졸중(Ischemic Stroke)

허혈성(ischemic)뇌졸중은 심장이나 동맥으로부터 뇌에 공급되는 혈관에 색전(embolism)의 결과로부터 온다. 뉴런(neuron) 주위의 막(membrane)에 산소와 영양소가 5~10분 동안 혈액 흐름이 부분적으로 방해되는 경우 되돌릴 수 없는 세포죽음이 발생하게 된다. 이들 죽은 세포들은 재생성이 안 되는 죽은 조직(tissue)이 경색영역을 형성하는 것이다.

허혈의 위험요소로는 나이, 성별, 인종, 유전 등이 있다.

(2) 혈전뇌졸중(Thrombosis Stroke)

혈전뇌졸중은 뇌에 공급하는 동맥들 중 하나에 혈액 덩어리가 형성되어 그 위치에서 혈관장애를 유발할 때 발생한다. 경색의 시기와 위치는 어느 혈관이 폐색되었는지 그리고 부차적 순환의 양에 의존하게 된다. 혈전증은 죽상동맥경화증(atherosclerosis)으로 인해 이미 손상을 받은 바 있는 혈관에서 가장 흔하게 발생된다. 죽상동맥경화증은 병리학적인 것으로 인간의 정상적인 노화가 아닌 점진적인 퇴행성 혈관벽 질환이다.

(3) 색전뇌졸중(Embolism Stroke)

색전뇌졸중은 혈전이 색전을 부순 곳에서 형성된 하나의 덩어리가 통과하기엔 너무 작은 동맥에 도달할 때까지 bloodstream을 흘러 다니다가 그 동맥을 막을 때 일어난다. 이점에서 색전증의 영향은 혈전증에서 나오는 영향과 비슷하다. 대략 뇌졸중의 5~14%가 이 과정으로 인한 것이다 .

혈전뇌졸중과는 반대로 색전뇌졸중은 전형적으로 주간 활동 중에 발생한다. 색전뇌졸중은 어떤 갑작스런 움직임 혹은 재채기로도 예측될 수가 있다. 임상적 증상들은 발병 시 보통 극대화되지만 어떤 경우는 신경학적 증상들이 나아지거나 어느 정도 안정되며 색전이 움직여서 더 멀리 있는 동맥을 막으면 악화된다. 발작(seizures)이 종종 색전뇌졸중과 연관된다.

(4) 열공뇌졸중(Lacunar Stroke)

열공뇌졸중은 20세기 초 프랑스 의사 Pierre Marie가 처음으로 발표했다. 이는 기저핵(basal ganglia), 시상(thalamus), 뇌교(pons), 내낭(internal capsule), 그리고 깊게 있는 백질(white matter)을 포함하는 대뇌와 뇌간의 깊은 부위에 보통 생기는 작은 경색들이다.

보편적으로 열공뇌졸중은 순수 이동 결함 (약화 혹은 ataxia), 순수 감각결함, 혹은 이들 두 결함의 조합적인 것을 만들어낸다. 실어증(aphasia), 정신활동이나 인성의 변화, 의식 결핍, 동측성반맹증(homonymous hemianopsia), 혹은 발작(seizures) 같은 증상은 보통 없는 것이 특징이다.

(5) 출혈성뇌졸중(Hemorrhagic Stroke)

출혈성뇌졸중(hemorrhagic Stroke)은 혈관의 파열 혹은 대뇌세포 내 혹은 주위의 출혈로 인한 동맥류(aneurysm)로 발생한다. 이런 유형의 뇌졸중은 혈액의 덩어리로 인한 것보다 훨씬 높은 치사율을 갖고 있다. 동맥류는 혈관벽이 약해져서 동맥의 벽이 부풀거나 밖으로 주머니 모양(out-pouching)으로 된 것이다. 이는 언제라도 파열되기가 쉽다. 동맥류는 종종 젊은 사람에게서도 나타나며 출혈성뇌졸중은 젊은이에게서 경색보다 더 많다. 뇌출혈은 총 뇌졸중의 15%에서 25% 밖에 차지하지 않는다.

(6) 거미막하 출혈(Subarachnoid Hemorrhage)

거미막하 출혈(subarachnoid hemorrhage)은 모든 뇌졸중의 7% 정도이다. 가장 보편적인 원인은 동맥류(aneurysm)로부터 혈액의 누설이다. 보통 동맥의 시점 혹은 분기점에서 선천적 요인과 퇴하적 요인의 겹침으로 동맥류(aneurysm) 형성을 촉진시킬 수 있다. 언제든지 동맥류가 발생한 곳에서 혈액이 터져 나와 동맥의 압력으로 인해 뇌 주위의 뇌척수액(cerebrospinal fluid)으로 빠르게 퍼지게 된다. 이는 거미막하 출혈 또한 동정맥 기형(arteriovenous malformation)으로부터의 출혈에 기인하는데, 동정맥 기형은 뇌표면 근처 혈관들의 비정상적인 수축이다. 또 다른 거미막하 출혈의 원인은 혈우병(hemophilia), 과도한 항응고(anticoagulation) 치료, 그리고 두개골과 뇌의 사고 등에 의해 오기도 한다.

(7) 대뇌내의 출혈(Intracerebral Hemorrhage)

대뇌내의 출혈은 거미막하 출혈(subarachnoid hemorrhage)에서와 같이 동맥성(arterial)

압력에 반대되는 세동맥(arteriolar) 혹은 모세혈관(capillary) 압력 하에서 작고 깊은 투과성(penetrating) 혈관에서의 출혈로 보통 시작된다. 따라서 대뇌내의 출혈(intra-cerebral hemorrhage) 증상들은 수분, 수 시간 혹은 수일에 걸쳐 점진적으로 발전한다.

4) 일시적인 허혈 발작(Transient ischemic Attack : TIA)

일시적인 허혈증은 경미하게 단절되거나 반복적인 신경계의 이상 증상으로 시작되어 갑작스럽게 진행되어 수분에서 수 시간 이내로 지속되며 24시간 이후 완전히 회복된다. TIA는 임박한 뇌혈관사고의 신호로 여겨진다. 대부분의 TIA는 죽상경화증을 경험하고 특별한 치료를 받지 않은 환자는 뇌졸중으로 진행될 확률이 1/3이고, 다른 1/3은 뇌졸중에 걸리지 않아도 계속적인 TIA를 경험하고, 나머지 1/3은 증상이 진전되지 않는다.

2. 일상생활 수행에서의 전형적인 문제

1) 신체적 문제(Physical Problem)

(1) 과긴장(hypertonicity)

과긴장은 종종 경직(spasticity)을 일으키는 원인이 될 수 있다. 경직은 가장 보편적이면서도 다루기 힘든 증상 중의 하나이며, 모든 재활 단계에서의 문제점이 될 수 있다. 이것은 활동적인 움직임을 어렵게 만들고 구축, 욕창, 이소성골화 같은 이차적 합병증으로 발전시킬 수 있으나 적절한 치료적 조치로 과긴장을 억제시킬 수 있다. 환자는 새로운 환경에서 더욱 긴장성을 보이게 된다. 그러므로 환자에게 여러가지 감각 경로를 통해서 정보를 입수하여, 생소한 곳에서 적응할 수 있는 환경제공을 해 준다.

→ 과긴장을 일으키는 요소

- 새로운 운동기술 획득할 때
- 넘어짐에 대한 두려움
- 균형 상실
- 통증

- 신경계에 기전에서의 긴장
- 갑작스런 큰 소리나 위압적인 목소리
- 긴 언어적 표현이나 설명
- 급하게 서두르고 시도할 때
- 감정적인 상태
- 사람을 만나고 대면할 때
- 친숙하지 않은 낯선 환경

① 근긴장도의 평가

㉠ Modified Ashwarth Scale

표 12-1 Modified Ashwarth Scale

등급	평가내용
0	긴장도(tone) 또는 저항의 증가가 전혀 없다.
1	긴장도(tone)가 약간 증가. 관절가동범위 끝 부분에서 저항을 느낀다.
1+	전체 관절가동범위의 1/2 이하에서부터 긴장도(tone) 또는 저항을 느낀다.
2	관절가동범위 대부분에서 긴장도(tone) 또는 저항을 느낀다.
3	PROM 방해할 정도로 긴장도(tone) 증가
4	굽힘과 폄이 거의 불가능하게 저항이 있다. rigidity

㉡ Brunnstrom stage에 의한 회복 단계

ⓐ 1단계(stage 1) – flaccidity

발병직후의 이완성 단계로 몸을 스스로 움직일 수 없다.

- 손 – 스스로 움직일 수 없다.
- 상지 – 스스로 움직일 수 없다.
- 하지 – 스스로 움직일 수 없다.

ⓑ 2단계(stage 2) – associated reactions/developing spasticity

경직이 서서히 나타나면서 팔과 다리의 움직임이 전체적으로 일정한 형태로 함께 움직이며(공동운동) 스스로 약간 움직일 수 있다.

- 손 – 스스로 손가락을 아주 조금 움직일 수는 있다.
- 상지 – 전체적으로 함께 움직임이 나타나며 폄운동 보다 굽힘 운동이 먼저 일어난다. 약간의 동작들이 나타나기 시작한다.
- 하지 – 스스로 약간 움직일 수 있다.

ⓒ 3단계(stage 3) – severe spasticity/active movement in synergy patterns

경직이 가장 강한 단계로 상지를 스스로 움직일 수는 있으나 상지와 하지의 관절에서 공동움직임이 있다.

- 손 – 손 전체로 잡을 수 있는 단계이다.
- 상지 – 스스로 전체적으로 함께 움직이는 대동작 움직임이 있다.
- 하지 – 앉은 자세와 선 자세에서 엉덩관절, 무릎관절, 발목관절을 함께 굽힘시킬 수 있다.

ⓓ 4단계(stage 4) – some movements deviating from synergy patterns

경직이 서서히 감소되면서 일정한 형태로 함께 움직이는 관절들의 분리운동이 일어나는 단계이다.

- 손 – 엄지손가락의 움직임이 조금씩 나타난다.
- 상지 – 공동운동에서 각각의 분리 운동이 나타난다.
  - 손을 몸 뒤쪽으로 가져가는 동작(폄)과 앞쪽으로 가져가는 동작을 할 수 있다. 팔굽관절을 90° 이상으로 굽힘 상태에서 엎침, 뒤침 동작들을 할 수 있다.
- 하지 – 앉은 자세에서 무릎관절을 90° 이상 굽힘할 수 있고, 발목관절을 배측굽힘할 수 있다.

ⓔ 5단계(stage 5) – active movements isolated from synergy patterns(분리된 움직임)

경직이 감소되면서 공동운동이 사라지고, 대부분 분리운동을 하며 소동작 운동들이 나타난다.

- 손 – 세 손끝 잡기, 원통쥐기, 공쥐기 등 손의 동작의 모든 쥐기와 잡기 형태를 할 수 있다.
- 상지 – 공동운동으로부터 독립 운동들이 나타난다.
  - 상지의 수평 위 벌림, 모음동작

– 팔굽관절 시전상태에서 외회전, 내회전 할 수 있다.

- 하지 – 기립자세에서 엉덩관절을 펴고 무릎관절을 굽힘할 수 있다.
  – 무릎관절을 폄, 발목관절을 저측굽힘할 수 있다.

ⓕ 6단계(stage 6) – isolated active movement with near normal speed and coordination

경직이 없어지고 개별적인 관절운동이 회복되어 유고 협응운동이 잘 이루어진 조화로운 형태로 움직임을 할 수 있다.

- 손 – 다양한 범위로 손가락을 펼 수 있다.
  – 손끝잡기 등을 하여 손가락으로 집을 수 있다.
  – 손가락을 자유롭게 움직일 수 있다.
- 상지 – 정상에 가까운 협응운동이 가능하고 각 관절마다 움직임을 독립적으로 할 수 있다.
- 하지 – 기립자세에서 다리를 옆으로 벌릴 수 있다.

ⓒ Brunnstrom의 손 기능의 회복 단계

표 12-2 손 기능의 회복단계

Hand function – sequence of recovery
mass
hook grasp
lateral prehension
palmar prehension
cylindrical grasp
spherical grasp
indivisual finger movement
manipulative tasks affectied hand as an assist affectied hand as dominant

(2) 기능적 장애

① 상지와 하지의 시너지 패턴

표 12-3 상지와 하지의 시너지 패턴

synergy of the upper and lower limbs	
Flexor synergy : Upper limb	**Extensor synergy : Upper limb**
elbow flexion forearm pronation shoulder adduction(front of body) shoulder int. rot. shoulder girdle retraction shoulder girdle elevation	elbow extension forearm supination shoulder abduction (90°) shoulder ent. rot. shoulder girdle protraction
Flexor synergy : Lower limb	**Extensor synergy : Lower limb**
toe plantarflexion, inversion ankle plantarflexion, inversion knee extension hip flexion, abduction, ext. rot.	toe dorsiflexion ankle dorsiflexion, inversion knee flexion hip extension, adduction, int.rot.

㉠ 전형적인 상지의 굽힘 패턴

어깨관절 모음(shoulder adduction), 내회전(internal rotation), 팔굽관절 굽힘(elbow flexion), 아래팔 엎침(forearm pronation), 손목관절과 손가락 굽

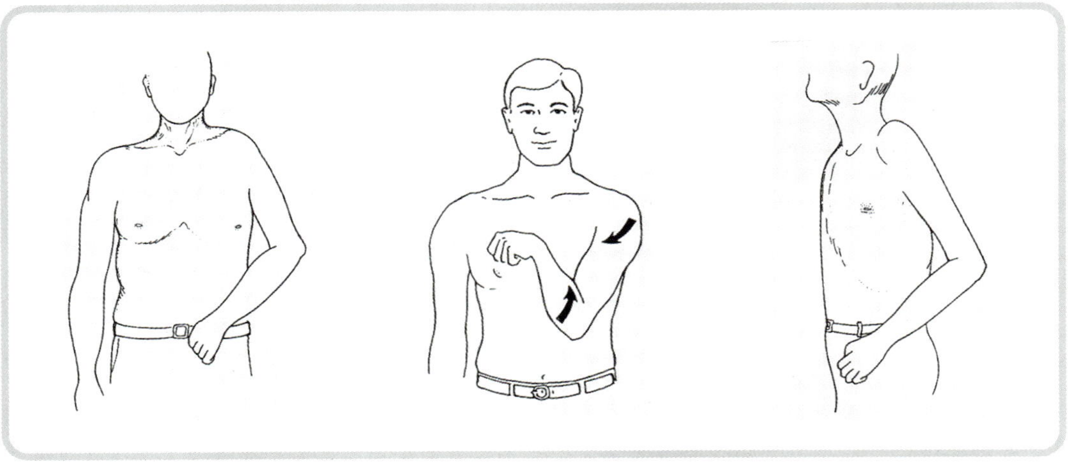

그림 12-1. 전형적인 상지 굽힘 패턴

힘(wrist and finger flexion), 손가락 모음(finger adduction)

㉡ 전형적인 하지 폄 패턴

엉덩관절-폄, 무릎관절-폄, 발목관절-저측굽힘, 발가락-toe clawing

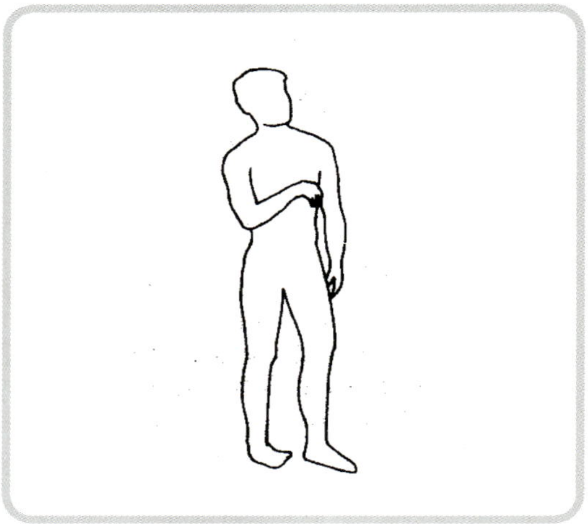

그림 12-2. 전형적인 우측 편마비의 상지·하지 패턴

② **자세 조절의 어려움**

- 사지 조절 장애
- 넘어짐의 두려움
- 공간에서 자세의 연관성과 자세 정렬의 어려움
- 기능적 활동에 연관성을 지지해 주지 못하는 움직임
- 연부조직 단축에 의한 척추의 구축
- 골반의 전방굽힘, 후방굽힘, 측면을 통한 몸무게 변화에 대한 무능력

㉠ 일상생활 수행에서 몸통조절과 자세 조절의 예

- 음식물 섭취하기 – 손에서 입으로 가져갈 때 음식물을 흘리지 않기 위해 식탁 쪽으로 몸을 이동
- 옷입기 – 속옷과 팬티를 입기 위해 골반을 한쪽 측면으로 이동
- 구강관리 – 양치하기 위해 침을 뱉을 수 있도록 앞쪽으로 몸무게 이동

- 이동 – 앉은 자세에서 서는 자세로 바꾸기 위해 엉덩관절 굽힘에서 체간을 폄
- 식사준비 – 냉장고 아래 칸에 손을 뻗어 물건을 꺼내는 동작에서 중력에 대항하는 체간 굽힘

③ 비정상적인 반사(reflex)로 인해 제한된 일상생활동작

표 12-4 비정상적으로 제한된 일상생활동작

반사(reflex)	제한되는 활동
ATNR (Asymmetrical Tonic Neck Reflex)	수저를 입으로 가져가는데 제한, 글씨 쓰기에 제한
STNR (Symmetrical Tonic Neck Reflex)	휠체어 이동 시 손, 무릎이 굽혀지고 하지에 체중을 지지하기 어려움
TLR (Tonic Labyrintine Reflex)	바로 누운자세(supine)에서 머리를 들기 어려우며, 혼자 일어서기 어렵다
Positive supporting reaction	보행 시 발뒤꿈치 닿기(heel strike) 하는데 어려움
Crossed extension reaction	걷기 위해 체중 옮길 때, balance 떨어짐
Associated reaction (AR)	비손상측 손에 물건을 쥐고 쥐어짜면, 손상 측에 긴장도 증가
Grasp reaction	양손으로 박수치기를 하지 못함

④ 운동성 상실(관절가동범위 제한)과 어깨 통증(Shoulder Pain)

어깨관절은 인체에서 가장 가동범위가 큰 구상관절이다. 그러므로 뇌졸중으로 인한 어깨관절의 운동성 상실은 어깨 통증으로 연관되어질 수 있다. 어깨관절을 통증 없이 60° 정도 굽힘할 수 있지만, 그 이상에서는 통증이 나타난다. 어깨는 일곱 개의 관절로 이루어져 있으며 고통 없이 움직일 수 있도록 모든 관절은 동시에 상호 보완적으로 움직인다. 따라서 관절의 상호 작용에 손상을 입을 경우, 움직일 때 통증이나 당김을 느낀다.

어깨 통증은 움직이거나, 환자가 휴식을 취할 때 나타날 수 있다. 어깨 통증을 호소하는 환자들은 재활 프로그램에 참가하는데 어려움을 겪거나, 새로운 학습능력을 익히는 것이 불가능 할 수도 있다. 치료사는 ROM, 근육재교육, 상지자세 교정을 통해 통증에 대한 환자들의 두려움이나, 불안감을 줄여줄 수 있다. 어깨 통증은 조기 치료를 통해 예방될 수 있다. CVA환자들은 발병 초기 자세를 바르게 교정해

주고 ROM에 대한 지침을 받음으로써 어깨 통증을 예방할 수 있다. 약한 어깨 근육조직의 손상을 피하기 위해 가족이나 간호사들에게 환자를 다루는 올바른 기술을 가르쳐 주는 것도 좋은 방법이다.

어깨 통증을 예방하기 위해서는 정상적으로 어깨관절을 움직여 주는 것이 필수적이다. CVA환자들은 일반적으로 어깨뼈와 관련된 근육의 경련을 일으킨다. 그 결과는 어깨뼈를 정상적으로 위, 아래 움직일 수 없도록 만든다. 위팔 관절(glenohumeral joint)이 굽힘되거나, 벌림되어 있을 때, 그리고 정상적으로 어깨뼈를 움직일 수 없을 때, 관절에 손상을 입는다. 관절에 손상을 입은 경우 어깨뼈의 결절(tuberosity)과 어깨뼈 봉우리(acromion)간의 힘줄이 압박을 받아 위팔두갈래힘줄염, 부리위팔근힘줄염, 팔의 신경 조직 수축, 가시위근힘줄염 등이 일어날 수 있다.

Bobath, Brunnstrom, PNF접근법은 기존의 수동적 ROM 운동과는 다르다. 이들 접근법은 상지를 움직이기 전에 어깨뼈 근육 및 어깨뼈 건의 움직임을 평가한다. 만약 치료사가 환자의 팔을 들어 올렸을 때 어깨뼈가 원활히 움직이지 않을 경우, 관절에 손상을 입게 되고 환자는 통증을 느끼게 된다. 따라서 어깨 ROM의 통증을 예방하기 위해서는 적당히 어깨뼈를 반복해서 움직여 줘야 한다.

환자들이 목욕을 하거나, 걷고, 이동하고 침대에서 움직일 때 전문 치료사들이 부

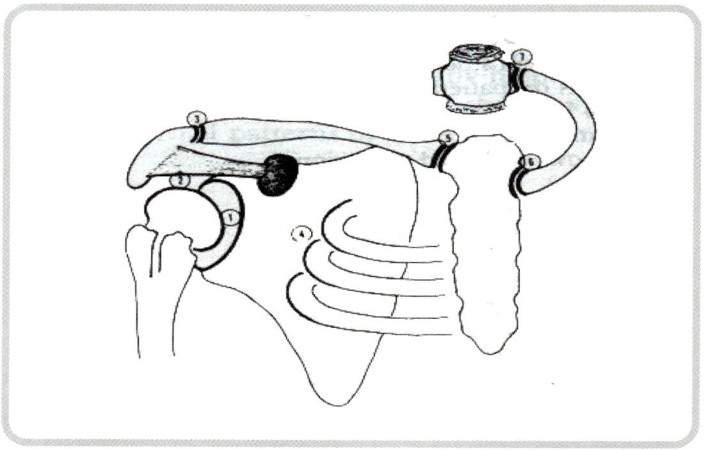

그림 12-3. 어깨띠를 구성하고 있는 7개의 관절

① glenohumeral Joint ② suprahumeral Joint ③ acromioclavicular Joint
④ scapulocostal Joint ⑤ sternoclavicular Joint ⑥ costosternal Joint
⑦ costovertebral Joint

적절한 운동이나 잘못된 상지 움직임을 가함으로써 어깨관절의 통증을 유발하기도 한다. 또한 부적절한 팔 자세도 어깨 통증을 일으킬 수 있다. 뿐만 아니라, 심각한 감각장애나 편측무시(unilateral neglect)를 겪고 있는 환자의 경우, 자신도 모르게 손상된 팔에 고통을 가함으로써 어깨 통증을 일으킬 수 있다. 예를 들어, 손상된 팔이 휠체어에 끼이거나, 방을 드나들 때 부딪힐 가능성도 있다.

치료적 활동에서 반복적인 풀리(reciprocal pulley) 운동은 약물 요법에 대해 금기 반응을 보이는데, 왜냐하면 이 운동이 강제적으로 이루어진 수동적 움직임이기 때문에 만약 비정상적으로 어깨뼈를 움직였을 경우 관절에 손상을 입게 되기 때문이다. 환자의 손상된 팔을 위로 들어 올릴 때는 어깨 풀리(pulley)를 사용해서는 안 된다. puelley는 어깨 안쪽의 위팔뼈를 위쪽으로 계속 움직이게 만들고 어깨뼈와 어깨 바깥쪽 운동을 할 때 관절의 통증을 느끼게 한다.

⑤ **어깨관절의 무능력(shoulder dysfunction)−아탈구(subluxation)**

과거에 작업치료사들은 환자의 팔이 의존적인 자세(dependent position)로 있을 때 탈구를 예방하기 위해 arm sling을 사용했다. Bobath는 근육이 약할 경우 arm sling은 부적절한 자세(예를 들어, 오래도록 팔꿈치를 구부리고 있다든지, 위팔뼈를 모음시키는 등)나, 통증, 부종, 그리고 감각 손상을 초래한다고 주장한다. 그리고 어깨띠 주위 근육을 오랫동안 구부리게 함으로써 경련을 일으키고 상지를 움직이지 못하게 함으로써 어깨통증을 유발하기 때문에 사용해서는 안 된다고 주장한다.

비록 arm sling이 통증을 완화시키거나 아탈구(subluxation)를 예방하는데 효과적이지는 않지만 환자에게 장점이 될 수도 있다. 예를 들어, 통증을 느끼는 환자가 arm sling을 사용함으로써 활동에 대한 두려움을 없앨 수 있다. 또한 이완성 마비 환자들의 경우 걸을 때 arm sling을 이용해 상지를 지지할 수 있다. 그러나 arm sling을 사용할 때는 지속적이고 주의깊은 관찰과 평가가 필요하다.

⑥ **shoulder−hand syndrome**

CVA 환자들의 경우 말단 부위에 수분이 모여 부종을 일으키므로 필히 예방해야 한다. 상지의 중심과 말단에 위치한 림프 펌프(lymphatic pumps)는 근육 긴장과 펌프기능의 수축과 관련이 있다. 편마비 환자의 경우, 근육의 긴장도가 낮고 상지의 움직임이 적기 때문에 림프시스템의 펌프 활동에 손상이 가해지고 그에 따른 손 부종 현상이 일어날 수 있다.

대부분의 부종은 손등에 나타난다. 피부는 주름살, 특히 DIP관절과 PIP관절에 관절가동범위를 잃는다. 부종은 처음에는 약하게 부풀어 오르고 손등에 있는 힘줄이 보이지 않는다. 이같은 현상이 오래 지속되면 부종은 피부영양(trophic skin)의 변화가 있는 것이며, 피부는 번들번들해진다. 그 결과 손이 단단해 지고 관절은 뻣뻣해 지며 ROM이 손실된다.

부종은 손을 가슴 위까지 들어올리는 운동을 통해 정맥의 흐름을 촉진시킴으로써 예방될 수 있다. 밤에는 손을 베개 위에 올려놓거나, 낮에는 환자가 아무런 활동이나 치료를 받지 않을 때 무릎에 올려놓는 판이나 휠체어 팔받침에 올려놓아 부종을 예방할 수 있다. 수동적이고 활동적인 ROM 보조 운동을 통해 부종을 줄이거나 예방할 수도 있다. 특정 부위를 오랫동안 움직이지 않을 경우, 부목이나 자세 교정기구를 선택하여 세밀하게 관찰해보는 것도 중요하다.

부종을 줄이기 위해 의사나 작업치료사들이 사용하는 좀더 적극적인 기술은 공기부목(air splints), 앞에서 뒤로하는 마사지 방법, 탄력 글러브 등이 있다. 또한 줄을 이용해 손과 손가락을 감싸거나, 얼음이나 물에 손을 담그는 방법도 있다. 손목관절 굽힘이 오래 지속되면 혈관의 펌프 작용에 손상을 가해 부종이 생기므로 팔목과 손에 작은 cock-up splint를 사용하는 것도 치료접근방법의 하나이다.

2) 지각장애(Perceptual Dysfunction)

배우려고 하는 능력과 변화하는 환경에 계속 적응할 수 있도록 하는 능력은 지각과정에 의하여 나타난다. 지각은 복잡하고, 조직화된 환경으로부터 감각정보를 구조화 한다. 환경에서의 적응은 완전한 지각과정에 의하여 이루어진다. 지각과정 기술이 부족한 환자는 일상생활에서 업무를 처리하는데 실패하기 쉽다.

(1) 신체상의 부조화(Body Scheme Disorders)

신체상의 부조화는 신경학적 기능을 방해하며 신체구조에 대한 지식, 해부학적 요소, 공간적 관계에 대한 지식을 포함한다. 신체상이 정상이라면 몸을 움직이고 여러 가지 자세를 취할 수 있는 능력이 있고, 왼쪽과 오른쪽을 구별할 수 있는 능력이 있어야 한다.

신체상의 부조화는 편마비 환자에게서 잘 발생한다. 그것은 기능장애의 실제를 위한 일상적인 평가를 보면 잘 알 수 있다. 왜냐하면 신체상의 지식은 모든 감각운동에 기초하고 있다. 신체상의 장애는 환자의 성공적인 재활과 깊은 관련이 있다. 신체상이 부조화스러운 환자는 일상생활활동(ADL) 특히, 자조(self-care)와 옷입기 활동에 많은 어려움을 겪게 되며 그렇기 때문에 좋은 신체상이 요구된다. 신체상에 부조화가 있는 환자들은 자신의 몸을 자신이 원하는 방향으로 움직이는 것이 어렵다. 부분적으로 바른 자세를 취하는 것도 쉽지 않을 뿐 아니라 좌우식별, 관찰하는 것도 쉽지 않기 때문에 특정한 활동을 잘 수행하기 위해서 어떻게 몸을 움직여야 하는가에 대한 계획을 치료에 적용해야 한다.

(2) 촉각 지각(Tactile Perception)

촉각 지각은 피부표면에 닿는 자극을 잘 구별하고 인식하고 위치를 아는 능력이다.

① **가벼운 촉각**(light Touch) – 가벼운 촉각자극을 알고 위치를 파악하는 것

② **두 점 식별**(two point discrimination) – 피부에 두 점을 동시에 자극했을 때 두 점의 자극을 인식하는 능력을 말한다. 두 점 사이의 거리는 두 점을 한 점으로 인식할 때 까지 점차 근접시켜 어느 정도의 거리까지 두 점으로 인식하는지 관찰한다. 신체 부위 마다 인식이 다르며, 특히 손가락은 가장 세밀하게 인식된다. 두 점 식별 감각은 손으로 미세한 잡기를 할 수 있는 능력과 밀접한 관계가 있다.

표 12-5 두 점 식별의 정상인의 수치

신체부위	두 점간의 거리
등	10㎝
위팔, 아래팔	4~7㎝
손	1㎝
손가락	3㎜

③ **두 개의 동시적인 자극**(two simultaneous stimuli) – 두 개의 동시적인 자극을 인식하는 것

④ **입체인지**(stereognosis) – 눈으로 보지 않고 단지 만져봄으로서 물체 및 그 형태를 파악하는 것. 손으로 만져보아 물체를 파악하지 못하는 것은 입체인지불능(astereognosis), 즉 인지-운동기능이 좋지 않다는 것을 의미하며 그것은 보지 않

고 물건을 촉지할 때 감각 소실로 인해 감각 feedback을 받지 못하는 것이므로 보상작용인 눈을 이용하여 관찰해야 한다. 이 보상작용은 시각적 도움을 받으므로 손의 기능 향상이 저조될 수 있고 이는 목표에 부합하지 않으므로 그다지 좋은 방법은 아니다.

(3) 행위상실증(Apraxia)

실행증은 실행 또는 운동을 계획하는 능력에서의 장애로서 신체상의 부조화와 관련이 깊다. 실행증은 운동조절의 결손에서 오는 것이며, 감각 운동조직의 붕괴, 작업수행 시 이해력의 부족이나 결손, 지적결손, 적절치 못한 주의력, 부족한 조절력(poor cooperation)으로 인한 것은 아니다.

① **관념적 행위상실증**(Ideational Apraxia) – 환자는 머리를 자동적으로 빗는 등의 기본적인 일상생활활동을 수행하지 못하거나 또는 명령을 했을 때 그것에 대한 개념을 이해하지 못하기 때문에 수행하지 못한다.

② **관념운동 행위상실증**(Ideomotor Apraxia) – 업무를 이해하고 자동적으로 업무수행이 가능하지만 지시를 했을 때 목적한 행동을 수행하지 못한다. 예를 들면 컵을 들어서 마시라고 지시했을 때 환자는 그것을 수행할 수 없다. 만약 환자가 갈증이 난 상태에서 컵을 보았다면 자동적으로 컵을 들어 음료수를 마실 수 있을 것이다.

③ **구조적 행위상실증**(Constructional Apraxia) – 그림 그리고 건축과 같이 쌓고 복사(copy)하는 2, 3차원의 디자인 작업을 할 수 없다. 구조적 실행증은 신체구조화 문제 및 ADL 문제 특히 옷입기와 밀접하게 관련되어 있다.

행위상실증이 있을 때 사람들은 종종 행동을 위한 움직임을 명확하게 계획할 수 없다. 또한 치료사의 시범동작을 따라 할 수도 없다.

(4) 동측성 반맹증(Homonymous Hemianopsia)

동측 반맹증은 한쪽 눈 코쪽의 1/2이, 나머지 다른 눈은 측두골쪽으로 1/2이 제기능을 할 수 없어 보이지 않는 것이다. 침범된 시야는 신체의 마비된 측면과 일치한다. 좌측 편마비 환자에서 좌측 동측반맹증이 있는 경우는 좌측의 사물을 볼 수 없으므로 보상작용으로 환자의 머리를 좌측으로 돌려야만 한다. 실제적인 활동에서는 왼쪽에 있는 물건은 볼 수 없을 수도 있다. 물체를 왼쪽으로부터 움직이게 했을 때 편마비 환자는 머리를 돌려서 봄으로써 자동적으로 시각결손은 보상한다. 또한 정상적인 시각영역이 결손된 부분을 잘 보상할 수 있도록 머리를 돌리는 연습을 하는 것이 좋다.

(5) 편측 신체 무시(Unilateral body Neglect)

편측무시는 편측부주의로 불린다. 이것은 편마비 환자에게서 흔히 나타나는 증상으로 기능장애는 편측의 모든 것으로부터 지각을 통합한다. 반맹증은 복합적인 요소지만 편측무시는 반맹증이 없어도 나타난다. 편측무시의 원인은 정확하게 밝혀지지 않았지만 시각적 이해의 장애와 신체상의 기능장애로 인한 것이라고도 한다.

편측무시가 나타내는 환자는 침범된 부위의 사지 및 체간을 무시한다. 환자는 환측 부위의 안면부 면도를 할 수 없고 옷을 잘 입을 수도 없다. 침범된 쪽에 놓여있는 음식도 볼 수 없고 책을 읽을 수도 없다. 편측의 의사소통은 무시되거나 약간만 통합되어 있다.

편측무시의 정도는 약한 것에서 심한 것까지 매우 다양하다. 경미한 무시는 구두지시로 환측에 주의를 기울이는 보상으로 인해 교육할 수 있다. 심한 무시는 더 중요한 안전의 위험이 있고 계속적인 감독과 지시에도 무시를 하게 된다.

(6) 시각적 주의집중(Visual Attention)

환경 요소에 시각적으로 주의집중하는 능력은 시각고정(visual fixation)과 훑어보기(scanning)에 의하여 나타나며, 정상 성인에 있어서는 수의적 행동에 의하여 나타난다. 정상 성인은 환경에 대한 목표를 선택하고 적당한 초점에 주의집중을 할 수 있다. 시각적 탐색(visual search)은 여러 가지가 밀집해 있는 환경에서 초점을 가려내는 분별작업과정이고 요소를 선택하는 것이다. 일상생활에 필요한 기술인 시각적으로 탐색하기, 안구 움직여 물체 보기장애는 일반적으로 뇌졸중 환자에게 나타난다.

(7) 공간적 관계(Spatial Relationship)

뇌혈관 장애로 인해 공간에서 자기 자신과 물체와 관계, 그리고 한 형태와 다른 형태의 관계를 인식하는 능력의 소실은 뇌졸중 환자에게 나타날 수 있다. 시각적-공간적 관계 지각의 결손은 우뇌 손상환자에게 나타나는 매우 일반적인 증상이다.

3차원적 물체와 디자인을 구조하거나 그리는데 어려움을 느낀다. 예를 들면, 휠체어와 침대와의 거리를 인지하지 못하므로 넘어질 위험이 있다. 공간 지남력이 결핍되어 매우 일반적인 개념인 위, 아래, 가운데, 뒤 등을 알지 못하는 것은 공간 개념을 이해하는 능력이 소실되었기 때문이므로 옷입기 동작을 하는데 어려움이 있다.

몸과 옷의 관계와 모양을 인지하기 위한 환자의 무능력에 의하여 그 문제는 매우 복합적으로 나타난다. 바느질과 목재작업에서 조각 맞추는 작업이 불가능하다면 퍼즐을 맞추고 블록을 디자인하는 것도 불가능하다.

(8) 전경배경 지각(Figure-Ground Perception)

전경배경 지각은 겹쳐있는 형태들 중에서 한 가지 형태를 인지하고 배경자극을 무시하고 분리해서 적절한 시각적 자극에 주의할 수 있는 능력이다. 이 장애가 있는 환자는 배경으로부터 형태를 구분하는 데에 어려움을 느낀다. 대부분 형태지각을 손실한 환자에게서 일반적으로 나타나는 시각적인 신호에 항상 반응할 수 없고 수용할 수 없다. 환자는 산만하지만 사실은 드러나지 않는 많은 시각적 자극에 반응하고 있다. 환자는 서랍이나 냉장고에서 물건을 잘 선택해 내지 못한다. 왜냐하면 배경전체에서 원하는 물건을 인지하지 못하기 때문이다.

(9) 실인증(Agnosia)

실인증은 환경에서 친숙한 물건을 인식하지 못하는 것이다. 실인증은 시각, 촉각, 청각, 고유수용감각과 같은 감각인지에 손상이 있을 수 있다. 시각적 실인증은 비록 시각기능은 정상일지라도 물건을 인식하지 못한다. 시각적 자극은 정상적으로 눈과 시각통로를 통하지만 후두피질에서 정보를 올바르게 해석할 수 없다. 아마 실인증을 가진 환자는 눈으로 보는 것을 이용하여 가족을 인식하는 것이 아니라 그들의 목소리를 듣고 가족을 구별할 것이다. 이러한 환자는 자신의 소지품 또한 인식할 수 없다.

3) 인지장애(Cognitive Dysfunction)

인간이 주어진 상황, 그리고 환경의 시간 속에서 정보가 제공되는 것을 피드백(feedback)하고 피드포워드(feed forward) 하는 것은 뇌의 정보에 의한 것이다. 환자가 경험한 어떤 일들에 대하여 묘사하고, 가족들과 주위 사람들과의 관계되어 발생되는 일 들을 인지한다는 것은 뇌졸중 환자에게는 중요하다. 뇌졸중 환자들에게서 인지장애는 주로 앞이마에서 오는 결과이며, 어떠한 일에 대한 것을 집중하고, 판단하고, 그것을 처리하는 능력의 장애로서 수행활동의 어려움이 있다.

(1) 과도한 노력을 가지고도 느린 수행활동

많은 노력에도 불구하고 일을 효율적으로 수행할 수 없다. 말할 때 느리고 극도로 긴장하는 것이 신체의 여러 부위에서 나타나기 때문에 남의 시선을 끈다. 식사하거나 옷을 입을 때도 많은 시간을 소요하고 땀을 많이 흘린다.

(2) 지속되지 못하는 자제력(Persistent Incontinence)

정상적인 어린이가 자제력을 완전히 학습하기 위해서는 지속적인 교육과 격려를 통하여 약 5세 까지 학습된다. 지각에 결함이 있는 환자는 자발적으로 자제력을 유지하는 것이 상당히 어려울 것이다. 그러므로 적절한 시간을 사용하고, 올바른 장소를 찾고, 옷을 입고, 계획을 세우고 일의 순서와 진행을 하는 일상생활 수형에서는 종종 다른 사람의 도움으로 해결해야 되는 부가적인 문제가 생긴다.

(3) 기억장애(Memory Disorder)

기억상실 또는 새로운 지식을 유지하지 못하는 환자는 치료, 재교육을 요구하는 재활과정에서 어려움을 가질 수 있다. 기억할 수 없는 것은 잊혀진 것과 밀접하며, 환자를 초조하게 하고 사기를 저하시킬 수 있다. 예를 들어 펜을 사용하는 것을 기억해 보자. 펜을 어떻게 사용하는 것이며, 손에서 어떻게 느꼈고, 손을 어떻게 움직여야 할 지를 기억하고 있으므로 움직임과 촉감을 통하여 사용할 수 있다. 사물을 적절히 움직이고 조종할 수 없거나 또는 감지할 수 없는 환자는 촉각 경험이 필요한 사건을 회상하는데 어려워하는 반면 시각적, 청각적으로 감지할 수 있는 기억은 끌어낼 수 있다.

(4) 행동장애(Behavioral Problem)

뇌 손상으로 인한 환자의 사회적 행동은 환자의 가족과 재활프로그램에 참여하는 사람들에게 가장 혼돈되고 당혹스럽게 한다. 환자를 도우려는 노력에도 불구하고 협조하기를 거부하며, 비명을 지르거나, 깨물고, 때리는 신체적 공격을 하거나 물건을 던진다. 이러한 행동이 변화되게 하는 시도 보다는 행동발생을 유발하는 환경적 요소를 변화시키는 것이 좋다.

(5) 우울증(Depression)

중증 환자들에게 우울증은 흔히 나타나는 증상이다. 환자들은 자신이 문제해결 능력이 부족하다고 느끼거나, 혹은 문제에 필요이상으로 집착하기도 한다. 환자들은 삶에 대한 통제력을 상실하고 무기력감을 느끼기도 한다. 뿐만 아니라 여러 가지 신체 기능 장애를 경험하면서 큰 실망에 빠지기도 한다. 뇌졸중 환자들의 우울증은 잘 발견되지 않거나, 제대로 치료되지 않는 증상 중에 하나이다. 우울증은 생겼다가 쉽게 치료되기도 하지만, 회복과정에서 언제 어느 때라도 재발견될 수 있는 가능성이 있다. 또한 우울증은 조기 치료가 필수적이다. 최근 의사들은 우울증의 조기 발견 및 치료에 대한 중요성을 강조하고 있다.

(6) 부정(Denial)

뇌졸중과 그와 동반된 여러 가지 증상에 대해 인정하지 않으려는 증상이다. 이같은 현상은 자신의 인생에 갑작스럽게 큰 병이 닥친데 대한 당연한 반응이라고도 할 수 있다. 그러나 부정 현상이 지속될 경우, 신체장애에 대해 적응하는 시간이 길어지거나, 적응 노력을 방해할 수 있다.

(7) 퇴보(Regression)

퇴보 증상을 보이는 환자들은 과거, 불안감을 없애기 위해 취했던 행동들을 다시 할 가능성이 있다. 이 행동은 부모님이나, 사랑하는 사람, 혹은 유년시절에 자신에게 도움을 주었던 친구들에게 초점이 맞춰지기도 한다. 또한 뇌졸중을 얻기 전보다 미성숙한 행동을 보이기도 한다. 퇴보 현상은 환자들의 문제해결 능력이 향상되거나, 독립심을 얻게 되면 종종 사라진다. 퇴보는 병을 얻거나 그에 따른 여러 가지 신체장애를 경험하는 환자들에게 나타나는 매우 일반적인 증상이다.

(8) 보속증(Perseveration)

보속증은 목적없는, 즉 의미없는 행동을 반복하는 것이다. 환자는 다른 사람이나, 어떤 사건이 끼어들지 않는 한 멈추지 않는다. 이 같은 증상은 특히 대패질(sending wood)과 같이 반복적인 행동을 할 때 드러난다. 일상생활활동, 목욕, 빗자루 쓸기 등을 할 때 나타나기도 한다.

깨관절 아래 베개를 놓아준다.

- **옆으로 누운 자세**(side–lying)
  - 상지–어깨관절 60° 굽힘과 벌림시켜 어깨뼈의 전인(protraction)과 상방돌림(upward rotation)자세가 이상적이다.
  - 하지–엉덩관절 굽힘(flexion), 무릎관절 굽힘(flexion), 발목관절 배측굽힘(dorsiflexion)

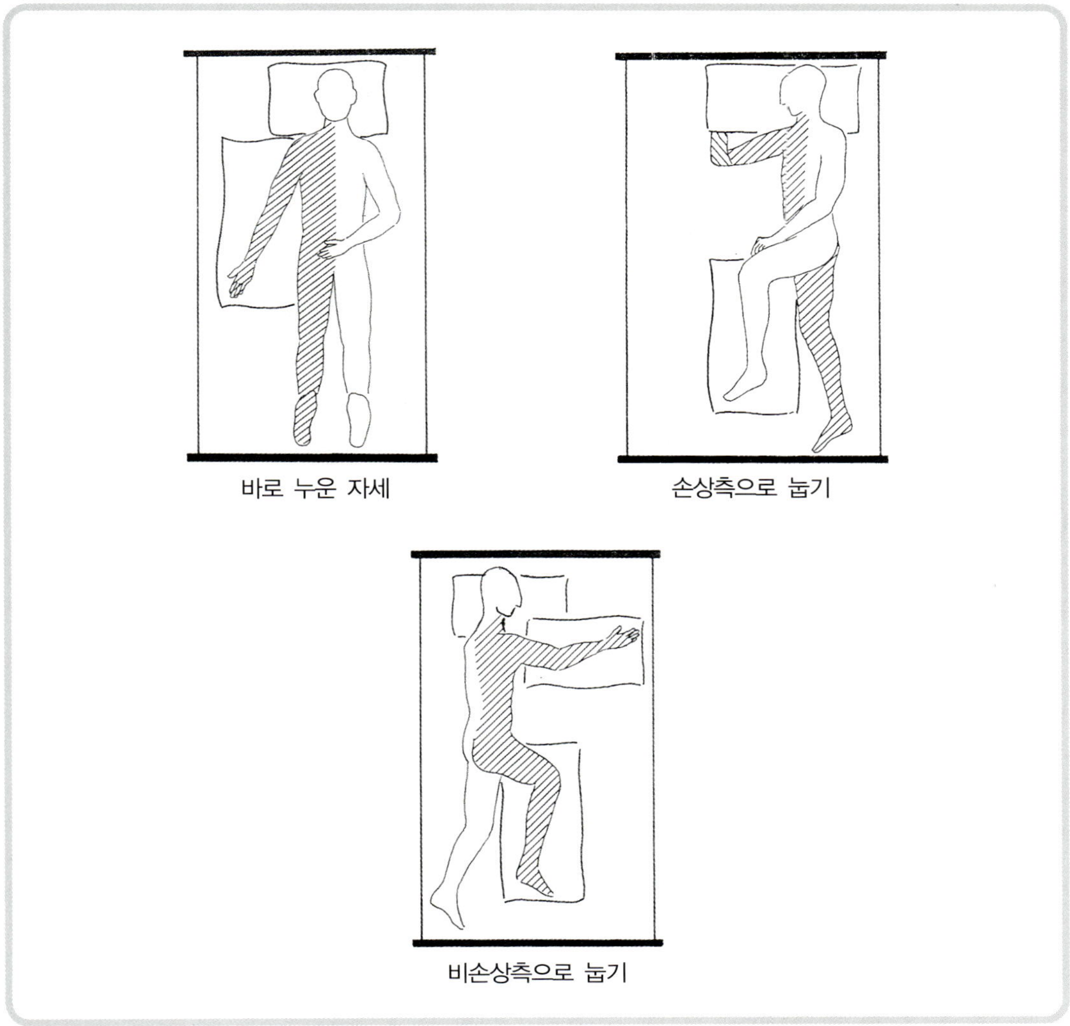

그림 12–5. 바로 누운 자세, 손상측으로 눕기, 비손상측으로 눕기

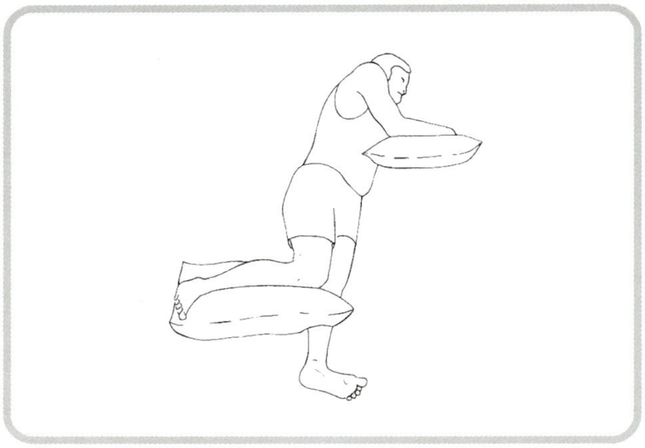

그림 12-6. 비손상측으로 눕기

㉢ 침상에서 앉은 자세

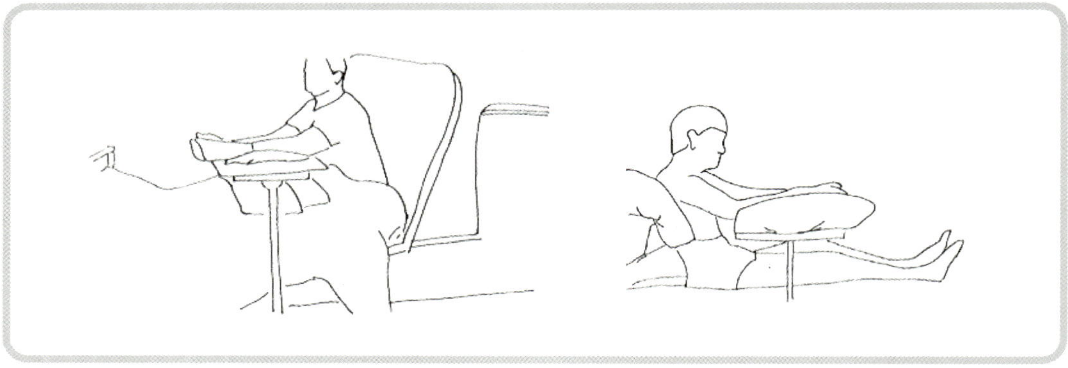

그림 12-7. 침상에서 바른 자세

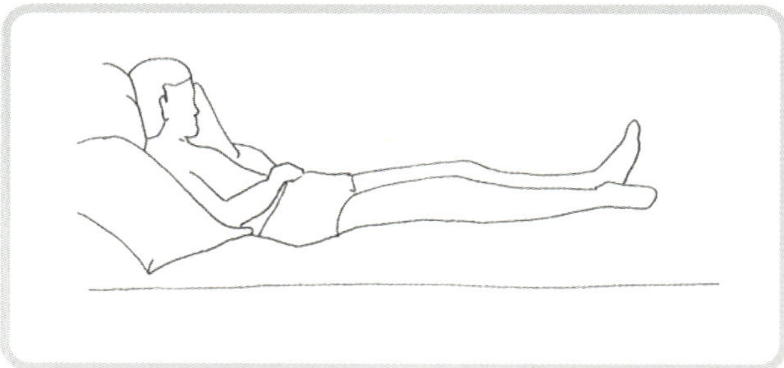

그림 12-8. 침상에서 바르지 못한 자세

② **운동 방법**

㉠ 손상된 측의 체중지지

㉡ 한 쪽을 고정하고 다른 쪽 손으로 가로질러 움직임

㉢ 손을 뻗고 조정하는 동안 손의 조절을 촉진하기 위해 다른 크기와 모양의 물건을 사용

㉣ 운동조절 단계에 알맞은 활동을 선택함

㉤ 바로 누운 자세로 팔꿈치와 손을 머리 뒤로 놓고 팔꿈치가 침대 쪽으로 향하게 함(몸통 회전의 스트레치를 줌)

㉥ 바로 누운 자세에서 어깨뼈 아래의 베개를 팔굽관절과 glenohumeral 관절에 정렬

㉦ 손목과 팔굽관절에 체중지지로 고유수용성 감각 증진

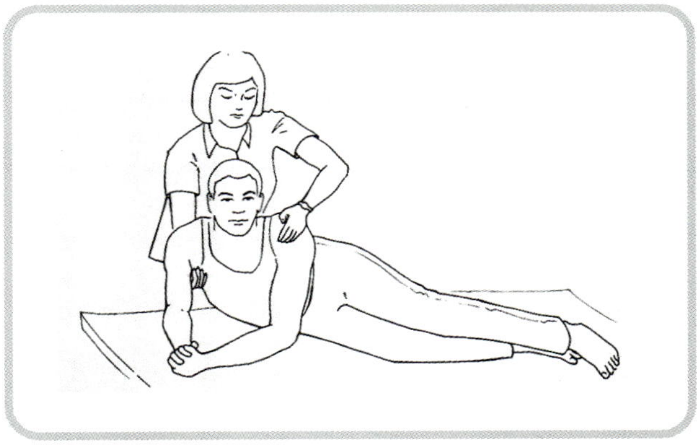

그림 12-9. 오른쪽 어깨관절과 팔굽관절에 체중지지를 하여 고유수용성 촉진

③ **의자에 앉은 자세**

㉠ 엉덩이가 등받이까지 들어가도록 하고 등은 곧게 편다.

㉡ 상지가 한쪽으로 기울지 않게 한다.

㉢ 손은 앞으로 내밀고 팔꿈치는 폄 되도록 한다.

㉣ 발바닥은 전체가 바닥에 닿아야 한다.

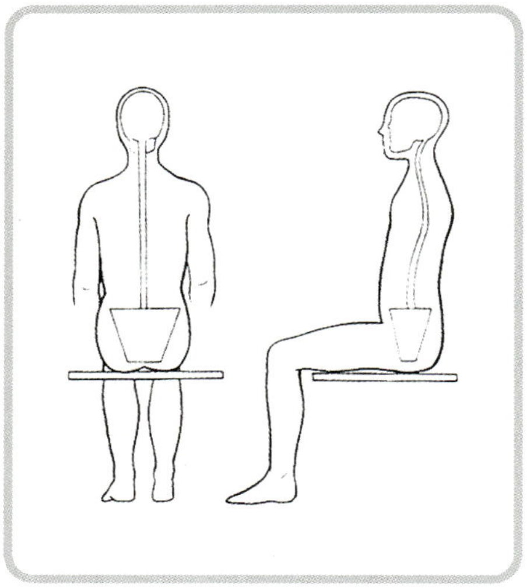

그림 12-10. 앉기 바른 자세

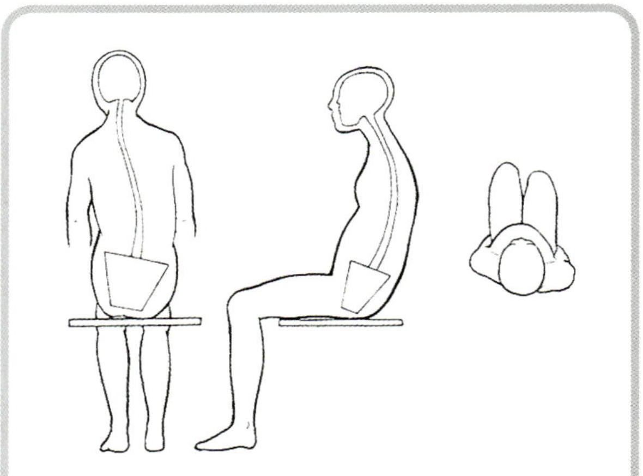

그림 12-11. 바르지 못한 자세

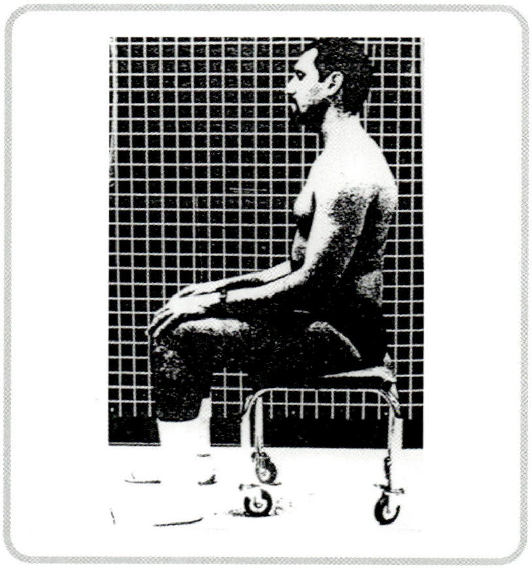

그림 12-12. 앉기 바른 자세

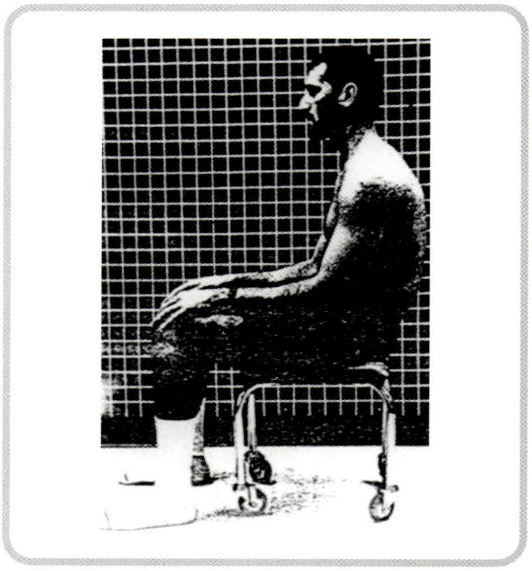

그림 12-13. 바르지 못한 자세

④ **휠체어(wheel chair)에 앉은 자세** – 휠체어 테이블(lab board)

㉠ 마비측으로 기울어지지 않도록 도와준다.

㉡ 의자의 앉은 자세와 같게 한다.

㉢ 휠체어 테이블 아래로 팔이 떨어지지 않도록 한다.

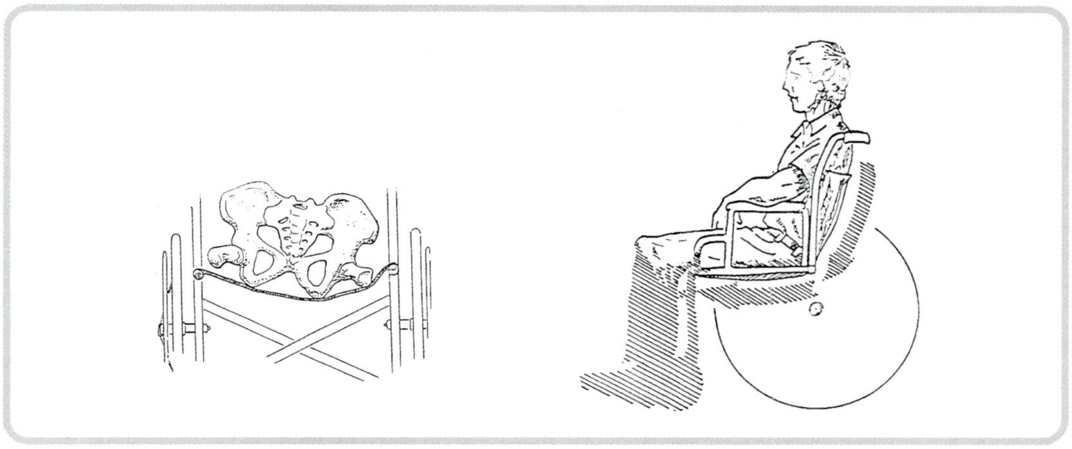

그림 12-14. 휠체어에 앉아 있을 때 골반의 위치

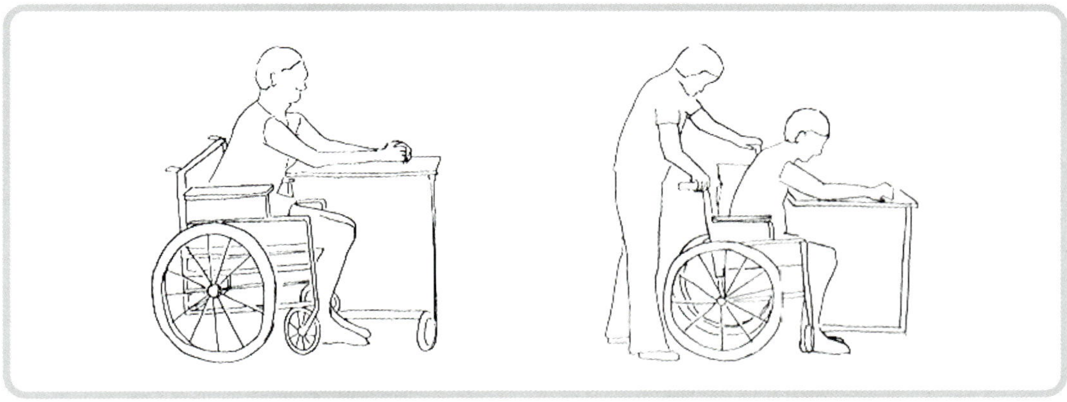

그림 12-15. 휠체어에서 바른 자세

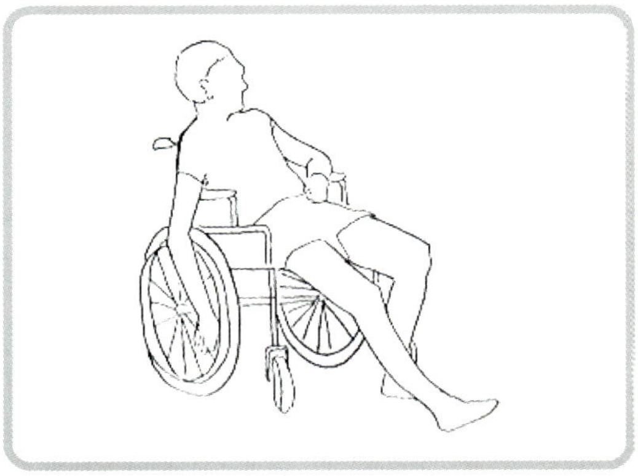

그림 12-16. 바르지 못한 자세

⑤ **바르게 일어서기**

㉠ 손상측 발을 정상측 보다 약간 뒤로한다.

㉡ 양손에 깍지를 낀다(마비 측의 엄지를 위로 향하게).

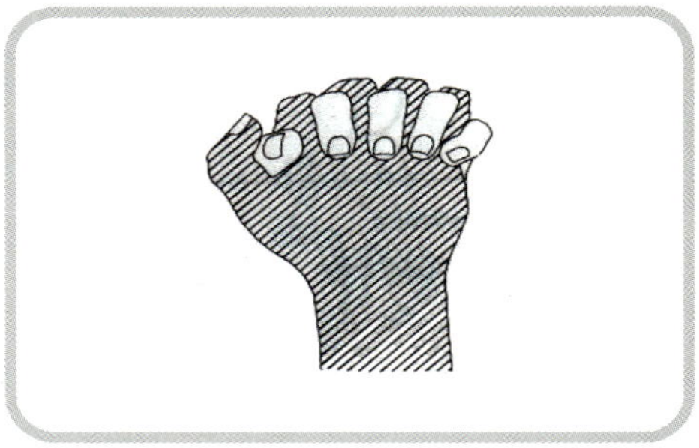

그림 12-17. 손상측 엄지손가락이 위로 올라 오게 한다.

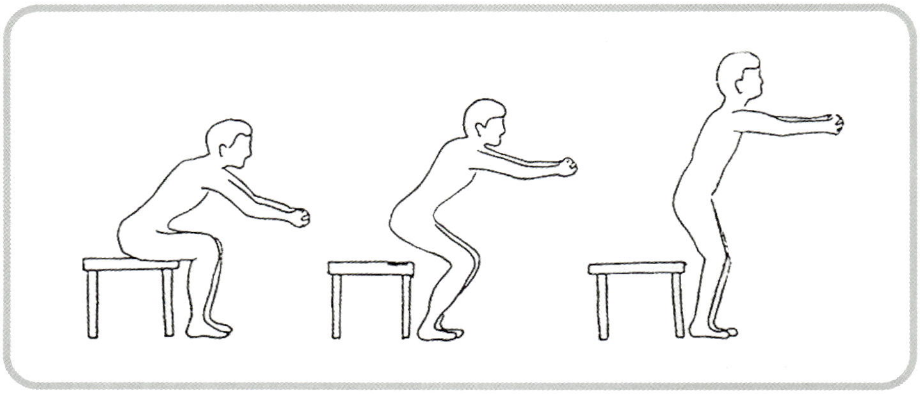

그림 12-18. 앉은 자세에서 일어서기 동작

(2) 바른 자세를 위한 보조도구

① **팔걸이**(arm sling)

주로 발병초기에 이완성 마비인 경우와 어깨 관절의 아탈구와 부종의 진행을 줄이기 위해 적용한다. 팔의 무게를 받쳐주어 어깨의 관절을 보호하기 위해 사용한다.

② **손보조기**(splint)

손보조기는 손의 기능적 자세를 유지하고 구축과 변형을 예방하기 위해 사용한다(2~3시간 마다 한번씩 벗겨준다).

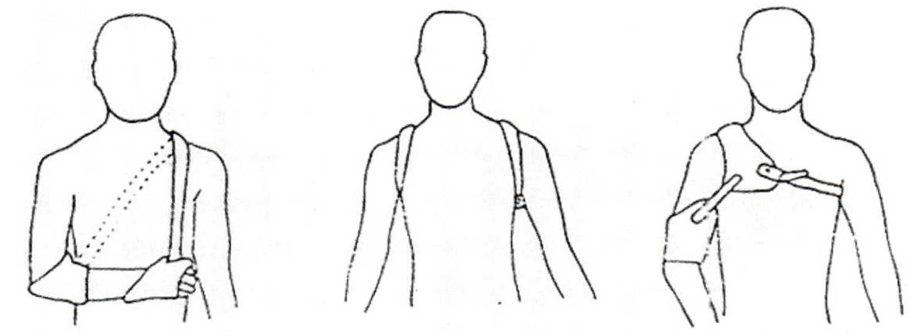

그림 12-19. 편마비 환자의 팔걸이 종류

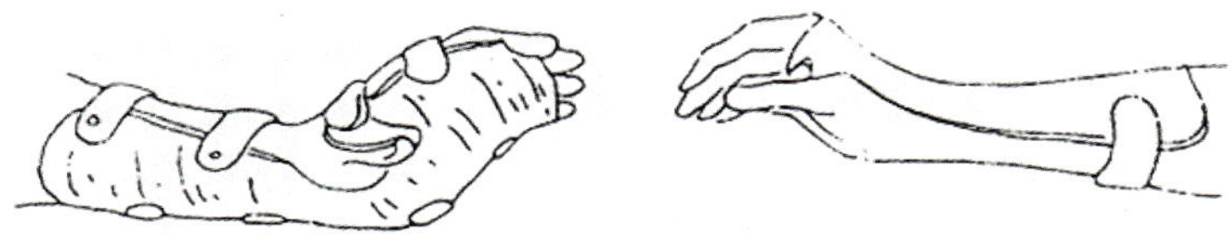

그림 12-20. 편바비 환자에게 사용되는 손보조기

(3) 하지 기능장애

하지 기능장애로 인하여 환자는 넘어지는 것에 대한 불안함과 환경과 상호 작용하는 능력이 저하된다. 다음과 같은 무능력으로 환자는 일상생활활동에 더욱 무능력해 질 수 있다.

① 머리와 목, 체간의 정렬 문제
② 몸통의 분리된 움직임에 대한 무능력
③ 감소된 ADL의 독립성
④ 공간적인 연관성 장애의 결과로서 신체의 중심선을 지각하는 것에 대한 무능력
⑤ 기능적인 활동에 연관성을 지지해 주지 못하는 움직임
⑥ 연부조직 단축에 제2의 척추의 구축(골반의 후부 경사, 척추 후만증, 측만증)

→ **치료적 접근**

- 바닥 앞쪽에 발을 평평하게 놓고 체중을 받침
- 양측 좌골 결절을 통한 균등한 체중 받침
- 약간 앞쪽 골반 경사에 중립

- 똑바로 세운 척추골
- 발을 엉덩이 폭 정도로 벌림
- 발로 균등하게 체중 지지
- 중립적인 골반
- 양쪽 무릎이 가볍게 구부러짐
- 일직선으로 세운 대칭적인 몸통
- 손상 측 하지로 몸무게를 지탱하고 전환하는 능력의 확립
- 머리를 똑바로 들고 어깨를 폄
- 몸의 정렬선을 유지하는 자세로 섬
- 중력에 대항하여 몸통을 조절

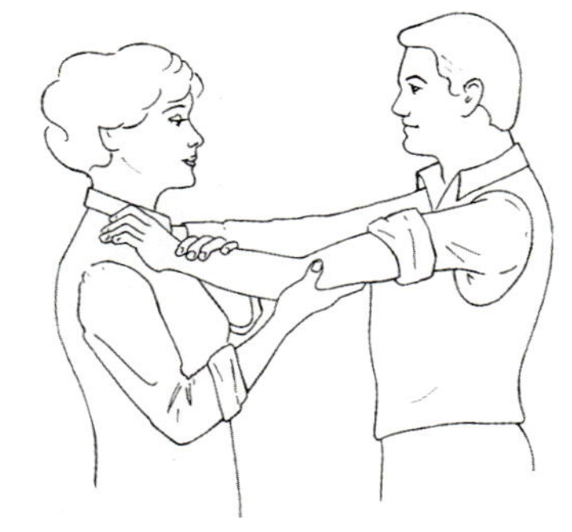

그림 12-21. 팔 지지로 서있는 동작 정렬하기

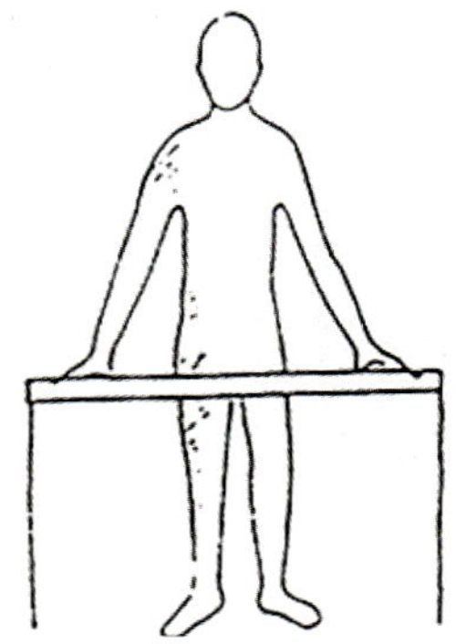

그림 12-22. 양 쪽 발에 체중을 균등하게 해 준다.

2) 일상생활동작(ADL) 훈련 접근 방법

① 상위하달식 접근방식의 평가(top-down approach to assessment)방법으로 수행 영역 장애에 초점을 둔다.
② 치료 환경을 수정
③ 일의 특징 수정
④ 환자들이 어떻게 정보를 진행하는지를 감지하게 도와줌
⑤ 일상생활활동 훈련 전략 교육
⑥ 전에 배운 기술과 새로 배운 것을 연관짓는다.

(1) 옷 입기 활동(Dressing)

균형(balance)에 문제가 있는 경우 휠체어나 견고한 팔걸이의자(arm chair)에 앉아서 한다. 옷은 손이 쉽게 닿을 수 있는 곳에 둔다.

① 상의 옷입기(앞단추가 있는 옷–button shirt)

㉠ 방법 I

입기(domming)

- 상표(label)가 위로 보이게 하고 목쪽이 허리부분을 향하게 하여, 무릎에 펼쳐 놓는다.
- 손상측 소매를 겨드랑이까지 끼운다.
- 비손상측 소매를 겨드랑이까지 끼운다.
- 비손상측 팔을 이용해 셔츠를 목뒤로 넘긴 후 옷을 끌어 내린다.

벗기(removing)

- 단추를 푼다.
- 몸통과 머리를 앞으로 구부린 후 비손상측 손으로 옷을 머리위로 끌어 당겨 옷이 앞으로 넘어오도록 한다.
- 비손상측 팔을 뺀 후 손상측 소매를 뺀다.

㉡ 방법 II

입기(domming)

셔츠가 꼬여 있거나, 소매에 팔을 끼울 수 없는 환자의 경우

- 방법 I과 같이 셔츠를 놓는다.
- 환측 소매를 팔꿈치 밑까지 끼운 후 건측 소매를 끼우고 양 팔을 180도 벌림시켜 소매를 끌어 올린다
- 양 팔을 뒤로하여 입는다.

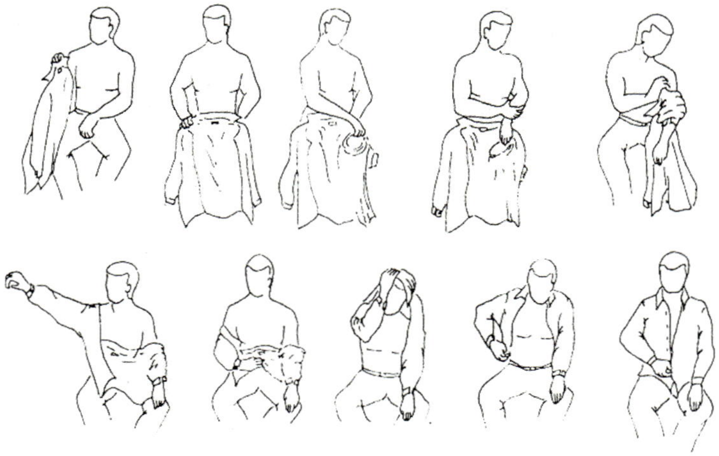
상 의

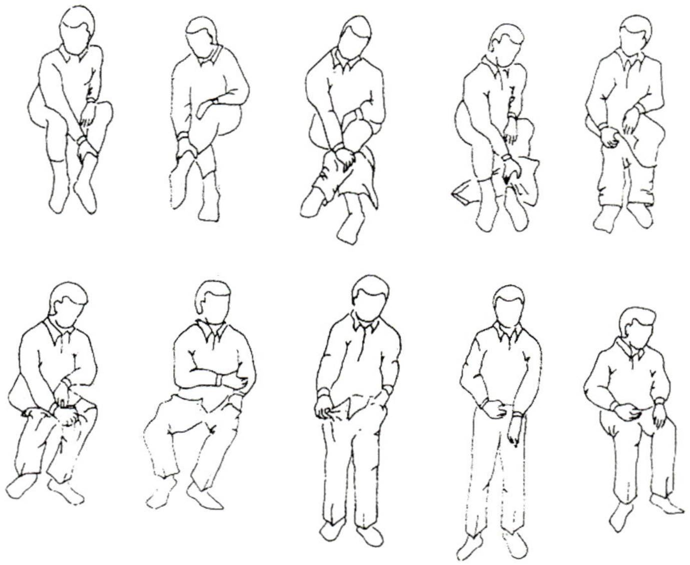
하 의

그림 12-23. 좌측편마비 옷입기 동작의 예

벗기 (removing)

- 단추를 풀고 건측 소매를 뺀다.
- 환측 소매를 뺀다.

㉢ 방법 Ⅲ

입기(domming)

- 손상측 팔을 완전히 끼운 후, 셔츠를 뒤로 해서 건측까지 당긴다.
- 비손상측 팔을 끼운 후 옷을 가지런히 하고 단추는 끼운다.

벗기(removing)

방법 Ⅱ 벗기와 동일하다.

② 하의 옷입기

㉠ 입기(domming)

- 휠체어나 팔걸이의자에 앉아서 입는 것이 안전하다.
- 손상측 다리를 바지 가랑이에 넣는다.
- 비손상측 다리를 바지 가랑이에 넣는다.
- 양 쪽 다리를 약간 벌리고 바지가 흘러내리지 않게 한다.
- 균형을 잘 잡으면서 일어선다(이때 손상측 손을 바지 주머니에 넣거나, 엄지를 벨트고리에 끼우면 바지가 흘러내리는 것을 방지할 수 있다).

③ 신발 또는 보조기 신는 방법

㉠ 신기(domming)

- 비손상측 손으로 손상측 발목을 잡고, 정상측 다리위에 올려놓는다.
- 보조기를 신는다.
- 다리를 바닥에 내려놓고 무릎관절 위를 눌러 보조기에 발이 들어가도록 한다.
- 잠금 장치를 잠근다.

㉡ 벗기(removing)

- 비손상측 손으로 손상측 발목을 잡고, 정상측 다리위에 올려놓는다.
- 보조기의 잠금 장치를 푼다.
- 보조기를 벗긴다.

• 손상측 다리를 바닥에 내려 놓는다.

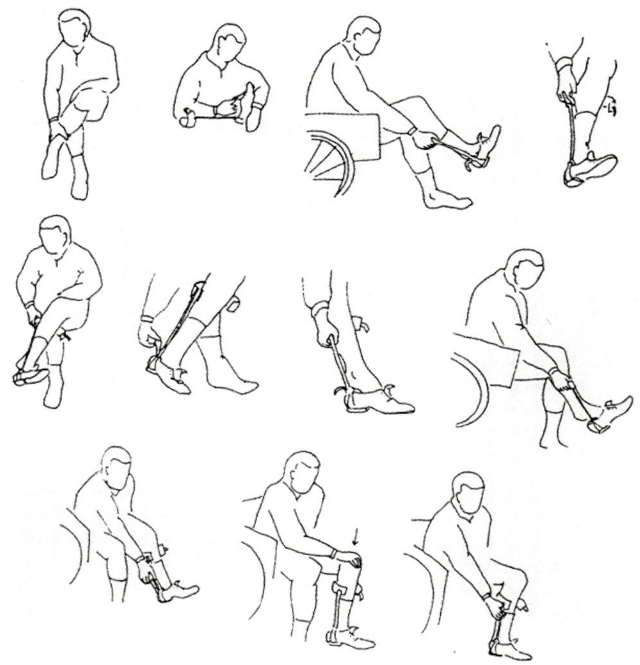

그림 12-24. 보조기 신는 방법

(2) 휠체어(Wheel Chair) 훈련

환자를 이동할 때 치료사는 환자의 앞쪽에서 무릎을 약간 구부린 자세를 취한다. 발은 넓게 벌려 지지면을 넓게 해 주고 가능하면 환자 가까이 접근한다. 한쪽 발은 버팀대로 사용하면 편리하다. 이동 도중 환자를 보조하기 위해 양쪽 손으로 엉덩이를 들던지 한쪽 손은 엉덩이에, 다른 한쪽 손은 어깨에 대기도 한다. 다른 방법으로는 안전벨트를 사용한다.

① 균형 훈련

㉠ 휠체어에서 몸무게를 앞으로 옮긴다. 휠체어 안에서 앉은 자세로 팔을 사용하지 않고 몸통에 균형을 유지, 몸을 앞으로 기울인다.

ⓛ 앉은 자세에서 몸을 앞으로 기울여 손은 마루바닥에 댄다(환자가 바닥에 떨어질 수도 있으므로 치료사는 옆에서 감독한다).

ⓒ 반대쪽 엉덩이와 넙다리에 번갈아가며 무게를 주며, 몸무게를 오른쪽, 왼쪽으로 기울여 본다.

ⓡ 몸무게를 오른쪽으로 옮기는 것을 유지시키면서 앞쪽으로 갑자기 구부렸다가 엉덩이를 움직여서 같은 방법으로 원래의 위치로 되돌린다.

② **휠체어 조정하기**

㉠ 손상측으로 몸을 기울이고 비손상측 손으로 브레이크를 풀고 잠근다.

㉡ 비손상측으로 몸을 기울이고 비손상측 손으로 브레이크를 풀고 잠근다.

㉢ 건측 손으로 휠체어의 발판위에 발을 올리고 내린다(placing foot on and off).

㉣ 병변이 없거나 덜한 손 또는 발로 발판을 올리고 내린다.

㉤ 휠체어의 팔걸이를 빼고 끼워 본다.

③ **표준형 휠체어 추진**

㉠ 평지

ⓐ 전방 추진

- 휠체어의 발받침을 위로 올린다(정상측).
- 건측 손을 휠체어 핸드림 뒤쪽 위에 올려놓고 뒤에서 전방으로 민다(이때 손은 순간적으로 민다).
- 동시에 정상측 발을 앞으로 펌하여 발뒤꿈치에 힘을 주어 무릎관절을 굽힘시키면서 앞으로 추진한다.
- 손과 발을 연속적으로 잡아 당겨 휠체어의 방향을 앞으로 추진한다(발로 방향 조절).
- 등받이(backrest)가 너무 뒤로 기울어지면 휠체어를 추진하기 힘들다.

ⓑ 후방 추진

- 건측 손을 휠체어 핸드림 위, 앞쪽에 올려놓고 앞에서 후방으로 민다.
- 동시에 비손상측 무릎관절을 굽힘하여, 휠체어 좌석 아래로 깊숙이 가져간다.
- toe-heel의 순서로 힘을 주면서 무릎관절을 폄하며 휠체어를 뒤로 추진한다.

ⓒ 환측으로 돌기
- 건측 손으로 비손상측 핸드림(hand rim)을 후방에서 전방으로
- 재빨리 돌리며, 이때 발이 방향을 유도한다.

ⓓ 건측으로 돌기
- 비손상측 손으로 비손상측 핸드림(hand rim)에서 전방에서 후방으로
- 재빨리 돌리며, 이 때 발이 방향을 유도한다.

㉡ 경사

ⓐ 올라가기

만약 근력과 구간 균형이 좋으면 평지에서의 전방 추진과 같은 방법으로 추진한다.

〈다른 방법〉

뒤로 올라가는 방법 – 핸드림(hand rim)을 아래에서 위로 잡아당기고 발에 힘을 주어 올라간다.

ⓑ 내려오기

손으로 속도를 조절하고, 발로는 방향을 조절한다.

㉢ 휠체어에서 문열기

ⓐ 비손상측을 문으로 향하게 간다.
ⓑ 문을 열기 위해서 손잡이를 당긴다.
ⓒ 문이 발판으로부터 완전히 떨어질 때까지 휠체어를 뒤로 밀어낸다.
ⓓ 휠체어를 문에 통과시킨다.
ⓔ 휠체어를 돌려서 문을 당겨서 닫는다.

㉣ 편마비 환자용 이중 핸드림(double hand rim)

환자가 한쪽 팔밖에 사용하지 못할 경우에는 휠체어의 핸드림(hand rim)이 두 겹으로 되어 있어서 큰 바퀴는 반대편 바퀴와 연결되어 있으므로 한쪽만 밀면 휠체어 전체가 앞으로 똑바로 나아가게 되어 있다. 작은 rim으로서 방향을 조절한다.

3) 언어장애에 대한 일상생활 훈련

(1) 언어이해는 한번에 한 사람이 말하는 것이 좋으며, 큰소리로 말하지 않는다.
(2) 주위 소음은 혼동을 준다.
(3) 환자에게 응답할 시간을 준다.
(4) 환자가 쉽게 응답할 수 있는 문제들, 예를 들어 “예, 아니오” 혹은 둘 중에 하나를 고르는 방식의 문제를 사용한다.
(5) 발화와 함께 시각적 지시 혹은 몸짓의 사용으로 환자의 이해를 돕는다.
(6) 응답에 절대 힘을 가하지 않는다.
(7) 간결하고 쉬운 문장 사용한다.
(8) 의사소통을 서두르지 말아야 한다. 왜냐하면 이것은 좌절과 의사소통에 효과를 감소시킬 수 있기 때문이다.

4) 심리사회적 적응

(1) 작업치료프로그램은 환자의 기술과 능력에 초점을 맞춘다.
(2) 작업치료사의 중요한 역할은 환자들을 병원 생활에 적응하도록 도와준다.
(3) 자신의 장애에 적응하도록 도와준다.
(4) 치료사는 환자에게 신뢰감을 주도록 한다.
(5) 치료사는 환자가 생명을 위협을 받았다는 것을 기억하고 심각한 질병을 앓았던 사실에 민감해야 한다.
(6) 삶 속에서의 역할, 자가 적응하는 수준에 맞춘다.
(7) 환자의 기대감과 성취욕 등을 고무시켜야 한다.
(8) 가족교육은 전 치료과정에서 대단히 중요하다.
(9) 많은 환자들이 자신의 장애가 완치될 수 있다고 생각하고 있지만, 치료사는 환자들의 장애 중 몇몇 종류의 것들은 완치될 수 없을 수도 있다는 사실을 점진적으로 알려 주어야 한다.
(10) 치료사는 뇌졸중 치료 후에 일반적으로 어떤 후유증 또는 완치 불가능한 장애 등이 있을 수 있는가에 대해 의학적인 사례를 들어 환자에게 알려 준다.
(11) 치료 후에 자신의 회복정도에 대해 만족할 수 있게 해야 한다. 이 과정에서 환자의 희망을 완전히 사라지게 만들어서는 안 된다.

(12) 활동 수행을 통해서 환자들의 주의를 집중시키고, 이전의 기술은 계속 유지시키면서, 새로운 기술을 차례차례 습득하게 만드는 것에 초점을 맞춘다.

(13) 사회화 능력을 배양하고 공통의 문제를 공유하기 위하여 문제 해결 방안을 스스로 찾게 하는 집단적 작업치료도 필요하다.

(14) 아직 남아있던 능력을 발견했거나 환자 스스로 불가능하다고 생각했던 일상생활능력을 환자가 습득하게 되었을 경우 그 자신감은 환자의 정신 건강과 향후 전망에 대해서도 대단히 긍정적인 효과를 준다.

제 13 장

삼킴곤란 (Dysphagia)

삼킴곤란(dysphagia)은 먹기와 삼키기 장애(feeding and swallowing problem)가 있는 것으로, 뇌졸중 환자에게서 종종 발견되는 장애이다. 삼킴곤란을 경험하는 환자에게 작업치료사는 환자의 자세, 상지의 움직임, 근육의 긴장도, 구강조절, 그리고 음식물을 삼키는 과정을 지속적으로 평가(evaluating)해야만 한다. 입으로 음식을 먹는 것을 안전하게 시도될 때가 언제인가를 묻는 것은 환자 각각에 대해 절대적인 확실성을 가지고 판정할 수 없기 때문에 어려운 답일 것이다. 치료사는 환자가 구강으로 음식물 섭취를 시작할 때, 질식이나 흡인 등의 가능성을 가지고 있지는 않는가, 또한 너무 일찍 시작하는 것이 아닌가에 대하여 주의 깊게 관찰하고 생각해 보아야 한다. 삼킴곤란환자 훈련에 대한 의뢰가 오면, 치료사는 삼킴곤란을 가지고 있는 환자의 의료기록을 검토한 후에 환자의 시각, 지각, 인지 기능을 확인하고, 머리, 몸통, 사지의 신체적 구조, 구강 구조, 삼키는 능력 등을 평가해야 한다.

삼킴곤란 환자들에게 주로 사용되는 검사는 비디오형광투시법(Videofluoscopy)으로 대부분 방사선 기능 검사실에서 실시하는데, 이 검사는 환자의 삼킴 능력을 검사하는 특별한 방법이다. 이 검사는 삼킴과정을 비디오테이프에 기록하는 X선 촬영기법이다. 이 비디오를 통해 치료사는 환자의 턱과 혀의 움직임을 보고, 구강기에서 삼킴과정의 통과시간과 인두기의 통과시간과 후두개와 이상동에 남아있는 음식물 확인과 흡인(aspiration) 등을 확인할 수 있다. 이 비디오형광투시법을 이용해 치료사는 흡인의 원인과 환자가 안전하게 삼킬 수 있도록 도움을 주는데 효율적이고 가장 안전한 식이 단계와 치료기법을 선택할 수 있다.

1. 흡인(Aspiration)과정의 유형

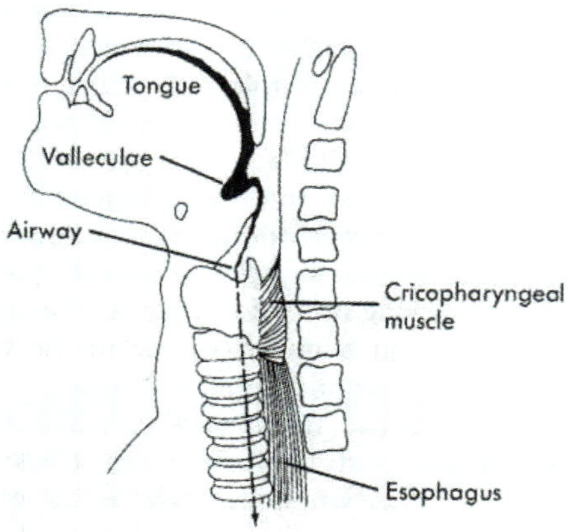

A. 혀 조절 부족으로 인한 흡인(aspiration)

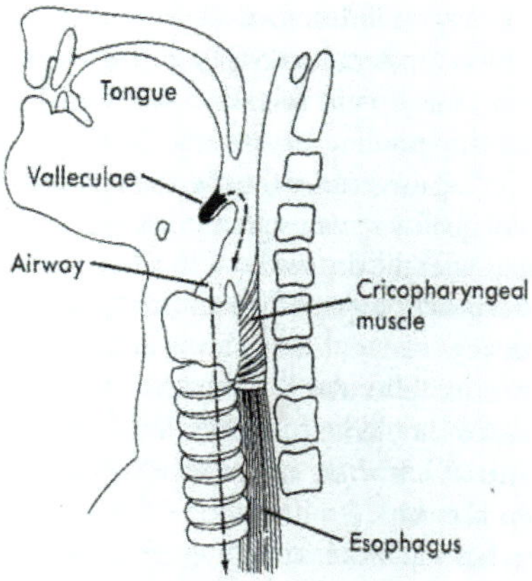

B. 삼킴반사 부족으로 인한 흡인(aspiration)

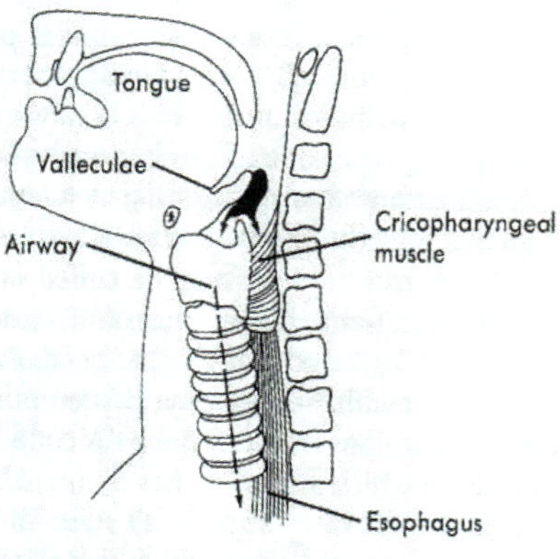

C. 삼킬 때 인두 닫힘의 부족으로 인한 흡인

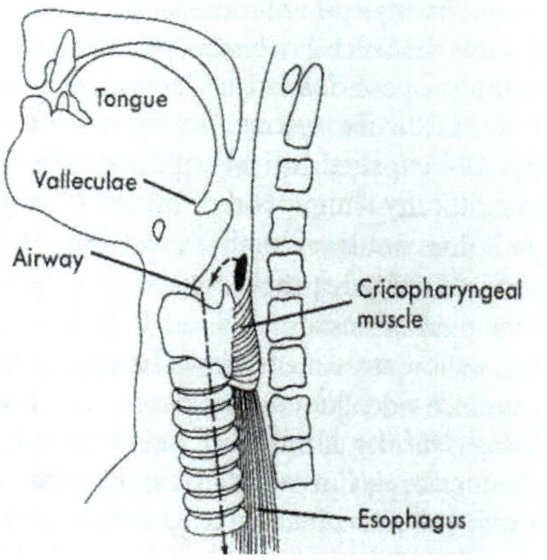

D. 삼킨 후 이상동에 고인 음식물이 기도로 역류

그림 13-1.

2. 삼킴곤란 치료 접근방법

1) 구강위생(Oral Hygiene)

(1) 구강위생은 잇몸병과 분비물의 누적, 플라그의 성장, 그리고 먹은 후 남은 소량의 음식의 흡인을 예방한다.

(2) 환자나 치료사의 손가락으로 환자의 입이나 입술을 강하게 쓰다듬어 준다. 민감한 잇몸은 강하게 문질러 환자에게 칫솔질에 대한 준비를 시킨다.

〈칫솔 방법〉

① 윗니를 앞에서 뒤로, 아랫니를 뒤에서 앞으로 문지른다.

② 측면 안쪽 이는 잇몸에서 아래쪽으로 문지른다.

③ 마지막으로 치아의 절단면을 닦는다.

④ 만일 환자가 참을성이 있다면 전동칫솔이 더욱 효과적이다.

2) 비구강 급식(Nonoral Feeding)

음식이나 액체가 10% 이상 흡인되는 환자 또는 구강과 인두부위 통과시간이 10초 이상인 환자는 자세나 촉진 기술에 상관없이 구강 급식에 부적절하다. 이 환자는 다시 먹거나 마시기를 할 수 있을 때까지 비구강 급식을 필요로 한다. 충분한 칼로리를 섭취하는 데에 대한 지구력이 없는 환자들과 비구강식 급식 혹은 보충 급식을 필요로 한다.

(1) 비위관(nasogastric tube ; NG tube)

비위관은 콧구멍, 비인두, 인두, 식도를 통과하여 위로 가게 하는 관 급식이다. 비위관은 1개월 이상 사용되어서는 안 되는 일시적 방법이다.

① 비위관사용의 장점

㉠ 비위관은 외과적인 수술 없이 관을 삽입하고 쉽게 제거할 수 있다.

㉡ 비위관은 계속적 급식 혹은 식괴 급식(40분 이상 지속되어서는 안되는 급식) 중에 의사가 선택한다.

㉢ 관이 고정되어 있는 동안 치료사가 급식 전 훈련과 급식 후 훈련을 실시할 수 있다.

② **비위관의 단점**

㉠ 삼킴반응에 둔감해질 수 있다.

㉡ 자세 프로그램에 방해될 수 있다(환자는 식사동안 30°로 앉아야 한다).

㉢ 흡인의 위험과 인두분비물, 코의 반사작용이 증가할 수 있다.

㉣ 환자의 자존감이 상처받을 수 있다.

(2) 위루삽입설치관(gastrostomy ; G tube)

위루삽입설치관의 설치에는 최소한의 수술 절차가 있다. 환자는 국부마취를 받고, 복벽 안에 외부의 구멍을 만들기 위하여 고무관이 위 속의 구멍을 통하여 지나게 된다. 위루삽입설치관은 1개월 이상의 관 급식이나 보충 급식이 필요한 환자에게 이상적이다. 비위관이나 위루삽입설치관 중에 하나를 통해 20분 내지 40분 동안 섭취한다.

① **위루삽입설치관사용의 장점**

㉠ 의사가 계속적인 급식과 식괴(bolus) 급식 중에 선택할 수 있다.

㉡ 관이 고정되어 있는 동안 치료사가 급식 전 혹은 급식 프로그램을 실시할 수 있다.

㉢ 반사작용과 흡인의 위험을 덜어준다.

㉣ 연하작용에 둔해지거나 예민해지지 않는다.

㉤ 자세 프로그램에 방해되지 않는다.

㉥ 환자가 보충급식 혹은 액체급식을 더 이상 필요로 하지 않을 때 제거될 수 있다.

② **위루삽입설치관의 단점**

㉠ 위 부위에 자극을 주거나 염증이 생기게 된다.

㉡ 가족들에게 영구적인 것처럼 인식될 수 있다.

3) 구강급식(Oral Feeding)

(1) 구강급식에 필요한 기준

① 환자의 상태를 조심스럽게 관찰해야 한다.

② 체간과 머리 자세를 유지할 수 있어야만 한다.

③ 혀를 제어할 수 있을 때 시작해야 한다.

④ 침 흘리는 것을 최소화하여 분비물을 처리할 수 있어야 한다.

⑤ 반사적 기침을 해야 한다.

⑥ 가장 안전한 농도에서 환자가 최소한의 흡인(10% 이하)으로 삼킬 수 있어야 한다.

⑦ 구강과 인두 이동시간이 10초 이내에 완전히 삼킬 수 있어야 한다.

⑧ 구강프로그램의 종합적인 목적은 환자가 어떠한 흡인 없이 삼킬 수 있는 것이다.

(2) 급식의 선택(Diet Selection)

① 농도와 질감이 균일해야만 한다.

② 적당한 밀도와 용량을 공급해야만 한다.

③ 응집성 있게 남아있어야 한다.

④ 적당한 맛과 온도로 공급되어야 한다.

⑤ 가능하면 쉽게 제거되고 빨아들일 수 있어야 한다.

〈삼킴곤란 식단에 금지해야 할 식품〉

- 야채수프나 샐러드 같은 다양한 질감의 음식들
- 섬유질이 많고 질긴 야채류
- 고기류, 과일류
- 푸석푸석하고 부서지는 음식들
- 아이스크림과 젤라틴 같이 녹는 음식
- 씨와 껍질이 있는 음식
- 양상추, 파슬리, 오렌지

(3) 식단진행(Diet Progression)

① 삼킴곤란 - 1단계 음식(거른 것, 퓌레)

표 13-1 삼킴곤란 1단계 음식

음식 군	허락되는 음식	피해야 할 음식
곡식/ 빵	정제된 곡식요리, 밀, 쌀크림	그 외 다른 모든 것
달걀	커스터드, 달걀퓌레샐러드 (양파나 샐러리 없이)	그 외 다른 모든 것
과일	과일 거른 것(puree), 사과소스	모든 과일, 즙이 있는 과일, 그 외 다른 모든 것
감자 또는 대용품	진한 육즙을 섞은 으깬감자(하얗고 단것)	그 외 다른 모든 것
야채	아스파라거스, 사탕무, 당근, 완두콩, 푸른콩, 호박 거른 것	그 외 다른 모든 것
스프	진하고 걸러진 스프	그 외 다른 모든 것
고기, 생선, 금류, 치즈	고기 거른 것, 가금류 거른 것	그 외 다른 모든 것
지방	버터, 마가린, 거른 음식들과 섞은 크림	그 외 다른 모든 것
디저트	담백한 푸딩, 과일을 넣지 않은 부드러운 요구르트, 커스터드	견과, 코코넛, 씨앗류, 그 외 다른 모든 것
설탕/단것	벌꿀, 설탕, 시럽, 거른 음식과 섞은 젤리	그 외 다른 모든 것

참고 : American Occupational Therapy Association : AOTA resource guide : feeding and dysphagia, Rockville, Md, 1997 ; Avery-Smith W : An Occupational Therapy coordinated C program, Occup Ther Prack 3 : 10, 1998 ; Community Hospital of Los Gatos, Rehabilitation Services : Dysphagia protocol, Los Gatos, Calif, 1999 ; Curran J ; National consideration. In Groher M, eder : Dysphagia : diagnosis and management, ed 3, Newton, mass, 1997, Butterworth-Heinemann ; Rader T, Rende B : Swallowing disorder : what families should know, Tucson, Ariz, 1993, Communication Skill Builders.

② 삼킴곤란 - 2단계 음식(부드러운 음식)

표 13-2 삼킴곤란 2단계 음식

음식 군	허락되는 음식	피해야 할 음식
곡류/빵	정제된 곡류요리, 밀/쌀크림, 오트밀, 흰빵, 밀빵 혹은 호밀빵(껍질과 씨를 제거) ; 전맥크래커, 껍질을 없앤 부드러운 프렌치토스트	딱딱한 롤빵, 견과, 씨앗, 코코넛, 과일이 들어간 빵, 밀입자가 부서지는 빵, 단롤빵, 와플, 바삭바삭하게 구운 얇은 토스트, 영국식머핀(컵 또는 롤형으로 구운케이크), 팝콘, 곡류, 콘플레이크, 부풀린 쌀
달걀	끓인 커스터드, 달걀을 끓는 물에 삶은것, 스크램블 에그, 잘게 썬 달걀샐러드 (양파나 샐러리 없이)	그 외 모든 것
과일	과일 거른 것, 사과소스, 익은 바나나와 아보카도, 복숭아, 배, 살구 씨를 뺀 자두, 약한불에 끓인 말린 자두, 포도, 오렌지조각(막이 없는), 구운 사과(껍질없이), 크렌베리소스와 같은 부드럽고 통조림한 것과 조리한 것	씨, 거친 껍질, 섬유질이 있는 과일, 종자있는 과일, 허락된 음식에서 제외된 모든 생과일, 건포도, 포도, 후르츠칵테일
감자 또는 대용물	으깬 감자(희거나 단것), 구운 감자(껍질없이), 부드러운 국수, 스파게티, 마카로니 잘게 썬 것	튀긴 감자 감자 혹은 콘칩 쌀
야채	조리되거나 통조림된 솜엉겅퀴속, 아스파라거스끝, 사탕무, 당근, 버섯, 호박, 푸른콩, 토마토 거른 것과 설탕졸임(껍질, 씨제거)	모든날 것, 질긴 것, 튀긴 것, 말린 야채, 절인 것
스프	허락된 야채거른 것으로 만든, 진하고 걸러진 크림스프	그 외 모든 것
고기, 생선, 가금류, 치즈	잘게 간 고기, 가금류, 참치(샐러리나 양파 없이), 부드러운 샌드위치(껍질이 없는), 희고 연한 치즈, 미국식치즈	생선(뼈때문), 고기, 미세하게 갈은 것 이외의 것, 베이컨, 그 외 모든 치즈
지방	버터, 마가린, 크림, 음식과 혼합된 마요네즈, 진한 육즙, 진한 크림소스	견과류, 올리브, 그 외 모든 것
디저트	담백한 푸딩, 커스터드, 타피오카, 부드러운 요구르트, 부드러운 케이크	쿠키, 견과류, 씨앗, 건포도, 대추야자, 코코넛, 허락된 목록에 없는 과일을 넣은 케이크, 그 외 모든 것
설탕/단것	벌꿀, 설탕, 시럽, 젤리, 담백하고 부드러운 밀크 초콜릿바	마멀레이드, 코코넛, 그 외 모든 것

참고 : American Occupational Therapy Association : AOTA resource guide : feeding and dysphagia, Rockville, Md, 1997 ; Avery-Smith W : An Occupational Therapy coordinated C program, Occup Ther Prack 3 : 10, 1998 ; Community Hospital of Los Gatos, Rehabilitation Services : Dysphagia protocol, Los Gatos, Calif, 1999 ; Curran J ; National consideration. In Groher M, eder : Dysphagia : diagnosis and management, ed 3, Newton, mass, 1997, Butterworth-Heinemann ; Rader T, Rende B : Swallowing disorder : what families should know, Tucson, Ariz, 1993, Communication Skill Builders Publishers.

③ 삼킴곤란 – 3단계 음식(잘게 썬 것/간 것)

표 13-3 삼킴곤란 3단계 음식

음식 군	허락되는 음식	피해야 할 음식
곡류/빵	정제된 곡류 요리, 밀/쌀크림, 콘후레이크, 오트밀, 후렌치토스트, 흰빵, 밀빵 혹은 호밀빵(껍질과 씨를 제거), 소금 크래커, 부드러운 프렌치토스트	딱딱한 롤빵, 견과, 씨앗, 코코넛, 과일이 들어간 빵, 밀입자가 부서지는 빵, 단롤빵
달걀	달걀을 깨서 끓는 물에 삶은 것, 스크램블에그, 잘게 썬 달걀 샐러드(양파나 샐러리없이)	그 외 모든 것
과일	잘 익은 바나나와 아보카도, 복숭아, 배, 살	씨, 거친 껍질, 섬유질이 있는 과일, 종자있는 과일, 후르츠칵테일
감자 또는 대용물	으깬 감자(희거나 단것), 구운 감자(껍질없이), 부드러운 국수, 스파게티, 마카로니 잘게 썬 것	튀긴 감자, 감자 혹은 콘칩 육즙이 첨가되지 않은 쌀
야채	조리되거나 통조림된 야채(껍질, 씨 제거)	모든 날것, 질긴 것, 말린 야채
스프	야채 거른 것으로 만든 진하고 걸러진 크림스프	그 외 모든 것
고기, 생선, 가금류, 치즈	잘게 간 고기, 가금류, 참치(샐러리나 양파없이), 부드러운 냄비요리(cassarole), 부드러운 샌드위치, 치즈	생선(뼈때문), 미세하게 갈지 않은 것, 베이컨, 그 외 모든 치즈
지방	버터, 마가린, 크림, 음식과 혼합된 마요네즈, 진한 육즙, 진함, 크림소스	견과류, 그 외 모든 것
디저트	부드러운 과자, 케이크, 파이, 푸팅, 카스타드, 요구르트	견과류가 있는 쿠키, 케이크, 씨앗, 건포도, 대추야자, 코코넛, 그리고 허락된 목록에 없는 과일을 넣은 케이크, 그 외 모든 것
설탕/단것	벌꿀, 설탕, 시럽, 젤리, 담백하고 부드러운 밀크 초콜릿바	마멀레이드, 코코넛, 그 외 모든 것

참고 : American Occupational Therapy Association:AOTA resource guide : feeding and dysphagia, Rockville, Md, 1997 ; Avery–Smith W : An Occupational Therapy coordinated C program, Occup Ther Prack 3 : 10, 1998 ; Community Hospital of Los Gatos, Rehabilitation Services : Dysphagia protocol, Los Gatos, Calif, 1999 ; Curran J ; National consideration. In Groher M, eder : Dysphagia : diagnosis and management, ed 3, Newton, mass, 1997, Butterworth–Heinemann ; Rader T, Rende B : Swallowing disorder : what families should know, Tucson, Ariz, 1993, Communication Skill Builders Publishers.

④ 삼킴곤란 – 유동식

표 13-4 삼킴곤란 유동식

연한 유동식	약간 진한 유동식	진한 유동식
물 커피, 차	특별히 진한 밀크 쉐이크	바나나를 넣어 진한 넥타
카페인 없는 커피 우유	특별히 진한 에그노그	과일 거른 것을 넣은 넥타
핫 초콜릿 모든 과일 쥬스	걸러진 크림 넣은 스프	쥬스 넣은 순수 사과쥬스
묽은 수프 / 맑은 수프 젤라틴디저트	토마토 쥬스, V-8쥬스	어린 곡식 넣은 에그노그
아이스크림 샤베트	담백한 쥬스 요구르트와 혼합된 우유	으깬 감자 넣은 진한 크림스프

참고 : American Occupational Therapy Association : AOTA resource guide : feeding and dysphagia, Rockville, Md, 1997 ; Avery-Smith W : An Occupational Therapy coordinated C program, Occup Ther Prack 3 : 10, 1998 ; Community Hospital of Los Gatos, Rehabilitation Services : Dysphagia protocol, Los Gatos, Calif, 1999 ; Curran J ; National consideration. In Groher M, eder : Dysphagia : diagnosis and management, ed 3, Newton, mass, 1997, Butterworth-Heinemann ; Rader T, Rende B : Swallowing disorder : what families should know, Tucson, Ariz, 1993, Communication Skill Builders Publishers.

(4) 구강급식 방법

① 치료사는 구강급식 프로그램의 확실한 원리들을 구체화시켜야 한다.

② 적당한 음식을 선택한다.

③ 음식은 환자의 시각 내에 있어야 한다.

④ 심한 시각 장애나 편측무시가 있는 환자에게 접시를 잘 볼 수 있도록 보조해줄 필요가 있다.

⑤ 신체적으로 가능하다면 환자는 스스로 식사해야만 한다.

⑥ 만일 환자가 손을 입으로 움직이는 정상적인 패턴을 하지 못하면, 치료사는 환자가 정확한 패턴으로 움직이도록 도와주어야 한다.

⑦ 상지의 비정상적인 움직임은 체간, 머리, 얼굴, 혀, 인두의 비정상적 움직임을 야기시키며, 환자의 기능을 감소시킨다.

⑧ 만일 환자가 스스로 식사할 수 없다면, 치료사는 환자가 씹기에 좋은 음식이나 음료를 선택하도록 해서 적극적으로 참여하게 한다.

⑨ 환자의 입에 음식물이 들어가는 과정을 처음부터 끝까지 볼 수 있게 한다.
⑩ 환자가 고개를 음식물 쪽으로 가져오게 해서는 안 된다.
⑪ 목폄 반사, 깨물기 반사(bite reflex) 등이 나오지 않게 신체적 접촉을 주의해야 한다.
⑫ 가능하면 일반적인 환경에서 식사해야 한다.

4) 삼킴곤란 지도와 안전 예방

(1) 기침반사(Cough reflex)

환자는 음식물 섭취 중 기도를 보호하기 위하여 기침을 할 수 있다. 수의적으로 기침을 할 수 있을 때 목이 개끗해 진다. 환자는 기관절제술 관(tracheostomy tube)에 의해 기관누공형성 관으로 음식물을 투여하는 동안 기침을 하게 된다. 구강의 뒷쪽과 인두에서의 기침은 분비물을 빨아들이기 전 모일 때 나타난다.

만일 기침을 충분히 하지 못한다면, 치료사는 환자의 하부갈비뼈나 복장뼈에 손으로 압력을 가해 기침이 나오도록 해야 한다. 중요한 것은 촉각자극에 의해 기침반사가 유도되기도 한다. 환자가 진정됨에 따라 규칙적으로 기침을 하는 것이 호흡기도를 깨끗하게 하여, 환자에게 용기를 줄 수도 있고 도움이 된다.

(2) 구토반사(Gag reflex)

능동적 욕지기 반사 출현은 먹기에 있어서 절대적으로 필요한 것은 아니다. 이 반사는 정상 성인에게서도 나타날 수 있다. 이 반사를 위한 검사는 환자의 목구멍의 뒤쪽에 감각 자극을 주면 욕지기 반사가 나타난다. 이 반사는 인두에서 감각 자극은 되지만 음식 먹기(feeding)에 대한 정보는 거의 주지 못한다.

(3) 목소리(Vocal sound)

목소리 출현은 환자가 웃거나 울 때, 연발적으로 수의적인 성대(vocal cord)와 함께 나타난다. 연하하는 동안 기도를 보호하기 위해 어느 정도 여유로움을 가져야 한다. 후두를 둘러싼 근육들의 긴장도는 음식을 섭취하기 전에 정상화 되어야 한다. 목뼈가 폄되면 음식 섭취에 영향을 줄 수 있다. 발성 연습에 도움을 줄 수 있는 체위변경으로 후두가 위, 아래로 활발히 움직이게 하는 것이 바람직하다.

(4) 올바른 앉은 자세

올바른 앉은 자세는 어느 정도 연하를 자극시킨다. 환자가 침상에서 몸을 일으키지 못한다면, 무리하게 일으켜 앉히려고 해서는 안된다. 그 방법은 등뼈가 굽힘되고, 목뼈가 젖힘되어 목뼈의 폄이 후두의 상승을 막을 뿐 아니라 아래턱뼈가 낮아져 턱이 닫히는 것을 방해한다. 그러므로 목뼈를 약간 굽힘한 자세가 연하를 촉진시킨다.

(5) 타액의 삼킴(Swallowing saliva)

타액을 삼킬 수 있는 능력은 환자가 식사를 할 수 있다는 좋은 증거이다. 타액은 특유의 맛이 없고, 온도가 다르며, 중력을 받으면 입안에서 흘러내린다. 이것은 환자가 대처하기 어려운 것이다. 환자가 질식이나 고통 없는 상태에서 바로 누우면 타액은 자동적으로 연하된다. 타액의 작용으로 구강단계에서 음식물이 식괴(bolus)를 만들어 인두 뒤로 옮긴다. 환자의 혀 뒤로 쉽게 삼킬 수 있는 음식물은 아이스크림과 요플레 등이다.

(6) 능동적인 혀의 움직임

고형체의 음식을 씹고, 액체를 입안에서 이동시키고, 식괴(bolus)를 만들어 인두로 넘기기 위해 능동적인 혀의 운동은 필수이다. 입술을 핥거나 단어를 분명하게 발음할 때처럼 혀의 연발적인 움직임은 구강 활동에서 중요한 부분이다. 혀의 움직임은 특히 먹기 활동에서 중요하며, 구강단계 뿐 아니라 삼킴을 시도하는 동작에서도 중요하다. 삼킴반사를 일으키는 주요한 요소이기도 하다. 환자가 혀를 움직일 수 없다면, 구강단계에 먹기 활동을 시행하는 것에 방해를 받는다. 이는 씹는 동작을 보조하기 위해 혀의 운동이 필요하다. 치료사는 혀의 움직임이 안되는 것에 대한 보상이나, 이것을 자극시킬 수 있는 방법을 모색해야 한다.

(7) 치아와 잇몸상태

환자의 치아와 잇몸은 좋은 상태여야 한다. 만약 상태가 안 좋으면 먹는 과정에서 통증을 호소할 수 있기 때문이다. 감염된 잇몸이나 손상 받은 치아는 삼킴 자체보다 삼킴의 어려움을 야기시킬 수 있다.

제 14 장

척수손상
(Spinal Cord Injury : SCI)

척수는 뇌의 연수와 연결되어 있으며 성인에 있어서는 약 40~50cm의 긴 기관으로 두 번째 허리뼈 수준까지 뻗어 있다. 척수는 운동신경, 감각신경, 자율신경세포들이 있을 뿐만 아니라 대뇌와 소뇌에 연결되는 많은 신경로를 포함하고 있다. 따라서 척수손상을 당하면 손상된 척수 이하는 운동신경, 감각신경 등 모두 신경세포들이 차단되므로, 움직일 수 없으며 방광과 항문도 마비상태가 된다.

척수손상(Spinal Cord Injury : SCI)은 주로 교통사고, 산업재해, 외상, 총기사고, 낙상, 운동 중 사고, 특히 다이빙에 의해 발생하거나 종양, 척수 수막류, 척수 구멍증, 다발경화증, 근육위축 가쪽경화증과 같은 질환에 의해서도 발생된다. 이 장에서는 척수손상으로부터 오는 신경손상과 장애정도를 알아보고 일상생활활동 훈련하는 방법을 소개한다.

1. 척수손상의 분류 및 임상적 특징

척수손상을 당하면 수상부위 이하의 감각신경, 운동신경 외에 방광과 대장기능을 조절하는 자율신경의 기능을 상실하게 되며 다양한 임상증상을 보이게 된다. 따라서 이들 환자에 대한 적절한 재활계획의 수립과 예후를 추정하기 위하여 임상적인 분류가 필요하며, 감각 및 운동기능의 평가에 의한 국제적인 척수손상의 분류는 다음과 같다.

1) 척수손상의 결과

(1) **사지마비**(tetraplegia, quadriplegia) : 목(목뼈)부분의 척수가 손상되는 것으로 상지, 몸통, 하지의 운동 또는 감각기능이 단독 또는 함께 소실될 뿐 아니라 방광, 대장 및 성 기능까지도 상실된 상태다.

(2) **하지마비**(paraplegia) : 등뼈, 허리뼈 부위에서 척수가 손상되는 것으로 척수원추 및 마미손상을 포함한다. 이때는 몸통과 하지의 마비와 방광, 대장, 성 기능들의 장애가 있게 된다.

2) 완전과 불완전에 대한 분류법

척수손상부위를 결정하는 기준은 마지막 정상 신경절 부위를 기준으로 하는데 미국 척수손상협회(American Spinal Injury Association, ASIA)에서 제시한 "척수손상의 신경학적 및 기능적 분류의 국제 기준"에 따른다(표 14-1).

(1) **완전손상** : 손상수준 이하의 상행성 또는 하행성 신경통로의 완전한 파열로 인한 총체적인 마비와 감각손실(가장 하부 천수부 분절의 감각 및 운동기능이 결여된 상태)

(2) **불완전손상** : 손상부위 이하의 감각과 운동신경 혹은 감각이나 운동신경이 일부 보존된 경우(가장 하부 천수부 분절을 포함하여 신경학적 손상 수준 아래 분절에 운동이나 감각기능이 보존되어 있는 상태)

(3) **불완전손상의 분류** : 중추(central), 측부(lateral), 전부(anterior) 또는 말초(peripheral)

표 14-1 ASIA 손상척도

분류	손상정도	설 명
A	완전(complete)	천수분절 S4-5에 감각 및 운동기능이 남아 있지 않은 상태
B	불완전 (incomplete)	신경학적 손상 수준 아래 부위에 천수분절 S4-5를 포함하여 감각기능이 남아 있으나 운동기능은 없는 상태
C		운동기능이 신경학적 손상 수준 아래 부위에 남아 있으나 규정 근육군의 과반수 이상 근력이 3/5 미만인 상태
D		신경학적 손상 수준 아래 부위에 운동기능이 남아 있으며 이 부위의 규정 근육군의 절반 이상에서 근력이 최소한 3/5 이상인 상태
E	정상(normal)	운동 및 감각기능이 정상인 상태

* 환자가 C or D등급을 받으려면 S4-5에 감각이나 운동기능이 있어야 하며 또한 자발적 항문 괄약근 수축이 있거나, 운동 수준 아래의 4수준 이상 떨어진 부위에서 운동기능이 남아 있어야 한다.
* ASIA(American Spinal Injury Association : 미국척수손상협회)

3) 기본적인 용어 정의

(1) **운동수준**(motor level) : 근력이 3/5 이상되는 중요 근육군 중 가장 하부의 근육군의 신경근 수준을 일컬으며, 이때 바로 위의 근육군은 근력이 정상이어야 한다(Motor Index Score : 총 100점).

(2) **감각수준**(sensory level) : pin-prick 감각 및 light touch이다. 정상인 피판 중 가장 하부의 것을 신경근 수준으로 한다(Sensory index score : 총 112점).

(3) **신경학적 손상수준**(neurological level of injury) : 운동과 감각기능이 정상인 신경근 중 가장 하부의 신경근 수준

(4) **척수 손상 수준**(skeletal level of injury) : 방사선학적 검사에서 가장 척추의 손상이 많은 척추 부위

(5) **부분 보존 구역**(zone of partial preservation) : 완전손상의 경우에서만 사용되며, 신경학적 손상 수준 이하에서 부분적으로 보존되어 있는 피판(dermatome) 및 근판(myotome)을 일컫는다.

4) 임상적 증상

(1) 중심척수 증후군(central cord syndrome)

① 척수의 중심에 있는 세포가 더 많이 파괴되었을 때 발생

② 상지의 마비와 감각의 소실이 더 크다 → 상지 지배신경관이 중심 쪽에 분포되어 있기 때문

③ 척수관이 좁아지는 것이 원인이 되는 관절 변성을 가진 노인에게서 주로 나타남

④ 척추 골절이 일어나지 않고도 목뼈가 과 폄되면 중심 척수의 손상을 일으킴

(2) 브라운 시쿼드 증후군(Brown-Sequard's syndrome)

① 측부손상, 흉기 또는 총기로 인한 손상과 같이 척수의 한쪽 면만 손상을 입었을 때 생김

② 손상된 수준 이하에는 운동 기능마비, 같은 쪽의 고유수용성 감각의 소실, 통각과 온도감각의 소실, 반대쪽의 촉각이 소실

Patient Name ______________________

Exminer Name ______________________ Date/Time of Exam

AMERICAN SPINAL INJURY ASSOCIATION

STANDARD NEUROLOGICAL CLASSIFICATION OF SPINAL CORD INJURY

MOTOR

KEY MUSCLES (scoring on reverse side)

	R	L	
C5			Elbow flexors
C6			Wrist extensors
C7			Elbow extensors
C8			Finger flexors(distal phalanx of middle finger)
T1			Finger abductors(little finger)
UPPER LIMB TOTAL (MAXIMUM)	(25)	(25)	= (50)

Comments:

	R	L	
L2			Hip flexoers
L3			Knee extensors
L4			Ankle dorsiflexors
L5			Long toe xextensors
S1			Ankle plantar floexors
LOWER LIMB TOTAL (MAXIMUM)	(25)	(25)	= (50)

Voluntary anal contraction (Yes/No)

	LIGHT TOUCH R	LIGHT TOUCH L	PIN PRICK R	PIN PRICK L
C2				
C3				
C4				
C5				
C6				
C7				
C8				
T1				
T2				
T3				
T4				
T5				
T6				
T7				
T8				
T9				
T10				
T11				
T12				
L1				
L2				
L3				
L4				
L5				
S1				
S2				
S3				
S4-5				
TOTALS	(56)	(56)	(56)	(56)

NEUROLOGICAL LEVEL The most caudal segment with normal function		R	L	
	SENSORY			COMPLETE OR INCOMPLETE? Incomplete = Any sensory or motor function in S4-S5
	MOTOR			ASIA IMPAIRMENT SCALE

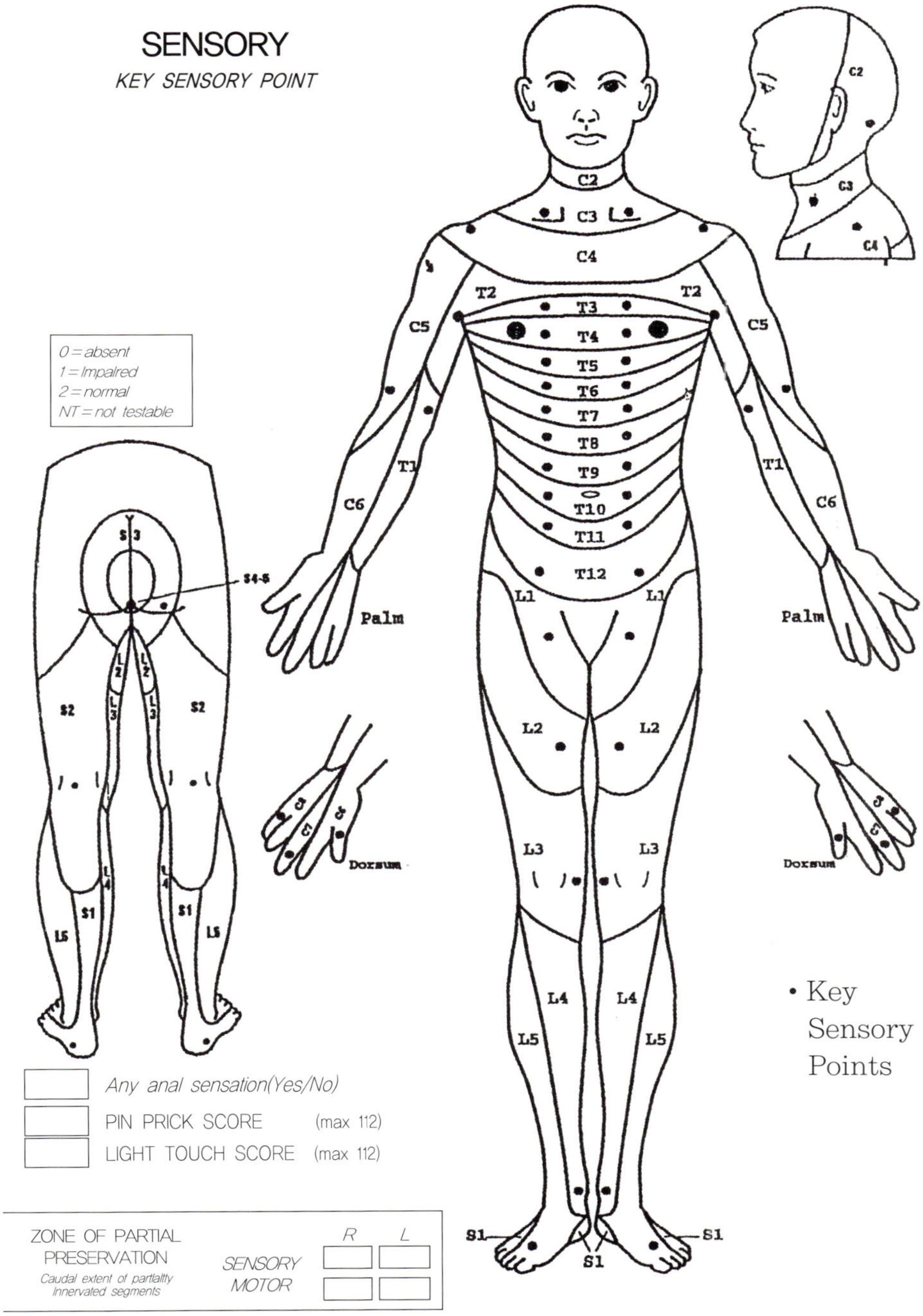

• Key Sensory Points

(3) 전방척수증후군(anterior spinal cord syndrome)

① 전방척수동맥 또는 척수 앞부분의 손상으로 발생한다.
② 마비, 통각, 온도감각, 촉각이 소실, 그러나 고유수용성 감각은 유지

(4) 마미(말초)손상(cauda equina)

① 척수가 직접적으로 손상 받는 것이 아니라 말초신경이 침범된 것, 회복에 대한 예후가 좋다. → 재생이 가능하기 때문
② 감각과 운동의 결손형태는 매우 다양하고 비대칭적이다.

※ **척수충격**(spainal shock)

척수손상 후 환자는 24시간부터 6주까지 척수 충격단계에 들어간다. 이기간은 손상수준 이하의 반사활동이 중단된 무반사증의 하나이다. 방광과 대장은 무 긴장과 이완상태이다. 심부건 반사는 감소되고 교감신경계 기능은 방해를 받는다. 이러한 방해로 인하여 손상수준 이하의 혈관 수축 감소, 저혈압 심박동률 감소 그리고 무한증을 초래한다.

5) 외과적 수술 후의 교정

(1) 목뼈(cervical spine)

부종과 허혈로 인한 신경조직의 압박, 추골의 골절, 탈골 방지, 전위를 위해서 목뼈를 견인한다.

① Gardner−wells tongs(그림 14−1)
탈골된 목뼈를 전위시키기 위해 5파운드 무게의 견인(traction)을 해 준다.
② Halo vest(그림 14−2)
머리와 목뼈 보조기(halo cervical othosis) : 척추를 안정시키는 보조기로써 목뼈에서 머리의 하중을 감소시킬 수 있는 견인력 제공
③ Philadelphia collar or sterno−occipital−mandibular−immobilizer(SOMI) brace
척추에 굽힘, 폄, 회전을 방지하기 위해 착용(그림 14−3)
④ Cervical othosis, custom : 열 경화성 플라스틱이나 가죽으로 환자의 두개골과 몸통을 본을 떠 제작한다. 목의 운동을 제한시킬 수 있도록 고안하여 가슴 하방으로 연장하여 가슴운동도 제한한다.

⑤ SOMI형(Sterno-Occipital Mandibular Immobilizer) Brace

복장뼈, 뒷통수뼈, 아래턱뼈 고정용 보조기

⑥ Cervical othosis custom

머리와 목뼈의 회전, 외측굽힘, 폄, 굽힘을 제한하기 위해 턱과 뒷통수뼈 밑을 감돌아 고정하여 머리의 자세를 유지시킨다.

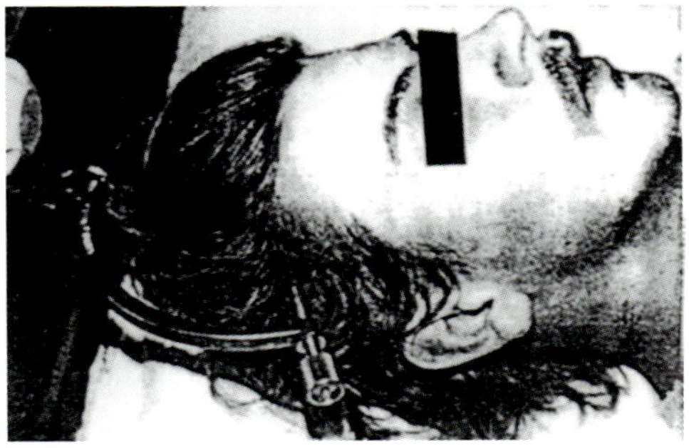

그림 14-1. Gardner-Well

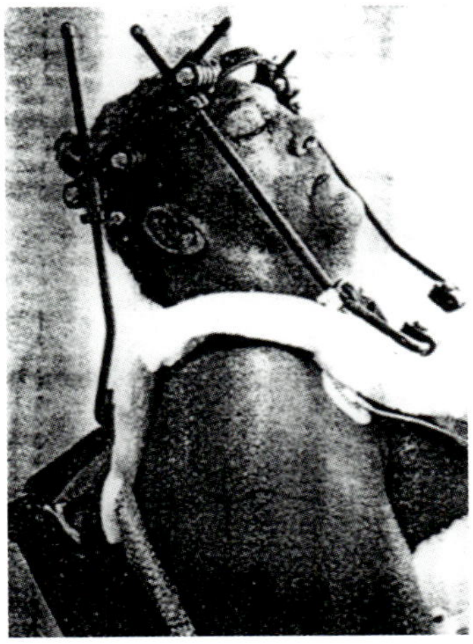

그림 14-2. Halo vest

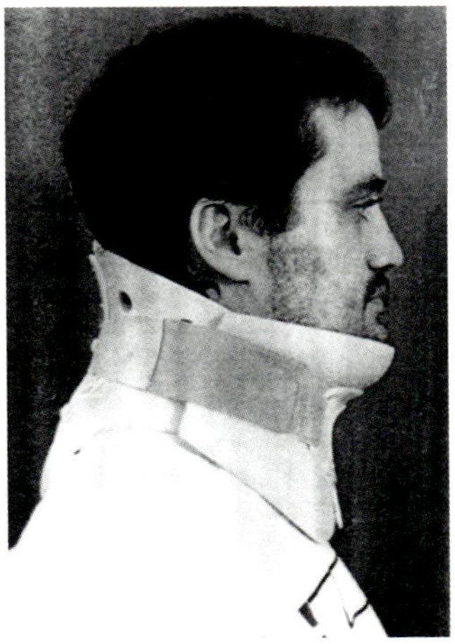

그림 14-3. Philadelphia collar

(2) 가슴 허리(thoracolumbar spine) (그림 14-4, 5)

① Jewett hyperextension brace

② Custom thracolumbosacral orthosis

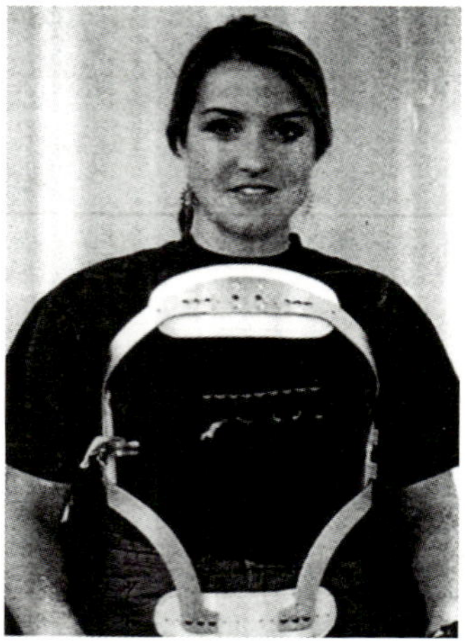

그림 14-4. Jewett hyperextension brace

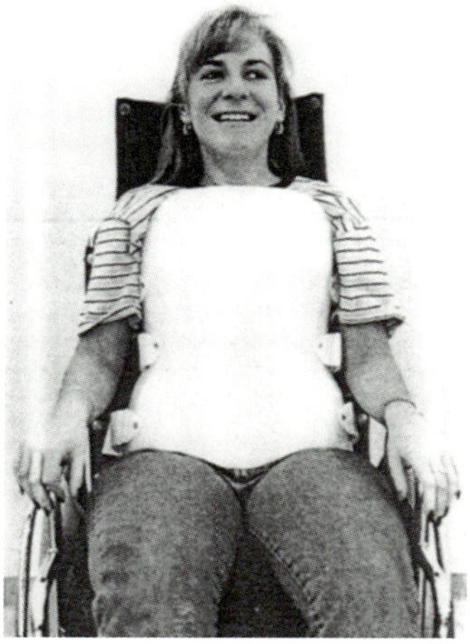

그림 14-5. Custom thoracolumbosacral orthosis

6) 합병증(Complication of spinal cord injury)

(1) 호흡기 합병증(respiratory complication)

완전사지마비 환자 – 폐렴(pneumonia) – 40.5%
환기부전증(ventilatory failure) – 40.5%
확장부전증(atelectasis) – 41.9%

폐활량의 감소는 높은 수준의 목뼈손상환자나 등뼈손상 환자들의 문제점이다. 횡격막과 갈비사이근, 넓은등근의 약화 또는 마비로 폐확장이 현저히 감소하고 기침이 곤란하며 그 결과 호흡기관의 감염을 초래한다.

(2) Skin compromise : skin breakdown, decubitus ulcer(30%~56%) (제6장 참고)

(3) Deep vein thrombosis(DVT), pulmonary embolism(PE)

(4) 뼈엉성증(Osteoporosis of disuse)

하지의 경우 긴 뼈를 사용하지 못하므로 뼈엉성증과 같은 질환이 척수 손상환자에게 발생한다. 손상 후 1년이면 뼈엉성증은 충분히 병적인 골절이 발생하며 진전될 수 있다. 병적인 골절은 일반적으로 넙다리의 상과부(Supracondylar area of femur)와 넙다리목(neck of the femur)에서 발생한다. 병적 골절은 상지에서는 잘 발생하지 않는다. 매일 경사테이블(tilting table)이나 기립장치(standing frame) 등을 이용하여 기립을 연습함으로 뼈엉성증의 발생을 늦출 수 있지만 기립 프로그램은 지속적으로 시행하면 효과가 있으므로 퇴원 후에도 환자의 일상생활 동작으로 시행하는 것이 적합하다.

(5) 기립성 저혈압(Orthostatic hypotension)

복부와 하지의 근긴장도 결핍은 혈압의 저하(저혈압)를 동반함과 함께 혈액이 한 부분에 괴여 있는 현상이 생긴다(blood pooling). 이 문제는 환자가 바로 누운자세에서 기립하거나 너무 빨리 체위를 바꿀 때 생기는 현상이다. 증상은 어지럼증, 오심과 의식 불명이다. 환자는 빨리 기댈 수 있게 하고 만약 휠체어에 앉아 있다면 증상이 완화될 때까지 다리를 들어올린 채로 등을 기울여야 한다. 이 문제는 시간이 경과된 후 좀 더 오래 앉아있을 수 있고 활동 정도가 증가됨에 따라 소멸될 수도 있고 몇 몇 사람들은 기립성 저혈압 상황이 계속되기도 한다. 복부복대, 다리 붕대로 감기, 색전증 방지를 위한 스타킹의 사용과 약물치료는 증상의 완화를 돕는다.

(6) 자율 반사의 부전(Autonomic dysreflexia)

자율 반사의 부전은 등뼈4번~등뼈6번 수준의 척수손상 환자에게서 흔히 나타나는 현상이다. 그것은 방광의 팽만감, 변비, 방광과민증, 직장조절(rectal manipulation), 온각 및 통각의 자극, 내장의 팽만감과 같은 자극에 대한 반응에서 자율신경계 반사작용이 원인이 된다. 증상은 두통, 불안, 발한, 안면홍조, 오한, 비강울혈(nasal congestion), 발작적 고혈압과 서맥이다.

(7) 무호흡 서맥(apneic bradycardia)

(8) 체온조절(thermoregulation)

(9) 경직(Spasticity)

경직은 척수손상의 보편적인 합병증이다. 손상수준 이하의 불수의근 수축은 고위중추의 억제기능 소실로 발생한다. 손상 후 첫 1년에 걸친 경직 변화 형태는 첫 6개월에는 경직이 대체로 증가하고 손상 후 약 1년에는 최고정점에 도달한다. 적당한 경련성은 척수손상 환자의 재활 전반에 도움이 될 수도 있다.

(10) 이완(flaccidity) – L1 이하의 레벨

instability, muscle imbalance, muscle atrophy, poor posture control, edema

(11) 이소성 골화(Heterotopic ossification)

변이된 뼈(ectopic bone)라고도 하는 이소성 골화는 비정상적인 해부학적 위치에 뼈가 생기는 것이다. 이것은 주로 엉덩관절 또는 무릎관절 주변근육에 생기며 때로 팔굽관절이나 어깨관절에서도 생길 수 있다. 첫 번째 증상은 부종, 열감 그리고 관절가동범위의 제한이다. 이형질 골화의 발생은 손상후 1~4개월에 발생한다.

치료로는 뼈가 활동적으로 생기는 초기에 적절한 투약을 하고 정상적인 관절가동범위를 유지하는 것으로 관절가동범위를 유지하기 위해 휠체어에서의 좋은 자세유지와 골반의 대칭성을 유지하는 것이다. 만약 이소성 골화가 진행되면 휠체어에 앉아 있는 동안 엉덩관절 굽힘의 제한과 골반경사의 이상을 느낄 수 있다. 이 문제는 두덩뼈 결합과 엉치뼈의 피부약화와 함께 척추 측만증과 후만증 같은 체간 기형을 일으키게 한다.

(12) 통증

(13) 퇴행성 관절변화(degenerative joint changes)

(14) 뇨관 감염(urinary tract infection : UTI)

(15) 구축(contracture)

(16) 척주 변형(spinal deformity)

scoliosis, lordosis, kyphosis

(17) 위장의 합병증(gastrointestinal(GI) complication)

gastroduodenal ulceration – stress ulceration (22%)

(18) metabolic and endocrine change

2. 신경학적 레벨에 따른 일상생활동작(ADL)

목뼈 2 (C2)

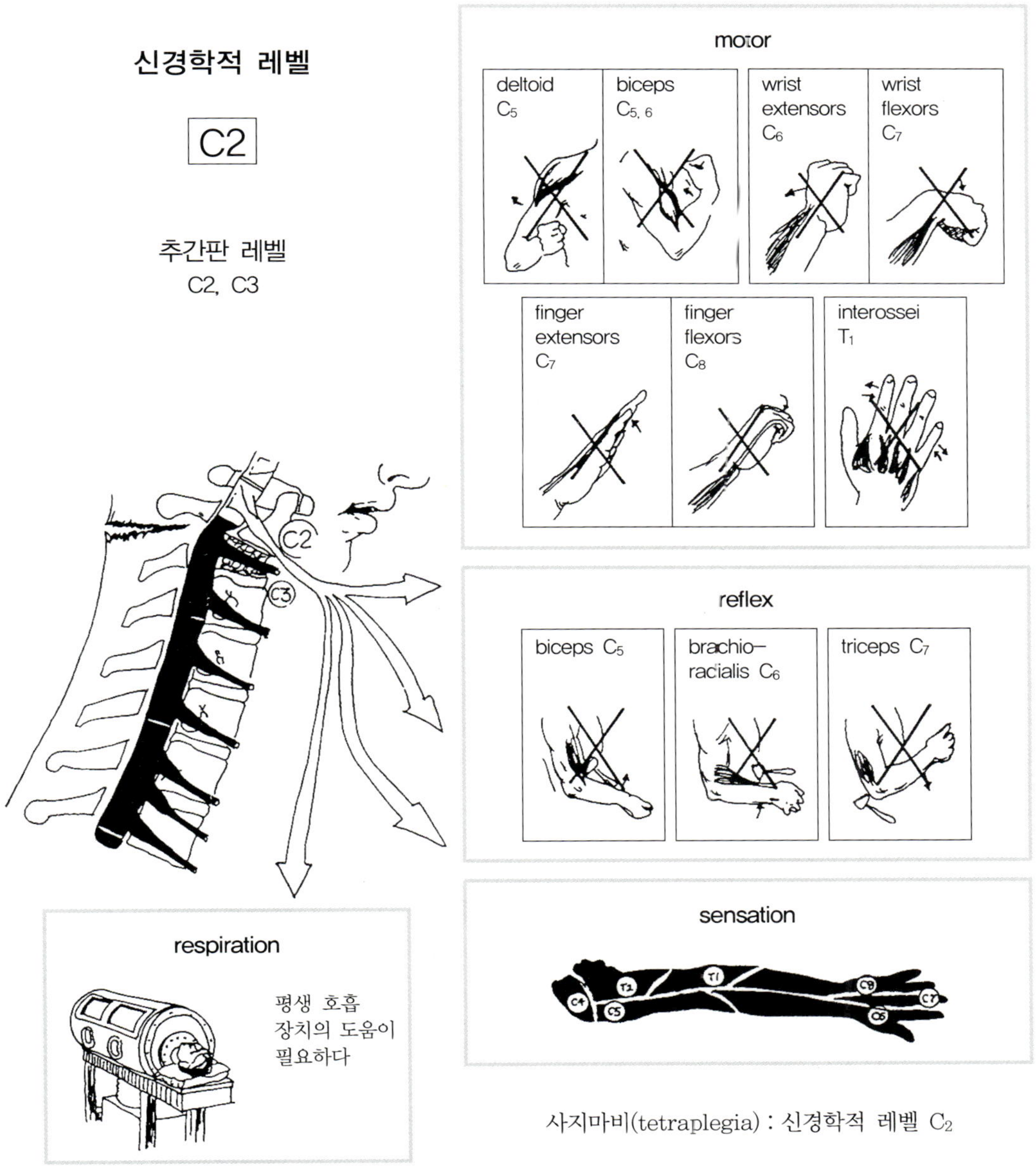

그림 14–6. 목뼈 2번 신경학적 레벨

목뼈 3 (C3)

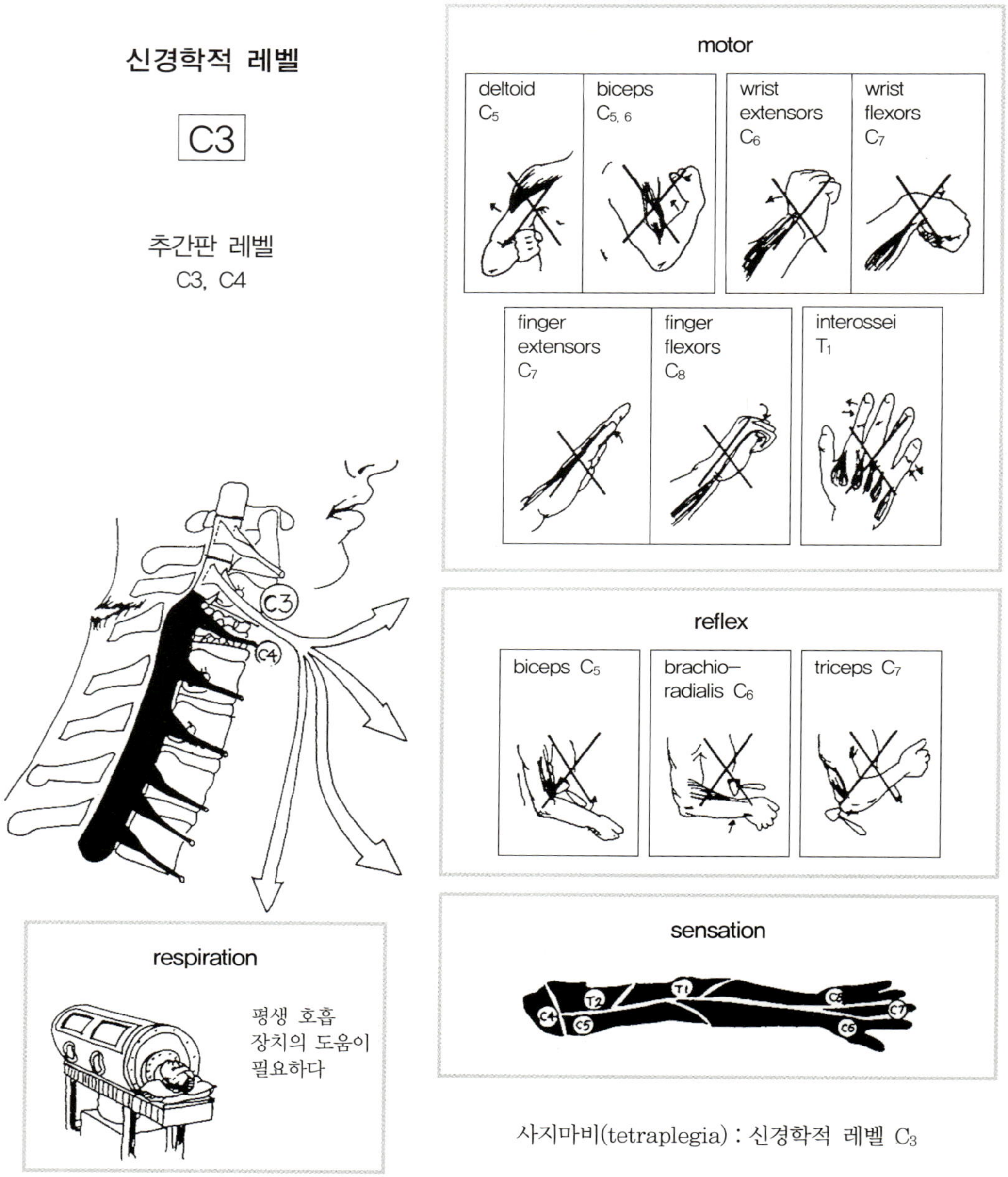

그림 14-7. 목뼈 3번 신경학적 레벨

표 14-2 목뼈 3 지배신경에 따른 일상생활동작

내 용	활 동
지배 근육(muscle innervated)	• 목빗근(sternocleidomastoids) • 위등세모근(upper trapezius) • 어깨올림근(levator scapular)
환자가 할 수 있는 활동 (movements patient can do)	• chew(씹기), swallow(삼키기), talk(말하기), blow(불기) • 목 조절하기
기능적 수행영역	없음
약화된 형태	• 체간, 상지, 하지 모두 마비, 호흡 장치에 의존 • 호흡기에 의존 • 옆으로 돌아 눕기(rolling side to side) – 의존적
보조 기구	• 호흡 장치(ventilator)
이동(Transfer)	• 침대, 자동차, 화장실 등 의존적
기능적인 능력	• 전체적인 일상생활활동 의존적 • 호흡 또는 턱을 이용하여 전동 휠체어 사용 가능 • 마우스 스틱(mouthstick) 또는 호흡조절(pneumatic control)을 이용한 의사소통에 보조도구를 조작할 수 있다.

목뼈 4 (C4)

신경학적 레벨

C4

추간판 레벨

C4, C5

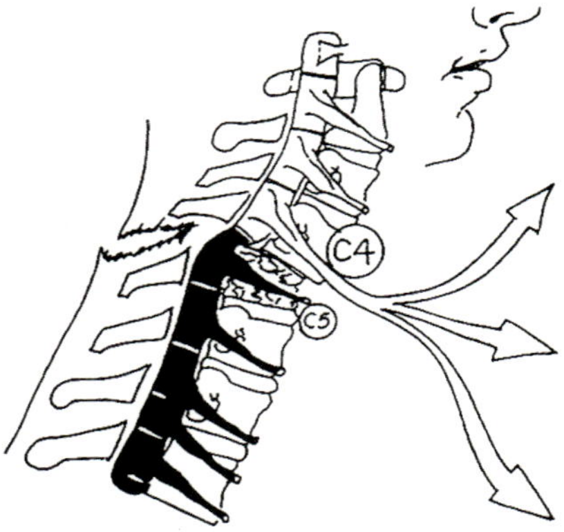

사지마비(tetraplegia) : 신경학적 레벨 C_4

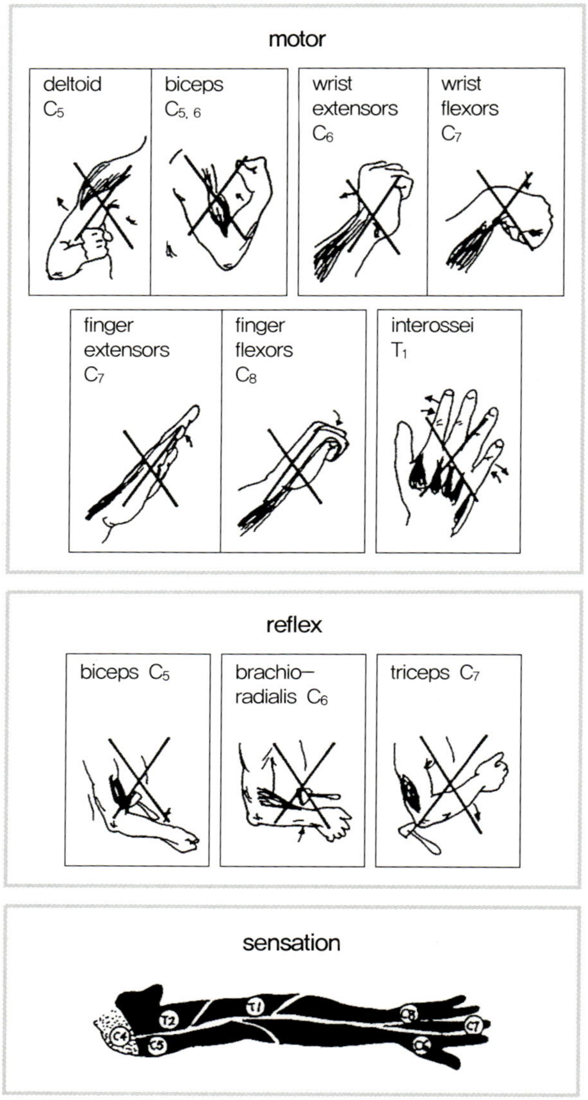

그림 14-8. 목뼈 4번 신경학적 레벨

표 14-3 목뼈 4 지배신경에 따른 일상생활동작

내 용	활 동
지배 근육(muscle innervated)	• 위등세모근, 중간, 아래(upper, middle, lower trapezius) • 가로막(diaphragm) • 어깨올림근(levator scapular), 목 주위 근육들
환자가 할 수 있는 활동 (movements patient can do)	• 호흡(respiration), 어깨뼈 올림(scapular elevation)
기능적 수행영역	• 체중 이동 – 뒤로 젖히는 전동 휠체어(power recline)를 사용하여 체중이동을 할 수 있다.
약화된 형태	• 체간, 상지, 하지 마비 • 체간, 상지, 하지의 마비로 인하여 심호흡, 기침 어려움 • 옆으로 돌아눕기(Rolling side to side) – 의존적
이동(Transfer)	• 침대, 자동차, 화장실 등 의존적 • 전동 휠체어를 사용하여 변형된 체중이동과 자세 독립적 • 수동 휠체어에서 뒤로젖히기(recline) 아직 어렵다.
기능적인 능력	• 휠체어 사용 – 전범위에서 전동 휠체어 사용 • 호흡 – 부분적 도움 • 피부관리 – 최대보조(거울을 사용할 수는 있으나, 혼자 관리할 수는 없다) • 마우스 스틱을 사용하여 타이핑, 책 페이지 넘기기, 테이블 위에서 게임조작하기 등) • 턱 또는 호흡조절로 전동 휠체어 조작 • 24시간 보조자 필요
일상생활활동(ADL) 수행	• 먹기(feeding)활동 – 긴 빨대를 이용하여 먹는 활동 가능 – 전동 장치 MAS(mobile arm supports), externally powered flexor hinge splint 사용하여 먹기 훈련

목뼈 5(C5)

신경학적 레벨

C5

추간판 레벨

C4, C5

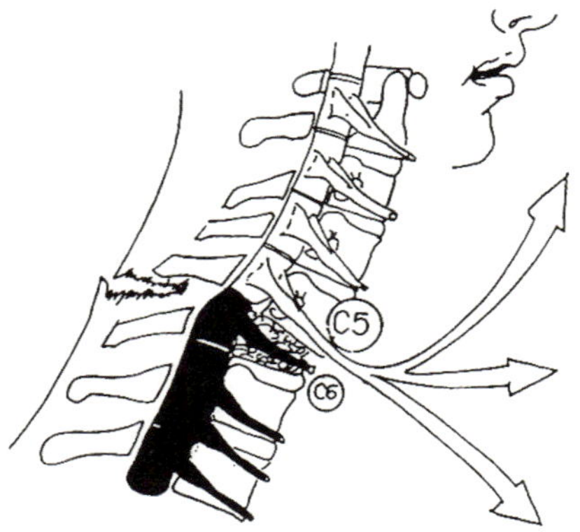

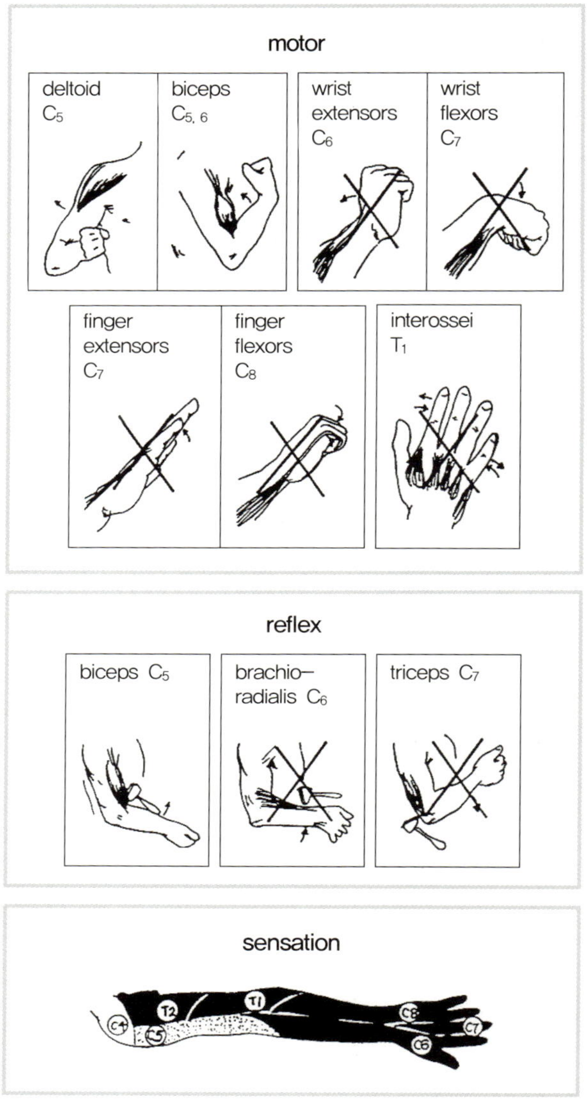

사지마비(tetraplegia) : 신경학적 레벨 C_5

그림 14-9. 목뼈 5번 신경학적 레벨

표 14-4 목뼈 5지배신경에 따른 일상생활동작

내 용	활 동
지배 근육 (muscle innervated)	• C4 지배 근육들 모두 • 위팔두갈래근(biceps brachii), 위팔노근(brachioradialis), 뒤침근(supinator), 가시아래근(infraspinatus), 어깨세모근(deltoid) • 위팔근(brachialis), 앞톱니근(serratus anterior) 등 어깨관절 주위에 부분적인 근육들 • 넓은등근(latissimus dorsi), 부리위팔근(coracobrachialis)
환자가 할 수 있는 활동 (movements patient can do)	• C4 수행 활동 모두 • 어깨관절 폄과 수평벌림(약간) • 어깨관절 굽힘, 90°벌림 • 팔굽관절 굽힘, 뒤침 • 어깨뼈 모음, 약간의 아래휘돌림 • 어깨관절 내회전(약간), 외회전, 수평모음(약간)
약화된 형태	• 팔굽관절 폄, 엎침, 손목관절, 손가락 움직이기 안된다. • 체간, 하지 – 마비 • 옆으로 돌아눕기(Rolling side to side) – 의존적 • 가시사이근과 하부 호흡근의 마비로 인하여 호흡에 지구력이 낮다.
이동(Transfer)	• 휠체어 – 수동 휠체어 : 실내에서 핸드림(handrim) 장치를 한 휠체어 추진 가능 – 전동 휠체어 : 실외에서 장거리 추진 가능 • 병원용 침대 레일 없이는 앉은 자세와 돌아눕기 가능하지 않음 • 이동간 보조 필요
일상생활활동(ADL) 수행	• 먹기(feeding), 가벼운 위생활동(light hygiene), 화장하기, 면도하기, 쓰기 활동, 전화, 타이핑 : Splint, 보조기구 등을 사용하여 가능 • 상의 입기(U-dressing) 활동 – 부분적인 도움으로 상의 입기 가능 • 피부관리 : 독립적 • 자기관리, 이동, 기능적인 준비 등을 부분적인 보조가 필요하다. • 방광, 배변관리는 직접적으로 할 수 있다. • 전동 장치 MAS(mobile arm supports), externally powered flexor hinge splint 사용하여 먹기 훈련
보조기구	• mobile arm support 또는 suspension arm sling • dorsal wrist splint with U-cuff • dycem to stabilize plate • plate guard 또는 scoop dish • stabilized cup 또는 cup holder • straw holder가 달린 긴빨대 • angled spoon 또는 fork dorsal wrist splint with U-cuff • long opponens splint, ratchet splint • wash mit • quad grip hair brush • U-cuff • long-handled bath sponge

목뼈 6 (C6)

신경학적 레벨

C6

추간판 레벨

C6, C7

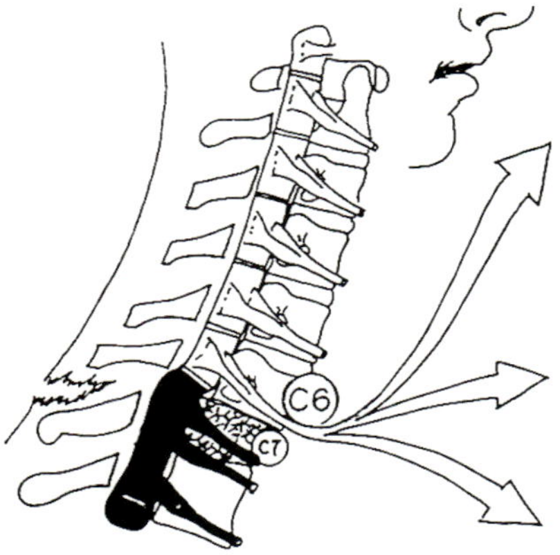

사지마비(tetraplegia) : 신경학적 레벨 C_6

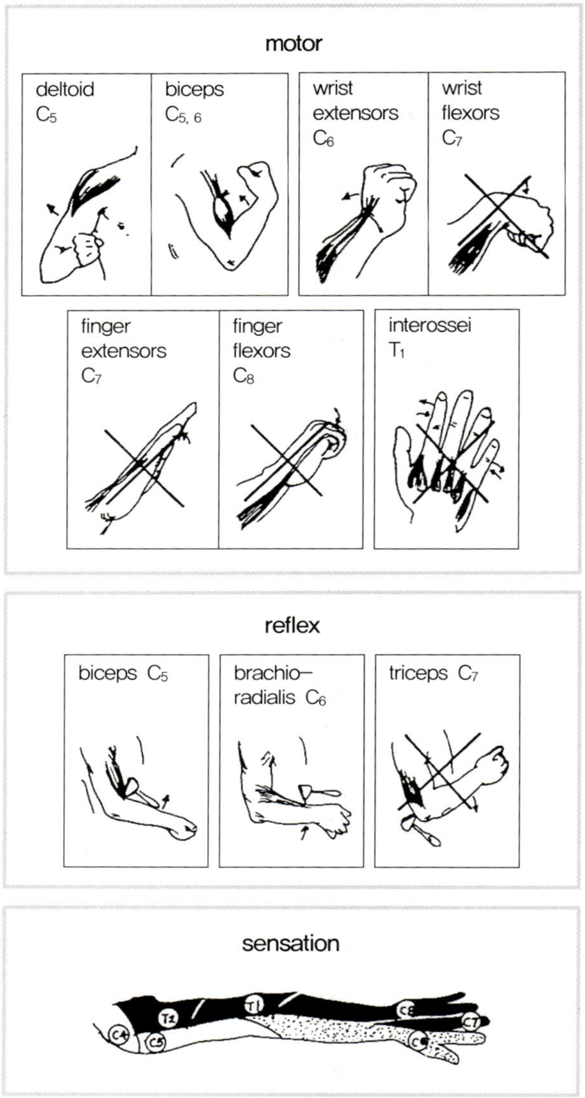

그림 14-10. 목뼈 6번 신경학적 레벨

표 14-5 목뼈 6 지배신경에 따른 일상생활동작

내 용	활 동
지배 근육 (muscle innervated)	• C5 지배 근육 모두 • 팔굽관절 굽힘근(elbow flexor), 큰가슴근(pectoralis major), 앞톱니근(serratus anterior), 넓은등근(lattisimus dorsi), 엎침근(pronator teres), 노쪽손목폄근(extensor carpi radialis)
환자가 할 수 있는 활동 (movements patient can do)	• C5 수행 활동 모두 • 어깨관절 굽힘, 폄, 모음, 벌림 외회전, 내회전 • 팔굽관절 굽힘
약화된 형태	• 팔굽관절 폄 – 안됨 • 손목 자뼈측 편위 – 안됨 • 손목 굽힘 • 체간, 하지 마비
이동(Transfer)	• 휠체어 : 플라스틱 코팅이나 변형된 핸드림으로 약간의 오르막과 어떤 지역에서든 추진 가능 • 앉은 자세에서 로프를 사용하여 앞으로 체중이동 가능 – 전동 휠체어 : 실외에서 장거리 추진 가능 • 팔굽관절 폄을 위해 어깨관절 모음, 회전을 이용하여 이동판 보조기구(transfer board aid)로 독립적으로 이동을 할 수 있다. • 운전에 적용할 수 있는 레벨이 된다.
기능적인 능력	• 보조기구 또는 tenodesis grasp를 이용하여 독립적 활동 • 거울을 사용하여 피부관리를 독립적으로 수행 • self–catherization • 보조도구 사용하여 좌약 넣기 가능 • 이동식 변기 또는 화장실 이동 가능 • 소변 백(drainage bag) 집게 사용가능
일상생활활동(ADL) 수행	• 먹기(feeding), 일반적인 위생활동(personal hygiene), grooming(양치하기, 상지), 상의 입기(U–Dressing) 활동, 쓰기, 타이핑, 전화, 가벼운 부엌활동 – tenodesis splint 또는 universal cuff를 사용하여 독립적 • 보조기구를 이용하여 의사소통 독립적 • 방광관리를 도울 수 있다. • 목욕, 대변처리의 기구 적용을 위해 보조 필요 • 파트 타임 도우미가 필요하다. • 스포츠 – 수영에 참여할 수 있다. W/C 스포츠 참여하기 • 레크레이션 – TV, 라디오 켜기, 테이블 위에서 게임하기 • 가사활동 – W/C 사용하여 요리, 설거지 참여하기
보조기구	• may use utensil–cuff, utensil holder • long opponens splint driven orthosis • rocker knife • 예리하고 잘 잘라지는 칼 • 긴 빨대는 필요하지 않다. • 긴 손잡이가 달린 컵 • plate guard or scoop dish는 필요하지 않다. • button hook, zipper pull

목뼈 7–8 (C7–8)

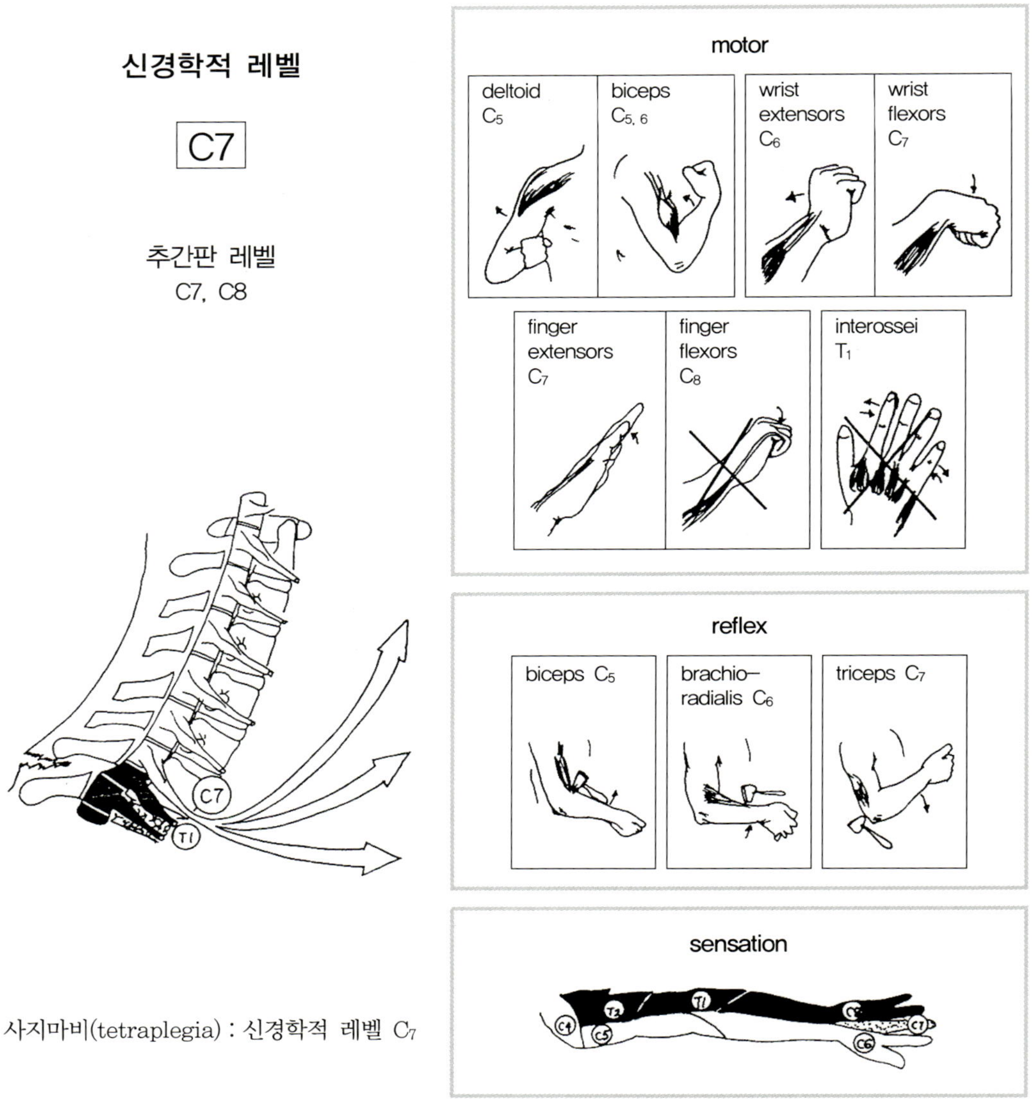

그림 14–11. 목뼈 7번 신경학적 레벨

신경학적 레벨

C8

추간판 레벨
C8, T1

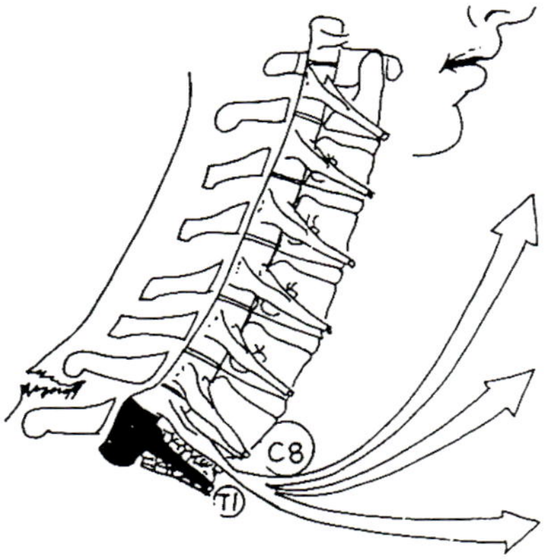

사지마비(tetraplegia) : 신경학적 레벨 C_8

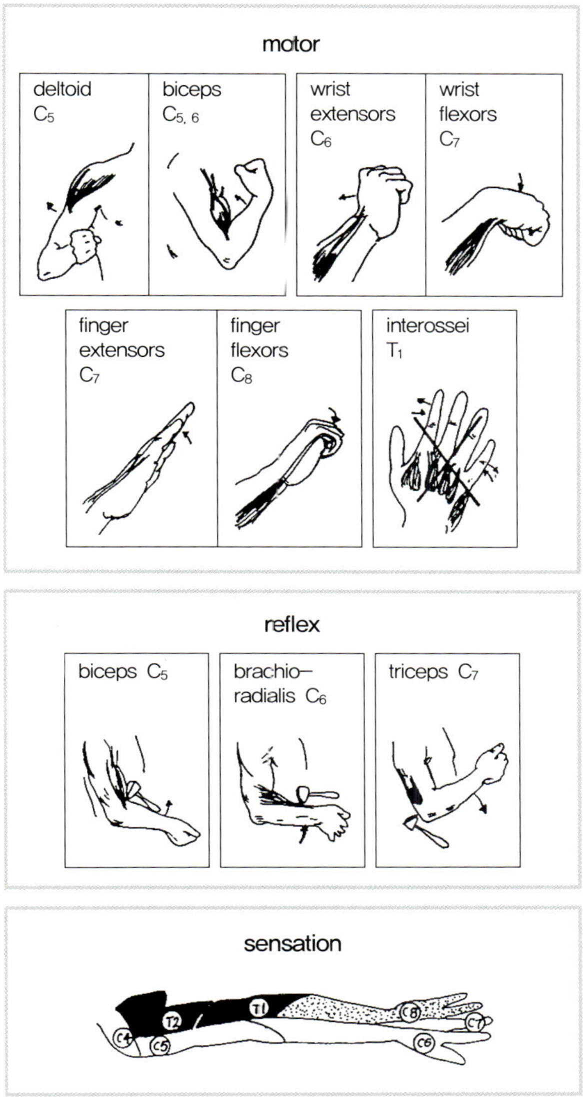

그림 14-12. 목뼈 8번 신경학적 레벨

표 14-6 목뼈 7-8 지배신경에 따른 일상생활동작

내 용	활 동
지배 근육(muscle innervated)	• C6 지배 근육 모두 • 팔굽관절 폄(elbow extensor : Triceps brachii) • 자쪽손목폄근(extensor carpi ulnaris) • 노쪽손목폄근(extensor carpi radialis) • 얕은손가락굽힘근, 깊은손가락굽힘근, 손가락폄근 • 긴엄지 폄근, 짧은엄지 폄근, 긴엄지 벌림근
환자가 할 수 있는 활동 (movements patient can do)	• C6 수행 활동 모두 • 팔굽관절 폄 • 손목관절 자쪽편위 • 손목관절 노쪽굽힘 • PIP, DIP 굽힘 • MP 폄 • 엄지 IP, MP폄 • 엄지 벌림
약화된 형태	• 체간 불안정 • 손의 내재근 지배근육의 부재로 쥐기(grasp), 펴기 (release), 미세동작에 제한이 있다. • LE 마비 • 체간 조절 약화
이동(Transfer)	• 휠체어 – 모든 수동식 휠체어 추진 가능(다만, 먼거리와 거친 면에서 추진은 감독과 약간의 도움 필요) – 평지와 약간의 오르막에서 독립적 추진 • 운전 – 보조기구 이용하여 가능 • 엘리베이터 – 독립적 • 문 닫고 열기 – 보조도구 이용하여 독립적 수행 • 침상활동 – 독립적 수행 가능
기능적인 능력	• 일반적인 침대에서 돌아눕기, 앉기 등 움직임이 가능 • 자기관리, 보통의 위생관리(personal hygiene), 옷입기, 활동 독립적 수행 • 쥐기(grasp)가 약하므로 tenodesis splint 사용하여 보조할 수도 있다.
일상생활활동(ADL) 수행	• 먹기활동 : 보조도구 없이 가능 • 옷입기활동 : button hook only • 방광 조절 : 독립적 수행 • 소변, 대변 관리, 피부관리 : 독립적 수행 • 의사소통 보조도구 관리 : 독립적 • 가벼운 가사노동 : 수행 가능 • 성적활동(sexual activities) : 준비해 주면 수행 가능

목뼈 8 – 등뼈 1 (C8–T1)

신경학적 레벨

T1

추간판 레벨

T1, T2

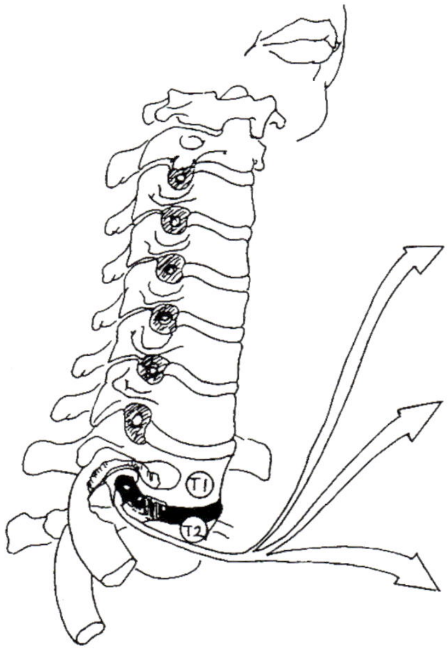

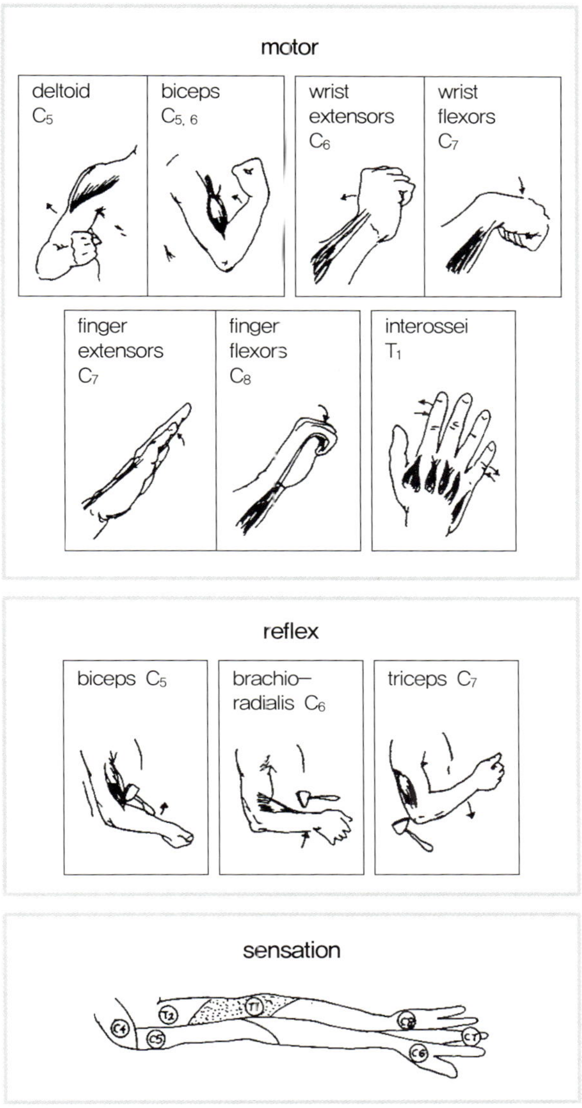

그림 14–13. 등뼈 1번 신경학적 레벨

표 14-7 등뼈 1번 지배신경에 따른 일상생활동작

내 용	활 동
지배 근육(muscle innervated)	• C7 지배 근육 모두 • 네모엎침근(pronator quadratus) • 자쪽손목굽힘근(flexor carpi ulnaris) • 노쪽손목폄근(extensor carpi radialis) • 얕은손가락굽힘근, 깊은손가락굽힘근, 손가락폄근 • 긴엄지 굽힘근, 짧은엄지 굽힘근, 엄지 벌림근
환자가 할 수 있는 활동 (movements patient can do)	• C7수행 활동 모두 • 아래팔 엎침 • 손목관절 자쪽편위 • MP, IP굽힘 • 손가락 모음 • MP 폄 • 엄지 IP, MP폄 • 엄지 모음 • opposition
약화된 형태	• 체간 불안정 • 체간 조절 약화 • LE 마비 • 하부 호흡근의 약화로 지구력 저하
이동(Transfer)	• 휠체어 이동 : 독립적 수행 • 수동 휠체어 : 어떤 지면에서도 독립적 수행 • 휠체어에서 바닥으로, 바닥에서 휠체어로 이동은 도움을 주면 가능 • 서게 하는 장비(standing frame)에서 독립적으로 올리고 내리기 가능 • 운전 : – 보조기구 이용하여 가능 – hand control 이용하여 가능 • 엘리베이터 : 독립적 • 문 닫고 열기 – 보조도구 이용하여 독립적 수행 • 침상활동 : 독립적 수행 가능
기능적인 능력	• 일반적인 침대에서 돌아눕기, 앉기 등 움직임이 가능
일상생활활동(ADL) 수행	• 자기관리, 침상 활동, 위생관리 : 독립적 수행 • 방광 조절 : 독립적 수행 • 소변, 대변 관리, 피부관리 : 독립적 수행 • 의사소통 보조도구 관리 : 독립적 • 운전 : 보조도구 사용으로 가능 • 일(work), 스포츠, 집지키는 일 등 : 독립적 수행

목뼈 4-9 (C4-9)

표 14-8 등뼈 4-9번 지배신경에 따른 일상생활동작

내 용	활 동
지배 근육(muscle innervated)	• 상지의 모든근육 • flexor carpi radialis • 갈비사이근 주위의 근육들 • 천추부의 가시근, 반가시근 • 척추폄근(elector spine)
환자가 할 수 있는 활동 (movements patient can do)	• 팔의 기능 모두 수행 • 부분적 체간고정
약화된 형태	• 부분적 체간 불안정 • LE 마비
이동(Transfer)	• 수동 휠체어, 이동 모두 독립적 • 서게 하는 장비(standing frame) : 독립적 수행
일상생활활동(ADL) 수행	• 자기관리 : 전범위에서 독립적 • 가벼운 가사노동 : 수행 가능 • 운전 : 보조도구 사용으로 가능 • 일(work), 스포츠, 집지키는 일 등 : 독립적 수행

등뼈 10 – 허리뼈 2 (T10–L2)

표 14-9 등뼈10번~허리뼈2번 지배신경에 따른 일상생활동작

내 용	활 동
지배 근육(muscle innervated)	• 갈비사이근 전체 • 척추폄근(elector spine)
환자가 할 수 있는 활동 (movements patient can do)	• 체간고정이 양호하다. • 신체적 지구력이 높다.
약화된 형태	• LE 마비 • 소변, 배변 : 이완성 • 성적기능 : 약화
이동(Transfer)	• 수동 휠체어, 이동 모두 독립적 • 서게 하는 장비(standing frame) : 독립적 수행
일상생활활동(ADL) 수행	• 자기관리, 일(재가), 위생관리(hygiene), 스포츠, 가사활동 등 전범위에서 독립적 • 보행 : 보조기(brace)와 크럿치를 사용하여 어렵게 할 수 있다. 그러나 스피드, 에너지 보존, 스포츠를 위해서 가끔 휠체어를 이용한다. • 자동차 : hand control로 운전가능

3. 일상생활동작(ADL) 접근방법

1) 평가(evaluation)

(1) 주관적(Subjective)

환자의 배경(history) – 일반적인 정보(personal information), 진단(diagnosis), 발병일(date of onset), 손상 원인(cause of injury), 내과/외과적 배경(medical/surgical history), 이전의 재활(previous rehabilitation), 사회적 배경(social history), 과거의 고용문제, 주거 상태, 결혼여부, 가족 관계, 흡연과 알콜 상태를 알아낸다.

(2) 객관적(Objective)

① 피부계(integumentary), neurological, musculoskeretal, cardiopulmonary

② **skin** : 표피통증(superficial pain), location, width, depth, color

③ **neurological** : sharp-dull discrimination, temperature, light touch, proprioception, vibration, deep tendon reflex

④ **Motor Function** : 자세 조절(positioning) 내구력, 구강운동조절, 머리와 체간의 조절

⑤ Muscle testing

⑥ Muscle tone

⑦ **Mobility, transfer** : 침상에서의 기동(bed mobility), 휠체어에서의 기동, 휠체어 관리 등

⑧ 관절가동범위(ROM)

⑨ 호흡(Respiratory)

⑩ 보행(Gait)

⑪ **일상생활활동 평가**(ADL, IADL) : feeding, grooming, dressing · bathing, 소변 · 대변 관리수송(transportation), 의사소통

⑫ **기구**(equipment) : 자세교정용 보조기(splints), universal cuffs의 사용, 건고정용 보조기(tenodesis orthosis, wrist driven flexor hinge splint)와 같은 장비

의 필요유무

⑬ 큰 물건 잡기(Gross grasp)와 집기(pinch)동작의 측정

2) 치료 목표의 설정(Establishing treatment objectives)

(1) 장기계획(long-term goals)

① **일반적인 사항**

㉠ 관절가동범위 유지

㉡ 손상되지 않은 근 그룹 최대 근력 증진

㉢ 최대 호흡 용적 유지

㉣ 피부 합병증이 없는 앉은 자세 내구력 증진

㉤ 최대의 심혈관 지구력 달성

㉥ 환자와 가족이 지구력, 근력, ROM, 호흡 용적 유지에 대한 가정에서 할 수 있는 운동프로그램을 독립적으로 할 수 있게 한다.

㉦ 가족이 안전하게 환자를 이동시키기 훈련을 한다.

㉧ 환자와 가족이 기구조작과 사용하는 방법을 이해하고 배운다.

㉨ 환자 관리에 필요한 모든 사항들을 시범을 보인다.

㉩ 가정에서 사용되는 변형된 도구들을 추천한다.

(2) 단기계획(short-term goals)

기능적 요소에 중점을 두어 1주~2주일 단위로 이루어진다. 재활 2단계의 계획을 세우며 급성기 동안의 단기계획을 세운다.

① goal revision

② goal setting conference

3) 치료 계획의 원리

① 관절가동범위를 유지 및 증가시키며 능동적, 수동적 관절가동 및 보조기를 통하여 기형을 예방한다.

② 가능한 근육은 사용하고, 목적있는 동작을 수행함으로 가능한 모든 신경지배와 부

분적 신경지배 근육의 근력을 강화한다.

③ 기능적 활동을 통해 신체적 지구력을 증가시킨다.

④ 독립적 자기관리(self-care), 동작, 가정관리(home making)와 부모역할 기술 등 모든 측면에서 최대한 독립성을 발전시킨다.

⑤ 흥미 있는 여가활동과 직업적 가능성을 탐색한다.

⑥ 장애로 인한 심리 사회적 문제를 돕는다.

⑦ 보다 잘 적응하기 위해 의료 장비를 사용하는 동안 사용에 대한 평가, 권장 및 교육을 한다.

⑧ 집 구조를 변경하여 안전성과 독립성을 확보한다.

⑨ 환자가 안전성 있는 보조를 제공받기 위한 보호자 교육을 하기 위해 환자에게 효과적인 의사소통 기술을 가르친다.

4) 치료적 방법(Treatment methods)

(1) 급성기(Acute state)

① Bladder care

② Gastrointestinal care

③ **Skin care** : Prevention of decubiti

④ **Respiratory care** : clearing secretions, breathing capacity

⑤ Cardiovascular care

⑥ Muscle strength exercise

⑦ 목뼈 보조기(halo brace), 척추보조기(body jacket)

⑧ 전체적인 몸의 자세평가와 손보조기의 필요는 이시기에 시작해야 한다.

⑨ **사지마비(Tetraplegia) 환자의 급성기에 침상자세에서의 운동** : 어깨관절 굽힘, 벌림, 어깨뼈 올림, 팔굽관절 굽힘, 폄, 어깨뼈 내림(depression)과 함께 어깨관절 80° 벌림과 외회전(external rotation)

⑩ **목뼈 5번** : 아래팔 뒤침(forearm supination)구축의 위험이 있다면 아래팔 엎침(forearm pronation)자세를 취해 주어야 한다 : F^{+}(3+)의 finger extensor가 있다면 web space를 유지하도록 엄지맞섬 보조기(short opponens splints)를 해준다.

⑪ **목뼈 6번** : tenodesis grasp 훈련 → universal cuff를 사용하여 일반적인 쓰기 보조기(custom writing splint)와 같은 보조도구를 사용하여 먹기 동작 훈련, 글쓰기 동작, 위생과 같은 독립적 자기관리를 할 수 있도록 한다.

(2) 활동기(Active phase)

① **기동(mobility) 훈련**

㉠ 휠체어에 앉을 수 있고 바른 자세로 앉아 있을 수 있는 내구력을 기르기 시작해야 한다(욕창방지).

㉡ **사지마비**(tetraplegia) : 어깨관절과 팔굽관절의 힘이 양쪽 다 F^{+}(3+)일 때

㉢ 휠체어 앞 뒤로 운동

㉣ **목뼈 6번** : 앉은 자세에서 균형잡기 훈련(팔굽관절 폄근이 없으므로 팔굽관절 굽힘근의 훈련과 팔굽관절을 위팔골과 주두의 locking 자세로 팔굽관절 폄하는 훈련을 한다).

㉤ **목뼈 7번 이상** : 팔을 이용해 체중을 이동시키는 것은 피부내구력이 완전해질 때까지 적어도 매 30분마다 시행

② Tenodesis exercise

③ 점진적 저항운동(Progressive resistive Ex), 저항운동(resistive Ex)
→ 넓은등근(latissimus dorsi)과 어깨세모근(deltoid)

④ **기구적용**(Equipment application) : utensils, universal cuff, cup holder, wrist cock-up splint, plate guard, wash mitt, soap holder, Mobile Arm Support

4. 일상생활동작(ADL) 훈련

1) 사지마비(Tetraplegia) 환자 침상에서 활동

(1) 돌아눕기(rolling) – 바로 누운 자세에서 엎드려 눕기(오른쪽으로 돌리기)

① 돌리기 전에 돌리려고 하는 쪽 다리를 반대편 다리위에 대각선으로 걸쳐 놓는다.

② 양팔을 돌리고자 하는 반대편으로 완전히 돌린다(깍지를 껴도 좋음).

③ 힘차게 반동을 이용하여 오른쪽으로 몸통을 돌린다.

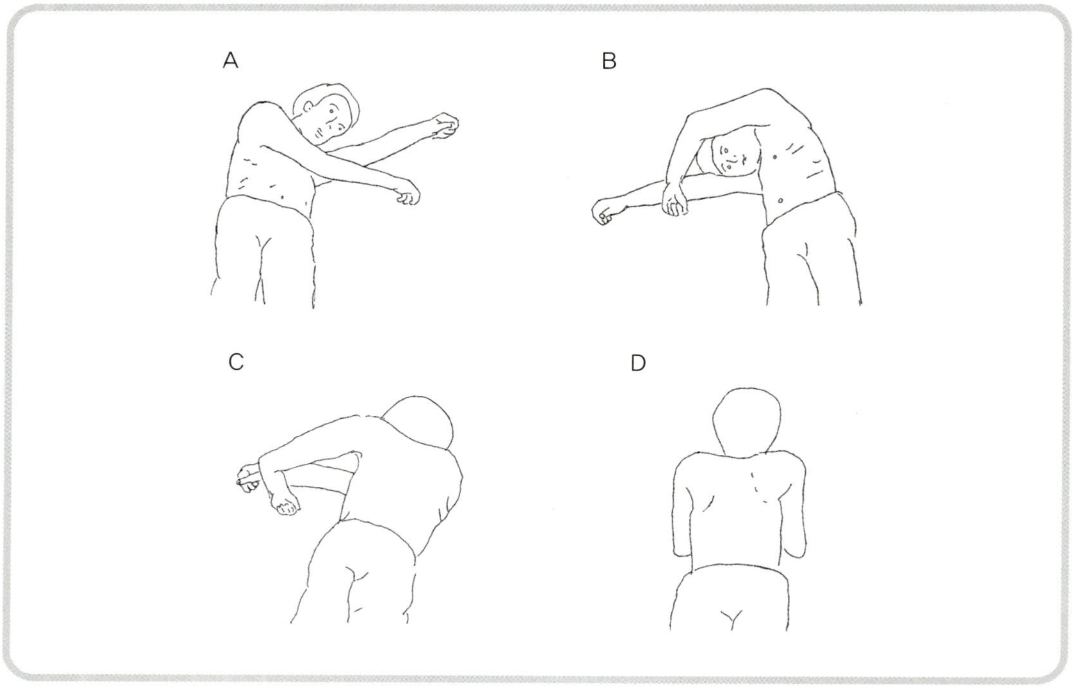

그림 14-14. 돌아눕기(rolling)

(2) 일어나 앉기 1(그림 참고)

A – 고정을 하기 위해 양 손을 바지 주머니에 넣는다.

B – 팔굽관절에 무게를 주고 목과 팔굽관절을 굽힘시킨다.

C – 아래팔에 무게를 주고, 뒤쪽으로 무게를 싣는다.

D – 한쪽 팔굽관절에 체중을 옮기고 돌린다.

E – 몸을 뒤쪽, 옆쪽 돌리고, 팔굽관절과 어깨관절을 폄시킨다(이때 IP관절은 굽힘시켜 바닥에 밀착시킨다).

F – 팔을 펴서 체중을 앞쪽으로 이동시킨다.

G – 양쪽 팔을 펴서 체중의 균형을 맞춘다.

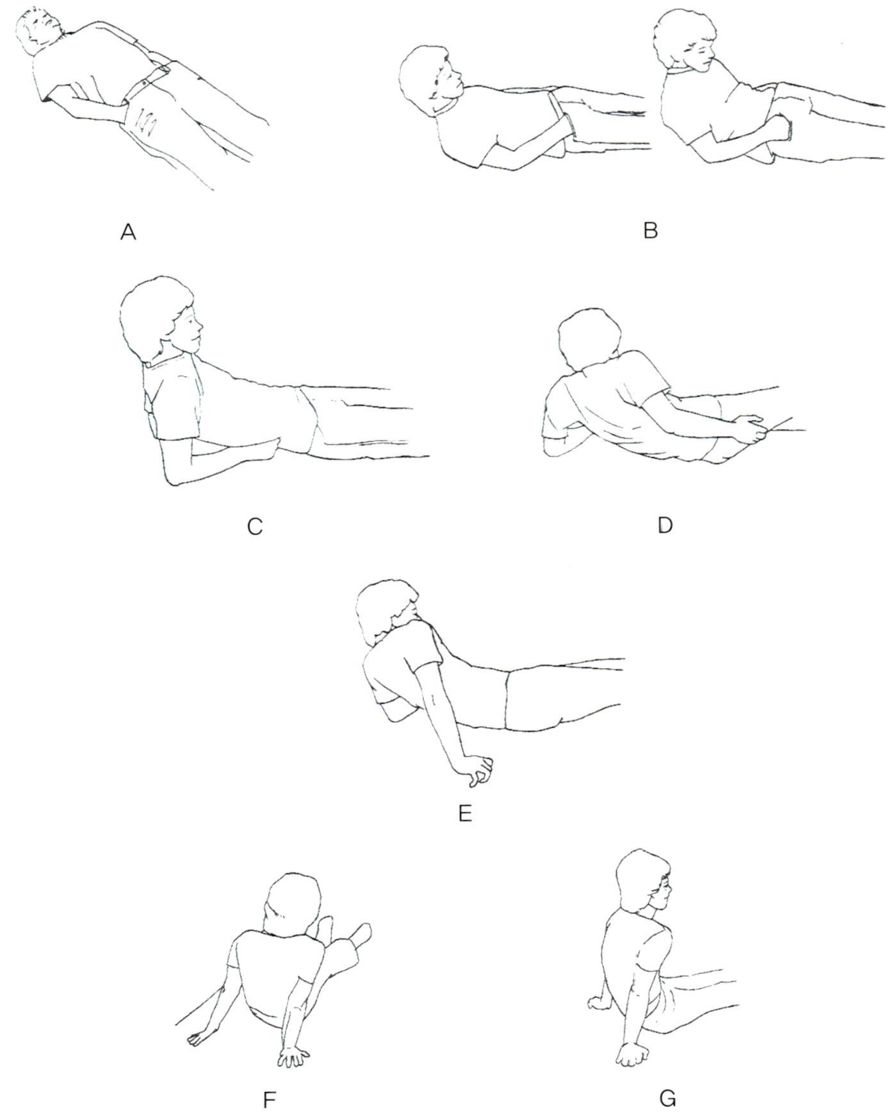

그림 14-15. 침상에서 앉기 활동

(3) 일어나 앉기 2 (그림 참고)

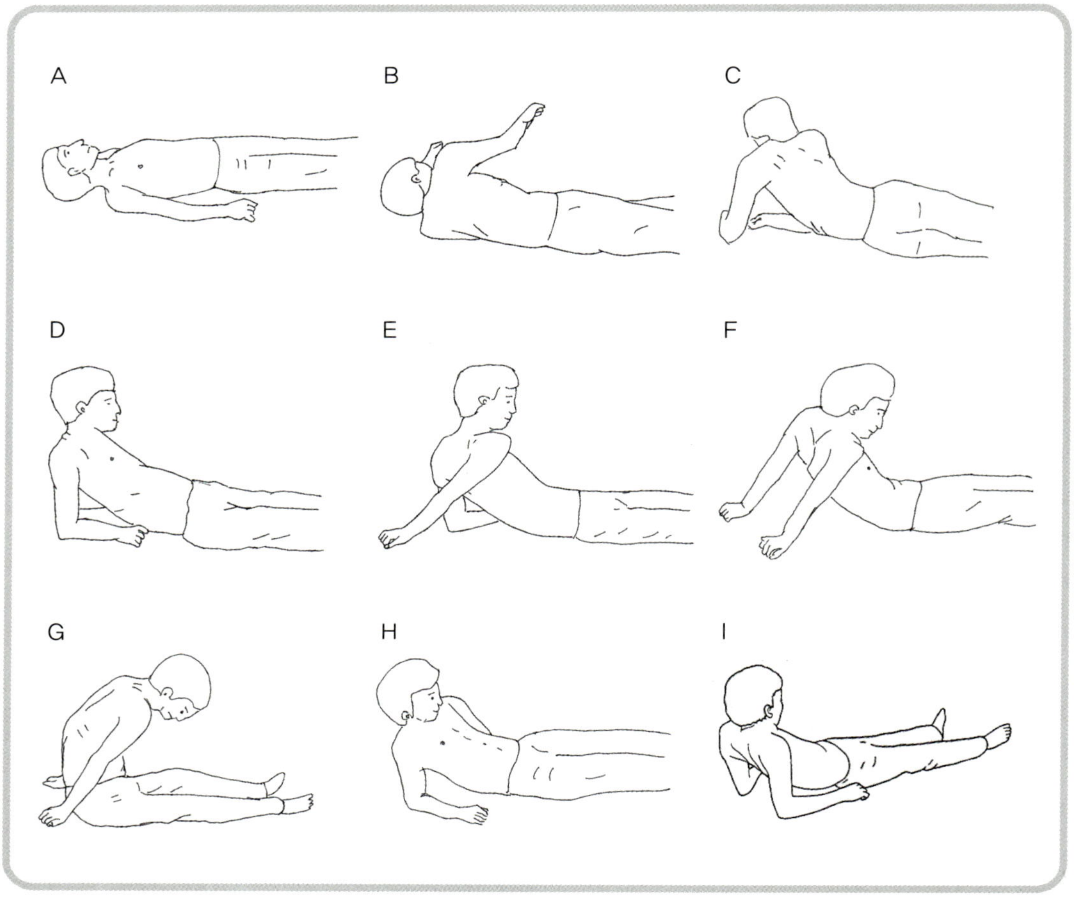

그림 14-16. 침상에서 앉기 활동

(4) 기구(over head loop)를 이용하여 앉기

바로 누운 자세에서 앉은 자세로 가기 위해 침대 위에 기구(over head loop)를 위치해 놓는다. 길이는 환자가 일어서기에 충분해야 한다.

① 한쪽 팔로 로프를 건다.

② 팔를 구부려 머리, 목, 가슴을 들어 올린다.

③ 반대쪽 팔을 다른 로프에 걸어, 앉은 자세가 올 때까지 로프를 양팔로 잡아당긴다.

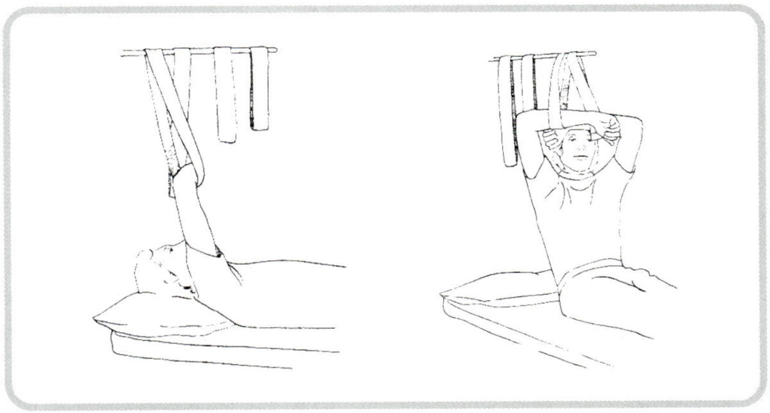

그림 14-17. 기구(over head loop)를 이용하여 앉기

(5) 수동적인 관절가동범위(PROM) 운동

① 엉덩관절과 무릎관절 굽힘

(방법 1)

㉠ 오른쪽 팔굽관절을 로킹(lock)하여 폄시키고, 균형을 잡는다.

㉡ 왼쪽 손목을 사용하여 왼쪽 무릎관절 밑에 넣고 다리를 가슴쪽으로 당긴다.

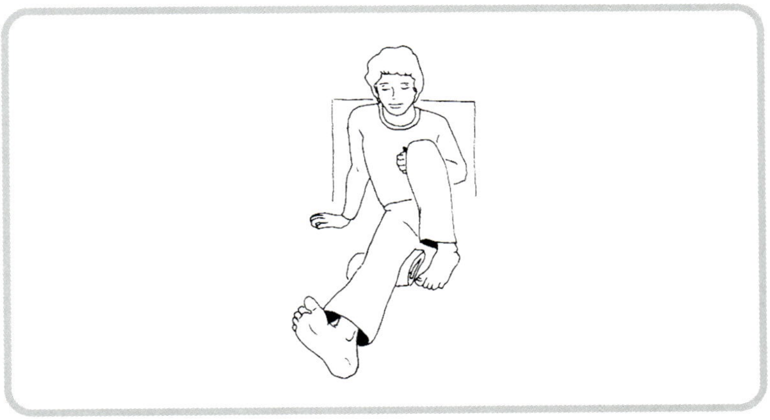

그림 14-18. 엉덩관절, 무릎관절 굽힘(방법 1)
주의: 오른쪽 손가락 굽힘 건이 단단하기 위해서 손가락을 구부린다.

(방법 2) – (방법 1)이 어려운 환자

㉠ 왼쪽 팔굽관절을 로킹(lock)하여 팔에 균형을 잡는다.

㉡ 왼쪽 무릎 아래에 오른 손목을 넣고 다리를 가슴쪽으로 당긴다.

㉢ 오른쪽 팔굽관절을 로킹(lock)하여 오른쪽으로 체중을 옮긴다.

㉣ 왼쪽 손목을 왼쪽 무릎아래에 넣고 다리를 가슴 쪽으로 당긴다.

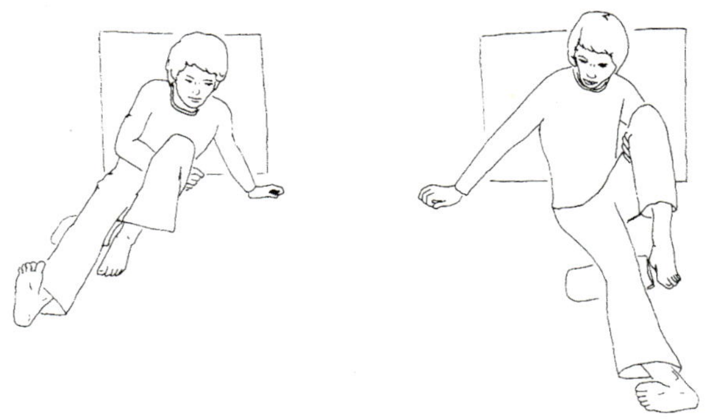

그림 14-19. 엉덩관절, 무릎관절 굽힘(방법 2)

② **엉덩관절 모음과 내회전**(adduction, internal rotation)

㉠ 오른 쪽 팔로 중심을 잡고, 왼쪽 엉덩관절과 무릎관절을 약간 굽힘시켜 발바닥이 바닥에 닿게 한다.

㉡ 왼쪽 다리를 오른쪽 다리위에 걸치게 하여 왼손으로 왼쪽 다리 바깥쪽을 누른다.

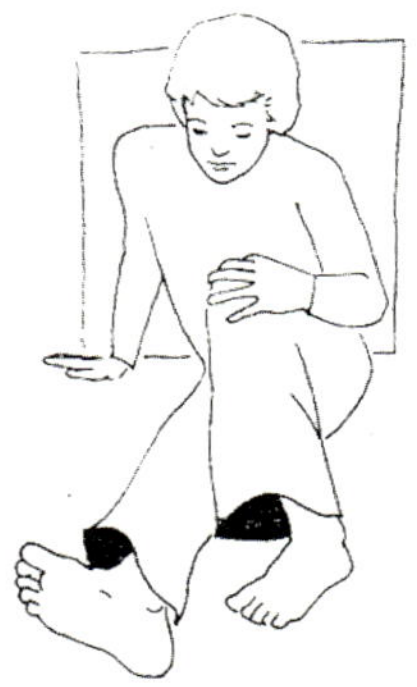

그림 14-20. 엉덩관절 모음과 내회전(adduction, internal rotation)

③ **엉덩관절 벌림과 외회전**(abduction, external rotation)

㉠ 오른쪽 팔로 중심을 잡고, 왼쪽 엉덩관절과 무릎관절을 굽힘시켜 무릎관절 안쪽에서 누른다.

㉡ 왼쪽 다리를 오른쪽 다리위에 걸치게 하여 왼손으로 왼쪽 다리 바깥쪽을 누른다.

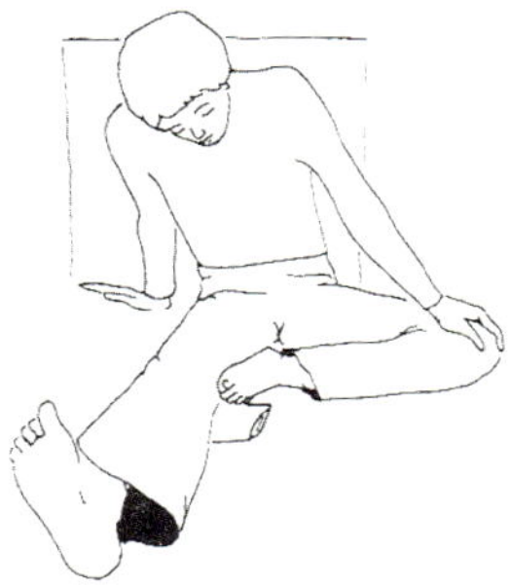

그림 14-21. 엉덩관절 벌림과 외회전(abduction, external rotation)

④ **발목관절 배측굽힘**(ankle dorsiflexion)

㉠ 왼쪽 팔을 앞쪽으로 지지하여 균형을 잡는다.

㉡ 오른 손목을 폄하여 발바닥 아래를 잡고 발등 쪽으로 힘을 준다.

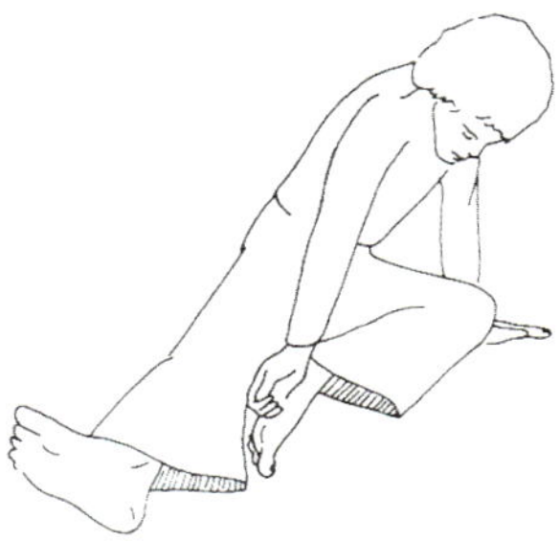

그림 14-22. 발목관절 배측굽힘(ankle dorsiflexion)

2) 사지마비(Tetraplegia) 환자의 옷입기 활동

환자의 동기(motivation)와 능력이 기술적인 성취에 직접적인 영향을 끼친다. 옷입기

기술(dressing skill)에 영향을 주는 신체적 요소(physical factors)는 침상에서의 이동(bed mobility), 뒤집는 동작(rolling), 하지의 위치(L/E positioning), 몸의 체중, 유연성(flexiblity), 경직(spasticity), 팔 놓기(arm placement), 손 기능(hand function), 지구력(endurance), 관절가동범위(ROM) 등을 포함한다.

(1) 옷입기 활동 훈련을 위한 최소의 기준

① **상의 입기** – 셔츠, 브레지어, 블라우스를 입고 벗기, 그리고 단추와 버튼을 잠그고 풀기

㉠ 목을 잘 가눌 수 있어야 한다.

㉡ **근력** – 어깨관절(세모뻐, 상부와 중간등세모근, 앞톱니근, 휘돌림근, 위팔두갈래근
F(Fair) – G(Good)

㉢ **관절가동범위**(ROM) – 어깨관절 굽힘, 벌림(0–90°)
어깨관절 내회전, 외회전(0–30°)
팔굽관절 굽힘(15–140°)

㉣ 침대 가장자리 레일(bed side rail)을 잡거나, 휠체어에서 안전벨트를 매고 균형을 잡을 수 있는 균형유지와 지구력이 있어야 한다.

㉤ 만약 손목 폄 근력이 있다면, flexor hinge hand splint를 착용하여 단추열고 닫을 수 있는 잡기(prehension)형태를 할 수 있어야 한다.

② **하의 입기** – 바지, 스커트, 양말, 신발신고 벗기

㉠ **근력** – 큰가슴근, 마름근, 뒤침근(supinator), 노쪽손목신근(radial wrist extensor)
F(Fair) – G(Good)

㉡ **관절가동범위**(ROM) – 무릎관절 굽힘과 폄(0–120°)
엉덩관절 굽힘과 폄(0–110°)

㉢ **신체조절** – 돌아눕기, 일어나 앉기, 바로누운 자세에서 엎드려 눕기와 같은 동작들을 조절할 수 있어야 한다.

㉣ 환자가 사지를 조절할 수 있다면 하지 굽힘과 폄하는데 경련(spasm)이 도움이 될 수 있다.

③ **상의와 하의 옷입기 활동에 금기해야 할 것**

㉠ **호흡 능력** – vital capacity(50% 이하)

㉡ **욕창** – 피부의 반흔은 옷입기 활동에서 더욱 손상되드로 피해야 한다.

㉢ 협력(cooperation)이 좋아야 한다.

㉣ 목과 허리에 통증이 있는 환자는 옷입기 훈련으로 더욱 증가할 수 있다.

④ **옷입기 활동 제안**

㉠ 옷입고 벗기 쉽게 하기 위해 앞단추와 헐렁헐렁한 옷이 좋다.

㉡ 대부분 환자들에게서 지퍼와 벨크로 장치는 쥐기(gripper)가 어려우므로 쉬운 것으로 한다.

⑤ **옷 잠금 장치 제안**

㉠ 지퍼 풀이 달린 로프(loop)

㉡ 벨크로, 후크(hook)

㉢ 바지에 매다는 벨트 로프(belt loop)

㉣ 고무줄 없는 양말

⑥ **옷입기에 필요한 보조도구(aid)** – 그림

㉠ 드레싱 스틱(dressing stick)–(1)(2)(3)(4)

㉡ 스웨디쉬 리쳐(swedish reacher)–(5)

㉢ 몽키바(monkey bar)–(6)

㉣ 무릎 스트랩(knee strap)–(7)

㉤ 손목 스트랩(wrist strap)–(8)

㉥ 버튼 후크(botton hook)–(9)

㉦ shoe horn–(10)

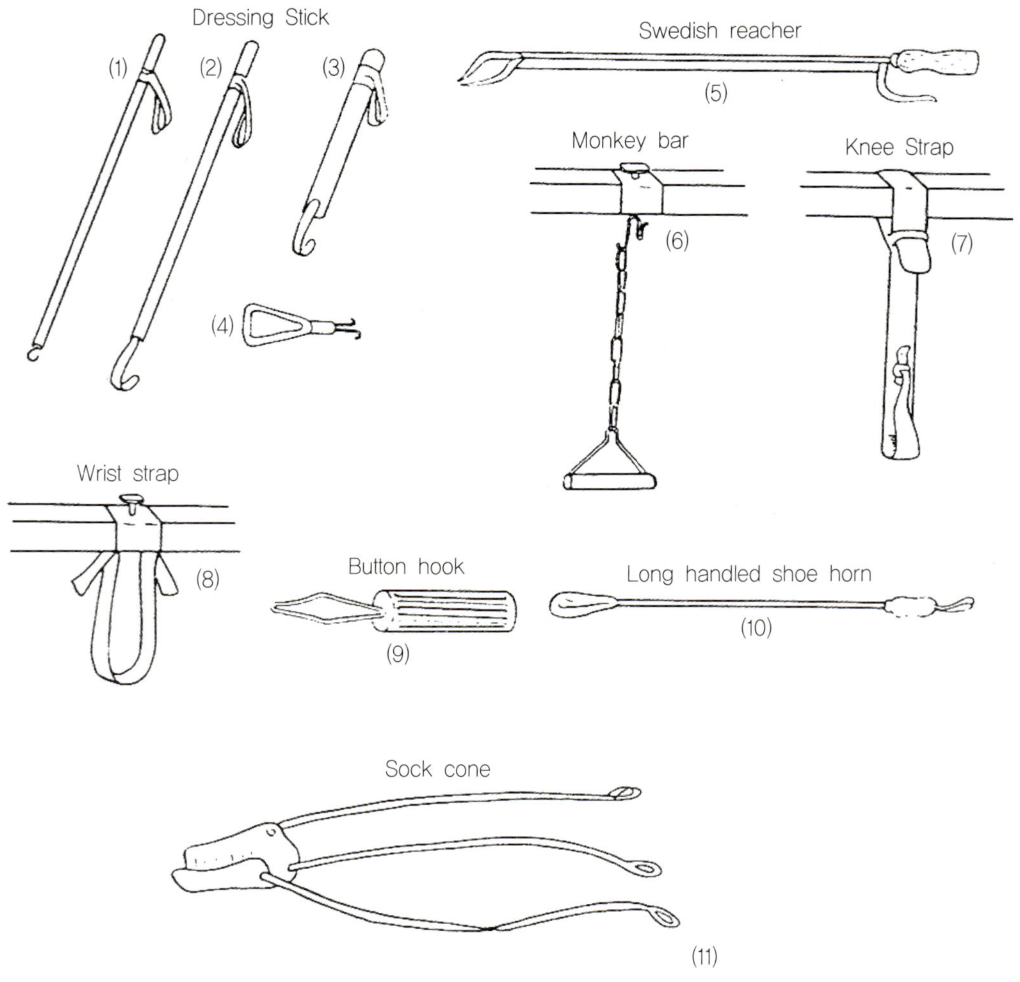

그림 14-23. 척수손상 옷입기 활동에 필요한 보조도구(aid)

* **상의 입기(U/E dressing)를 위한 2가지 기초기술**

㉠ 목 위로 넘겨서 입기(over-the-head method)

㉡ 등 뒤로 돌려서 입는 방법(around-the-back method)

(2) 상의 입기(Upper dressing Donning)

① **목 위로 넘겨서 입기**(over–the–head method) – 방법 Ⅰ

㉠ 앞이 트인 옷에 사용되어진다.

㉡ 옷은 무릎, 허리, 엉덩이에 가장 가깝게 neckline부분을 놓고, 앞쪽을 옆으로 내여 놓는다.

㉢ 한번에 한 개씩 소매에 팔을 넣고, 머리 위로 옷을 들어 팔을 올린다.

㉣ 옷을 등 아래로 내린다.

② **목 위로 넘겨서 입기**(over–the–head method) – 방법 Ⅱ

㉠ 책상이나 테이블 위에 옷을 펼쳐 놓는다(라벨이 환자 쪽을 향하게).

㉡ 왼손 소매에 왼손을, 오른 손 소매에 오른쪽 손을 끼운다.

㉢ 동시에 양 팔을 머리 위로 올려 목 뒤로 넘겨 입는다.

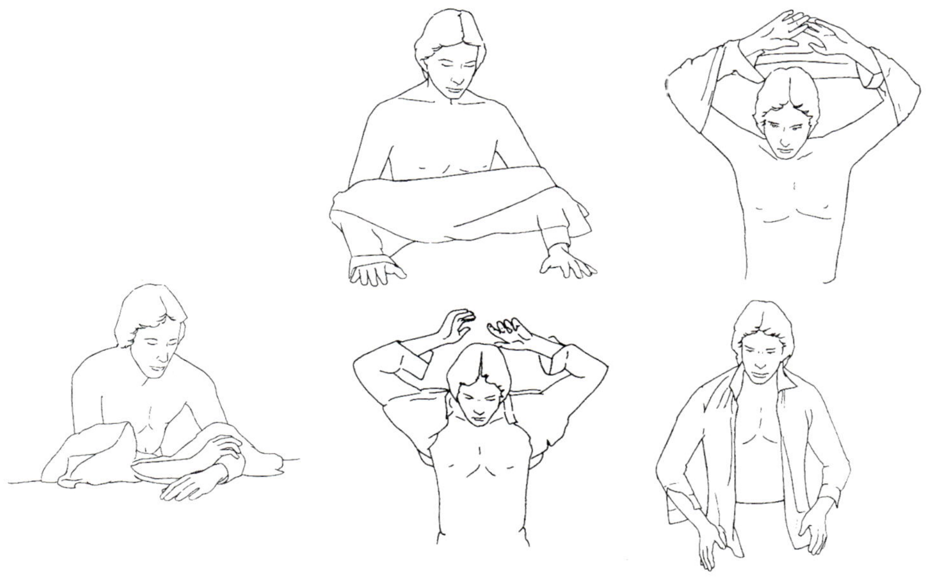

그림 14–24. 사지마비(Quadriplegia) 옷입는 방법

③ C1 – C4(거의 다해준다)

㉠ 방법

- 손목에서 shoulder까지 옷소매에 팔을 넣어 주고 환자의 손을 잡고 악수하는 듯한 자세로 옷소매를 통하여 도와준다.
- 환자의 팔을 들어서 머리 위로 옷을 끌어준다.
- 환자를 앞으로 기울여 등 아래로 옷을 당겨준다.

④ C5(셔츠와 자켓입기- 부분적 도움)

㉠ 환자는 arm placement와 전기 침대(electric bed) 또는 휠체어에서 똑 바로 세워서 앉을 수 있는 균형을 유지할 수 있어야 한다.

㉡ 환자는 팔을 옷 속에 넣고, 머리 위로 옷을 올리고 등 뒤로 내릴 때 도움을 필요로 한다.

⑤ C6

위의 방법에 의해 독립적으로 상의를 입을 수 있다. 환자의 균형능력에 달려 있다.

㉠ option – back support 없이 침대에서 long sitting
– long sitting with back support
– W/C에서 sitting

⑥ C6 – C7(tenodesis 이용)

㉠ 무릎위에 옷을 놓고 tenodesis를 이용하여 양 팔이 들어갈 위치를 잡아주고, 한 팔씩 소매에 넣어, 환자의 이(teeth)로 손 위의 옷을 당길 수도 있다. 또는 무릎에 손을 비벼서 사용한다(무릎에 대한 손의 마찰로).

㉡ 환자는 머리 위로 팔을 올려서 옷을 움직인다. 등 위로 옷을 당기고 몸을 앞쪽으로 숙이고, 환자의 어깨를 흔들어 등에 있는 옷을 움직인다.

㉢ 한 쪽 팔을 W/C에 걸고 다른 팔은 등 주위에 있는 옷 속에 손을 넣어 옷을 아래로 당긴다. 반대편도 마찬가지 방법으로 한다.

* **등 뒤로 돌려서 입는 방법**(around–the–back method)

이 방법은 앞으로 트인 옷에 사용될 수 있다.

방법

- 옷 속에 한 쪽 팔을 넣고 등주위로 옷을 민다.
- 다른 팔은 옷 속에 넣는다. 헐렁헐렁한 옷은 ROM의 제한에 도움을 준다.

⑦ C1 – C4

이 방법을 보호자에 의해서 사용될 수도 있다.

⑧ C5

W/C에서 앉은 자세, 또는 지지를 위한 전기침대(electric bed)에서 long sitting으로 보조(assistance)를 필요로 한다.

⑨ C6 – C7

침대에서 long sitting unsupported or W/C 또는 침대 가장자리에서 short sitting방법을 이용할 수 있다.

(3) 상의 벗기(UE undressing, doffing)

상의 입기(UE dressing)에서 Over-the head와 Behind-the-back 방법과는 역순이다. 부가적인 적응이 요구되어질 수 있다.

① C1 – C4(의존적)

② C5(부분적 의존)

㉠ 옷을 벗는데 있어서 보조자는 환자 앞에 서 있고, 환자를 앞으로 기울인다. 환자를 지지하는 동안, 보조자는 등에서 목쪽으로 옷을 당기고 나서, 환자는 휠체어의 등에 대해서 자세를 바로 잡는다.

㉡ 옷을 머리위로 올리고 소매는 한번에 하나씩 벗는다.

㉢ 등 뒤에서 옷을 당기기 위해 몸을 앞으로 기울이고 두 번째 소매를 벗는다. 환자는 벗는 과정에 있어서 독립적으로 수행할 수 있다.

③ C6 이하(독립적 수행)

㉠ 한 팔을 반대편 옷 속에 두고 옷은 팔을 소매에서 빼기 위하여 팔꿈치 주위에 뻗친다.

㉡ 머리 위로 당기고 다른 팔은 반대편 팔의 소매까지 가서 옷 밑에 넣는다. 소매 밖으로 당겨서 팔꿈치 주위를 당긴다.

㉢ 팔을 빼고 반대편 팔도 뺀후 머리 위로 당긴다.

* over-the-head 방법의 다른 방법으로 목주위의 등 쪽에 loop를 놓아 환자가 엄지나 다른 손으로 loop에 손을 넣어 머리위로 옷을 당긴다. 그리고 팔을 한번에 한 팔씩 소매에서 빼낸다.

* Front opening garments
어깨에서 한 쪽을 당기고 나서 다른 쪽도 당긴다. 등 주위의 옷을 움직여 다른 팔을 소매에서 뺀다. 이것은 behind-the-back의 반대 방법이다.

(4) 하의 입기(lower dressing donning)

쉽게 할 수 있는 adaptation, 고무줄 바지, velcro부착, 옆에 단추, 헐렁한 옷, 쉽게 신고 벗을 수 있는 신발, 신발에 velcro에 부착한다.

① **바지에 발 넣기** : 발을 들어 올릴 수 있는 loop로 사용할 수 있고, 반대편 무릎 위에 발을 교차한다. loop를 제거하고 바지를 발이 바지 속으로 들어갈 때까지 당긴다. 반대편 발도 마찬가지로 한다.

② **LE를 사용하여 loop 없이 가능** : 다리는 반대편 다리 위에 올려놓게 하여, 바지는 발 위에 놓고, 다른 발은 uncrossed한 후 위 과정과 같다.

③ 바지를 종아리 또는 무릎 위치에서 놓고 시작해도 좋다. U/E로 무릎을 굽힘하고, 바지 속에 발을 넣는다. 무릎 위를 눌러서 다리를 펴고 바지 안에 다리를 누른다. 다리를 들어서 상호교대로 엉덩이 가까이 바지를 놓고 발을 넣고 무릎을 눌러서 다리를 뻗는다.

④ Pulling Pants Over Legs
바지주머니에 손을 넣고, 바지 안에 손을 넣어 무릎에서 엉덩이까지 끌어 올리거나 엄지손가락을 벨트 loop에 놓아서 끌어 올린다. 아래팔(forearm)은 바지 가랑이에 놓고 끌어 올린다.

⑤ pants loop 또는 dressing sticks도 마찬가지로 이 부분에 놓아서 바지를 올리는

데 사용할 수 있다.

⑥ Pulling Pants Over Hips

환자가 바로 누운 자세(supine position)라면 엉덩이 위로 바지를 올리기 위해 연속적으로 좌우로 구르기를 시작한다. bed railing은 rolling process를 보조로 사용할 수 있다. 손을 바지주머니에 넣거나, belt loop, dressing loops 안에 놓아서 엉덩이 위로 당겨서 끌어 올린다.

(5) 양말 신기(Sock Donning)

thumb loop를 양말 또는 loop에 바느질하여 위까지 올리고 내리고 접을 수 있게 만들 수 있다. 양말 신기에서도 사용한다. 그것을 발끝에 놓고 발 위로 당긴다. zipper pull cuff는 발뒤꿈치까지 양말을 당기는데 사용하고 양말은 tenodesis grasp을 이용하여 발가락 위에 놓고 손으로 발 위 까지 당기고, 손의 마찰력을 이용하여 발뒤꿈치까지 올린다.

(6) 신발 신기(Shoe Donning)

신발 신기는 침대 또는 휠체어에서 수행할 수 있다. 신고 벗기 쉬운 또는 벨크로가 부착된 신발을 추천한다. thumb loop를 신발의 뒤쪽 위에 부착하여 발뒤꿈치를 신발에 밀어 넣는 데 도움을 주기 위해 부착한다. 신발은 반대편 무릎우에 대각선으로 올려놓고 신는다. tenodesis는 손에 신발을 안전하게 들 수 있고, 발 위로 미끄러지게 할 수 있다.

① C1 – C5(의존적)

② C6

하의 입기(L/E dressing)에서 도움을 받을 수 있는 것부터 독립적이 될 수도 있다. 초기에 L/E dressing의 수행은 30분–1시간 까지 많은 시간이 소비된다. 이 기술을 배우기 위해 인내심과 문제해결을 할 수 있는 능력이 요구된다. 가족 구성원과 친구들은 이들 기술을 가르쳐 주어야 한다.

③ C7

적절한 도구와 적응을 통하여 옷입기를 배우기 시작해도 좋다. 그렇지만 환자의 상지 근력과 체간 조절이 개선될 때 적절한 도구 및 도움은 중단하거나 제한해도 된다.

③ C8 이하

도구 및 적응 없이 하의 옷입기(L/E dressing) 기술을 수행한다.

3) 하지마비(Paraplegia) 환자 휠체어(Wheelchair)에서 이동하기 훈련

(1) 균형 훈련

① 어깨띠를 내림시킨다(scapular depression–push up).

② 휠체어에 앉아서 체간을 조절할 수 있다면 팔을 사용하지 않고 몸을 앞으로 기울인다.

③ 체간을 앞으로 숙여 손을 바닥에 댄다.

④ 한 팔을 뒤로 보내어 휠체어 핸들(handle)에 고정시키고 다른 한 팔로 바닥에 댄다.

⑤ 양 측 엉덩이에 체중 지지(weight–bearing)를 번갈아 준다.

(2) 표준형 휠체어 추진

① **평지**

㉠ **전방 추진** – 양손은 엉덩이의 약간 뒤쪽 핸드림(handrim)을 잡고 앞쪽으로 힘을 주어 민다.

㉡ **후방 추진** – 양손은 엉덩이의 약간 앞쪽 핸드림(handrim)을 잡고 뒤로 민다.

㉢ **회전** – 회전 방향을 향해 한 손은 뒤로 잡아당기고 한 손은 반대쪽 핸드림(handrim)을 잡고 앞으로 민다.

② **경사**

㉠ **올라가기** – 몸을 앞으로 숙여 전방을 향해 힘있게 빨리 추진한다.

㉡ **내려가기** – 몸을 약간 뒤로 하고, 양손으로 속도와 운동방향을 조절하여 서서히 내려온다.

③ **휠체어로 계단을 통과하는 방법**

㉠ **계단 오르기** – 큰 바퀴를 사용하여 뒤로 올라간다. 가능하다면 휠체어 바퀴를 뒤로 돌려 환자가 도우면 좋다.

㉡ 계단 내려오기 – 큰바퀴를 사용하여 앞으로 내려온다. 휠체어의 바퀴를 앞으로 돌려주어 환자가 돕게 한다.

(3) 휠체어에서 바닥으로, 바닥에서 휠체어로 이동하는 방법

양하지마비 환자에게 있어서 안전하고 완전히 혼자 바닥으로 이동하는 것을 위하여 이 휠체어 훈련은 중요하다. 환자가 휠체어로부터 나오거나 바닥으로 이동할 때 휠체어로 다시 돌아오는 것도 훈련해야 한다. 이 동작을 위해 환자의 상지는 최대의 근력을 가져야 된다. 바닥에서 휠체어로(휠체어에서 바닥으로) 스스로 이동하는 준비단계로 휠체어와 바닥 사이에 작은 보조 의자를 직각이 되도록 전면으로 놓아 주어 단계적인 훈련이 되도록 한다.

① 휠체어에서 바닥으로 이동

㉠ 방법 I

환자는 Wheel Chair 좌석 앞으로 나와서 팔은 바닥을 짚고 kneeling position을 취하면서 내려온다.

㉡ 방법 II

환자는 다리를 앞으로 뻗어서(hip extension) 바닥에 닿게 하고 손을 바닥에 짚으면서 long-sitting position을 취한다.

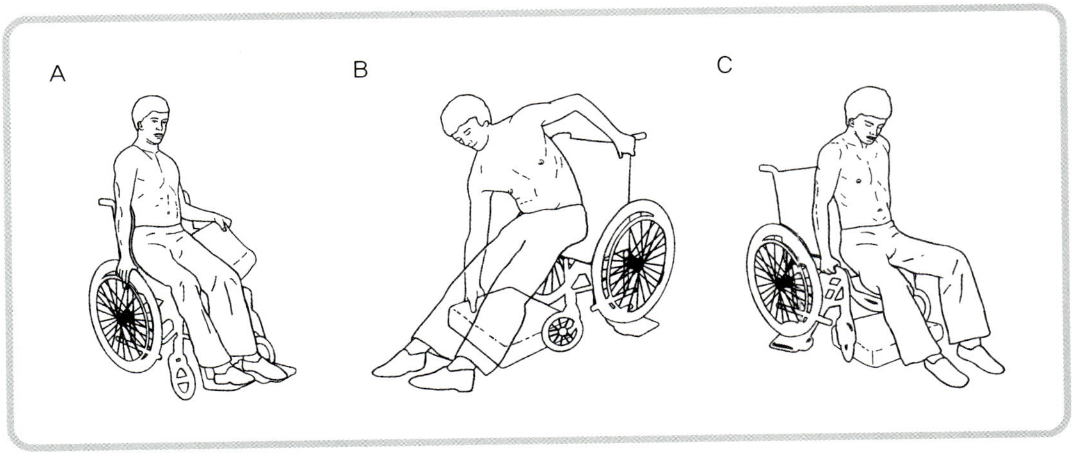

그림 14-25. 휠체어에서 바닥으로 이동

ⓒ 방법 Ⅲ (계단을 이용한 방법)

- 휠체어를 가장 높은 계단 가까이에 위치한다.
- brake를 잠그고 손을 이용하여 양 다리를 계단에 올려놓는다.
- brake를 풀고 작은 바퀴를 뒤로 젖히고 휠체어는 계단에 바싹 붙인다.
- 양 손으로 arm rest을 잡고 팔에 힘을 주어 몸을 들어 앞으로 옮긴다.
- 위와 같은 동작을 반복하여 마지막으로 바닥에 몸을 옮겨 놓는다.

② **바닥에서 휠체어로 이동**

* 앞으로 올라앉는 방법

㉠ 방법 Ⅰ

이 방법은 환자가 어느 정도 kneeling position을 취할 수 있어야 하며 hip을 고정할 수 있어야 하고 근력과 균형반응이 좋은 환자에게는 쉽고 좋은 방법이다.

- brake를 잠그고 의자가 넘어지는 것을 방지하기 위해 작은 바퀴를 앞으로 돌려 놓고 발받침은 뒤로 젖힌다.
- 양 손으로 팔받침(lever arm)을 당겨서 kneeling position을 취하고 Wheel Chair를 마주본다.
- 팔꿈치를 펴고 몸을 일으켜 세워 양팔로 밀어 일어나면서 몸을 회전시켜서 (hip rotation) 앉는다.

㉡ 방법 Ⅱ

- brake를 잠그고 의자가 넘어지는 것을 방지하기 위해 작은 바퀴를 앞으로 돌려놓고 발받침은 뒤로 젖힌다.
- 양 손으로 arm rest를 잡고 팔은 당겨서 kneeling position으로 하여 휠체어를 마주본다.
- 팔꿈치를 펴고 몸을 일으켜 세워 양 팔로 밀고 일어나면서 몸은 회전시킨다 (hip rotation).
- 왼손은 휠체어좌석 위에 놓고 오른손은 arm rest에 놓는다.
- 왼손으로 왼쪽 arm rest를 잡고 양 손으로 상체를 밀어 올려 엉덩이가 휠체어에 잘 들어가도록 앉는다.
- 앉아서 발판을 내려놓고 다리를 올려놓는다.

* 뒤로 올라가 앉는 방법

㉠ 방법 Ⅲ

바닥에서 휠체어로 올라갈 때에는 긴 손잡이(lever arm) 없는 것이 더 쉬우며 (lever arm이 있으면 back-up이 힘들다) foot rest는 있으면 더 쉽다.

시작자세 : Wheel Chair를 환자 등뒤로 하여 바닥에 앉는다.

- brake를 잠그고 발판을 젖히고 앞바퀴를 똑바르게 한다.
- 발판 사이에 엉덩이를 밀어 넣고 앉는다.
- 발판 상부에 양손을 짚고 양팔과 다리에 힘을 주어 체중을 뒤로 옮기면서 올라앉는다(이 때 머리는 앞으로 숙여 엉덩이가 오르기 쉽게 해 준다).

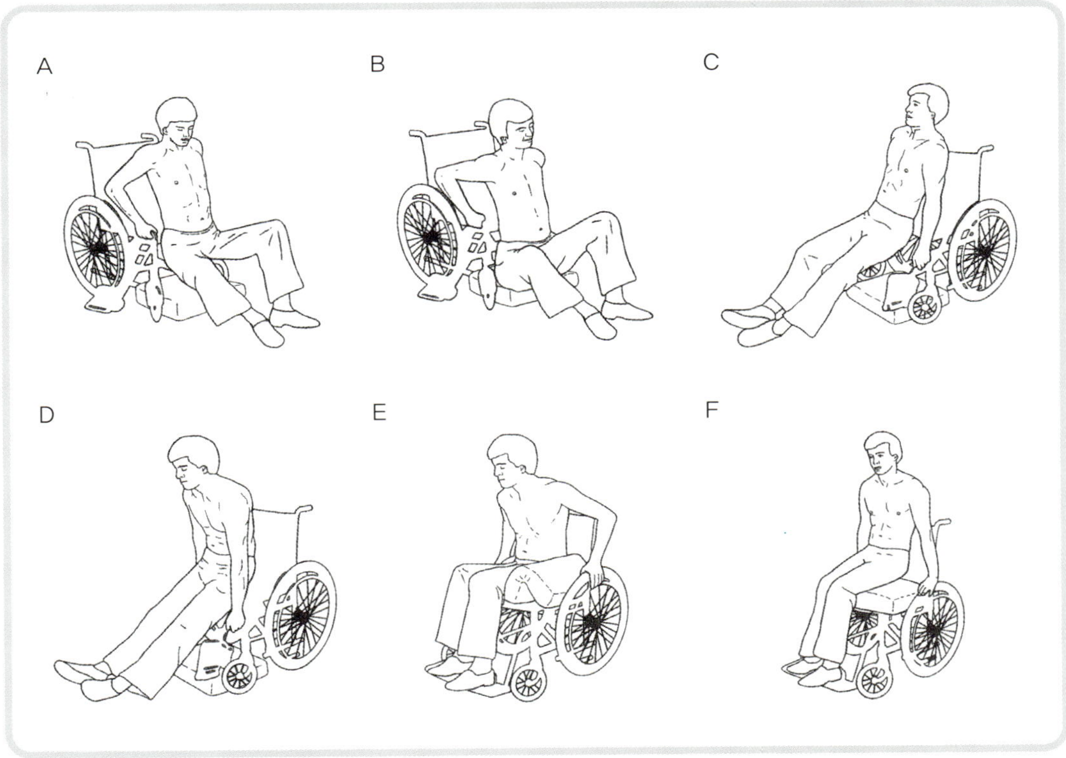

그림 14-26. 바닥에서 휠체어로 이동

5. 회복에 대한 예후(Prognosis for recover)

척수손상 후 신경근육기능의 실제적인 회복에 대한 예후는 손상부위가 완전히 손상되었는지, 불완전하게 손상되었는지에 따라 달라진다. 손상 후 24~48시간은 손상수준 이하에 감각의 유무, 운동기능이 회복가능성 등을 주의 깊게 평가해야 한다. 운동기능이 회복되는 것은 쉽지 않다. 골절수준 이하로 한 개의 척수신경원에 부분적 기능회복에서 완전하게 이루어 질 수 있다. 그러나 이는 손상 후 처음 6개월 이내에 발생한다. 불완전 손상에서 운동기능의 점진적인 회복은 가능하다. 그러나 운동기능이 회복되면 얼마나 회복될지 얼마나 빨리 회복되느냐 하는 것을 정확히 결론짓기는 쉽지 않다.

6. 성기능(sexual function)

육체적, 정서적 친밀감을 위한 성에 대한 행위와 욕구는 척수손상으로 인하여 달라지지 않는다. 움직임의 문제, 의존성향, 신체상(body image), 합병증 그리고 배우자와 사회의 태도는 사회적, 성적 역할과 접근, 흥미에 영향을 미친다. 성욕은 인간 삶의 중요한 한 부분으로서 환자가 성적, 사회적 역할을 편안하게 할 수 있어야 완전한 재활이 된 것이다.

몸의 한 부분 감각이 결손되면 다른 부분의 감각이 증가 되거나 다른 변화가 일어난다. 척수손상 후 몸에서 나타나는 성적 반응을 알기 위해 어떤 근육이 일을 하고 어디에서 느끼는 지를 그 사람이 배웠던 같은 방법으로 탐구할 필요가 있다.

남성인 경우 발기와 사정은 종종 척수손상에 의해서 영향을 받는다. 이 문제는 매우 다양하므로 개인에 따라 평가되어야 한다. 개인적으로 서로 다른 이 문제는 기능에 따라 다르다. 척수손상을 입은 남자의 경우 정자의 생존능력은 다른 기능이 정상에 가까워도 저하된다.

여성의 경우 척수손상 후 수주에서 수달까지 월경이 중단된다. 일반적으로 적당한 시기에 월경은 다시 시작되고 정상기능을 되찾게 된다. 성행위를 하는 동안 질내의 윤활작용도 변화한다. 그렇지만 남성과는 달리 수정 능력에는 변함이 없다. 척수손상 입은 여성일지라도 임신과 출산이 가능하다. 척수손상자의 임신과 육아는 각별히 신경써야 한다. 특히, 임신과 수유과정에서 하혈, 호흡기 기능의 문제, 방광염, 반사부전 그리고 약물사용에 관해서는 더욱 세심한 주의를 기울여야 한다.

7. 재활(rehabilitation)

1) **1단계** – 급성기의 단계로 며칠에서 수 주일 동안 다른 연합된 2차 합병증을 예방하기 위해 침상 치료를 하는 단계이다.
2) **2단계** – 초기 재활 단계로 침상활동에서의 좀더 긴 시간동안 장기 계획을 세워서 지구력을 기르는 운동을 중심으로 하루에 3시간 정도의 치료적 프로그램을 세운다.
3) **3단계** – ADL을 가르치는 단계로 주로 이동(transfer), 휠체어 기동(wheel chair mobility), 보행(gaiting), 몸치장(grooming)하는 방법을 가르친다.
4) **4단계** – 퇴원계획
   (1) 가족 훈련
   (2) 가정에서 생활할 수 있는 변형된 방법들
   (3) 직업 평가/ 계획(과정에 있어서)
   (4) 퇴원 기구들을 위한 제언
   (5) 가정 관리
   (6) 가정에서의 운동프로그램
   (7) 운전 평가
5) **5단계** – 퇴원 후 추후 서비스와 지역사회에서 활동할 수 있는 강화제공

제 15 장

엉덩관절 골절과 엉덩관절 전치환술(Total Hip Replacement : THR)

골반대(pelvic girdle)는 엉덩관절(hip joint), 엉치엉덩관절(sacroiliac joint), 두덩뼈결합(pubic symphysis)의 세 개의 관절로 구성되어 있으며 이관절들은 모두 신체의 안정성과 운동성을 위해 서로 조화를 이루며 움직이고 있다. 엉덩관절은 구상형태(ball & socket)로 되어 있다. 넙다리 골두와 관절구의 의해 관절이 형성된다. 엉덩관절의 관절주머니는 골반 움직임을 도와주고 고정시키는데 기여하며 관절을 싸고 있는 결합조직으로 되어 있다. 엉덩관절굽힘근(psoas major)과 엉덩근(iliacus)이 esser trochanter에 붙어있는 반면 엉덩관절벌림근(gluteus medius, gluteus minimus)과 외회전근(pliformis, gemllius, iliopsoas obturators))은 greater trochanter에 붙어 있다.

비정상적인 골절회복

① 뼈의 변형발달(부정유합)
② 정상보다 긴 회복과정(유합지연)
③ 골절 회복실패(유착결여)

1. 넙다리목골절(Femoral neck fracture)

넙다리목골절은 보통 60세 이상 성인 여자에서 더 자주 일어난다. 뼈에 골다공(osteo-porotic)이 있으면 약간의 외부 충격이나 회전적인 힘에도 골절의 원인이 된다. 이 부위

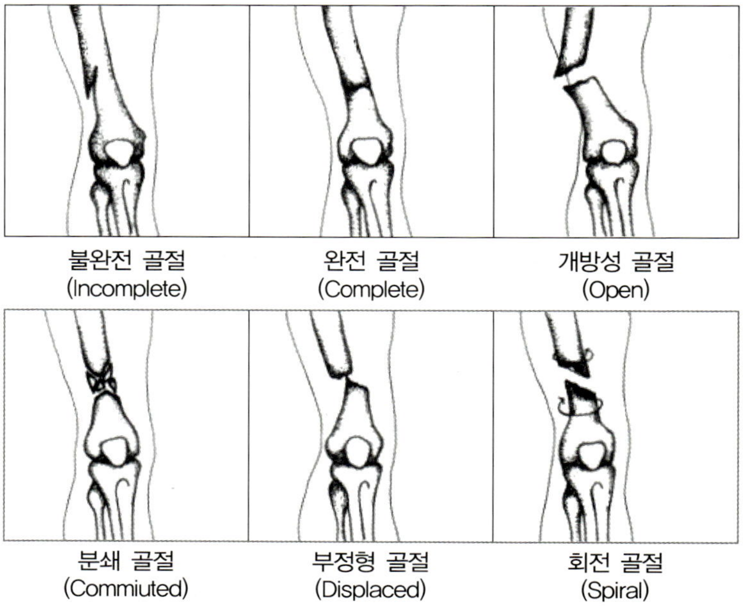

그림 15-1. 골절의 종류

에서 변위된 골절의 치료는 혈액공급이 불량하여 합병증이 오고, 골다공이 있는 뼈는 금속고정이 적합하지 않고 골막이 얇아서 골절 회복에 제한이 된다. 알맞은 치료를 위해서는 좋은 혈액공급과 적당한 산소를 공급하는 것이 필요하다. 골절부위에는 핀, 금속, 철사로 고정하는 방법을 사용한다. 심한변위나 무혈관 넙다리뼈머리일 때 넙다리뼈머리를 부의족(endoprosthesis)으로 관절형성술을 시행한다. 각각의 모양과 장점을 갖고 있는 금속의족의 여러 형태를 사용할 수 있는데, 때때로 체중지지 제한을 가져올 수 있다. 수술방법을 이용했기 때문에 탈구를 예방하도록 골반의 자세를 살펴보아야 한다. 주의할 것은 사용된 수술접근법에 따라 변하게 된다. 의족을 삽입한 사람은 보통 수술 약 1~3일 후에 의사의 승인 하에 침상 밖 활동을 할 수 있다.

스파이카(spica) 붕대는 골반 주위와 골절된 엉덩관절의 허벅지 밑까지 감아 주는 방법에 사용된다. 뼈 골절이 완전히 나아지려면 몇 개월이 걸린다. 이 기간은 환자의 나이와 건강상태나 설치와 골절의 외형, 뼈의 초기 전치와 부서진 부분에 혈액 공급에 따라 달라진다.

수술방법이나 치료방법은 환자의 나이와 건강에 따라 결정하게 된다.

일반적으로 골반, 핀, 나사와 판으로 압박하는 것은 변위가 최소에서 중간정도 되고, 혈액공급이 정상일 때 사용된다. 의사의 허락으로 보통 수술 2~4일 후 침상 밖의 동작을 시작할 수 있다. 체중지지 제한은 골절이 회복되는 동안 적어도 6~8주 동안 목발이나 보행기(walker)보조와 함께 관찰되어지는 것이 필요하다.

2. 전자간(intertrochanteric)의 골절

대전자와 소전자사이의 골절이고 관절주머니 외의 골절이다. 이 골절은 혈액 공급에 영향을 주지 않고 주로 여자와 노령 군에서 많이 발생한다. 직접적인 사고나 대전자부위에 힘에 의해 발생한다.

ORIF(open reduction internal fixation) 방법으로 우선 치료를 한다.

못이나 압박나사를 옆면으로 박는다. 의사 승인 하에 수술 후 2~4일 후에 침상 밖으로 나오도록 한다. 그러나 때때로 환자가 보행할 때 4~6개월 이상 체중지지가 제한된다.

3. 전자하(subtrochanteric)의 골절

소전자 아래 1~2인치(2.5~5cm) 골절로 직접적인 사고 때문에 일어난다.

이 골절은 60세 이하의 젊은 사람이 대부분이다. 보통 ORIF에 의한 골격견인 치료를 한다. 수술 후에 나사로 고정을 한다.

4. 엉덩관절전치환술(Total Hip Replacement : THR)

1) 원인(적용)

(1) 노년기의 퇴행성 골관절염

(2) 류마티스성 관절염, 강직성 척추염

(3) 넙다리뼈 무혈성 괴사

(4) 넙다리목의 비구골절의 합병증
(5) 선천성 엉덩관절 탈구
(6) Legg-Calve Perthers씨병
(7) 비구의 골반내 돌출(Intrapelvic protusion of acetabulem)
(8) 통풍

2) 치료사의 역할

(1) 인공관절전치환술이나 골절된 골반을 수술한 후에 작업치료는 보통 수술 2~4일후에 환자가 침상 밖으로 나올 준비가 됐으면 시작한다.
(2) 면담을 통해 환자의 기능상태, 집안 환경, 생활상태에 대한 정보를 얻는다.
(3) 환자의 나이, 건강상태, 그리고 수술 전이나 의학적인 합병증에 대한 정보를 안다.
(4) 신체적 평가를 하기 전에 작업치료 역할에 대한 소개와 설명을 하여 관계형성을 한다.
(5) 하지 관절가동범위, 근력, 감각, 협응능력, 정신상태를 평가한다.
(6) 통증과 공포감을 줄이기 위해 운동 중에 휴식을 고려한다.
(7) 환자의 모든 동작에 주의하면서 일상생활활동의 독립적인 상태로 집에 복귀하게 한다.

3) 일상생활동작 훈련방법

① **후외측 접근(가장 많이 사용되는 접근법)에서의 일상생활활동 자세**
㉠ **안정자세**: 엉덩관절 굽힘(경고한 범위내), 벌림, 외회전(external rotation)
㉡ **불안정 자세**: 엉덩관절 모음, 내회전

② **전외측 접근**
㉠ **안정자세**: 엉덩관절 약간의 굽힘, 중립자세에서의 벌림과 내회전
㉡ **불안정자세** : 엉덩관절 모음, 외회전과 젖힘

(1) 침상 자세

① 옆으로 누워 잔다면 수술한 쪽으로 누워 자도록 한다.
② 만약 반대쪽으로 누워 잔다면 다리를 웨찌나 큰 베개로 벌림하고, 내회전을 방지한다.
③ 적당한 웨찌나 베개를 다리 사이에 놓아 바로 눕는다.

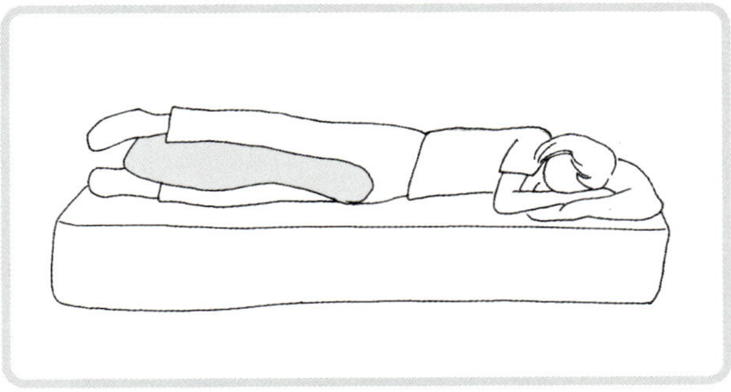

그림 15-2. 침상에서의 바른 자세

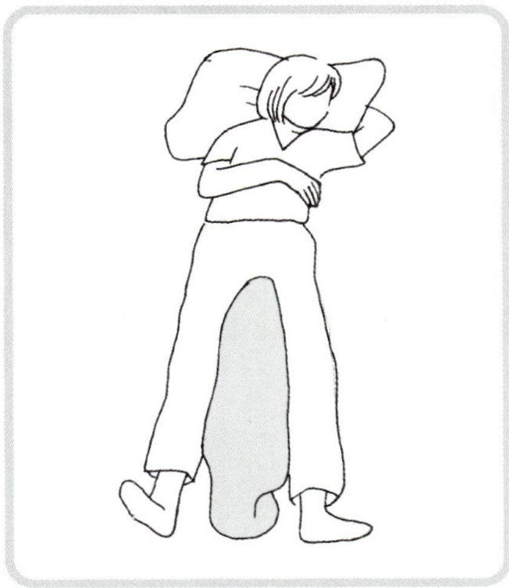

그림 15-3. 바른 자세

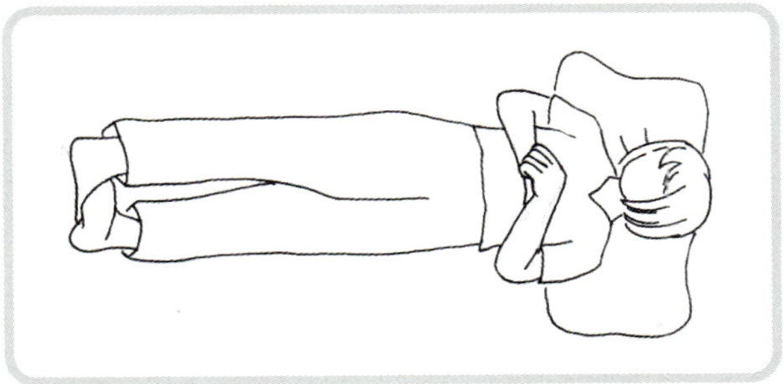

그림 15-4. 침상에서의 나쁜 자세

침상에서의 이동

① 낮은 침대를 피하고 딱딱한 침대사용

② 의자에 앉는 것처럼 침대로 간다.

③ 가능한 한 수술부위를 먼저 침대에 올린다.

④ 침대 아래방향으로 2/3부근에서 시작하여 엉덩이를 미끌어 뜨려 수술한 다리가 먼저 침대 위로 올라오게 하며 등을 대고 반듯이 눕는다.

⑤ 침대에서 내려 올 때는 반대로 수술 받지 않은 쪽을 밖으로 먼저 내려놓아서 수술한 다리가 침대밖에 올 때까지 지지한다.

⑥ 일어서기 전까지 수술한 다리가 전방으로 뻗을 수 있게 한다.

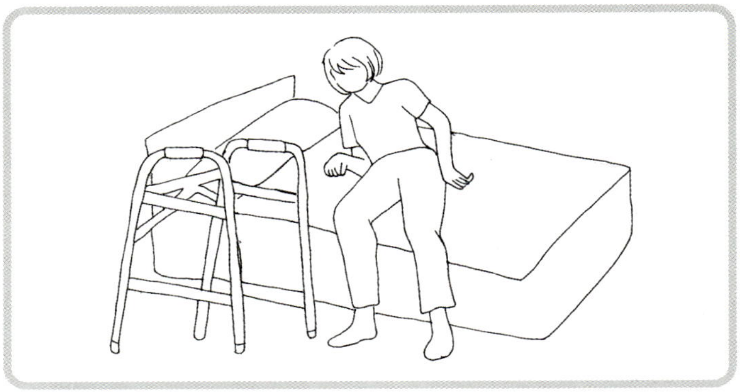

그림 15-5. 침상에 올라가기 좋은 자세(좌측 수술)

(2) 앉은 자세

① 엉덩관절이 90° 이하가 되도록 한다.
② 벌림시키는 베개를 사용한다.
③ 2~4일 후에 의사의 허락에 따라 편안한 만큼 굽힘 가능하다.
④ 6~8주 동안 체중지지 제한한다.
⑤ 팔걸이가 있는 바닥이나 견고한 의자가 권장된다.
⑥ 90°자세를 유지하기 위해서 허리 부분에 받침대를 댈 수 있다.
⑦ 환자가 앉을 때는 수술한 다리를 앞으로 펴도록 하고, 의자의 팔걸이를 잡고 앞으로 기대지 않도록 주의하면서 천천히 앉는다.
⑧ 환자가 일어설 때는 수술한 다리를 펴고, 의자의 팔걸이를 밀면서 앞으로 기대지 않게 주의하면서 일어선다.
⑨ 환자는 의자 앞부분에 앉아서 등을 의자 등받이에 기대야 한다.
⑩ 견고한 쿠션이나 담요로 의자 높이를 높인다.
⑪ 특히 환자 키가 크다면 낮은 의자, 푹신한 의자, 기울어진 의자, 그리고 흔들의자는 피해야 한다.

(3) 화장실 활동

① 팔걸이 달린 변기의자를 사용한다.
② 높이와 각도는 조절하여 앞쪽 다리가 뒤쪽 다리보다 1단 낮게 한다.
③ 엉덩관절의 내회전을 피하도록 주의하면서 앉은 자세에서 다리사이로 뒤처리를 하거나, 서서는 뒤쪽으로 닦는다.

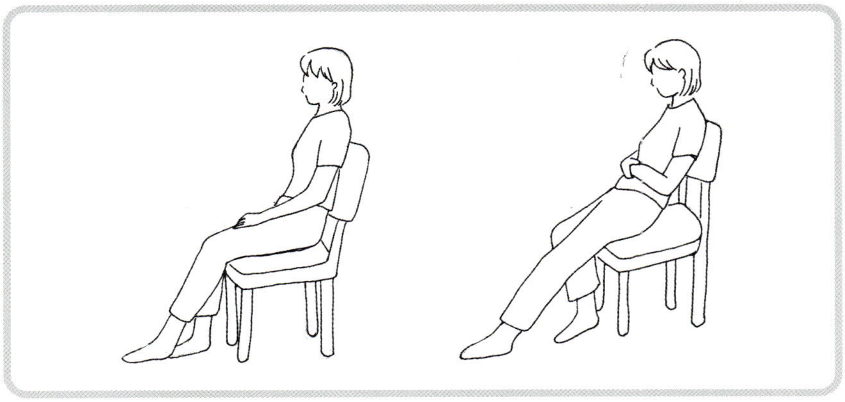

그림 15-6. 좋은 자세

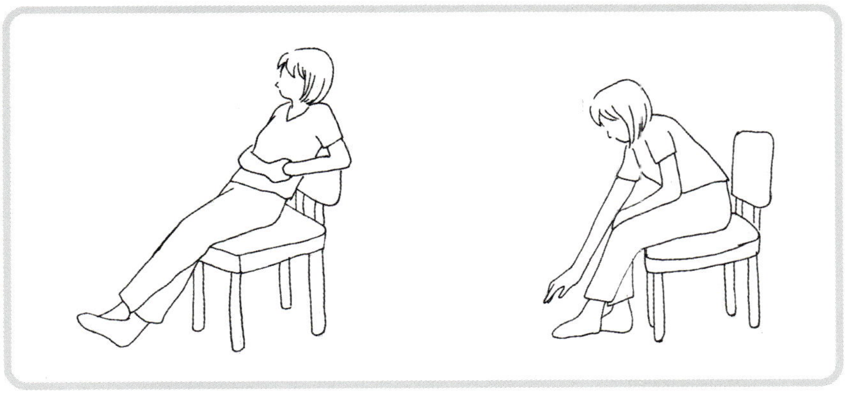

그림 15-7. 나쁜 자세

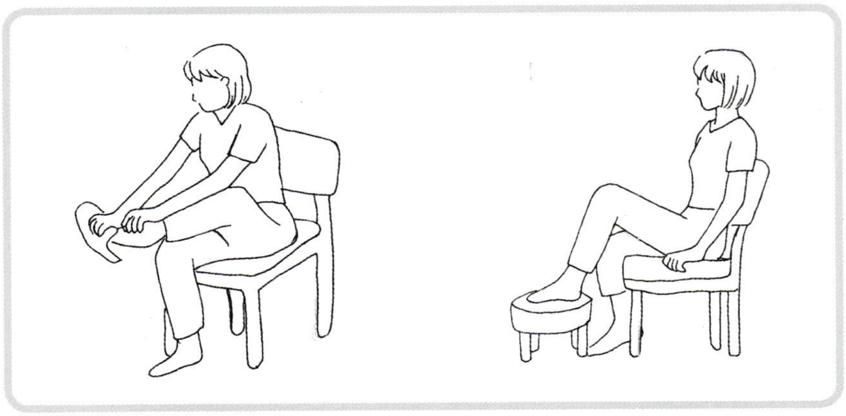

그림 15-8. 나쁜 자세

④ 일어선 다음 변기 쪽으로 돌아서 밸브를 누른다.

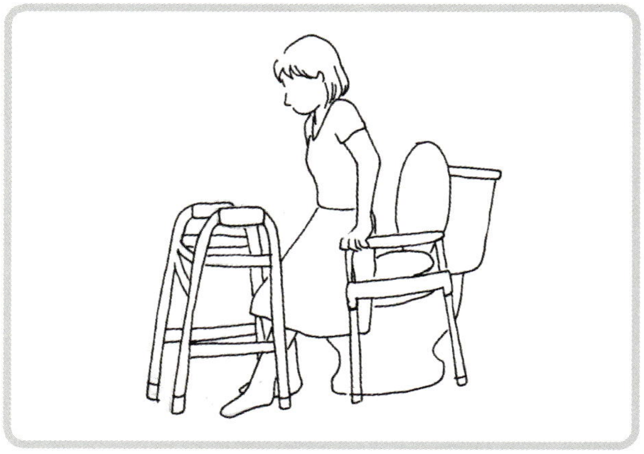

그림 15-9. 양변기로 이동

(4) 보행기 사용하기

① 골반을 회전시키지 않는다.

② 보행기를 사용할 때 정상 측 다리가 먼저 나가도록 한다.

③ 보행기가 바닥에 평행할 때까지 걸음을 옮기면 안 된다.

④ 앉은 자세에서 일어날 때 보행기 위에 힘을 주어서는 안 된다(팔걸이의자를 밀면서 일어난다).

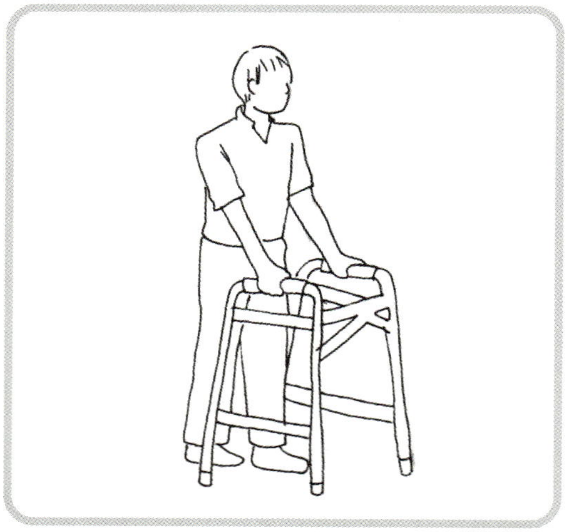

그림 15-10. 보행기에서 올바른 자세

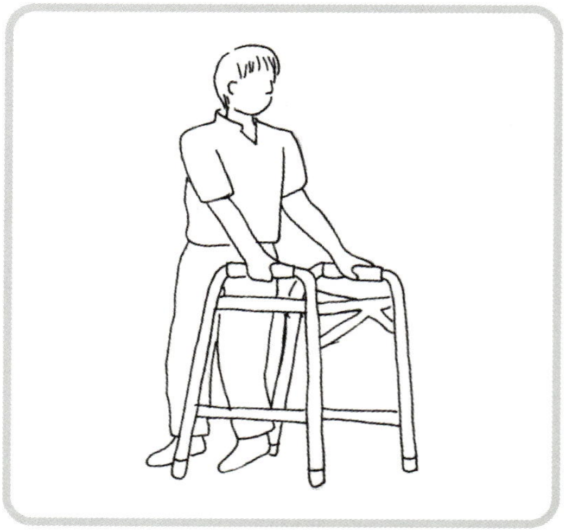

그림 15-11. 나쁜 자세

(5) 옷 입기 활동

① 옷 입는 동작을 하는 동안은 팔걸이 달린 의자나 침대 끝에 앉도록 해준다.

② 입을 때 다리가 꼬이거나 모음과 내회전이 되지 않도록 한다.

③ 보조도구는 주의사항을 관찰할 때 필요하다.

④ 엉덩관절 굽힘이나 바지 꼬이는 것을 방지하기 위해 리쳐(reacher)나 옷 입기 막대(dressing stick)는 바지와 신발을 신고 벗는데 사용한다.

⑤ 바지는 수술한 다리에 먼저 리쳐나 막대를 이용해서 발 위로 바지를 넣어 입고 무릎 위로 올린다.

⑥ 양말보조는 양말이나 스타킹 신는데 사용되고 리쳐와 옷입기 막대는 벗는데 사용된다.

⑦ 리쳐, 탄력끈, 긴 손잡이, 구두주걱이 사용된다.

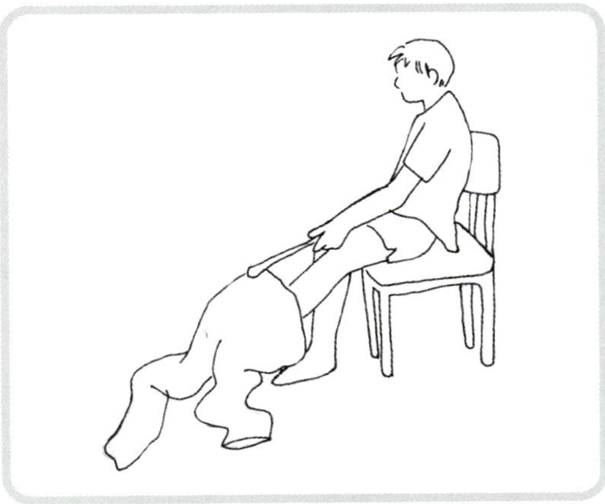

그림 15-12. 기구 사용하여 바지 입기

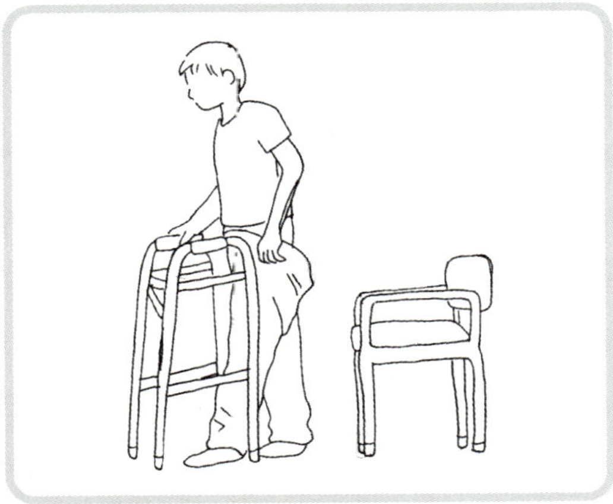

그림 15-13. 바지 올리기 좋은 자세

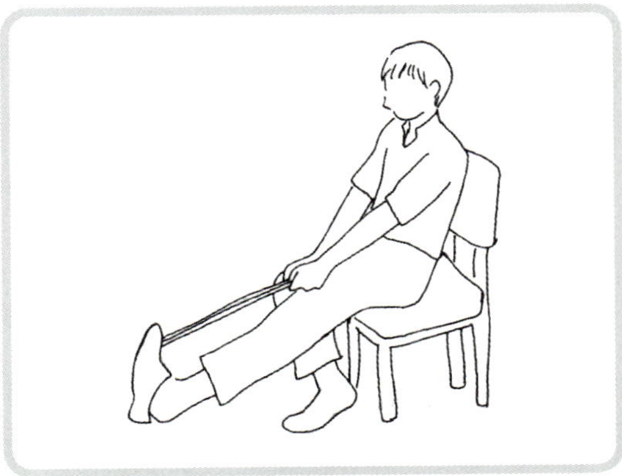

그림 15-14. 신발 신기 좋은 자세

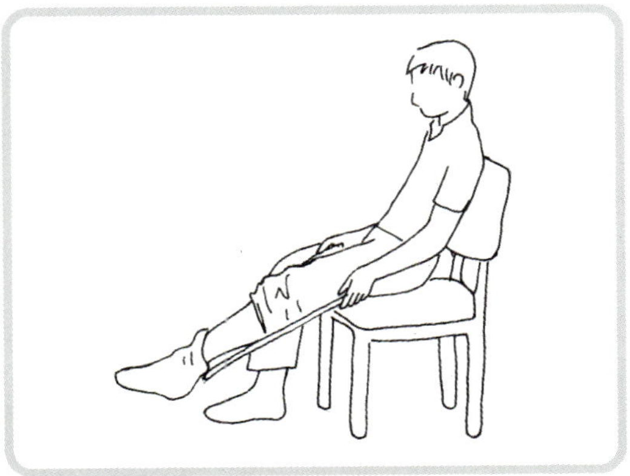

그림 15-15. 양말 신기 좋은 자세

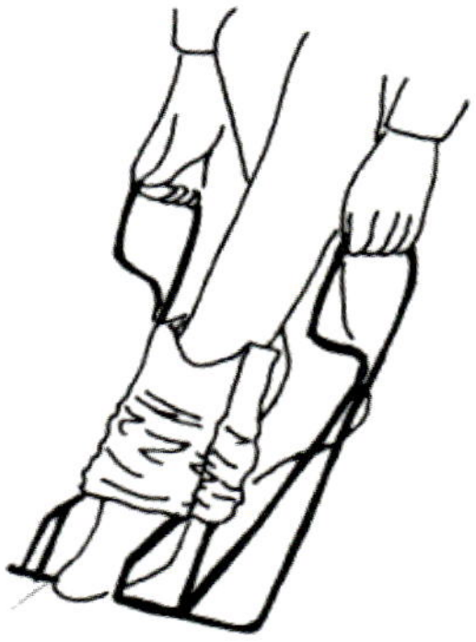

그림 15-16. 속옷 입기

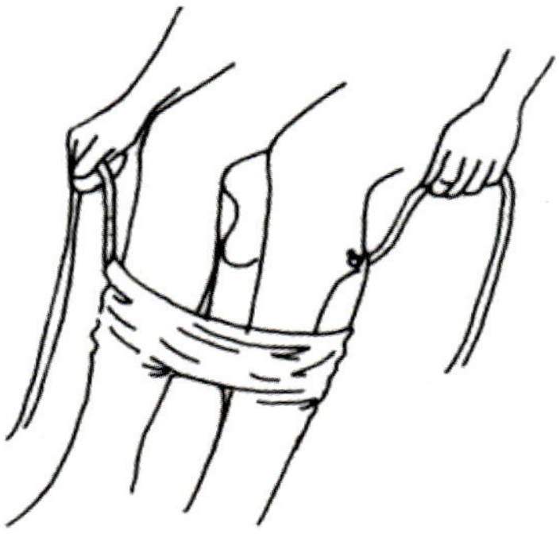

그림 15-17. 스타킹 신기

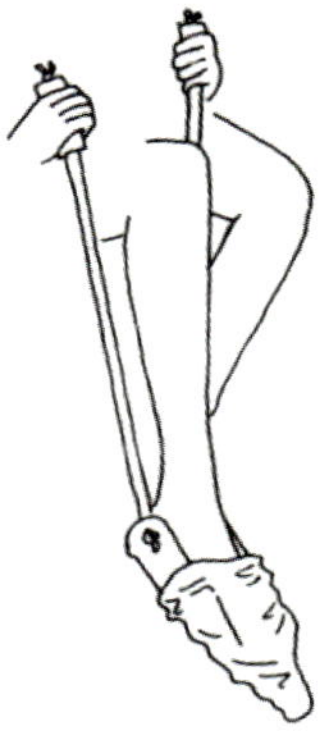

그림 15-18. 양말 신기

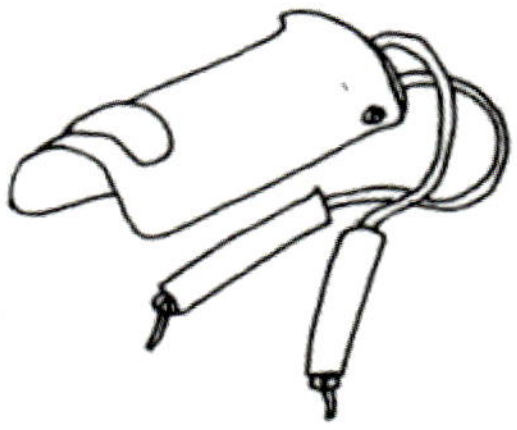

그림 15-19. 양말 신기 보조도구(sock aid)

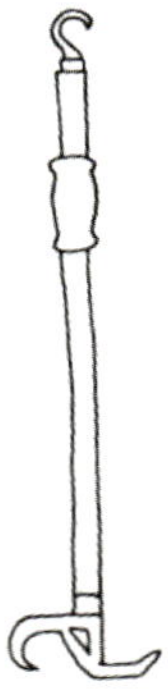

그림 15-20. 드레싱 스틱(dressing stick)

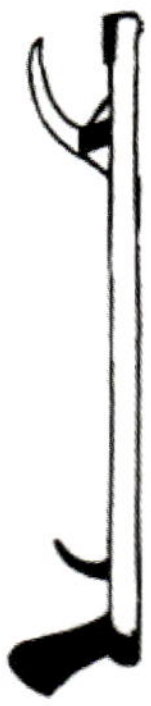

그림 15-21. 리처(reacher)

(6) 목욕하기 활동

① 의사가 샤워를 하라고 할 때까지 세면대에서 스펀지로 목욕한다.
② soap-on-a-rope(끈달린 비누)는 비누가 떨어지는 것을 방지하기 위해 사용된다.
③ 수건은 리쳐에 감아서 다리 아래 물기를 닦을 때 사용한다.
④ 모든 샤워장과 욕조 안에는 미끄럼방지를 설치한다.
⑤ 우선 입구에서 워커나 목발로 가서 욕조에 수술한 다리 놓고 수술 안한 반대쪽 다리를 나중에 넣는다.
⑥ 균형에 문제가 있거나 체중지지 시 주의사항을 적용해야 되며 샤워의자의 다리를 조절하거나 의자와 손잡이를 설치한다.
⑦ 워커나 목발을 사용하여 골반이 아닌 무릎을 구부려 옆으로 이동한다.
⑧ 체중지지 시 주의할 사람이나 균형이 안 좋은 사람은 목욕의자를 사용한다.
⑨ 환자를 의자 끝에 앉게 하고 다리가 굽힘 되지 않게 하여, 세면대에서 스펀지목욕을 한다.
⑩ 보행기를 사용하여 욕조의 측면으로 걸어간다. 의자의 옆에 서서 몸을 돌려 욕조로부터 등을 지고 선다.
⑪ 한 손을 뒤로 뻗어 의자 등받이를 잡는데 이때 한손은 보행기 위에 있어야 한다.
⑫ 의자에 앉을 때 수술한 다리를 곧게 뻗은 상태 유지
⑬ 욕조의 턱 위에 다리를 두고 몸을 돌려 수도꼭지를 향한다.
⑭ 몸을 닦기 위해 long handled bath sponge나 back brush를 사용한다.
⑮ 밖으로 나오기 위해 욕조의 턱 위에 다리를 올린 상태에서 의자에 앉아 몸을 돌린다.

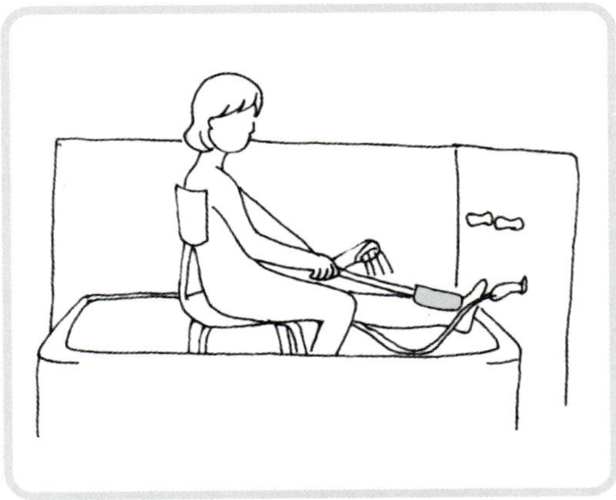

그림 15-22. 목욕하기

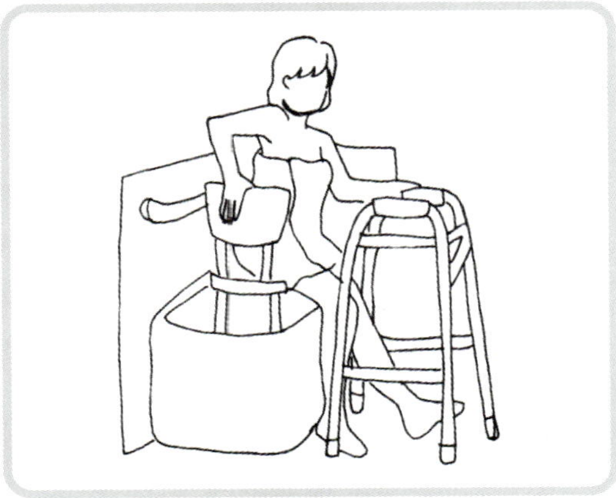

그림 15-23. 욕조에서 나오기

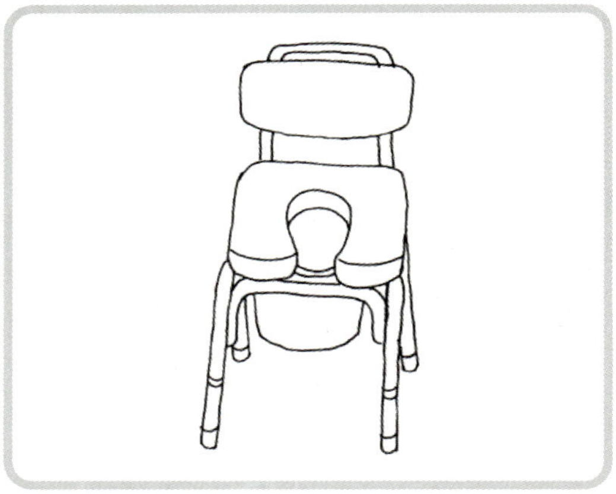

그림 15-24. 목욕의자와 변기겸용

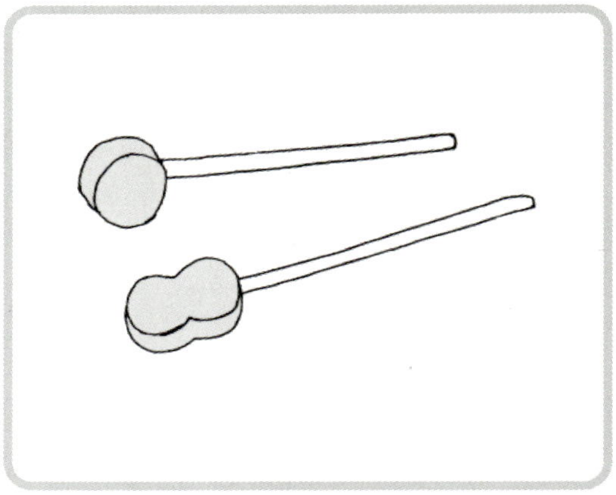

그림 15-25. 손잡이가 긴 스펀지 (long-handle sponge)

(7) 자동차 활동

① 작은 차안에 1인용 접는 의자는 피하고 벤치 형태의 시트를 권장한다.

② 안전한 부위를 잡고 수술한 다리를 폄시켜서 천천히 차에 앉는다.

③ 등을 반쯤 기대는 자세로 시트 쪽으로 기울인다. 상체와 다리는 얼굴 앞쪽으로 돌리면서 몸을 한꺼번에 움직인다.

④ 시트의 높이를 베개로 높여주는 것이 필요하다. 차에 오래 앉아있는 것은 피해야 된다.

(8) 가사활동

① 청소, 물건들기, 침상정리 같은 힘든 집안 일은 피해야 한다.

② 부엌일은 보통 카운터 높이 수준으로 높인다.

③ 조리대에서 일할 때 높은 의자에 앉아서 한다.

④ 옮기는 것은 큰 주머니를 단 앞치마에 담거나, 카트에 담아 밀어서 사용하고, 워커에 작은 바구니나 가방을 걸어서 사용하거나 허리 주변에 짐가방을 매서 옮긴다.

⑤ 바닥에서 물건을 집을 때 리쳐를 사용한다.

⑥ 바닥청소를 할 때는 엉덩관절 굽힘을 방지하기 위해 손잡이를 길게 연장시킨 청소도구를 사용한다.

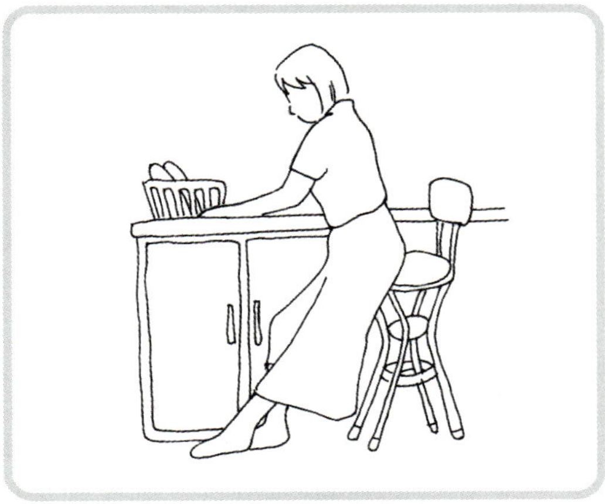

그림 15-26. 설거지하기의 바른 자세

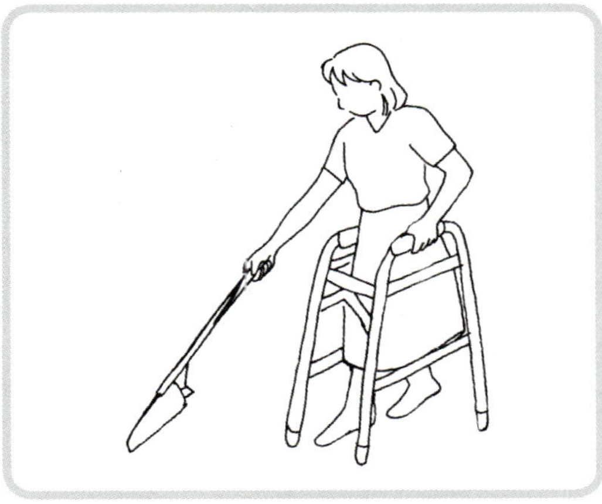

그림 15-27. 바닥청소하기의 바른 자세

(9) 환자가족교육

환자의 일상생활 동작에서 주의해야 할 문제들을 이해하기 위해서는 가족이나 친구도 작업치료에 참여해야 한다.

Activities of Daily Living

제 4 부

특별한 일상생활동작 접근법

19) 좋은 환경을 조성한다(조명, 환기, 깨끗한 장소, 적절한 온도 유지).
   ① **날씨가 춥거나 더울 경우 :** 체온유지를 위해 더 많은 에너지가 요구되므로 항상 날씨에 적합한 옷차림을 하는 것이 중요하다.
   ② 계단 대신에 엘리베이터와 에스컬레이터를 사용한다.
   ③ 한 번에 여러 가지 물품을 살 수 있는 쇼핑센터를 이용한다.
   ④ 실외로 걸어 나갈 경우 행선지와 걸을 수 있는 한계를 고려하여 수행한다.
   ⑤ 일 할 때 허리를 곧게 편다.
   ⑥ 물건을 들 때 다리 근육을 이용한다.
   ⑦ 지지면을 넓게 선다.
   ⑧ 움직이거나 이동할 때 먼저 몸을 이동시킨다.

2. 일상생활에서 일 단순화(Work Simplification) 방법

작업을 수행하기 위하여 우선 고려해야 할 사항은 가사 활동의 동선과 횟수를 줄이고 일의 단계 순서를 편리하게 하고, 앉은 자세, 서 있는 자세에서 좋은 인체역학의 원리를 이용한다. 최대의 효과를 얻기 위해서는 한 손을 사용하기보다는 양손을 사용하고, 일하기 전에 필요한 재료를 모두 준비해 둔다.

1) 옷 입기(Dressing)

(1) 전날 저녁에 다음날 입을 옷들을 편리한 장소에 놓아둔다(예, 침대 옆 의자를 사용한다).
(2) 신발 끈을 맬 때 한쪽 다리에 발을 올려놓으면 구부리지 않아도 되며 이때 사용되는 에너지를 다른 곳에 사용한다.
(3) 옷을 입을 때 에너지를 많이 쓰는 옷은 사용하지 않는다(예, 뒤에 지퍼가 달린 옷).
(4) 하의 입기에 에너지가 더 많이 필요하므로 먼저 입는다.
(5) 목욕이나 샤워할 때 가장 많은 에너지가 소요되므로 온수의 뜨거운 증기가 호흡을 짧게 하므로 적당한 온도를 유지해야 하며, 욕조에 들어가 앉는 것보다는 의자에 앉아서 하는 것이 좋다. 비누나 수건 등 목욕 용품들은 가까이 놓는다.

2) 요리(Cooking)

(1) 재료가 딱딱하지 않고 만들기 쉬운 음식을 조리한다(예, 스프, 사라다, 야채요리).
(2) 식기는 무겁지 않고, 잘 닦아지는 재질을 사용한다.
(3) 할 일에 대한 계획과 목록을 작성한다.
(4) 요리할 모든 품목과 재료를 Tea Cart 위에 놓고 자신의 몸 가까이에 놓는다.
(5) 프라이팬에 볶는 것보다는 굽기(baking)가 더 쉽다.
(6) 감자를 굽거나 조릴 때 껍질 채로 요리하는 것이 좋다.
(7) 자주 사용하는 도구는 가까이 두어 일하기 편리하게 하며, 부엌 찬장의 배열과 높이를 활동반경에 위치하게 한다.

3) 청소(Cleaning & Dusting)

(1) Family Team Work 하여 에너지를 분배한다.
(2) 각각의 일에 있어서 좋은 자세와 적절한 근육을 사용한다.
(3) 일에 있어서 적당한 도구를 사용하고, 빗자루, 걸레, 쓰레받기는 손잡이가 긴 것을 사용한다.
(4) 비질을 하는 대신 긴 자루가 달린 걸레를 사용하고, 만약 비질을 할 때 오른손잡이는 왼쪽에서 오른쪽으로, 왼손잡이면 반대 방향으로 하며, 양손으로 비질을 할 경우 왼쪽, 오른쪽으로 체중을 이동해 가며 한다(바퀴 달린 진공청소기 사용이 바람직하다).
(5) 창문과 벽을 닦아야 하는 경우에 위에서 아래 방향으로 닦고, 계속 팔을 올리고 있는 경우에는 에너지가 많이 소요되므로 반드시 휴식을 취한다.
(6) 걸레를 비틀어 짜는 것은 관절에 무리를 주므로 탈수기를 이용하든지, 스펀지를 사용하는 것이 바람직하다.
(7) 큰 주머니가 달린 앞치마는 어질러진 물건들을 넣는데 도움이 된다.
(8) 욕조를 닦는 것은 많은 에너지가 필요하므로 세제를 뿌린 후 욕조 가장자리에 걸터앉아 손잡이가 달린 스펀지나 브러시를 사용한다.

4) 세탁(Laundry)

(1) 손으로 세탁하는 대신 세탁기와 건조기를 사용하여 시간과 에너지를 절약한다.
(2) 젖은 옷이나 말린 옷을 운반할 때는 바퀴 달린 cart나 유모차를 이용하고, 젖은 옷

을 옷걸이에 걸 때 그 부품들을 가까이에 놓아둔다.

(3) 앉아서 다림질을 하며, 필요한 것은 미리 준비하여 옆에 놓는다.

5) 설거지(Dishwashing)

(1) 의자에 앉아서 하는 것이 에너지를 줄인다.

(2) 식탁을 차리거나 치울 때 Tea Cart를 이용한다.

(3) 만약에 충분한 공간이 있다면 설거지는 하루에 한번만 한다.

3. 관절보호(Joint Protection)의 방법

관절보호는 일상생활에서 관절에 무리가 덜 가고, 통증을 감소시키며 에너지 보존과 관절의 구조를 잘 유지하여 관절에 손상이나 기형을 막고 최상의 관절 상태를 유지하기 위해서 필요하다. 가능한 손을 자유롭게 사용하면서 10가지 원칙을 잘 조화시키는 다양한 방법을 고안하여 작업한다.

1) 근력과 관절가동범위(ROM)를 계속 유지해야 한다.

가능하면 매일 하는 일상생활활동은 팔굽관절을 최대로 쭉 펴서 실시한다.

① **다리미질, 진공청소기로 집안 청소, 마루걸레질 할 경우** : 손잡이가 길고 가벼운 도구를 선택한다. 도구를 팔굽관절을 쭉 편 상태에서 몸쪽으로 잡아당긴 후 어깨관절을 이용하여 민다.

② **먼지 털이나 오븐용 장갑을 사용할 경우** : 손가락을 굽히지 않고 편 상태에서 두 손을 이용하여 사용한다.

③ **높은 선반을 사용할 경우** : 씨리얼 같은 가벼운 물체를 높은 선반에 올려놓고 리쳐(reacher)를 사용하여 꺼낸다(어깨관절 가동범위를 전부 사용할 수 있다). 무거운 물체는 머리 위에 있는 선반에 보관하지 않고 계단식 선반을 사용하는 것이 좋다.

2) 스트레스를 주는 자세를 피하고 해부학적인 자세나 기능적인 자세를 취한다.

① 운동이 자쪽 방향으로 일어나지 않도록 한다.

② 방문 손잡이 돌리기, 행주나 간단한 세탁물 짜기, 스토브의 다이얼 돌리기 등을 할 경우 노쪽 방향으로 운동이 일어나게 한다(그림 16-1).

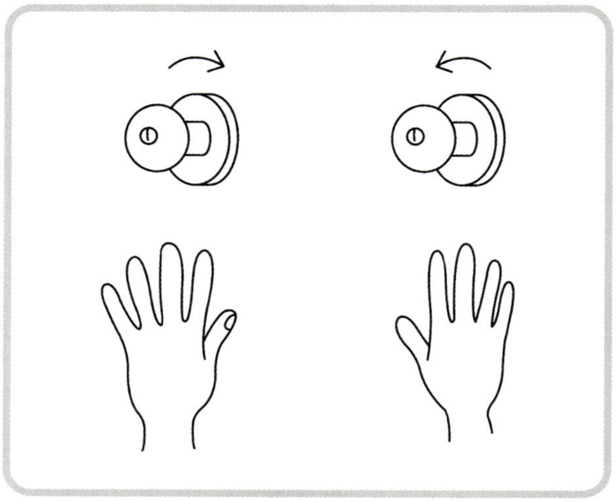

그림 16-1. 방문 손잡이 돌리기(노쪽으로 돌린다)

③ **병마개를 돌려 열 경우** : 병마개를 돌릴 때 손가락을 사용하지 말고 손바닥을 사용하며, 열 때는 노쪽 방향으로 돌린다.

④ 손가락 대신 손바닥을 사용한다.

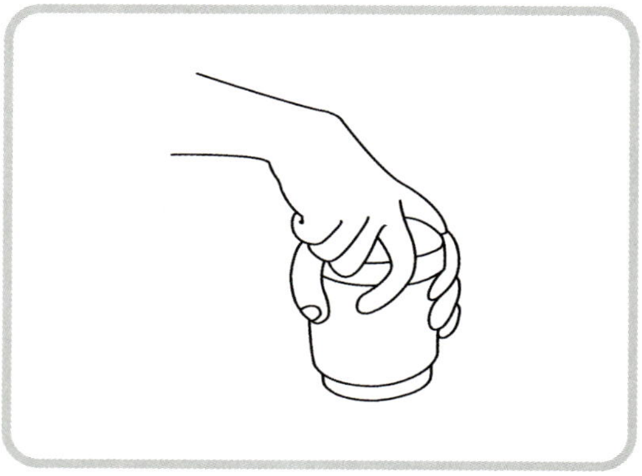

그림 16-2. 병뚜껑 돌리기(나쁜 자세)

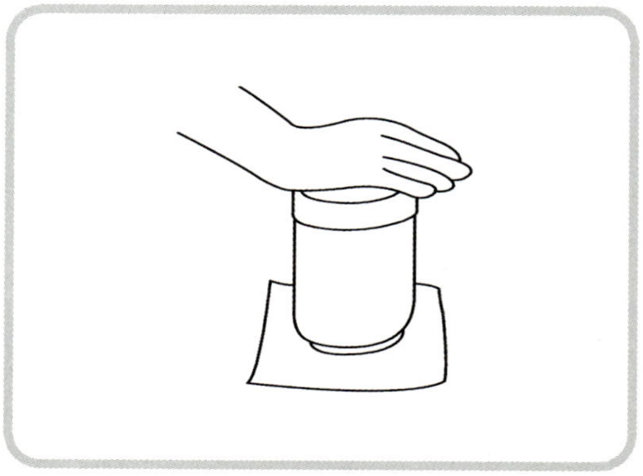

그림 16-3. 병뚜껑 돌리기(바른 자세)

⑤ **주방용 팬을 들거나 옮길 경우** : 두 손으로 잡고 들거나 옮긴다.
⑥ 칼로 자르는 요리를 할 경우 자뼈측 굽힘이 오지 않게 한다(그림 16-4, 5).

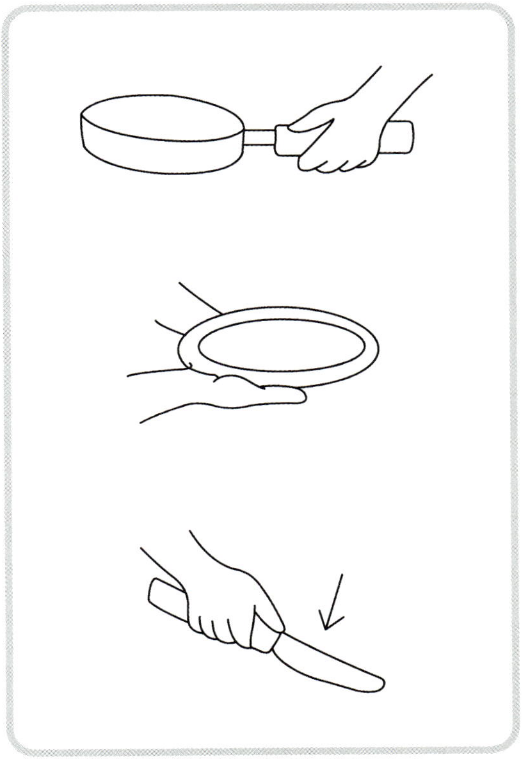

그림 16-4. 나쁜 자세

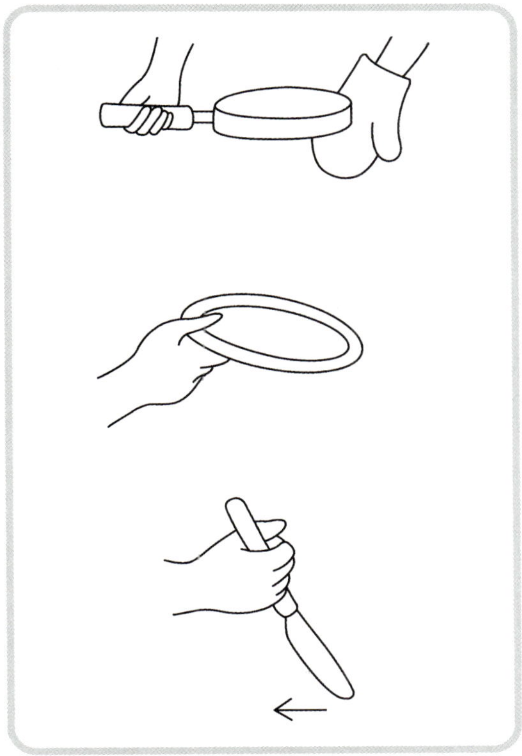

그림 16-5. 바른 자세

⑦ **컵을 잡을 경우** : 손가락으로 잡지 말고 두 손바닥을 맞대어 컵을 잡는다.
⑧ **수도꼭지를 선택할 경우** : 수도꼭지 손잡이를 길게하여 레버(lever)를 설치한다.
⑨ **자동차 문을 열 경우** : 엄지손가락의 pad부분(엄지 쪽의 두툼한 부위)에 압력을 가하지 않도록 주의한다.
⑩ 자쪽 방향으로 관절 운동을 하여 관절의 탈구, 아탈구가 일어나지 않게 한다.
⑪ 손가락이나 손바닥 끝에만 압력을 주는 활동은 피한다.
⑫ 꽉 쥐는 손놀림(tight grasp)은 피한다.
⑬ 빨래 짜기 동작에서 비틀어 짜는 자세는 손목이 비틀어지므로 피한다.

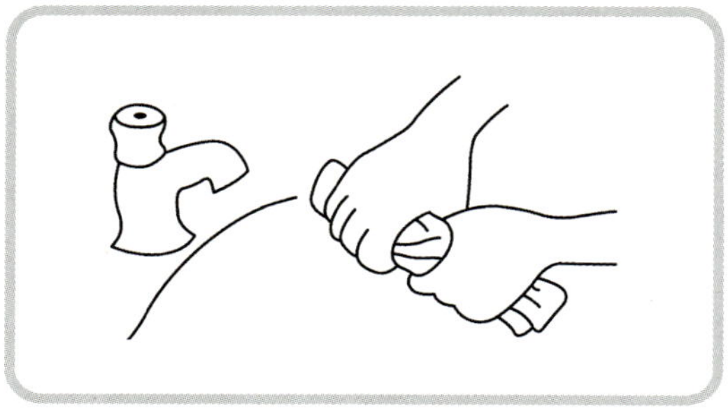

그림 16-6. 나쁜 자세

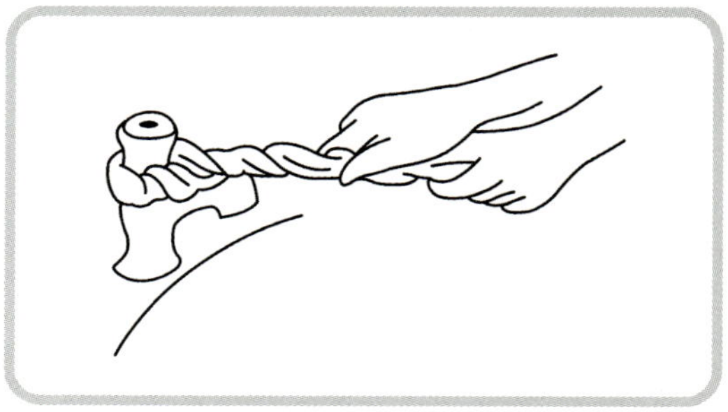

그림 16-7. 바른 자세

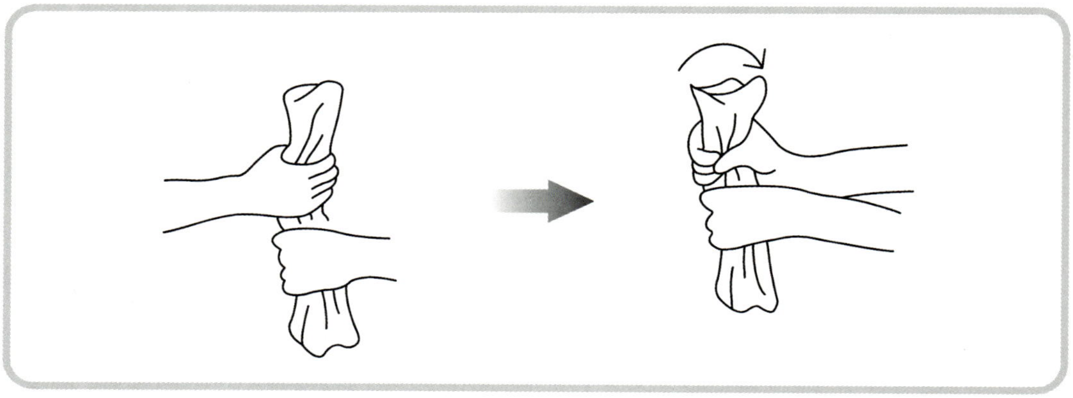

그림 16-8. 빨래 짜기 바른 자세(눌러서 짠다)

3) 관절에 무리가 되는 활동은 삼가거나 변경한다.

① **도구 선택할 경우** : 수동식 도구보다는 가전제품(예 : 손세탁보다 세탁기, 빗자루나 쓰레받기 사용보다는 진공청소기)을 사용한다.

② **앉은 자세에서 일어 설 경우** : 몸을 의자의 가장자리에 가까이 하여 앞으로 약간 내 앉은 후, 손가락을 편 채로 의자를 밀면서 일어난다.

③ **계단을 오를 경우** : 엘리베이터나 에스컬레이터가 있는지 살핀 후 그것을 이용하도록 한다.

④ **다른 곳으로 오를 경우(rise)** : 위팔을 이용하며 오르기 쉬운 높은 의자나 높이를 올릴 수 있는 의자를 사용한다.

4) 가장 안전하고 기능적인 해부학적 자세로 각각의 관절을 사용해야 한다.

① 목을 똑바른 자세로 유지한다. 필요하다면 soft neck collars를 사용해도 된다(물

이나 음료를 마실 경우 : 빨대를 사용한다).

② 등을 똑바로 편 상태에서 작업을 한다.

③ **의자에 앉아서 활동을 할 경우**

㉠ 엉덩이를 의자 깊숙이 집어놓은 상태에서 허리를 똑바로 편다.

㉡ 발은 등 하부 근육의 긴장을 줄이기 위해 한 발을 앞으로 내어놓는다.

㉢ 등 하부를 지탱해 주는 흔들의자의 사용이 도움이 된다.

④ 등을 똑바로 세워 활동하기 위해 손잡이가 긴 도구를 사용한다.

⑤ **머리 위쪽에 있는 선반에서 물건을 꺼낼 경우** : 한발을 앞으로 내놓은 상태에서 체중을 내민 발쪽으로 이동시켜서 물건을 잡는다. 그리고 잡은 물건을 등을 쭉 편 상태에서 체중을 뒷발로 옮기면서 내린다. 손목과 손바닥은 쭉 뻗은 상태로 계속 유지하도록 한다.

⑥ 어떤 일을 하든지 손목과 손바닥은 항상 편 상태를 유지한다.

⑦ 쥘 물건의 한쪽 방향에 서지 말고, 물건의 정면에 바로 선 후 물건을 잡는다.

5) 작은 관절보다는 큰 관절을 사용해야 한다.

① 손수레와 의자를 뒤쪽에서 민다.

② **무거운 문과 서랍을 열고 닫을 경우** : 가죽으로 된 손잡이를 사용한다.

③ **물건을 옮길 경우** : 물건을 잡아당기거나 들어올리지 말고 바닥에 놓고 부드럽게 미끄러지듯 민다.

④ **물건을 들어올릴 경우** : 손바닥 위에 물건을 놓고 두 손을 이용하여 든다.

⑤ 등을 이용하지 말고 무릎을 굽혀서 자세를 취한 후 든다.

⑥ 관절염이 있는 경우 가방은 멜빵을 사용하는 것이 좋다.

6) 가능한 자세를 자주 변경하여 관절의 지속적인 압박으로 인한 과도한 스트레스를 피한다.

① 꽉 쥐는 손놀림은 하지 않는다.

② **음식을 섞을 경우** : 미끄럽지 않은 표면 위에 그릇을 놓고 팔과 손바닥으로 감싸 몸에 고정시킨다. 음식을 섞는 수저를 잡을 때는 엄지가 위로 올라가게 하고 손잡이 부분은 고무나 끈 등으로 두껍게 하여 사용한다. 수저는 양손에 번갈아 가며 잡고 음식을 섞는다.

③ **팬을 닦을 경우** : 손가락을 사용하지 말고 손바닥을 사용하여 닦는다.
④ **치약을 짤 경우** : 엄지와 손가락으로 짜지 말고 손바닥으로 치약을 짠다.
⑤ **나이프** : 손바닥으로 나이프를 쥐고 톱질하듯이 사용하지 말고 몸쪽으로 당기며 음식을 자른다.
⑥ **자세를 변화시켜준다** : 20~30분 간격으로 앉고 서는 자세를 번갈아 가며 취한다.
⑦ **수면을 취할 경우** : 관절의 아픈 부위에 따라 체위를 결정한다.
⑧ 작은 베개와 딱딱하면서 편안한 침대, 가벼운 침구류를 선택한다.
⑨ 장시간 동안 무릎 밑에 베개를 대어 주지 않는다(무릎관절이 구부러지기 때문이다).
⑩ 서늘하거나 습기가 많은 밤에는 전기담요를 사용한다.

7) 관절을 혹사시키거나 당장에 멈추지 못하는 활동은 하지 말아야 한다.
① sliding board를 사용한다.
② **계단을 올라가야만 할 경우** : 계단을 어느 정도 오르고 멈춰 서서 휴식을 취한 후 다시 오른다.
③ **세탁을 할 경우** : 세탁물을 한 번에 빨기보다는 자주 조금씩 세탁을 한다.

8) 인체에서 느껴지는 통증에 반응해야 한다.
① 작업 중에 통증을 느끼면 작업을 중단하거나 다른 방법으로 변경해야 한다. 그렇지 않으면 관절이나 근육에 손상이 오기 쉽다.
② **관절부위에 부종이 있거나 발열이 느껴질 경우** : 그 관절의 사용을 되도록 줄인다.
③ **일을 마친 후 1시간 이상 통증이 지속된 경우** : 일하는 방법을 변경시킨다.
④ **스플린트(splint)를 착용하여 통증을 관리할 경우** : 통증이 감소될 때까지 착용한다.

9) 체중을 관리해야 한다.
이 부분은 관절보호를 위해 다양한 방법으로 관리할 수 있다. 비만인 환자는 식사관리 상담을 받고 체중관리 프로그램에 참여하여 체중을 관리해야 한다. 무릎관절에 골관절염이 있는 경우 체중관리를 통해 어려움을 겪고 있는 증상들을 제거시키는 효과가 있다.

10) 신발을 잘 선택한다.

가볍고 깔창이 단단하고 굽이 낮은 신발을 선택한다. 만약에 슬리퍼와 같이 부드러운 신발을 신고 싶다면 의사와 상담 후 사용한다.

11) 작업대의 높이를 적절하게 유지하고 작업 시에 허리를 굽히지 않고 가능한한 앉은 자세에서 작업을 하도록 하여 관절에 부담을 줄여 준다.

4. 일상생활에서의 관절 보호방법 (Joint protective education)

1) 식료 잡화류가 든 바구니, 정장용 백을 들 경우 손가락을 사용하지 말고 위팔(팔꿈치)에 바구니와 지갑의 고리를 끼워 사용한다.
2) 가위를 사용할 경우 가벼운 것을 사용한다.
3) 가정용품을 옮기거나 들 경우, 글씨 쓰기를 할 경우 – 손잡이에 고무줄, 털실, 테이프, 스펀지를 이용하여 두껍게 만들어 사용한다.
4) 책이나 신문을 읽을 경우 – 두 손으로 잡지 말고 책상이나 테이블 위에 놓고 읽는다. 특히 독서를 할 때는 독서대를 사용하는 것이 좋다.
5) 전화 통화할 경우 : 통화는 짧게 하고 수화기의 손잡이는 두껍게 만들어 사용한다.
6) 칫솔/머리빗 사용할 경우 : 손잡이를 두껍게 만들어 사용한다.

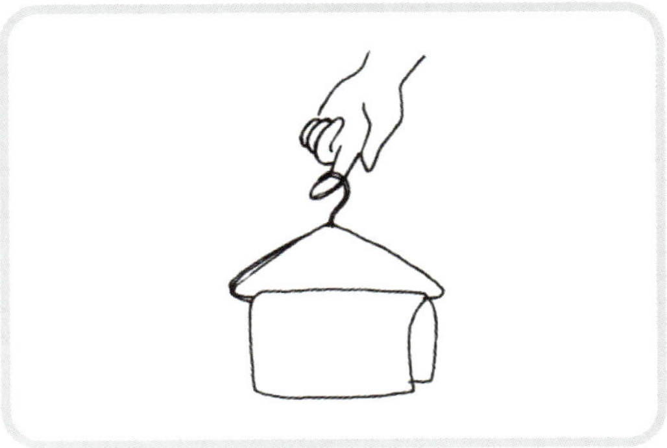

그림 16-9. 나쁜 자세

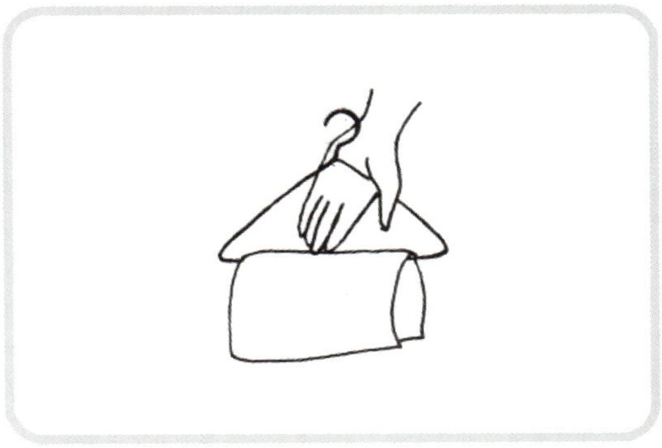

그림 16-10. 바른 자세

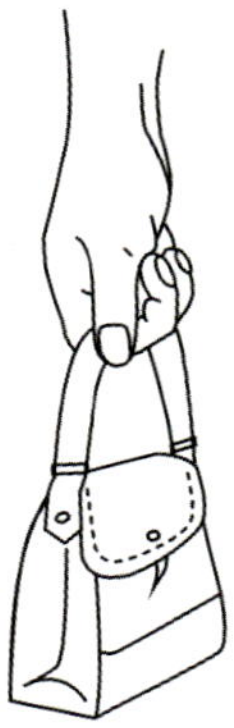

그림 16-11. 나쁜 자세

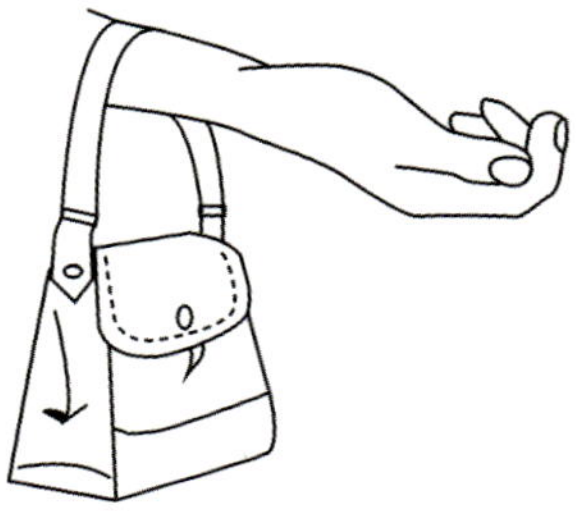

그림 16-12. 바른 자세

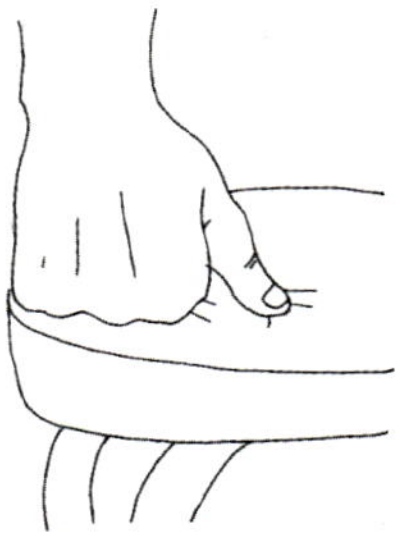

그림 16-13. 나쁜 자세

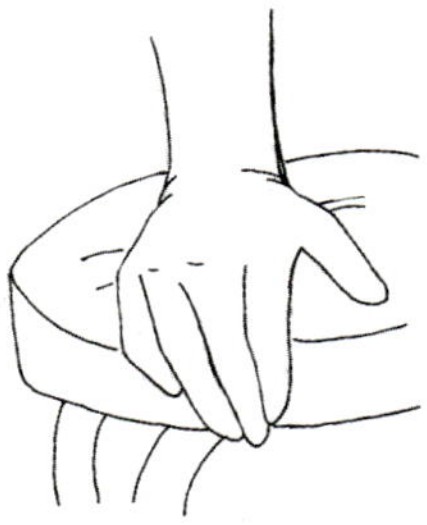

그림 16-14. 바른 자세

5. 일상생활에서 관절보호의 자세

① 바로 누운 자세

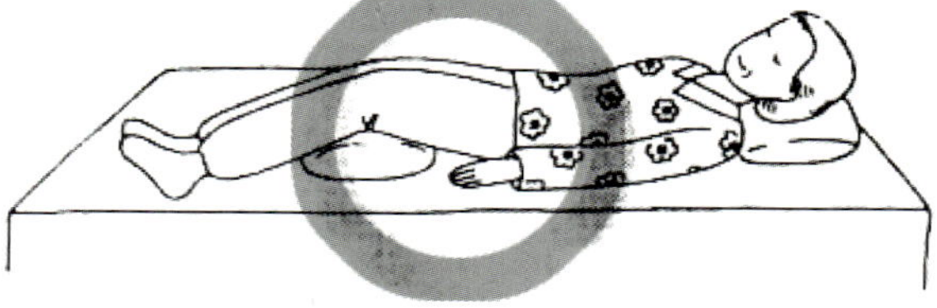

② 서서 작업할 때의 자세

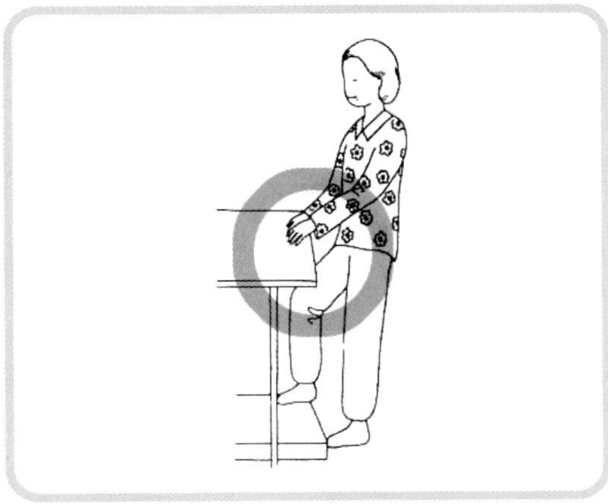

③ 앉은 자세

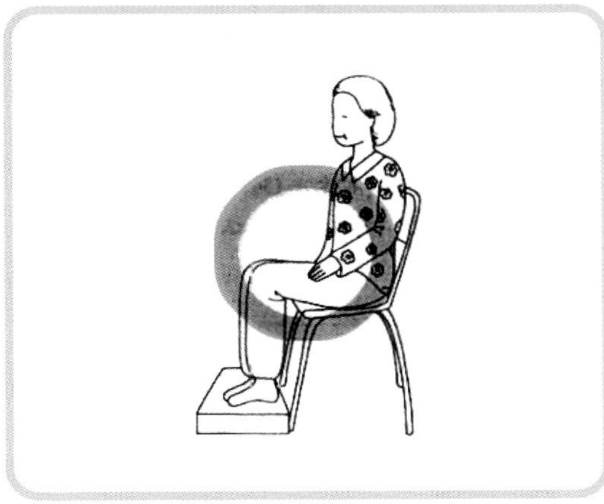

④ 바닥에 앉은 자세

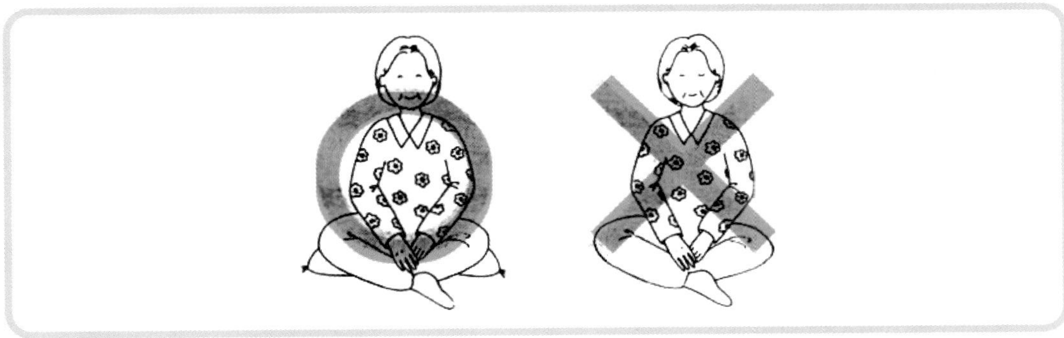

⑤ 물건을 들 때의 자세

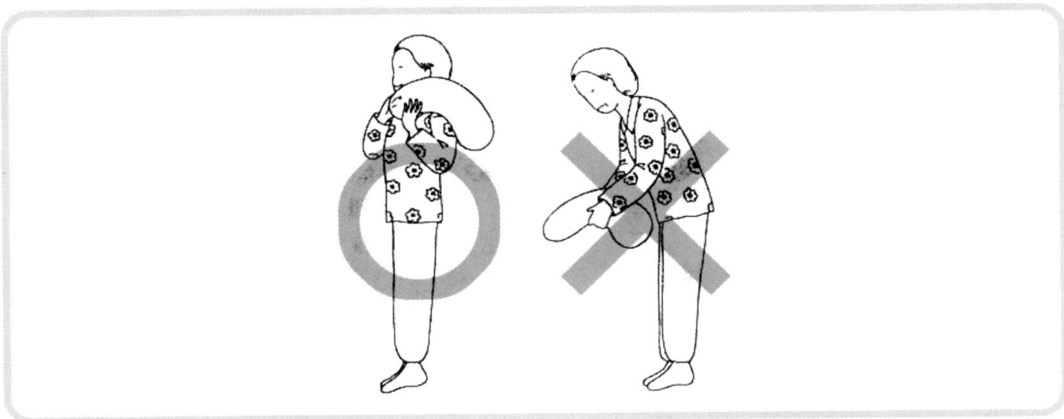

⑥ 바닥청소 할 때의 자세

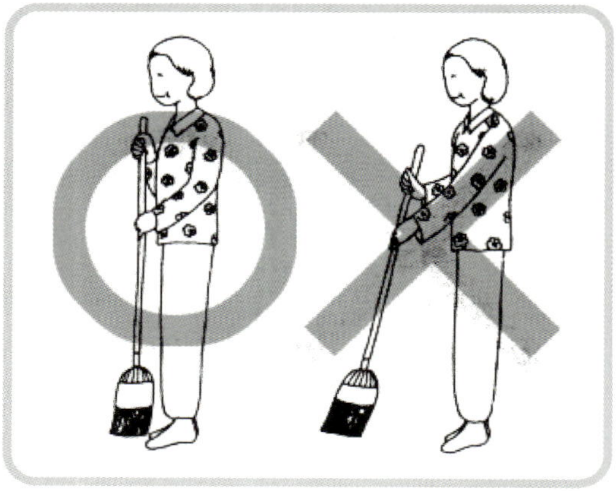

⑦ 물건 옮길 때 자세

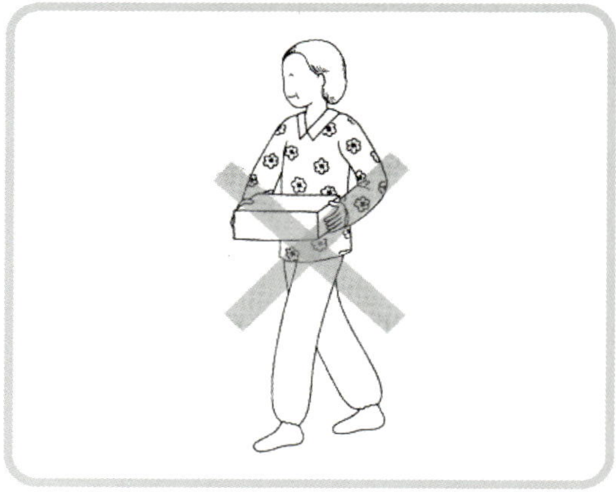

⑧ 높은 곳에서 물건 내리기

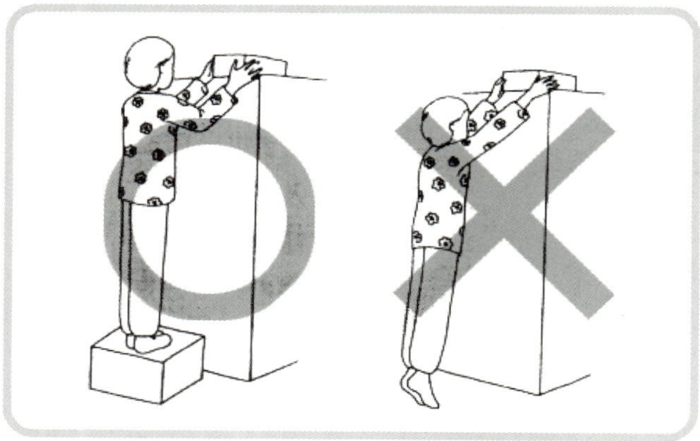

⑨ 바닥에서 물건 들기

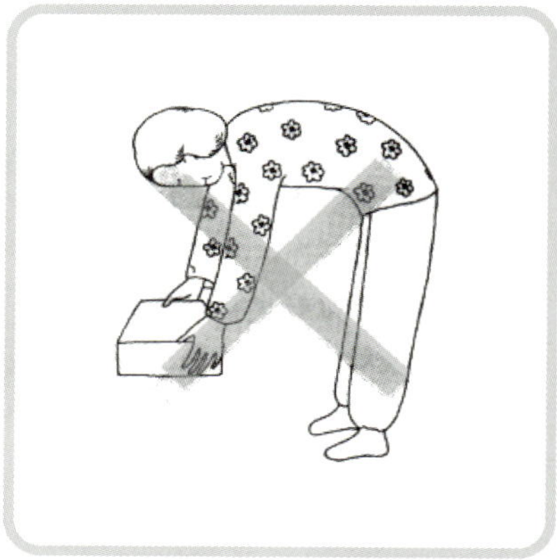

⑩ 승용차에서 타고 내리기

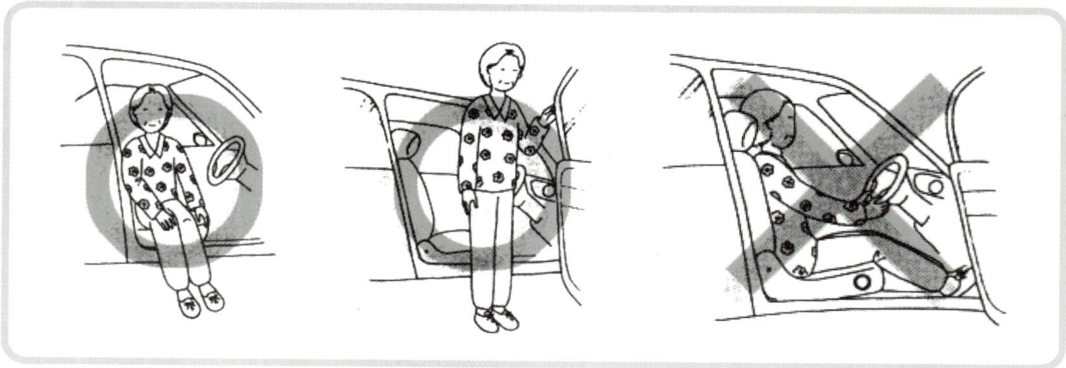

⑪ 아기 안아주기

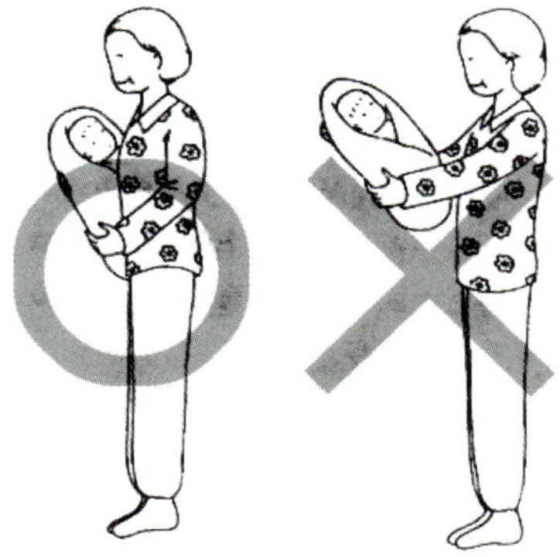

⑫ 침상에서 환자 돌보기

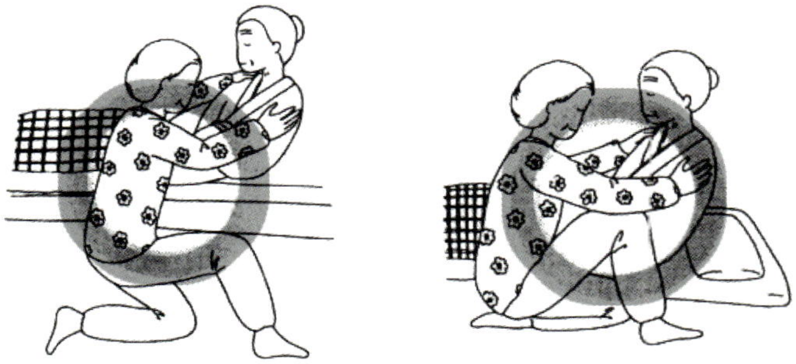

제 17 장

운 전 (Driving)

1. 목 적

환자의 운전활동을 평가하기 위하여

2. 대 상

장애 전에 면허증이 있었던 사람

① 환자, 가족, 의료전문가들이 운전자의 안전이나 능력을 염려하는 경우
② 환자의 장애가 두 손으로 조정하며 오른발을 브레이크에 대는 방식을 제한하는 경우
③ 신경근육 약화나 근육장애 질환을 가진 환자(MS, MD, polio 등)
④ 신경학적 손상의 환자(TBI, CVA, periperal neuropathy, parkinson disorder, tumor 혹은 dementia)
⑤ 시력이 약하거나 손상된 환자
⑥ older driver

3. 평가 영역

운동(motor), 감각(sensory), 지각(perception), 인지(cognition)

① **평가전에 주의해야 할 점**

㉠ 환자가 자신의 문제점을 알고 있어야 한다.

㉡ 환자의 상태가 안정된 상태에서 평가한다.

㉢ 약물 복용 시 환자 스스로 책임을 질 수 있어야 한다(규칙적으로 약을 먹는지 확인).

㉣ 환자가 약물중독, 알콜중독이 있었으면 평가대상에서 제외한다.

㉤ 환자가 운전에 대해 동기가 있을 경우에 평가한다.

㉥ 의사소통기술, 시공간지각, 자발적 운동, 안전운전에 대한 인식능력을 갖추어야 한다.

㉦ 운전할 때 필요하나 행위를 갖추고 있어야 하고 협조적이며 정신과적 문제가 없어야 한다.

㉧ 환자가족들의 지지가 필요하다.

4. 운전에 필요한 능력과 기능

1) 지각 조건

(1) reaction time

(2) visual acuity

(3) color recognition

(4) figure ground

(5) spatial relationship(거리에 대한 것, vertical/horizontal에 대한 것)

(6) occulor movement – 눈동자의 움직임

(7) hearing ability

(8) coordination – 특히 eye-hand, eye-foot, hand-foot

2) 인지와 행동

(1) 집중력

(2) 인지

(3) 기억력
(4) 혼돈의 유무
(5) 문제해결 능력
(6) 안전에 대한 인식
(7) 판단력

3) 신체적 조건

관절가동범위(ROM), 근력(muscle strength), 지구력(endurance), 내구력(tolerance) 부목(splint) 혹은 적용도구(adaptive device) 착용여부, 손의 근력(grip strength)

4) 일반적 조건

(1) 운전하는 습관
(2) driving에 대한 일반상식
(3) 시각적 기능 – screening 평가, reaction time – attention평가
(4) 적용도구(adaptive device) 착용의 필요성 여부

5. 운전 평가

1) 거리에 나가기 전의 검사

(1) Keystone Driver Vision Test
(2) computer 평가 프로그램, 시력, 원근, 색깔, 기호에 대한 구분능력검사
degree – pass/full or retest
(3) Periometer Test Scores :
오른쪽 또는 왼쪽에 나타나는 자극들에 대한 반응갯수로 평가
(4) Simple Visual Reaction :
나타나는 자극에 대해 누르도록 되어 있다. 반응하는 시간을 본다.
(5) Visual Reaction Differental Response :
화면이 나뉘어 각 구간에서 자극이 나올 때 반응하는 시간을 본다.

(6) Visual Reaction–Auditory Prestimulus :
소리까지 같이 평가
(7) WAIS–R Digit–Symbol Modalities

위와 같은 검사들이 통과되면 거리 주행으로 평가한다.

2) 거리 주행 검사

실제로 차를 타고 나간다. 치료사는 조수석에 앉는다(brake pedal이 조수석에 있다).

① **신체적 안정성** : 차 내부와 외부에서 이동이 가능한 가 검사한다.
② 보조 도구가 필요한가? 필요하다면 스스로 사용할 수 있는지 보조가 필요한지 확인한다.
③ 차문을 여닫을 수 있는지, 경적소리를 낼 수 있는지, pedal사용여부(왼발/오른발)

6. 적용 보조 도구

1) power steering

power stick
automatic

2) handle에 여러 가지 adaptation

key조작 시 필요한 adaptation(특히 key pinch가 안되는 경우)
brake의 adaption
sliding device, cushion, safty belt 등 필요

3) steering device(for one handed steering)

spinner knob, v–grip, tripin, palmar cuff, amputee ring

7. 운전 평가 과정

1) 의사의 의뢰를 확인한다.
2) 환자와 시간약속을 미리 정한다.
3) 환자가 면허증을 가지고 와야 한다.
4) 2~4시간 소요되므로 환자의 상태에 따라 검사를 나눠 할 수도 있다.
5) 검사 비용이 비싸다.
6) 준비물을 미리 준비한다.
7) 검사한다.
8) 평가결과에 따른 훈련을 시작한다.

제 18 장

작업능력 (Work Hardening)

1. 개 념

작업능력이란 Commission on Accreditation of Rehabilitation Facilities(CARF)의 정의에 의하면 “직업복귀를 위해 개인의 능력을 최대화시켜 매우 조직적이고, 목적 지향적이며, 개인차를 고려한 프로그램이다”라고 하였다. work hardening은 치료의 도구로서 실제 일과 모의 작업(simulated job task)을 사용한다. 이 작업은 손상 특성에 맞게 근력과 유연성뿐만 아니라 직업사회로 복귀에 필요한 심리적인 동기와 행위들도 증진시키도록 구성되어 있다.

2. 역 사

1) 1800년대에 결핵환자를 대상
2) 1919년 Barton은 “직업의 목적은 마음을 즐겁게 하고, 신체의 구조를 움직여 주고, 질병으로 인한 권태와 단조로움을 완화시키기 위한 것이다”
3) 1차 세계 대전 : 수공예
4) 1920년 : 직업습관(habit) 훈련 프로그램
5) 1923년 : 직업재활법(Vocational Rehabilitation Act)이 제정 : 산업재해로 인한 손상과 질병치료

6) 1954년 : 법의 개정(전문적인 직업재활 서비스 강화)
7) 1970년대 : work hardening은 효과적인 산업재해 관리 서비스로 성장
8) 1978년 : 직업재활법의 개정으로 더욱 발전
9) 1989년 : Commission on Accreditation of Rehabilitation Facilities(CARF)는 work hardening 훈련 접근법의 표준화
10) 1992년 : 표준화 작업 개정

3. 목 적

1) 고용력 향상
2) 작업의 내구력(work tolerance)
3) 자세 향상
4) 신체적 상태
5) 심리적인 동기
6) 직업전환을 해야 하는 경우
7) 작업행위(work behavior)
8) 인지와 심리
9) 사회복귀

4. 작업능력 검사 과정

1) 의뢰

(1) 기록지 확인
(2) 환자의 상태 확인
(3) 인터뷰
(4) 관찰
(5) 대화

2) 평가(assessment)

(1) 신체적 검사(physical evaluation)
(2) 감각운동(sensorimotor)
(3) 인지(congnition)
(4) 심리적 기술

3) 작업행위(work behavior)

4) 기능적 평가

5) 심폐검사

6) 직업분석(job analysis)

작업장 또는 도구를 다양하게 사용할 수 있는 지 분석한다.

5. 직업분석(Job Analysis)

걷기 능력, 균형, 오르기, 서기, 앉기, 쪼그려 앉기, 구부리기, 들어 올리기, 옮기기, 밀기/당기기, 손 뻗치기, 조작하기, 손가락 움직임

1) **감각요소** : 시력, 청력, 냄새 등과 소음, 추위, 진동 등의 환경적인 요소
2) **정신사회적 요소** : 화난 고객을 다룰 수 있는 능력과 산만한 환경에서 일할 수 있는 지 실제 직업현장에서 일어날 수 있는 일들을 고려해야 한다.

6. 작업능력 검사에 사용되는 도구들

1) 근력평가

(1) Dynamometer, pinch gauge
(2) Valpar Component Work Samples

(3) BTE(Baltimore Therapeutic Equipment)

2) 지구력평가

(1) Upper body Ergometer, Fitron/Lifecycle, treadmill

3) 감각평가

(1) Semmes–Weinstein Monofilament Test(Von–Frey Monofilaments) : 촉각구별 능력을 평가
(2) Crawford Small Parts Dexterity Test, Bennett Hand–Tool Dexterity Test, Purdue Pegboard : 협응 능력과 민첩성 검사
(3) Minnesota Rate of Manipulation Test
(4) VALPAR #1 Small Tools Mechanical, VALPAR #4 Upper Extremity Range of Motion, VALPAR #8 Simulated Assembly, BTE Bolt Box, WEST 7 Bus Bench

4) 들어올리기/운반 능력(Lifting/carrying ability)

(1) WEST 2A, VALPAR Work Sample #9(whole body range of motion), WEST 3(comprehensive weight system)

5) 밀기/당기기(Pushing/Pulling)

(1) Chatillon force gauge
(2) Blankenship Sled

6) 구부리기/무릎서기/기기(bending/kneeling/crawling)

(1) VALPAR #9(whole body range of motion)

7) 앉기/서기(sitting/standing)

8) 작업 모형(work task simulation)

7. 작업훈련 계획

1) 매일 참여시간을 증진시킴
2) 임상작업 현장에서 부족한 신체적 지구력을 향상시킴
3) 신체 메카니즘과 자세를 향상시킴
4) 통증관리 방법을 개발함(예, energy conservation)
5) 작업현장에서 자기 관리를 위한 문제해결 능력을 향상시킴
6) 적절한 직업태도의 향상

8. 작업능력 강화 프로그램

1) 외래환자 이용시설, 워크샵, 시설기관, 재활센터, 산업의학프로그램
2) 작업 사전 교육
3) 관절 보호 교육(joint protection)
4) 안전교육
5) 실제 작업환경과 같게 함
6) 2~3주간
7) 통증 관리
8) group activity(비슷한 치료조건을 가진 환자끼리)

Activities of Daily Living

부 록

부록 1 MBI (Modified Barthel Index)

부록 2 FIM (Functional Independence Measure)

부록 3 Wee FIM (Functional Independence Measure)

부록 4 SCIM (Spinal Cord Independence Measure)

부록 5 AMPS (Assessment Motor Process Skills)

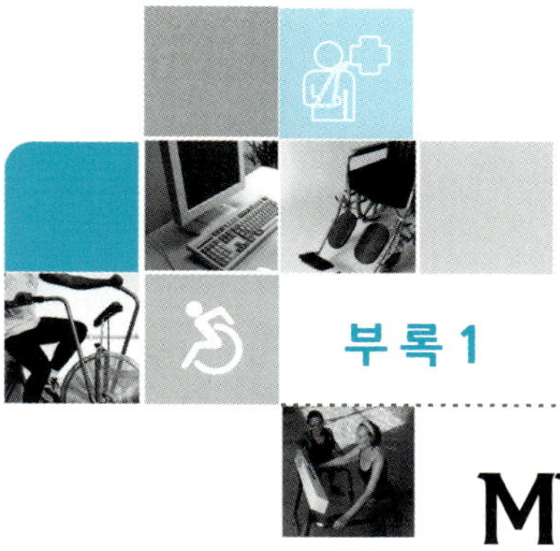

부록 1

MBI (Modified Barthel Index)

수정된 Barthel Index에 대한 지침서는 1989년 Shah, S, Vanclay, F. & Cooper, B.에 의해 발표되었다. 이것을 뇌졸중 재활을 위하여 The Barthel Index를 강도를 향상시켜 5단계 척도로 보완하여 1995년 Journal of Clinical Epidemiology 42 : 8, 703-709에 발표하였다. 각 단계마다 평가를 쉽게 하기 위해 괄호 안에 부가적 설명을 해 놓았다.

MBI의 항목은 개인위생, 혼자서 목욕하기, 먹기, 화장실 사용하기, 계단오르기, 옷입기, 배변 조절하기, 소변 조절하기, 보행 또는 휠체어 사용하기, 의자 또는 침대로의 이동(보행이 가능한 환자에게는 평가하지 않음) 등 10항목으로 되어 있으며, 각 항목은 독립수행(Fully independent performence), 최소보조(Minimal help required), 중간보조(Moderate help required), 최대보조(Substantial help required), 수행불가(Unable to perform task) 등 5단계로 되어 있다.

Modified Barthel Index(MBI)

이름 나이 성별 등록번호

항 목	수행 불가	최대 보조	중간 보조	최소 보조	독립 수행	날짜		
개인위생 Personal Hygiene	0	1	3	4	5			
목욕하기 Bathing self	0	1	3	4	5			
식사하기 Feeding	0	2	5	8	10			
용변보기 Toilet	0	2	5	8	10			
계단 오르고 내리기 Stair Climbing	0	2	5	8	10			
옷입고 벗기 Dressing	0	2	5	8	10			
대변조절하기 Bowel control	0	2	5	8	10			
소변조절하기 Bladder control	0	2	5	8	10			
보행 Ambulation	0	3	8	12	15			
또는 휠체어 사용하기 or Wheelchair	0	1	3	4	5			
의자/침대로 이동 Chair/Bed transfer	0	3	8	12	15			
Total Score(100)								

MBI score	의존도 수준(Dependency level)
0–24	Total
25–49	Severe
50–74	Moderate
75–90	Mild
91–99	Minimal

개인위생(Personal Hygiene)

단계

1 – **혼자서 수행할 수 없으며 모든 단계를 의존한다.**

[양치질, 틀니세척, 빗질하기, 얼굴씻기, 손씻기, 면도하기, 화장하기에 대한 전반적인 보조가 필요하다.]

2 – 모든 단계에 보조가 필요하다.

[개인위생 중에서 한 두 가지는 완전히 할 수도 있다. 보통 틀니 세척과 면도하기와 같은 개인위생에 보조자가 필요할지도 모른다.]

3 – 한 단계 또는 그 이상의 단계에 약간의 보조가 필요하다.

[화장하기, 한 손 씻기, 양치질을 위한 압력조절, 아래 턱 면도하기, 뒷머리 빗질하기, 한 손 말리기에 보조가 필요하나, 이것을 완전히 수행하기 위해 Cue와 격려가 필요하다.]

4 – 개인 위생항목들을 수행할 수 있지만 수행 전후에 **최소한의 보조가 필요하다.**

[플러그 꽂기, 면도기집에 면도기 꽂아 놓기, 뜨거운 물에 대한 안정성을 고려해야 한다. 화장을 얼룩지지 않게 펴 바르거나 단장할 수 있도록 보조가 필요하다.]

5 – 손씻기, 얼굴씻기, 빗질하기, 양치질, 면도하기를 할 수 있다.

남자의 경우 : 어떤 종류의 면도기도 할 수 있고 보조 없이 면도기집에 면도기를 끼워 넣고, 면도기의 플러그를 꽂을 수 있다. 뿐만 아니라 캐비넷이나 서랍장에서 면도기를 찾아서 쓸 수 있다.

여자의 경우 : 자기가 가지고 있는 화장품을 사용하여 화장한다. 땋는 머리나 헤어스타일을 만들 때는 보조가 필요하다.

[개인위생 모든 항목을 독립적이고 안전하게 수행할 수 있다.]

목욕하기(Bathing)

단계

1 – 혼자서 목욕하는데 전체적으로 의존적이다.

[목욕을 할 수 없고 신체의 모든 부위를 말리지 못한다.]

2 – 모든 단계에 보조가 필요하다.
[모든 단계에 보조와 지도가 필요하다. 그러나 가슴과 양팔은 닦을 수 있다.]

3 – 샤워기나 욕조로 이동에 보조가 필요하고, 씻고 말리는데 보조가 필요하다. 환자의 상태나 질병 때문에 목욕하기를 완전히 할 수 없는 것을 포함한다.
[욕실용 매트, 비누, 수건, 때수건 등을 사용하는데 보조가 필요하다. 상지와 하지를 씻는데 보조가 필요하다. Cue와 격려, 감독이 필요하다.]

4 – 물의 온도 조절이나 이동의 안전에 대한 감독이 필요하다.
[보통 목욕시간보다 3배 이상의 시간이 걸린다. 목욕도구, 물, 씻는 용품 등을 준비하는데 보조가 필요하다. 이동시에 약간의 보조나 감독이 필요하다.]

5 – 환자는 욕조, 샤워기를 사용할 수 있다. 다른 사람의 보조 없이 모든 단계를 혼자서 할 수 있다.
[다리나 발을 닦기 위한 손잡이가 긴 스펀지 같은 특별한 도구를 사용할 수도 있다. 모든 단계를 완전히 독립적으로 수행할 수 있다. 완전히 수행하는데 보통의 시간보다 2배 정도 걸린다.]

먹기(Feeding)

단계

1 – 모든 단계에 의존적이다.
[단지 음식을 씹고 삼킬 수 있다. 보조자는 음식을 입까지 가져다주어야 한다. 관(tub) 급식일 때는 관 속으로 음식을 넣어주고 호스를 연결해주고 호스를 청소해주고 흐름을 조절해 주는 것과 같은 최대의 보조가 필요하다.]

2 – 숟가락과 같은 먹는 보조도구(eating device)를 사용할 수 있다. 그러나 식사시에 능동적인 보조가 필요하다.
[환자는 음식물을 입으로 가져갈 수는 있으나, 유텐실(utensil)을 사용하여 음식을 퍼 올리는데 보조할 수 있다.]

3 – 감독을 받으며 혼자서 먹을 수 있다. 우유팩 따기, 차에 설탕 넣기, 소금과 후추 넣기, 버터 바르기, 접시돌리기, 다른 것들을 들어올리는 활동들에 보조가 필요하다. 또는 “set up”

[숟가락으로 음식을 떠서 입으로 가져 가는 동작으로 먹을 수 있다. 따르기, 마시기, 용기열기, 고기 자르기에 보조가 필요하다. 커프(cuff)나 보조기(orthosis), 의수(prosthesis) 적용에 보조가 필요하다. "set up"하는데 도움이 요구되고, 음식 먹을 때 빨리 먹는 것, 숨 막히는 것 들을 관리하기 위해서 감독자, cueing, 격려 등이 요구된다.]

4 – 준비되어진 음식을 독립적으로 먹을 수 있다.

그러나 고기 자르기, 우유팩 따기, 병뚜껑 덮기 등에 보조가 필요하다. 보조자는 필요하지 않다.

[보통 식사 시간보다 더 걸린다. 삼키는 것에 대한 안전에 주의를 기울여야 한다. 일관성을 위해서 변형된 음식이 필요하다.]

5 – 음식이 차려 있는 접시나 테이블에서 혼자서 먹을 수 있다. 음식을 자르는데 필요한 보조도구나 소금, 후추, 버터 바르기 등을 할 수 있다.

[숟가락, 포크, 컵, 유리잔, 긴 빨대, 보조기 적용(adapted devices), 용기따개, 액체 음료 따르기, 커프(cuff) 등을 사용할 수 있다. 위험 없이 고기를 자를 수 있다. 보조는 필요하지 않다.

용변보기(Toileting)

단계

1 – 전체적으로 의존적이다.

[모든 단계에 의존적이다.]

2 – 모든 단계에 보조가 필요하다.

[이동, 옷 입고 벗기, 휴지 사용, 뒤처리에 최대의 보조가 필요하다.]

3 – 옷 입고 벗기, 이동, 손 씻기에 보조가 필요하다.

[손 씻고, 옷 입고 벗는 동안에 균형이나 이동에 있어서 보조와 감독이 필요하다. 바지나 치마의 지퍼를 여닫는데 보조가 필요하다.]

4 – 일반적인 화장실 사용에 대한 안전을 위해 감독이 필요하다. 밤에는 이동식변기(commode)를 사용할 수 있지만, 비우고 청소하는데 보조가 필요하다.

[휴지 준비하는 것과 같은 초기 단계에서 보조가 필요하고, 화장실 위치에 대한 도

움과 cue가 필요하다.]

5 – 화장실에 들어갔다 나올 수 있으며, 옷을 벗고 입을 수 있고, 옷을 더럽히는 것을 예방할 수 있다. 도움 없이 휴지를 사용할 수 있다. 필요하다면 환자용 변기(bed pan)나 이동식변기(commode)를 사용할 수 있다.
[집게, dressing stick, zipper-pull, grab bars와 같은 도구들이 필요할 수 있다. 균형과 안전을 유지한다.]

계단 오르고 내리기(Stair Climbing)

단계

1 – 계단을 오를 수 없다.[계단은 한층이다.]

2 – 모든 단계에 보행보조도구(walking aid)가 필요하다. walking aids의 보조도 포함한다.

3 – walking aids를 이동시킬 수는 없지만 발은 오르고 내릴 수 있다. 감독과 보조가 필요하다.

4 – 일반적으로 보조는 필요하지 않다. morning stiffness와 짧은 호흡 등에 의한 안전을 위해서 감독이 필요하다.

5 – 도움이나 감독 없이 안전하게 계단을 오르내릴 수 있다. 필요하다면 난간과 지팡이, 목발을 사용할 수 있다. 보조도구들을 사용하여 계단 오르고 내리기 할 수 있다.

옷입고 벗기(Dressing)

단계

1 – 모든 단계에 의존적이다. 그리고 옷 입기 활동에 참여할 수 없다.
[환자는 앞이나 뒤쪽으로 기대거나 침대의 난간을 잡고, 소매를 끼워 넣거나 옷을 가지고 올 수 있다. 그러나 옷입기에 전반적인(totally) 보조가 필요하다. 만약 환자가 가운을 입는다면 점수는 0점이다.]

2 – 옷입기에 어느 정도는 참여하지만 모든 단계에 의존적이다.
[옷 준비(set up)에 최대의 보조가 필요하다. 보조자가 옷을 환자의 머리까지 가져다주면 스웨터에 팔을 끼어서 입을 수 있다. 브래지어를 입을 수 있지만 훅을 잠그

는데 도움이 필요하다. 바지를 올리는데 도움이 필요하다.]

3 – 옷을 입고 벗는데 보조가 필요하다.
[옷을 손에 넣기, 보조도구(dvices) 적용, 상하의 입고 벗기의 처음과 끝마무리에 보조가 필요하다.]

4 – 단추, 지퍼, 브래지어, 신발과 같은 것 사용하는데 최소의 보조(minimal assist)가 필요하다.
[시작할 때 보조가 필요하지만, 옷을 입고 벗을 수 있다. 옷장에서 옷을 꺼낼 때 보조가 필요하고 보조기나 의수의 착용에 도움이 필요하다. 단추나 지퍼, 브래지어를 채우는데 도움이 필요하다. 순서에 대한 도움이나 cue가 필요하다. 시간은 보통보다 3배정도 더 걸린다.]

5 – 옷을 입고 벗을 수 있고, 부속품(단추, 지퍼 등)을 잠글 수 있으며 구두끈을 묶을 수 있다. 지시에 따라 코르셋(corset)과 brace를 입고 벗을 수 있다.
[환자는 장신구 열고 닫기, 운동화 끈 조이고 풀기, 코르셋 입고 벗기, 처방에 의한 보조기 또는 의수 입고 벗기를 완성할 수 있다. 속옷입기, 바지, 스커트, 벨트, 양말, 그리고 구두끈을 조이고 풀 수 있다. 브레지어, 터틀 넥크, 지퍼, 단추, 스냅 그리고 벨크로, 지퍼풀(zipper pull), 드레싱 스틱(dressing stick), 리쳐(reacher) 등 특별히 적용되는 것들을 사용할 수 있다. 그리고 적당한 시간 내에 완수할 수 있다.]

배변 조절하기(Bowel Control)

단계

1 – 배변 실금이 있다.
[기저귀나 흡수 패드를 착용한다.]

2 – 적절한 자세를 취하는데 보조가 필요하다. 장관 운동을 촉진하는 기술을 갖는데 보조가 필요하다.

3 – 적절한 자세를 취할 수 있지만 보조 없이 장 촉진하는 기술을 사용할 수 없다. 또는 혼자서 뒤 처리를 못한다. 종종 실금사고가 일어날 수 있다. 기저귀와 같은 실금보조도구(incontinence aids)의 보조가 필요하다.

4 – 좌약이나 관장제 사용에 있어서 감독이 필요하다. 때때로 실금사고가 일어날 수 있다.

[좌약이나 관장제, 외부적 보조장치 사용에 있어서 감독이 필요하다. 사고는 드물게 일어난다. 하루 중에 일정한 시간에 배변을 보게 해주어야 하고 cue와 도움이 필요하다.]

5 – 실금사고 없이 배변을 조절할 수 있다. 필요할 때 좌약이나 관장제를 사용할 수 있다.
[실금 없이 완전하고 의도적으로 배변을 조절할 수 있다. 손가락 자극이나 변비약, 좌약을 사용할 수 있다. 만약 환자가 인공항문형성술을 했다면 그것을 유지할 수 있어야 한다.]

소변 조절하기(Bladder Control)

단계

1 – 의존적이고 실금이 있다. 카테터를 꽂고 있다.
[카테터를 꽂고 있을 수 있고, 밤과 낮에 요실금을 할 수 있으며 매일 젖어있다. 외부적 카테터, 배수 가방과 밤에 쓰는 가방 등은 보조자에 의해 관리되어진다.]

2 – 실금을 하지만 내부적 또는 외부적 보조장치에 의해 보조를 받을 수 있다.
[자세를 취하는데 도움이 필요하지만, 환자용 변기를 사용할 수 있다. 외부적 요 배출 보조장치, 도뇨관, 배수 가방은 보조자에 의해 관리되어진다.]

3 – 일반적으로 낮에는 말라있지만 밤에는 젖어있다. 보조장치에 의한 약간의 도움이 필요하다.
[배설은 하지만 자세변화, 도구나 환자용 변기, 다른 보조장치를 사용하는데 도움이 필요하다. 카테터를 삽입하거나 소변기를 댈 때 적절한 자세를 취할 수 있다. 격려와 감독, cue가 필요하다.]

4 – 일반적으로 낮과 밤에 말라 있다. 간혹 요실금을 한다. 내부적 또는 외부적 보조장치하는데 최소의 도움이 필요하다.
[화장실을 찾지 못하거나 충분히 빨리 수행하지 않으면 실금을 할 수 있다. 보조장치를 사용하는데 최소의 보조가 필요하다. 배설형태를 유지하기 위한 약물치료가 필요하다. 일정한 시간에 볼 수 있게 일상화 시켜주어야 하고 도움과 cue가 필요하다.]

5 – 낮과 밤에 소변을 조절할 수 있고 내부적(catheter) 또는 외부적 보조장치(drainage bag)를 독립적으로 사용할 수 있다.

[필요한 도구나 약물 사용을 독립적으로 할 수 있다. 더럽혀지기 전에 패드나 기저귀를 갈 수 있다.]

보행(Ambulation)

단계

1 – 보행에 의존적이다.
[보행을 하지 못한다. 보행을 시도하기 위해 2명의 보조자가 필요하다.]

2 – 한 사람 또는 그 이상의 보조자가 필요하다.
[최대의 보조가 필요하다.]

3 – 보행보조기(aids)에 접근하고 조작하는데 보조가 필요하다. 보조를 위해 한 사람이 필요하다.
[코너를 돌 때, 문지방을 넘을 때, 거친 지역을 갈 때 도움이 필요하다. 그러나 보행을 할 수 있다.]

4 – 독립적으로 보행할 수 있지만 도움 없이 50미터를 걸을 수 없다. 위험한 상황에서 안전과 자신감을 주기 위해 감독(supervision)이 필요하다.
[도움과 cue가 필요하다. 그리고 보통보다 시간이 더 걸린다.]

5 – 필요하다면 braces를 착용할 수 있다. lock 그리고 unlock braces를 서 있는 자세와 앉는 자세로 취할 수 있다. 사용하기에 적절한 위치에 필요한 aids를 놓을 수 있다. 목발, 지팡이, 워커(walkerette)를 사용할 수 있다. 그리고 도움이나 감독 없이 50미터/yard를 걸을 수 있다.
[복도를 앞뒤로 걸을 수 있다. 안전, 낙상, 일탈에 대한 고려는 하지 않아도 된다. 지팡이, 보조기, 의지, 특수 신발 등을 사용하여 독립적으로 걸을 수 있다.]

휠체어 사용(Wheelchair)

단계

1 – 의존적이다.

2 – 평탄하고 짧은 거리는 혼자서 휠체어를 밀고 갈 수 있다. 휠체어 관리의 다른 모든

단계에 보조가 필요하다.

[많은 시간이 걸리기 때문에 휠체어를 밀어주는 보조가 필요하다. 특별히 브레이크 작동, 팔받침 조절, 쿠션조절, 가구 주변을 움직이기, 턱이나 푸석푸석한 깔개, 거친 지역에서 움직이는데 도움이 필요하다.]

3 – 보조를 위해 한 사람이 필요하다. 테이블이나 침대에서 휠체어로 이동하는데 일관성 있는 보조가 필요하다.

[휠체어를 밀 수 있지만, 가구 주변이나 제한된 공간에서 움직이는데 보조가 필요하다.]

4 – 적당히 혼자 휠체어를 지속적으로 밀 수 있지만, 좁은 구석을 돌 때는 최소의 보조가 필요하다.

[때때로 언어적 도움이 필요하고, 제한된 장소에서 움직일 때 보조가 필요하다.]

5 – 독립적으로 휠체어를 밀면서 코너를 돌 수 있고, 테이블이나 침대에서 휠체어로 이동할 수 있고, 화장실로의 이동을 할 수 있다. 적어도 50미터를 휠체어를 밀고 갈 수 있다.

* 단!! 보행을 할 수 있는 환자에게는 평가하지 않는다.

의자/침상 이동(Chair/transfer)

단계

1 – 환자는 이동에 참여할 수 없다. 기계적인 보조장치가 있건 없건 간에 두사람의 보조자가 필요하다.

2 – 이동에 참여할 수 있지만, 모든 단계에 한 사람의 최대 보조가 필요하다.

3 – 이동의 어느 단계에 한 사람의 보조가 필요하다.

4 – 안전과 자신감을 주기 위해 감독이 필요하고 보조자가 필요하다.

[미끄럼판을 적당한 위치에 놓을 수 있거나, 발받침을 움직이거나 들어올릴 수 있고, 휠체어에서 자세를 조절하고, 브레이크를 잠글 수 있다. 최소의 도움이 필요하다.]

5 – 안전하게 휠체어에서 침대로 접근할 수 있고, 브레이크를 잠글 수 있으며, 발받침을 들어올리고 침대로 안전하게 이동할 수 있다. 침대의 모서리에 앉을 수 있고, 휠체어에서 자세를 변화시킬 수 있으며 안전하게 뒤로 이동할 수 있다. 모든 단계에서

독립적으로 한다.
[환자가 walking이 이동(locomotion)의 형태라면 선 자세로 옮겨 갈 수 있다. 만약 걷는다면 일반적인 의자에서 앉고, 일어서며 침대에서 의자로 옮겨 가는 과정을 안전하게 수행한다. 샤워실이나 욕조로 접근해서 들어갈 수 있고 미끄럼판, grab bar, 특수한 자리(special seat)를 사용할 수도 있다. 환자는 평균적 시간 보다 오래 걸리지만 작업을 수행하기 위해서는 보통의 시간보다 3배 이상의 시간이 걸릴 수도 있다.]

부록 2

FIM (Functional Independence Measure)

FIM(Functional Independence Measurement)

1. **정의**(Definition) : 일상생활활동 평가도구로서 다음과 같은 특징을 갖는다.
   ① 비교적 빠르게 환자 장애(disability)의 중증도를 나타내는 지표이다.
   ② 장애(disability)의 척도이며, 손상(impairment)의 척도는 아니다.
   ③ 의존도에 따라서 7단계로 분류된다.
   ④ 전문 임상가에 의해서 평가된다.
      ㉠ **물리치료사**(physical therapist) : 이동(transfer)
      ㉡ **작업치료사**(occupational therapist) : 자기관리(self care), 사회적 인지(social cognition)
      ㉢ **간호사**(nurse) : 방광과 배변관리(bowel & bladder management)
      ㉣ **언어병리사**(speech pathologist) : 의사소통(communication)

2. Functional Independence Measure(FIM)점수 기록 절차

임상에 있는 치료사들은 환자의 기능변화를 충분한 강도로 보여주는데 7개 단계의 측정이 필요하다고 믿어왔다. 초기 4단계 측정이 1987년에 대체되어 현재 7단계 측정으로 제안되었다.

기록지에 대상자의 각각의 FIM 기능수준을 가장 잘 설명한 수를 기록한다. 대상자가 평가 중에 손상을 당할 위험이 있다면 1점으로 기록한다. FIM항목 어느 것도 비워 놓으면 안 된다.

환자의 방에서 관찰될 때보다 치료 중에 FIM 점수가 더 높게 되는 경우 더 낮은 점수를 기록한다. 일반적인 이유는 환자가 어떠한 과제를 완성하지 못 한 것은 너무 피곤하거나 치료환경으로부터 그 행동으로 전환을 위한 기능과 동기부여가 충분하지 않기 때문이다. 환자가 보통 실제로 하는 것이기 때문에 더 낮은 점수를 기록한다. 치료사와 간호사 간의 논의를 통해 "보통"이라는 것이 무엇인지에 대한 질문에 대한 답을 얻을 것이다.

두 사람의 도움이 필요한 항목에서의 행위는 모두 1점으로 한다. 그리고 "set up"은 모든 항목에서 5점으로 한다.

사회적 인지 항목들 즉 사회상호작용, 문제해결, 기억, 이 3가지는 일상생활활동 분야에서 기능에 대한 중요한 예측인자들이다. 수년간 임상에서 사용되어온 FIM 평가 기능 분야와 다르게 행위학자와 재활전문가들 간에 장애수준에서 이들 활동을 계량화 하는 방법에 대해 의견통일이 아직 안되고 있다. FIM의 사회인지 항목들은 매우 높은 신뢰도를 갖고 있다 이들은 시험 및 실행단계에서 이용자들의 언급결과가 반영된 바 있고, 또한 현장에서 얻어지는 임상 및 연구 경험으로서 지속적으로 정제될 것이다.

FIM은 18개의 항목으로 구성되어 있고, 각각의 항목에서 최대 점수는 7점이며, 최소 점수는 1점이다. 따라서 총 점수는 18에서 126점 사이에 있다.

① 입원시 점수는 입원 후 72시간 안에 평가한다.
② 퇴원시 점수는 퇴원 전 72시간 안에 평가한다.
③ 추적시 점수는 퇴원 후 80일에서 180일 사이에 평가한다.
④ 기록지에 매 항목하다 환자의 상태에 가장 알맞은 점수를 기록한다.
⑤ 평가는 여러 전문 임상가의 직접 관찰에 의하여 한다.
⑥ 만약 평가시의 기능이 시간이나 주위 환경에 따라서 달라진다면 가장 낮은 점수를 기록한다.
⑦ 준비(set up)와 감독(supervision)은 모든 항목의 5단계에 해당된다.
⑧ 만약 환자가 평가 과정에서 다칠 우려가 있다면, 1점으로 간주한다.
⑨ 환자가 작업을 수행할 수 없는 경우에는 1점으로 간주한다(침상목욕이 요구되는 환자의 경우 욕조나 샤워로 이동하기는 1점으로 간주).
⑩ 환자가 작업을 수행하기 위해서 2인의 도움을 받을 경우는 1점으로 간주한다.
⑪ FIM의 어떤 항목도 빈 공간으로 남겨서는 안된다.
⑫ 작은 괄호 안에는 주로 사용하는 방법을 표시한다.
(walk/wheelchair, comprehension/expression)

[기능과 점수단계 설명]

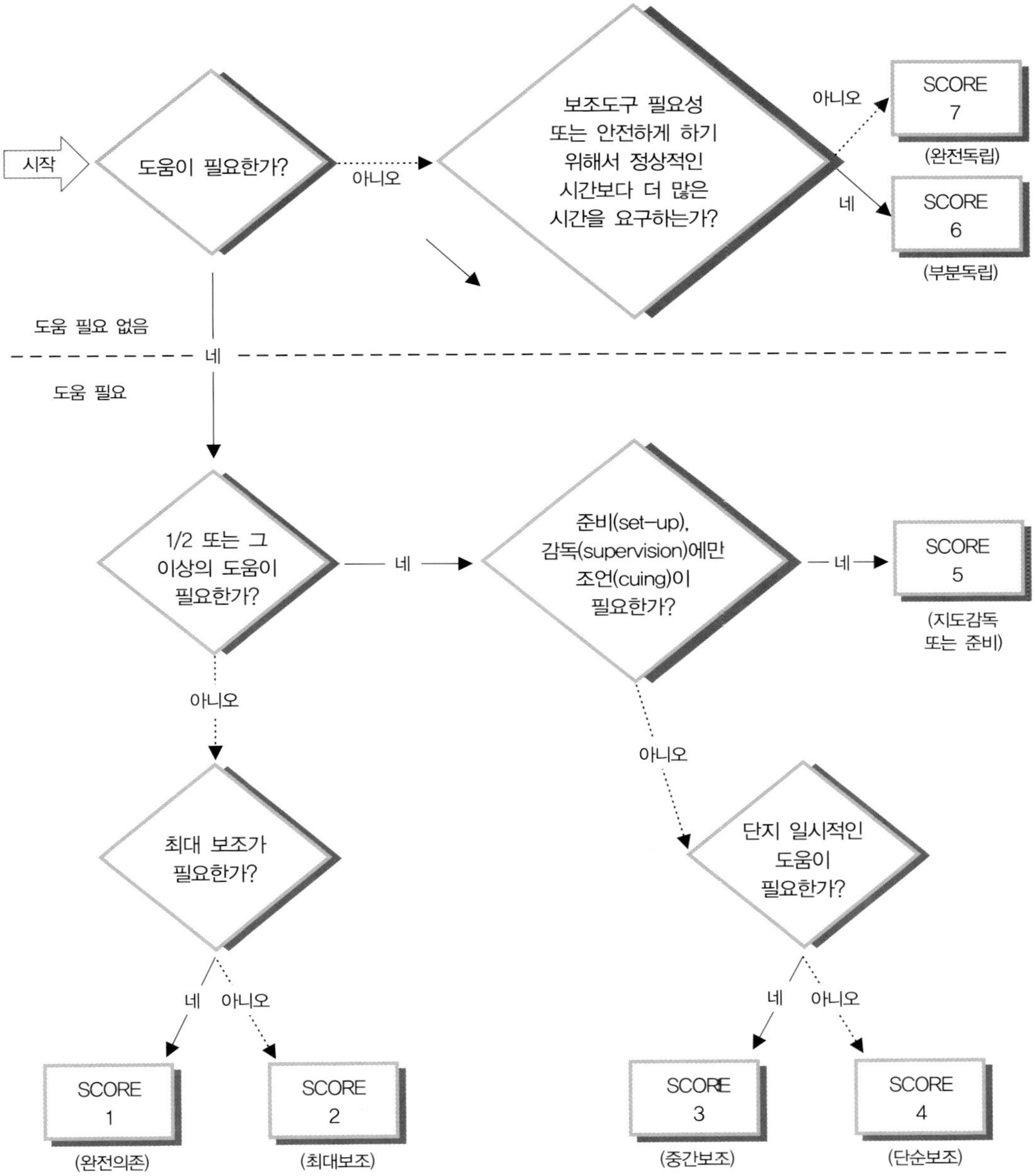

시작
도움이 필요한가?
아니오
보조도구 필요성 또는 안전하게 하기 위해서 정상적인 시간보다 더 많은 시간을 요구하는가?
아니오
SCORE 7
(완전독립)
네
SCORE 6
(부분독립)
도움 필요 없음
네
도움 필요
1/2 또는 그 이상의 도움이 필요한가?
네
준비(set-up), 감독(supervision)에만 조언(cuing)이 필요한가?
네
SCORE 5
(지도감독 또는 준비)
아니오
최대 보조가 필요한가?
아니오
단지 일시적인 도움이 필요한가?
네
아니오
SCORE 1
(완전의존)
SCORE 2
(최대보조)
네
아니오
SCORE 3
(중간보조)
SCORE 4
(단순보조)

3. FIM 단계와 점수 설명

<table>
<tr><td>7</td><td rowspan="2">독립
(도움 필요 없음)</td><td colspan="2">완전독립(Complete Independent)</td><td>모든 작업의 수행이 어떠한 보조장구의 도움이나 주위환경의 변형(modification) 없이도 쉽고, 안전하며, 적당한 시간에 수행</td></tr>
<tr><td>6</td><td colspan="2">부분독립(Modified Independent)</td><td>다음의 3가지의 경우 중에서 하나 이상에 해당될 때
1.작업 수행 시 보조장구를 필요로 함 (prosthesis & othosis & device)
2.적당한 시간 이상이 소요
3.안전에 대한 고려가 필요</td></tr>
<tr><td>5</td><td rowspan="5">의존
(도움 필요)</td><td rowspan="3">Modified Dependent
(환자가 50% 이상 수행하는 경우)</td><td>지도 감독
Supervision
or
Set Up</td><td>신체적 접촉 없이 곁에 서 있거나, 구두로 힌트를 주거나, 격려해주거나, 필요한 품목들을 준비해주거나, orthoses를 작업 전에 착용해 준다.</td></tr>
<tr><td>4</td><td>단순보조
(Minimal Contact Assistance)</td><td>가볍게 만지거나, 살짝 잡아주는 신체적 접촉(25% 도움 받는 경우)</td></tr>
<tr><td>3</td><td>중간보조
(Moderate Contact Assistance)</td><td>가볍게 만지는 이상의 신체적 도움을 주는 경우(50% 정도 도움)</td></tr>
<tr><td>2</td><td rowspan="2">완전의존
(Complete Dependent)
(환자가 50% 이상 도움 받는 경우)</td><td>최대보조
(Maximal Contact Assistance)</td><td>환자가 25%에서 50% 수행하는 경우</td></tr>
<tr><td>1</td><td>완전보조
(Total Assistance)</td><td>환자가 거의 혼자 할 수 없는 경우
(75% 이상 도움을 받는 경우)</td></tr>
</table>

Functional Independence Measure(FIM)

Name :
Age :
Sex :
Reh. No. :

7 독립적임(쉽게, 안전하게, 보조장구 없이) 6 독립적임(느리게, 안전배려, 보장구 필요)	도움필요 없음
의존적임 5 의존적임(격려, 지시, 준비 필요) 4 의존적임(약간의 신체적인 도움 필요) 3 의존적임(최대한의 신체적 도움 필요)	도움 필요함
완전히 의존적임 2 의존적임(최대한의 신체적 도움필요) 1 완전히 의존적임	

Item / Date				
자기 관리(Self care)				
1. 식사하기(Eating)				
2. 몸 치장하기(Grooming)				
3. 목욕하기(Bathing)				
4. 상의 입고 벗기(Dressing–Upper body)				
5. 하의 입고 벗기(Dressing–Lower body)				
6. 용변 처리하기(Toileting)				
배변 조절(Sphincter Control)				
7. 소변 조절하기(Bladder Control)				
8. 대변 조절하기(Bowel Control)				
운동성 이동(Mobility)				
이동(Transfer)				
9. 침대, 의자로 이동하기(Bed, Chair, Wheelchair)				
10. 변기로 이동하기(Toilet)				
11. 욕조로 이동하기(Tub, Shower)				
이동(Locomotion)				
12. 걷기/휠체어(Walk/Wheelchair) W( ) C( )				
13. 계단 오르고 내리기(Stairs)				
의사소통(Communication)				
14. 이해력(Comprehension) A( ) V( )				
15. 표현력(Expression) A( ) V( )				
사회적 인지(Social Cognition)				
16. 사회적 관계(Social Interaction)				
17. 문제 해결(Problem Solving)				
18. 기억력(Memory)				
총점(126)				

먹기(EATING)

음식이 식탁에 차려진 상태에서 적당한 도구를 사용하여 음식을 입으로 가져가고, 음식을 씹고 삼키는 과정을 포함한다.

NO HELPER (INDEPENDENT)

활동을 위해 어떠한 도움도 필요하지 않다.

• 7점 – 완전독립 (Complete Independent)

☞ 접시의 음식을 떠서 먹기, 컵으로 마시기 들을 식탁 또는 밥상에서 보통의 식사방식으로 수행할 수 있다. 스푼, 포크를 사용하여 음식을 입으로 가져가고, 씹고 삼킨다.

• 6점 – 부분독립 (Modified Independent)

☞ straw, spork, rocking knife와 같은 보조기구가 필요하다.
평소보다 긴 식사시간을 갖거나 먹기 쉽게 만든 음식 또는 비벼놓은 음식 등이 필요하다.
또한, 안전에 대한 고려가 있어야 한다. 비경구적 투여 또는 위 절개 후 음식투여 등 영양섭취를 다른 방법에 의존하고 있는 환자의 경우 – 스스로 음식을 섭취할 수 있다.

HELPER(DEPENDENT)

• 5점 – 지도감독 (Supervision or Set up)

☞ 조언이 필요한 경우로 옆에서 지켜보며 cue를 주거나 격려해 주어야 한다. 또는 보조기를 착용하기도 한다. 고기를 잘라주거나 물을 따라주는 등의 도움이 필요하다.

• 4점 – 단순보조 (Minimal Assistance)

☞ 식사하기의 75% 이상의 과정을 수행한다.

- 3점 – 중간보조 (Moderate Assistance)

☞ 식사하기의 50~74%의 과정을 수행한다.

- 2점 – 최대보조 (Maximal Assistance)

☞ 식사하기의 25~49%의 과정을 수행한다.

- 1점 – 완전보조 (Total Assistance)

☞ 25% 이하의 식사과정을 수행한다. 또는 다른 영양섭취 방법에 의존하는 경우 – 스스로 식사하지 못한다.

몸치장하기(GROOMING)

구강위생, 머리손질, 세수하기, 면도하기, 화장하기 등을 포함한다. 면도, 화장의 경험이 없으면 체크할 필요 없다.

NO HELPER

- 7점 – 완전독립 (Complete Independent)

☞ 치아를 닦는다. 머리를 빗는다. 세수 또는 세안을 한다.
면도, 화장을 한다. 필요한 것을 준비하는 것도 포함한다.

- 6점 – 부분독립 (Modified Independent)

☞ 보조기 및 의지 등 특별한 장치가 필요하다. 평소보다 긴 시간을 갖는다. 또한, 안전에 대한 고려가 필요하다.

HELPER

- 5점 – 지도감독 (Supervision or Set up)

☞ 조언이 필요한 경우로 옆에서 지켜보며 cue를 주거나 격려해 주어야 한다. 또는 보조기를 착용하고, 보조도구를 사용한다. 칫솔에 치약을 짜주거나, 화장도구 뚜껑을 열어주는 등의 초기 준비를 해주어야 한다.

• 4점 – 단순보조(Minimal Assistance)

☞ 몸치장의 75% 이상의 과정을 수행한다.

• 3점 – 중간보조(Moderate Assistance)

☞ 몸치장의 50~74%의 과정을 수행한다.

• 2점 – 최대보조(Maximal Assistance)

☞ 몸치장의 25~49%의 과정을 수행한다.

• 1점 – 완전보조(Total Assistance)

☞ 25% 이하의 몸치장 과정을 수행한다.

목욕하기(BATHING)

목 아래의 몸을 씻을 수 있다. 욕조나 샤워기, 또는 침상목욕(bed bath)에서 스펀지를 사용하여 목욕을 할 수 있다.

NO HELPER

• 7점 – 완전독립(Complete Independent)

☞ 목욕을 한 후 몸을 닦을(말리는 것) 수 있다.

• 6점 – 부분독립(Modified Independent)

☞ 보조기 및 의지 등 특별한 장치가 필요하다. 평소보다 긴 시간을 갖는다. 또한 안전에 대한 고려가 필요하다.

HELPER

• 5점 – 지도 또는 감독(Supervision or Set up)

☞ 조언이 필요한 경우로 옆에서 지켜보며 cue를 주거나 격려해 주어야 한다. 목욕기구를 설치해주거나 목욕물, 목욕도구들을 사전에 준비해 주어야 한다.

- 4점 – 단순보조(Minimal Assistance)

☞ 목욕하기의 75% 이상의 과정을 수행한다.

- 3점 – 중간보조(Moderate Assistance)

☞ 목욕하기의 50~74%의 과정을 수행한다.

- 2점 – 최대보조(Maximal Assistance)

☞ 목욕하기의 25~49%의 과정을 수행한다.

- 1점 – 완전보조(Total Assistance)

☞ 25% 이하의 목욕하기 과정을 수행한다.

상의 입기(DRESSING-UPPER BODY)

보조기 및 의지를 착용 또는 미착용상태에서 상의를 입을 수 있다.

NO HELPER

- 7점 – 완전독립(Complete Independent)

☞ 옷장에서 옷을 꺼내 입고 벗을 수 있다. 목부터 끼워 입는 옷, 앞을 여미게 하는 옷, 브래지어 등을 입을 수 있다. 지퍼나 단추, 똑딱단추를 열고 풀 수 있다.

- 6점 – 부분독립(Modified Independent)

☞ 벨크로, 보조기, 의지 등 특별한 장치가 필요하다. 평소보다 긴 시간을 갖는다. 또한, 안전에 대한 고려가 필요하다.

HELPER

- 5점 – 지도감독(Supervision or Set up)

☞ 조언이 필요한 경우로 옆에서 지켜보며 cue를 주거나 격려해 주어야 한다. 또는 보조기를 착용하거나 옷 입기 보조도구 등을 사용한다.

• 4점 – 단순보조(Minimal Assistance)
☞ 옷입기 과정의 75% 이상을 수행한다.

• 3점 – 중간보조(Moderate Assistance)
☞ 옷입기 과정의 50~74%를 수행한다.

• 2점 – 최대보조(Maximal Assistance)
☞ 옷입기 과정의 25~49%를 수행한다.

• 1점 – 완전보조(Total Assistance)
☞ 25% 이하의 옷입기 과정을 수행한다.

하의 입기(DRESSING-LOWER BODY)

보조기 및 의지를 착용 또는 미착용상태에서 하의를 입을 수 있다.

NO HELPER

• 7점 – 완전독립(Complete Independent)
☞ 옷장에서 옷을 꺼내 입을 수 있다.

• 6점 – 부분독립(Modified Independent)
☞ 보조기 및 의지 등 특별한 장치가 필요하다. 평소보다 긴 시간이 요구된다. 또한, 안전에 대한 고려가 필요하다.

HELPER

• 5점 – 지도감독(Supervision or Set up)
☞ 조언이 필요한 경우로 옆에서 지켜보며 cue를 주거나 격려해 주어야 한다. 또는 보조기를 착용하거나 옷 입기 보조도구 등을 사용한다.

- 4점 – 단순보조 (Minimal Assistance)

☞ 옷입기 과정 의 75% 이상을 수행한다.

- 3점 – 중간보조 (Moderate Assistance)

☞ 옷입기 과정의 50~74%를 수행한다.

- 2점 – 최대보조 (Maximal Assistance)

☞ 옷입기 과정의 25~49%를 수행한다.

- 1점 – 완전보조 (Total Assistance)

☞ 25% 이하의 옷입기 과정을 수행한다.

용변보기(TOILETING)

대소변 시 회음부 위생을 유지하는 것과 변기사용 전후의 옷입고 벗기를 포함한다.

NO HELPER

- 7점 – 완전독립 (Complete Independent)

☞ 대소변 후 스스로 청결 유지를 할 수 있다. 생리대 관리를 할 수 있으며, 대소변 전 후에 옷입고 벗기를 안전하게 할 수 있다.

- 6점 – 부분독립 (Modified Independent)

☞ 보조기 및 의지 등 특별한 장치가 필요하다. 평소보다 긴 시간을 갖는다. 또한, 안전에 대한 고려가 필요하다.

HELPER

- 5점 – 지도감독 (Supervision or Set up)

☞ 조언이 필요한 경우로 옆에서 지켜보며 cue를 주거나 조력해 주어야 한다. 또는 보조기구를 사용하거나 필요한 도구(휴지) 등을 준비해 주어야 한다.

- 4점 – 단순보조 (Minimal Assistance)

☞ 화장실 사용하기의 75% 이상의 과정을 수행한다.

- 3점 – 중간보조 (Moderate Assistance)

☞ 화장실 사용하기의 50~74%의 과정을 수행한다.

- 2점 – 최대보조 (Maximal Assistance)

☞ 화장실 사용하기의 25~49%의 과정을 수행한다.

- 1점 – 완전보조 (Total Assistance)

☞ 25% 이하의 화장실 사용하기 과정을 수행한다.

* 만약에 환자가 생리관리에 도움이 필요하게 되면 Level은 5점이 된다.

소변관리(BLADDER MANAGEMENT)

소변을 수의적으로 통제할 수 있고, 소변 시 필요한 도구 및 장치를 사용할 수 있다. (소변 실금 횟수, 소변관리의 의존도)

NO HELPER

- 7점 – 완전독립 (Complete Independent)

☞ 소변을 완벽히 수의적으로 조절할 수 있으며, 소변 실금이 없다.

- 6점 – 부분독립 (Modified Independent)

☞ 환자용 소변기(bed pan), 실내변기(commode), 카테터, 흡수패드, 기저귀, 소변을 받아두는 기구가 필요하다. 또는 소변조절을 위한 약을 복용한다. 카테터를 이용한 환자는 스스로 카테터를 장착하고 빼는 것을 할 수 있어야 한다. 청결하게 유지하는 것도 포함된다. 콘돔형 배뇨기구를 사용하는 환자들도 스스로 기구를 사용할 수 있어야 한다.

HELPER

• 5점 – 지도감독 (Supervision or Set up)

☞ 조언이 필요한 경우로 옆에서 지켜보며 cue를 주거나 격려해 주어야 한다. 장치를 달아 만족할만한 배뇨패턴을 유지시켜 준다. 변기 설치하는 시간이 길어지고, 소변 시 가끔 발생하는 문제(occasional bladder accident) 때문에 지도감독이 필요하게 되는데 매월 한 두 차례 정도 발생하게 된다.

• 4점 – 단순보조 (Minimal Assistance)

☞ 배뇨기구 사용을 돕기 위한 보조가 필요하다. 소변가리기의 75% 이상의 과정을 수행한다. 가끔 방광조절 실수 – 일주일에 한 두 번 정도 발생

• 3점 – 중간보조 (Moderate Assistance)

☞ 소변가리기의 50~74%의 과정을 수행한다.
가끔 방광조절 실수 – 하루에 한 두 번 정도 발생

• 2점 – 최대보조 (Maximal Assistance)

☞ 소변가리기의 과정을 25~49% 정도 수행한다.
보조에도 불구하고 환자의 옷은 항상 거의 젖어 있어서 기저귀 또는 흡수패드가 필요하다. 카테터를 항시 착용하고 있어야 하거나 인공항문을 내야 하는 경우도 있다.

• 1점 – 완전보조 (Total Assistance)

☞ 25% 이하의 화장실 사용하기 과정을 수행한다.
보조에도 불구하고 환자의 옷은 항상 거의 젖어 있어서 기저귀 또는 흡수패드가 필요하다. 카테터를 항시 착용하고 있어야 하거나 인공항문을 내야 하는 경우도 있다.

* 소변가리기의 기능적 목표는 평상 시에는 수축되어 있는 방광 괄약 근육을 배뇨시 이완시켜 배설하게 하는데 있는데 여기에는 여러 장치들과, 약물 그리고 보조자의 도움이 필요하게 된다. 이 장에서는 두 가지의 변수를 다루게 되는데 첫째는 소변가리기의 성취수준이고, 두 번째는 보조정도의 수준이다. 두 가지의 수준은 같이 따라

오게 되는데 예를 들면, 사고(accident)가 많을수록 도움의 양도 많아지게 되는 것이다. 그러나 두 가지 수준이 정확히 맞는 것은 아니고, 낮은 level에서 거의 동일한 수준으로 기록된다.

배변관리(BOWEL MANAGEMENT)

배변을 의도적으로 통제할 수 있고, 배변조절에 필요한 도구 및 장치를 사용할 수 있다(배변 실금 횟수, 배변관리의 의존도).

NO HELPER

- 7점 – 완전독립(Complete Independent)

☞ 배변조절을 완벽히 할 수 있으며, 배변 실금이 없어야 한다.

- 6점 – 부분독립(Modified Independent)

☞ 환자용 배변기 또는 요강, 실내변기(commode), 항문자극기 또는 좌약, 하제, 관장제 등이 필요하다.
인공항문 성형 환자의 경우 스스로 배변조절을 할 수 있어야 한다.

HELPER

- 5점 – 지도감독(Supervision or Set up)

☞ 조언이 필요한 경우로 옆에서 지켜보며 cue를 주거나 격려해 주어야 한다. 장치를 달아주어 만족할만한 배변패턴을 유지시켜준다. 인공항문환자의 배변조절도 지도가 필요하다. 가끔 배변조절 실수 – 매월 한 두 차례 정도 발생

- 4점 – 단순보조(Minimal Assistance)

☞ 배변기구 사용을 돕기 위한 약간의 보조가 필요하다. 하제 또는 관장제, 외부장치를 이용하여 만족할만한 배변패턴을 유지시켜준다. 배변가리기의 75% 이상의 과정을 수행할 수 있다. 가끔 배변조절 실수 – 일주일에 한 두 차례 정도 발생

• 3점 – 중간보조(Moderate Assistance)

☞ 배변기구 사용을 돕기 위해 많은 보조가 필요하다. 하제 또는 관장제, 외부장치를 이용하여 만족할만한 배변패턴을 유지시켜준다. 배변가리기의 50~74%의 과정을 수행한다.
가끔 배변조절 실수 – 하루에 한 두 번 정도 발생

• 2점 – 최대보조(Maximal Assistance)

☞ 배변가리기의 25~49%의 과정을 수행한다. 보조에도 불구하고 옷은 항상 거의 배변으로 더렵혀져 있어서 기저귀 또는 흡수패드가 필요하다. 인공항문 환자에게도 생길 수 있다.

• 1점 – 완전보조(Total Assistance)

☞ 25% 이하의 배변가리기 과정을 수행한다. 보조에도 불구하고 옷은 항상 거의 배변으로 더렵혀져 있어서 기저귀 또는 흡수패드가 필요하다. 인공항문 환자에게도 생길 수 있다.

* 배변가리기의 기능적 목표는 평상시에는 수축되어 있는 항문괄약 근육을 배변 시 이완시켜 배설하게 한다. 여기에는 여러 장치들과, 약물 그리고 보조자의 도움이 필요하게 된다. 이 장에서는 두 가지의 변수를 다루게 되는데 첫째는 배변가리기의 성취수준이고, 두 번째는 보조정도의 수준이다. 이 두 가지의 수준이 정확히 들어맞는 것은 아니나, 낮은 level에서 거의 동일한 수준으로 기록된다.

침상, 의자, 휠체어로 이동 (TRANSFER : BED, CHAIR, WHEELCHAIR)

침대, 의자, 휠체어에서의 이동이다. 서기 자세가 가능하다.

NO HELPER

• 7점 – 완전독립(Complete Independent)

☞ 만약 걸을 수 있을 때는 침대에서 일반적인 의자로 앉고, 서기 자세를 안전하게 수행한다. 휠체어를 사용할 때는 침상이나 의자에 접근하기, 잠금장치 잠그고 풀기, 발판 올리기, 필요에 따라서 팔걸이 올리기가 가능하고, 선 자세에서 축(pivot)으로 돌거나 미끄러져(sliding) 이동하기, 그리고 다시 휠체어로 돌아오기 등을 안전하게 수행할 수 있다.

• 6점 – 부분독립 (Modified Independent)

☞ 보조기나 의지를 포함한 보조장치(sliding board, lift, grab bar, special seat, chair, brace, crutch)를 사용하여 이동할 수 있지만, 시간이 좀 더 걸리거나 안전성에 대한 고려가 필요하다.

HELPER

• 5점 – 지도감독 (Supervision or Set up)

☞ 조언이 필요한 경우로 옆에서 지켜보며 cue를 주거나 격려해 주어야 하며 미끄럼판(sliding board)을 대 주거나 발받침 사용 등에서 보조가 필요하다.

• 4점 – 단순보조 (Minimal Assistance)

☞ 이동하기의 75% 이상의 과정을 수행한다.

• 3점 – 중간보조 (Moderate Assistance)

☞ 이동하기의 50~74%의 과정을 수행한다.

• 2점 – 최대보조 (Maximal Assistance)

☞ 이동하기의 25~49%의 과정을 수행한다.

• 1점 – 완전보조 (Total Assistance)

☞ 25% 이하의 이동하기 과정을 수행한다.

화장실로 이동(TRANSFER : TOILET)

화장실에 들어가고 나오기를 할 수 있다.

NO HELPER

- 7점 – 완전독립 (Complete Independent)

☞ 혼자서 걸어갈 수 있는 경우에는 일반적인 화장실에서 앉고 서기가 가능하고, 안전성을 가지고 수행할 수 있다. 휠체어를 이용하는 경우에는 변기에 접근할 수 있고, 잠금장치를 잠그고 필요에 따라서 팔걸이를 제거할 수 있고, 선 자세에서 축(pivot)으로 돌거나 미끄럼 이동(sliding transfer)을 안전하게 수행할 수 있다.

- 6점 – 부분독립 (Modified Independent)

☞ 보조기나 의지를 포함한 보조장치(sliding board, lift, grab bar, special seat, chair, brace, crutch)를 사용하여 수행할 수 있지만, 시간이 좀 더 걸리거나 안전성에 대한 고려가 필요하다.

HELPER

- 5점 – 지도감독 (Supervision or Set up)

☞ 조언이 필요한 경우로 옆에서 지켜보며 cue를 주거나 격려해 주어야 하며 미끄럼판(sliding board)을 대 주거나 발받침 사용 등에서 보조가 필요하다.

- 4점 – 단순보조 (Minimal Assistance)

☞ 화장실로 이동하기의 75% 이상의 과정을 수행한다.

- 3점 – 중간보조 (Moderate Assistance)

☞ 화장실로 이동하기의 50~74%의 과정을 수행한다.

- 2점 – 최대보조 (Maximal Assistance)

☞ 화장실로 이동하기의 25~49%의 과정을 수행한다.

- 1점 – 완전보조 (Total Assistance)

☞ 25% 이하의 화장실로 이동하기 과정을 수행한다.

욕조, 샤워실로 이동(TRANSFER : TUB OR SHOWER)

욕조나 샤워실에 들어가기와 나오기를 할 수 있다.

NO HELPER

- 7점 – 완전독립 (Complete Independent)

☞ 걷는 경우 욕조와 샤워실에 혼자서 안전하게 수행할 수 있다. 휠체어를 이용하는 경우, 욕조와 샤워실에 접근하여 잠금장치를 작동시키고, 발판을 올리고 필요에 따라서 팔걸이를 제거할 수 있다. 선자세에서 축(pivot)으로 돌거나 미끄럼 이동(sliding transfer)을 안전하게 수행할 수 있다.

- 6점 – 부분독립 (Modified Independent)

☞ 보조기나 의지를 포함한 보조장치(sliding board, lift, grab bar, special seat, chair, brace, crutch)를 사용하여 수행할 수 있지만, 시간이 좀 더 걸리거나 안전성에 대한 고려가 필요하다.

HELPER

- 5점 – 지도감독 (Supervision or Set up)

☞ 조언이 필요한 경우로 옆에서 지켜보며 cue를 주거나 격려해 주어야 하며 미끄럼판(sliding board)을 대 주거나 발받침 사용 등에서 보조가 필요하다.

- 4점 – 단순보조 (Minimal Assistance)

☞ 욕조와 샤워실로 이동하기의 75% 이상의 과정을 수행한다.

- 3점 – 중간보조 (Moderate Assistance)

☞ 욕조와 샤워실로 이동하기의 50~74%의 과정을 수행한다.

• 2점 – 최대보조 (Maximal Assistance)

☞ 욕조와 샤워실로 이동하기의 25~49%의 과정을 수행한다.

• 1점 – 완전보조 (Total Assistance)

☞ 25% 이하의 욕조와 샤워실로 이동하기 과정을 수행한다.

걷기, 휠체어 추진하기(WALK, WHEELCHAIR)

걷기에는 선 자세 유지하기 또는 휠체어 이용하는 단계에 따라 앉은 자세, 보행 방법을 기록한다. 만약 두가지를 모두 사용하면 W와 C에 기록한다.

( ) W = 걷기, ( ) C = 휠체어

NO HELPER

• 7점 – 완전독립 (Complete Independent)

☞ 보조기 없이 적어도 45m 정도를 홀로 안전하게 걸을 수 있다.

• 6점 – 부분독립 (Modified Independent)

☞ 보조기나 의지, 특수신발, 지팡이(cane), 크럿치(crutch), 보행기(walkerrette) 등을 사용하여 최소 45m 정도를 걷지만 시간이 좀더 걸리거나 안전성에 대한 고려가 필요하다. 만약, 걸을 수 없다면 수동–전동휠체어를 사용하여 최소 45m를 독립적으로 갈 수 있다. 휠체어를 회전할 수 있고, 테이블 및 침대, 화장실을 가기 위해 휠체어를 조작할 수 있다. 적어도 3도의 경사로를 갈 수 있으며, 양탄자 위에서도 움직이고 문턱을 넘을 수 있다.

* 5점 – 예외 : 보조기를 사용하거나 사용하지 않고 짧은 거리(최소 15m)를 걸어서 갈 수 있으나 시간이 좀더 걸리거나 안전성에 대한 고려가 필요하다. 또한 전동–수동 휠체어를 사용하여 짧은 거리(최소 15m)를 독립적으로 갈 수 있다.

HELPER

- 5점 – 지도감독(Supervision or Set up)

☞ 조언이 필요한 경우로 옆에서 지켜보며 cue를 주거나 격려하여 최소 45m 정도를 서서 갈 수 있다.

- 4점 – 단순보조(Minimal Assistance)

☞ 45m 거리의 75%나 그 이상의 거리를 이동할 수가 있다.

- 3점 – 중간보조(Moderate Assistance)

☞ 45m거리의 50~74% 정도의 거리를 이동할 수 있다.

- 2점 – 최대보조(Maximal Assistance)

☞ 17m거리의 25~49% 정도의 거리를 이동할 수 있다.

- 1점 – 완전보조(Total Assistance)

☞ 17m 거리의 이동을 25% 미만을 수행하거나 2명의 보조자가 필요하다. 또는 최소 15m 이동할 수 없다.

계단 오르고, 내리기(STAIRS)

한 층계는 12~14개 정도의 계단이다.

NO HELPER

- 7점 – 완전독립(Complete Independent)

☞ 어떤 종류의 손잡이나 지지대 없이 안전하게 적어도 한 층의 계단을 오르고 내릴 수 있다.

- 6점 – 부분독립(Modified Independent)

☞ 적어도 한 줄의 계단을 지지대나 손잡이, 지팡이를 사용해서 오르고 내릴 수 있지

만, 시간이 좀 더 걸리거나 안전성에 대한 고려가 필요하다.

HELPER

- 5점 – 지도감독(Supervision or Set up)

☞ 보조자가 옆에서 지켜보며 cue를 주거나 격려해주면 한 층의 계단을 오르고 내릴 수 있다.

- 4점 – 단순보조(Minimal Assistance)

☞ 한 층의 계단을 오르고 내리기를 75% 이상 수행할 수 있다.

- 3점 – 중간보조(Moderate Assistance)

☞ 한 층의 계단을 오르고 내리기를 50~74% 이상 수행할 수 있다.

- 2점 – 최대보조(Maximal Assistance)

☞ 4~6개의 계단을 오르고 내리기를 25~49% 이상 수행할 수 있다.

- 1점 – 완전보조(Total Assistance)

☞ 25% 미만을 수행하거나, 2명 이상의 보조자를 필요로 하고, 4~6개의 계단도 못 오르거나 다른 사람에 의해 들어 옮겨져야 한다.

이해력(COMPREHENSION)

청각 또는 시각적인 의사소통을 이해하는 것이다(쓰기, 상징적 언어, 몸짓). 이해하고 지각하는 주요 방법을 기록하고 평가한다. 만약에 두가지를 모두 사용하면 A와 V 모두에 기록한다. ( ) A = 청각, ( ) V = 시각.

NO HELPER

- 7점 – 완전독립(Complete Independent)

☞ 복잡하고 추상적인 지시나 대화를 이해하고 비언어적인 말하기나 쓰기를 이해한다.

• 6점 – 부분독립(Modified Independent)

☞ 약간의 어려움을 가질 뿐, 대부분에서 복잡하고 추상적인 지시나 대화를 이해한다. 도움은 필요치 않다. 시각, 청각 보조기나 다른 보조기구가 필요하고, 정보를 이해하는 데 특별한 시간이 필요하다.

HELPER

• 5점 – 지도감독(Supervision or Set up)

☞ 일상적인 지시나 대화를 한번에 90% 이상 이해할 수 있다. 10% 정도에서 이야기를 천천히 하고, 반복하기, 시각적이나 몸짓이 필요하다.

• 4점 – 단순보조(Minimal Assistance)

☞ 일상적인 지시나 대화를 한번에 75~90% 까지 이해할 수 있다.

• 3점 – 중간보조(Moderate Assistance)

☞ 일상적인 지시나 대화를 한번에 50~74% 까지 이해할 수 있다.

• 2점 – 최대보조(Maximal Assistance)

☞ 일상적인 지시나 대화를 한번에 25~49% 까지 이해할 수 있다. 단지 간단한 질문이나 상황에서만 이해가 가능하다. 절반정도의 도움이 필요하다.

• 1점 – 완전보조(Total Assistance)

☞ 일상적인 지시나 대화를 한번에 25% 이하를 이해 할 수 있다. 간단한 질문이나 상황에서도 이해가 불가능하고, 적절한 반응을 할 수가 없으며, 반복적인 도움이 요구된다.

표현력(EXPRESSION)

언어나 비언어성 감정 표현하기. 여기에서는 언어를 사용하거나 의사소통을 위한 보조기구 사용이 가능하다. 먼저 감정표현하는 방법을 기록한다. 만약 두 가지 모두 사용하

면 V 와 N에 기록한다. ( ) V = VOCAL, ( ) N = NONVOCAL

◪ NO HELPER

- 7점 – 완전독립(Complete Independent)

☞ 복잡하고 추상적인 내용을 명확하고 유창하게 할 수 있다.

- 6점 – 부분독립(Modified Independent)

☞ 대부분의 상황에서 복잡하고 추상적인 내용을 표현할 수 있지만, 특별히 힘든 경우가 있다. 다른 사람의 도움은 필요하지 않다. 부가적인 의사소통 보조기구가 요구된다.

◪ HELPER

- 5점 – 지도감독(Supervision or Set up)

☞ 일상적인 내용이나 욕구를 90% 이상 한번에 표현할 수 있고, 10% 정도가 반복적인 언어적 도움을 주어야 한다.

- 4점 – 단순보조(Minimal Assistance)

☞ 일상적인 요구나 내용을 한번에 75~90% 까지 감정표현을 할 수 있다.

- 3점 – 중간보조(Moderate Assistance)

☞ 일상적인 요구나 대화를 한번에 50~74% 까지 감정표현을 할 수 있다.

- 2점 – 최대보조(Maximal Assistance)

☞ 일상적인 요구나 내용을 한번에 25~49% 까지 감정표현을 할 수 있다. 간단한 단어를 이용하거나 신체적인 언어를 사용하게 되므로 절반이상의 도움이 필요하다.

- 1점 – 완전보조(Total Assistance)

☞ 일상적인 요구나 대화를 한번에 25% 이하를 표현할 수 있거나 기본적인 내용을 적당하게 표현하지 못하고, 도움을 주어도 적절하게 표현하지 못한다.

사회적 상호작용(SOCIAL INTERACTION)

사회적 상황과 치료 환경에서 다른 사람과 함께 하는 기술이다. 그것은 다른 사람의 요구와 자신의 요구를 함께하는 것을 의미한다.

NO HELPER

- 7점 – 완전독립(Complete Independent)

☞ 치료진이나 다른 환자, 가족들과 적절하게 관계를 유지한다.

- 6점 – 부분독립(Modified Independent)

☞ 약간의 어려움이 있을 뿐 대부분의 상황에서 치료진이나 다른 환자, 가족들과 적절한 관계를 유지한다. 다른 사람의 도움을 필요로 하지는 않는다. 대인관계 상황을 조절하는 데 시간이 걸리거나 약물로서 조절하게 된다.

HELPER

- 5점 – 지도감독(Supervision or Set up)

☞ 스트레스가 많거나 익숙지 않은 상황에서는 cue나 격려가 필요하다. 그러나 그 정도가 10%를 넘지 않는다.

- 4점 – 단순보조(Minimal Assistance)

☞ 사회생활에서 약 75~90%의 경우 적절한 인간관계가 가능하다.

- 3점 – 중간보조(Moderate Assistance)

☞ 사회생활에서 약 50~74%의 경우 적절한 인간관계가 가능하다.

- 2점 – 최대보조(Maximal Assistance)

☞ 사회생활에서 약 25~49%의 경우 적절한 인간관계가 가능하다.

- 1점 – 완전보조 (Total Assistance)

☞ 사회생활에서 인간관계가 약 25% 이하 가능하거나 전혀 불가능하기도 하다. 구속이나 억제가 필요하다.

문제해결(PROBLEM SOLVING)

일상생활에서 문제해결능력이다. 이것은 안정성과 적절히 결정하는 시간, 문제를 해결하는 능력이다.

NO HELPER

- 7점 – 완전독립 (Complete Independent)

☞ 문제를 적절히 파악하고 있으며, 적절하게 결정할 수 있고, 복잡한 일을 완전히 수행할 때까지 적절하게 단계적으로 문제들을 풀어가는 것을 말한다. 만약에 실수를 했다면 스스로 고칠 수 있다.

- 6점 – 부분독립 (Modified Independent)

☞ 문제를 인식하고 적절한 결정을 하고 대부분의 상황에서 단계적으로 적절히 해결하지만, 특수한 상황에서는 약간의 어려움을 겪는다. 그러나 복잡한 문제를 해결하는데 시간이 좀 더 걸린다.

HELPER

- 5점 – 지도감독 (Supervision or Set up)

☞ 스트레스가 많거나 익숙치 않은 상황에선 cue나 격려가 필요하나 그 정도가 10%를 넘지는 않는다.

- 4점 – 단순보조 (Minimal Assistance)

☞ 문제해결을 한번에 75~90% 정도 수행할 수 있다.

• 3점 – 중간보조 (Moderate Assistance)

☞ 문제해결을 한번에 50~74% 정도 수행할 수 있다.

• 2점 – 최대보조 (Maximal Assistance)

☞ 문제해결을 한번에 25~49% 정도 수행할 수 있다. 일상적인 간단한 일을 시작하거나 계획하거나 수행하는데 절반 정도 도움을 주어야 한다. 안전을 위해 제재가 필요할 때도 있다.

• 1점 – 완전보조 (Total Assistance)

☞ 문제를 해결할 때 25% 이하를 수행할 수 있으며, 거의 모든 일에서 도움이 필요하다. 일상적인 간단한 일을 해결하는데 1 : 1의 도움이 필요하다. 안전을 위해서 제재가 필요할 때도 있다.

기억력(MEMORY)

지역사회에서 제도화되어 있는 일상생활활동을 수행하는 동안 인식하고 기억하는 것과 관계된 기술들이 포함된다. 자주 만나는 사람을 기억하고, 일상적인 생활을 기억하며, 만약 기억에 장애가 있는 경우 일의 수행은 물론이고 배우는 것도 손상된다. 특히, 시각적 및 언어적 정보를 다시 되살리는 능력이다. 기억손상으로 수행하는 능력을 배우는 것에 문제를 보인다.

NO HELPER

• 7점 – 완전독립 (Complete Independent)

☞ 자주 만나는 사람을 기억하고, 일상적인 일을 기억할 수 있다. 반복적인 설명이 필요 없이 가능하다. 다른 사람의 요구에 실행한다.

• 6점 – 부분독립 (Modified Independent)

☞ 자주 만나는 사람을 알아보고, 일상적인 일들을 기억하지만 특수한 상황에서 어려움이 있다. 다른 사람의 요구에 대응하는 데 약간의 어려움이 있다. 환경적인 cue

나 도움, 보조 장치를 이용해 스스로 기억할 수 있다.

HELPER

- 5점 – 지도감독 (Supervision or Set up)

☞ 스트레스를 받거나 익숙하지 않은 상황에서는 cue나 격려가 필요하다. 그러나 그 정도가 10%를 넘지 않는다.

- 4점 – 단순보조 (Minimal Assistance)

☞ 75~90% 정도를 기억하거나 인식한다.

- 3점 – 중간보조 (Moderate Assistance)

☞ 50~74% 정도를 기억하거나 인식한다.

- 2점 – 최대보조 (Maximal Assistance)

☞ 25~49% 정도를 기억하거나 인식한다. 절반 정도의 도움이 필요하다.

- 1점 – 완전보조 (Total Assistance)

☞ 25% 이하에서 기억하고 인식하지 못하고 있다.

부록 3

Wee FIM

(Functional Independence Measure)

1. 정 의(Definition)

아동을 위한 일상생활활동 평가도구로서 다음과 같은 특징을 갖는다.

Wee FIM은 6개월~8세까지 건강, 발달, 교육을 평가하고, 추적하기 위해 개발되었다. 발달장애아에게는 6개월부터 12세까지 사용이 가능하고, 정신연령이 7세 이하인 모든 나이의 발달장애인에게 적용할 수 있다.

평가 항목은 18개 항목으로 구성되어 있으며, 6개의 하부항목자기관리(Self-Care), 괄약근조절(Sphincter Control), 이동(Transfer, Locomotion), 의사소통(Communication), 사회적 인지(Social Cognition)로 구성되어 있다.

Wee FIM 점수는 완전독립 7점에서 완전의존 1점으로 줄 수 있다.

7점 – 최대 독립적

6점 – 독립적인 수행의 점수, 보조기구, 시간이 많이 소요되는 경우, 안전을 고려해주어야 하는 경우

5~1점 – 다른 사람으로부터 도움을 받아야 하는 도움의 정도

1점– 모두 도와주어야 하는 경우

0점이나 해당사항 없음은 줄 수 없다.

최하의 점수는 18점(total dependence in all skills)

최고의 점수는 126점(complete independence in all skills)

Wee FIM은 평가자가 직접 관찰할 수 있고, interview, 관찰과 interview를 함께 할 수도 있다.

Wee FIM의 타당도와 검사자간의 신뢰도는 1991~1994년 여러 연구에 의해 입증되었다.

이들의 연구에 따르면 6개월에서 8세까지의 정상아 417명을 대상으로 Wee FIM의 점수는 6개월부터 66개월까지 꾸준히 증가하는 추세를 보였다. 그들의 연구결과로 나이의 증가에 따라 다음과 같은 독립적 수행정도를 알 수 있다.

2. 영역별 발달

1) **자기관리**(Self-Care) : 48개월까지 이루어진다.

	Mean Score	Level of Function
24개월	15	Moderate assistance
36개월	24	Some assistance
48개월	29	Need for supervision

2) **괄약근 조절**(Sphincter Control) : 48개월까지 이루어진다.

	Mean Score	Level of Function
24개월	3	Complete dependence
30개월	6	Moderate assistance
36개월	9	Minimal assistance
48개월	12	Modified independence

3) 이동과 보행은 24개월에 독립적인 보행이 가능 하지만 계단, 욕조, 변기에서 보조가 필요하고, 36개월에는 모든 항목에서 독립적이나 변기사용에 안전이 고려되어야 한다.

4) 의사소통(Communication)과 사회적 인지(Social Cognition)는 18개월에서 48개월까지 발달된다.

	Mean Score	Level of Function
30개월	16	2 step-commend, interactive play-supervision
36개월	20	일상적 대화의 75~90% 이해 interactive play-supervision
48개월	25	3 step-commend, 일상적 대화의 90% 이상 이해, interactive play-minimal supervision

3. Wee FIM 단계

1) **6~8개월** : Level 1에서 시작한다.
2) **48개월 이상** : Level 7에서 시작한다.
3) **18~48개월** :

Item	Beginning Level
Eating	Level 7
Grooming	Level 3, 4, 5
Bathing	Level 3, 4, 5
Dressing Upper & Lower	Level 3, 4, 5
Toileting	Level 1이나 2부터 시작하고, Level 5를 건너뛰고 Level 7로 갈 수 있다.
Bladder & Bowel Management	Level 7
Transfer to Chair / Toilet	Level 7
Transfer to Tub	Level 1
Locomotion	Level 7
Stairs	Level 5는 아동이 계단을 올라갈 때 부모가 실질적인 도움을 주지 않더라도 조언을 하는 경우 적용하며, Level 6은 아동 스스로 손잡이를 사용하는 경우에 사용한다.
Comprehension	1단계나 2단계, 또는 3단계 지시사항을 이해하는 능력에 따라 적용한다. 보통 부모가 서로 연관이 있던지 연관이 없던지 2단계 지시사항을 주로 사용한다면 Level 3 또는 Level 4를 적용할 수 있다.
Expression	Level 3, 4, 5
Social Interaction	Level 3
Problem-Solving	Level 2(generic, telephone, groceries)
Memory	Level 2 또는 3

아동은 매우 다양한 변화를 보일 수 있으며, 기대하지 않은 일부 영역에서는 Level 6 또는 Level 7을 수행할 수도 있음을 기억해야 한다.

독립(INDEPENDENT) 과제수행시 보조자가 필요하지 않다. (NO HELPER)	
7 (Complete Independence)	과제의 모든 과정을 보조기나 보조도구 없이 적정시간 내에 안전하게 수행할 수 있다.
6 (Modified Independence)	보조도구가 필요하거나, 적정시간보다 오래 걸리거나, 위험요소에 대한 안정성을 고려해야 한다.
의존(DEPENDENT) 과제수행 시 보조자의 지도감독이나 직접적 보조 등이 필요하다. 그렇지 않으면 과제를 수행할 수 없다. (REQUIRES HELPER)	
부분의존(MODIFIED DEPENDENCE) 과제의 50% 이상을 수행할 수 있다. 각 Level에 따른 도움의 정도는 다음과 같다.	
5 (Supervision or Setup)	신체적인 접촉없이 옆에서 지켜보거나, 조언을 하거나, 격려를 해 주어야 한다. 또는 보조자가 미리 준비를 해 주거나 보조기나 보조도구를 착용해 주는 것이 필요하다.
4 (Minimal Contact Assistance)	Touch 정도의 신체적 도움이 필요하며, 과제의 75% 이상을 수행할 수 있다.
3 (Moderate Assistance)	Touch 이상의 신체적 도움이 필요하며, 과제의 50~75% 정도를 수행할 수 있다.
완전의존(DEPENDENT) 과제의 50% 미만을 수행하며 최대의 보조 또는 완전보조가 필요하다.	
2 (Maximal Assistance)	과제의 25~50% 정도 수행할 수 있다.
1 (Total Assistance)	과제의 25% 미만을 수행할 수 있다.

Wee FIM
(Functional Independence Measure)

등록번호 :

이름 :

성별 / 나이 :

진단명 :

검사일 : 년 월 일

검사자 :

LEVELS		
L E V E L S	7 Complete Independence(Timely, Safely) 6 Modified Independence (Device)	NO HELPER
	Modified Dependence 5 Supervision 4 Minimal Assist(Subject = 75+) 3 Moderate Assist (Subject = 50%+) Complete Dependence 2 Maximal Assist(Subject = 25%+) 1 Total Assist(Subject = 0%+)HELPER	HELPER

Self Care	
먹기(Eating)	
몸치장(Grooming)	
목욕하기(Bathing)	
상의 입고 벗기(Dressing-Upper Body)	
하의 입고 벗기(Dressing-Lower Body)	
용변보기(Toileting)	
Sphincter Control	
소변관리(Bladder Management)	
배변관리(Bowel Management)	
Mobility	
이동(Transfer) :	
의자, 휠체어(Chair, Wheelchair)	
화장실(Toilet)	
욕조, 샤워실(Tub, Shower)	
Locomotion	
걷기, 휠체어, 기기(Walk/wheelChair/crawL)	W( ) C( ) L( )
계단(Stairs)	
의사소통(Communication)	
이해력(Comprehension)	A( ) V( )
표현력(Expression)	A( ) V( )
Social Cognition	
사회적 상호작용(Social Interaction)	
문제해결(Problem Solving)	
기억력(Memory)	
Total Wee FIM	

주의 : 빈칸으로 비워두지 마시오(위험요소로 검사를 못할 경우 1로 기입)

먹기(Eating)

적절한 도구를 사용하여 음식을 입까지 가져가고, 빨고(sucking), 깨물고(biting), 씹고(chewing), 삼키는(swallowing) 과정을 포함한다.

No Helper(Independent)

7. 완전독립 (Complete Independence)

식탁 또는 밥상에서 접시의 음식을 떠서 먹기, 컵으로 마시기 등을 보통의 식사방식으로 수행할 수 있다. 아동은 숟가락과 포크를 사용하여 입까지 가져가고, 씹은 후에 삼킨다(숟가락, 포크, 컵의 독립적인 사용이 가능함).

6. 부분독립 (Modified Independence)

아동이 음식을 먹을 때 빨대(straw), spork, rocker knife와 같은 보조장구를 사용하거나, 먹는데 시간이 오래 걸리거나, 먹기 쉽게 만든 음식 또는 비벼놓은 음식 등(modified consistency or blenderized)을 먹어야 하는 경우, 또는 안전에 관한 특별한 주의(safty consideration)가 필요한 경우이다. 만약 아동이 비경구적 투여(parenteral) 또는 위절개 후 음식투여(gastrostomy feeding)와 같이 다른 방법으로 영양섭취를 한다면 그가 스스로 음식물 섭취를 관리한다.

Helper(Dependent)

5. 지도감독 (Supervision or Setup)

감독(standby, cuing, coaxing)이 필요하거나 준비(보조기 착용)해 주는 것이 필요하다.

4. 약간보조 (Minimal Contact Assistance)

아동은 식사하는데 75% 이상의 과정을 수행할 수 있다.

3. 중간보조 (Moderate Assistance)
   아동은 식사하는데 50~74%의 과정을 수행할 수 있다.

2. 최대보조 (Maximal Assistance)
   아동은 딱딱한 음식 먹기, 손으로 먹기, 젖병 들고 먹기 등으로 식사하는 과정에서 절반(25~49%) 이하를 수행할 수 있다.

1. 완전보조 (Total Assistance)
   아동은 적절한 시간 내에 젖병으로 먹기, 젖먹기 등으로 식사하는 과정에서 거의 수행하지 못한다(25% 이하). 또는 아동이 먹거나 마시지 못해서 다른 방법으로 영양섭취를 하는 경우, 스스로 식사를 관리하지 못한다.

몸치장(Grooming)

구강위생, 머리손질, 세수하기를 포함한다.

No Helper(Independent)

7. 완전독립 (Complete Independence)
   치아를 닦고, 머리를 감고 헹구고 나서 빗을 수 있다. 그리고 세수, 세안을 수행할 수 있다.

6. 부분독립 (Modified Independence)
   보조기 및 의지 등 특별한 장치가 필요하거나 안전에 대한 고려가 필요하거나 수행시간이 길다.

Helper(Dependent)

5. 지도감독 (Supervision or Setup)
   감독(standby, cuing, coaxing)이 필요하거나 또는 준비(보조기 착용, 보조도구 사용, 칫솔에 치약을 짜주는 등의 초기준비)해 주는 것이 필요하다.

4. 약간보조 (Minimal Contact Assistance)
   아동은 꾸미기 작업에 75% 이상의 과정을 수행할 수 있다.

3. 중간보조 (Moderate Assistance)
   아동은 꾸미기 작업에 50~74%의 과정을 수행할 수 있다.

2. 최대보조 (Maximal Assistance)
   아동은 꾸미기 작업에 절반이하(25~49%)를 수행할 수 있다.

1. 완전보조 (Total Assistance)
   아동은 꾸미기 작업을 거의 수행할 수 없다(25% 이하).

목욕하기(Bathing)

등을 제외하고 목 아래로 씻을 수 있다. 욕조, 샤워기 또는 침대욕조에서 스펀지 등을 사용하여 목욕할 수 있다.

No Helper(Independent)

7. 완전독립 (Complete Independence)
   목욕을 독립적으로 수행한 후 말리기까지 전과정을 수행할 수 있다.

6. 부분독립 (Modified Independence)
   보조기 및 의지 등 특별한 장치가 필요하거나 수행하는데 시간이 좀 더 오래 걸리거나, 또한 안전에 대한 고려가 필요하다.

Helper(Dependent)

5. 지도감독 (Supervision or Setup)
감독(standby, cuing, coaxing)이 필요하거나 준비(특별한 목욕도구를 설치해주고, 목욕물과 목욕도구를 미리 준비해 놓는 등의 초기준비)해 주는 것이 필요하다.

4. 약간보조 (Minim Contact Assistance)
아동은 목욕하기의 작업에 75% 이상의 과정을 수행할 수 있다.

3. 중간보조 (Moderate Assistance)
아동은 목욕할 때 협력할 수 있고 절반이상(50~74%)의 과정을 수행할 수 있다.

2. 최대보조 (Maximal Assistance)
아동은 목욕하기의 절반이하(25~49%)를 수행할 수 있다.

1. 완전보조 (Total Assistance)
아동은 목욕하기를 거의 수행할 수 없다(25% 이하).

상의 옷입기(Dressing – Upper Body)

의지 및 보조기를 착용하고 벗는 것뿐만 아니라 허리 위의 옷입기와 옷벗기를 포함한다.

No Helper(Independent)

7. 완전독립 (Complete Independence)
서랍이나 벽장 같은 흔히 놓아두는 장소로부터 옷을 꺼내는 것을 포함하여 옷을 입고 벗을 수 있다. 앞이 열린 외투 등을 다루는 일, 지퍼, 단추, 똑딱단추를 다루는 일, 의지 및 보조기를 착용하고 벗는 일 등이 모두 포함된다.

6. 부분독립 (Modified Independence)

velcro가 달린 옷이나, 보조도구(button hook or zipper pull), 옷 입기 위해서 의지나 보조기 등을 필요로 하는 경우, 또는 적절한 시간보다 더 오래 걸리거나 안전에 대한 고려가 필요한 경우이다.

Helper(Dependent)

5. 지도감독 (Supervision or Setup)

감독(standby, cuing, coaxing)이 필요하거나 준비(옷입기와 관련된 보조기를 착용시키거나 옷과 옷을 입기 위한 장비들을 준비)해 주는 것이 필요하다.

4. 약간보조 (Minimal Contact Assistance)

아동은 옷입기 작업에 75% 이상의 과정을 수행할 수 있다. 셔츠를 입을 수 있다.

3. 중간보조 (Moderate Assistance)

아동은 옷을 입거나 벗는 작업에 참여할 수 있고, 절반이상(50~74%)의 과정을 수행할 수 있다.

2. 최대보조 (Maximal Assistance)

아동은 옷입기의 절반이하(25~49%)를 수행할 수 있다.

1. 완전보조 (Total Assistance)

아동은 옷입기를 거의 수행할 수 없다(25% 이하).

※ 주의 : 7 = 스스로 의지 및 보조기를 착용하지만 완전한 옷입기를 위하여 보조도구를 필요로 하지 않는다.

6 = 스스로 의지 및 보조기를 착용하고 완전한 옷입기를 위하여 보조도구를 필요로 한다.

하의 옷입기(Dressing – Lower Body)

의지 및 보조기를 착용하고 제거하는 것 뿐만 아니라 허리 아래의 옷 입기와 옷 벗기를 포함한다.

No Helper(Independent)

7. 완전독립 (Complete Independence)
   서랍이나 벽장 같은 흔히 놓아두는 장소로부터 옷을 꺼내는 것을 포함하여 옷을 입고 벗을 수 있다. 속옷, 바지, 스커트, 양말, 신발 등을 다룰 수 있고 지퍼, 단추, snap을 다루는 일, 의지 및 보조기를 착용하고 벗는 일 등이 모두 포함된다.

6. 부분독립 (Modified Independence)
   velcro와 같은 특별한 옷이나, 보조도구(button hook or zipper pull), 옷 입기 위해서 의지나 보조기 등을 필요로 하는 경우, 또는 수행하는데 시간이 많이 걸리거나 안전에 대한 고려가 필요한 경우이다.

Helper(Dependent)

5. 지도감독 (Supervision or Setup)
   감독(standby, cuing, coaxing)이 필요하거나 준비(옷입기와 관련된 보조기를 착용시키거나 옷과 옷을 입기 위한 장비들을 준비)해 주는 것이 필요하다. 바지, 양말, 신발을 착용할 수 있다.

4. 약간보조 (Minimal Contact Assistance)
   아동은 옷입기 작업에 75% 이상의 과정을 수행할 수 있다. 바지, 양말, 신발을 벗을 수 있다.

3. 중간보조 (Moderate Assistance)

아동은 옷을 입거나 벗는 작업에 참여할 수 있고, 절반이상(50~74%)의 과정을 수행할 수 있다.

2. 최대보조 (Maximal Assistance)

아동은 옷입기의 절반이하(25~49%)를 수행할 수 있다.

1. 완전보조 (Total Assistance)

아동은 옷입기를 거의 수행할 수 없다(25% 이하).

용변보기(Toileting)

화장실이나 변기를 사용하기 전후로 회음부 위생을 유지하고, 옷 벗고 입는 것을 포함한다(물내리는 것도 포함).

No Helper(Independent)

7. 완전독립 (Complete Independence)

소변이나 대변을 본 후, 스스로 청결하게 처리할 수 있다.

6. 부분독립 (Modified Independence)

보조기 및 의지 등 특수한 장비가 필요하거나, 수행하는데 시간이 좀 더 걸리거나, 안전에 대한 고려가 필요하다.

Helper(Dependent)

5. 지도감독 (Supervision or Setup)

감독(standby, cuing, coaxing)이 필요하거나, 준비(적절한 보조장치의 착용)해 주는 것이 필요하다.

4. 약간보조 (Minimal Contact Assistance)
   아동은 화장실 사용하기 대부분(75% 이상)의 과정을 수행할 수 있다.

3. 중간보조 (Moderate Assistance)
   아동은 화장실 사용하기 절반이상(50~74%)의 과정을 수행할 수 있다.

2. 최대보조 (Maximal Assistance)
   아동은 화장실 사용하기 절반이하(25~49%)를 수행할 수 있다.

1. 완전보조 (Total Assistance)
   아동은 화장실 사용하기를 거의 수행할 수 없고(25% 이하), 배변활동 자체를 알지 못한다.

배뇨관리(Bladder Management)

소변을 의도적으로 통제하고 소변조절을 위해 필요한 도구 및 장치를 사용하는 것을 포함한다.

No Helper(Independent)

7. 완전독립 (Complete Independence)
   소변 조절을 완벽히 하며 요실금이 없다.

6. 부분독립 (Modified Independence)
   소변기, 요강, 실내변기, 도뇨관(catheter), 기저귀, 집뇨관, 혹은 urinary diversion을 필요로 하거나 조절을 위해 약을 먹는 경우이며 만약 도뇨관이 사용된다면 아동은 이를 타인의 도움없이 삽입, 세척, 소독하고, 세척을 위한 기구의 준비를 할 수 있어야 한다. 만약 집뇨관이 사용된다면, 역시 타인의 도움없이 bag이 달린 외부 도뇨관이나 ideal appliance를 조립하고 장치할 수 있어야 하며, 이를 비우고, 분리하고, 착용하고, 세척할 수 있어야 한다. 또한 실수가 없어야 한다.

Helper(Dependent)

5. 지도감독 (Supervision or Setup)

감독(standby, cuing, coaxing)이 필요하거나, 만족할만한 배뇨 양상(voiding pattern)을 유지하기 위한 외부 도뇨관을 보호자가 장치를 해주거나 비워주는 등의 도움을 줄 때이며, 미처 요강이나 변기로 옮겨갈 시간적 여유가 없어 급박뇨의 실수를 하는 것을 말하나, 이는 한달에 한번 이하로 드물게 있는 경우를 말한다. 야뇨증의 경우에는 기록을 해야 한다.

4. 약간보조 (Minimal Contact Assistance)

외부 도뇨관을 관리할 때 최소한의 도움을 필요로 하며, 방광 조절의 75% 이상을 수행하거나 때때로 급박뇨로 인한 실수를 저지르는 경우이나, 1주에 한번 이하로 자주 일어나지 않는 경우이다.

3. 중간보조 (Moderate Assistance)

외부 도뇨관을 관리할 때 중등도의 도움을 필요로 하며, 방광 조절의 절반 이상(50~74%)의 과정을 수행할 수 있으며, 급박뇨로 인한 실수를 하루에 한번 이하로 저지르는 경우를 말한다.

2. 최대보조 (Maximal Assistance)

도움을 받고 있음에도 불구하고 매일 아동의 옷이 자주, 혹은 거의 하루종일 젖어있어서 도뇨관이나 ostomy device를 하고 있건 없건 기저귀 착용을 필요로 하는 경우이다. 아동은 방광 조절의 절반이하(25~49%)를 수행할 수 있다.

1. 완전보조 (Total Assistance)

도움을 받고 있음에도 불구하고 매일 아동의 옷이 자주, 혹은 거의 하루종일 젖어있어서 도뇨관이나 ostomy device를 하고 있건 없건 기저귀 착용을 필요로 하는 경우이다. 아동은 방광조절의 25% 이하를 수행한다.

※ 소변가리기의 기능적인 목표는 평상시에는 수축되어 있는 방광괄약근을 배뇨시에는 이완시켜 배설하게 하는데 있다. 이때 어떤 장치가 필요하거나 약물 또는 타인의 도움을 필요로 할 수 있는데, 이 항목을 다룰 때에는 두 가지의 변수를 고려해야 한다. 1) 소변가리기의 성공정도, 2) 필요한 도움의 양(정도). 대개 이 두 가지는 서로 상호보완적이다. 예를 들어 요실금이 심할수록 도움의 정도는 더 많아진다. 그러나 이 두 가지의 정도가 항상 같은 것은 아니며 반드시 더 낮은 정도를 기록해야 한다. 야뇨증은 보통 7세까지의 아이들에게 나타나는 일반적인 문제점이다. 이것은 속옷, 시트 등을 바꿔야 하는 일거리를 만들고 기저귀를 위한 비용도 들게 된다. 야간에 실수하는 것은 5점이 준다.

배변관리(Bowel Management)

대변을 의도적으로 통제할 수 있고, 대변조절을 위하여 필요한 도구 및 장치를 사용하는 것을 포함한다.

No Helper(Independent)

7. 완전독립 (Complete Independence)
   대변조절을 완벽히 하며, 변실금이 없는 상태이다.

6. 부분독립 (Modified Independence)
   요강을 필요로 하거나 손가락 자극, 연화제, 좌약, 하제, 관장을 일정한 간격으로 하거나 장조절을 위한 다른 약제 사용을 필요로 하는 경우이거나, 안전이 고려되어져야 하는 경우이다. 만약 환자가 결장루술(인공항문성형/colostomy)을 하고 있다면 이것을 환자 스스로 관리할 수 있어야 한다. 또한 실수가 없어야 한다.

Helper(Dependent)

5. 지도감독 (Supervision or Setup)
   감독(standby, cuing, coaxing)이 필요하거나 만족할 만한 배변의 양상을 유지하고

ostomy device를 관리하기 위해 장치의 준비를 해 주는 등의 도움이 필요한 경우이다. 때때로 실금이 있으나 한달에 한번 이하인 경우이다.

4. 약간보조 (Minimal Contact Assistance)

좌약, 관장, 외부 장치 들을 사용하여 만족할만한 배변 양상을 유지하는데 최소한의 도움을 필요로 하며, 배변 조절의 대부분(75% 이상)을 수행하고 실금이 있으나 1주에 한번 이하로 자주 일어나지 않는 경우이다.

3. 중간보조 (Moderate Assistance)

좌약, 관장, 외부 장치들을 사용하여 만족할만한 배변 양상을 유지하는데 중등도의 도움을 필요로 하며, 배변 조절의 50~75%를 수행하고 실금이 있으나 하루에 한번 이하로 자주 일어날 경우이다.

2. 최대보조 (Maximal Assistance)

도움을 받고 있음에도 불구하고 매일 실금이 있어 ostomy device가 있건 없건 기저귀 착용을 필요로 하는 경우이다. 환자는 배변 조절의 절반이하(25~49%)를 수행할 수 있다.

1. 완전보조 (Total Assistance)

도움을 받고 있음에도 불구하고 매일 실금이 있어 ostomy device를 하고 있건 없건 기저귀 착용을 필요로 하는 경우이다. 아동은 배변 조절의 25% 이하를 수행한다.

※ 주의 : 대변 가리기의 기능적인 목표는 평상시에는 수축되어 있는 항문괄약근을 배변시 이완시켜 배설하게 하는데 있다. 이때 어떤 장치가 필요하거나 약물 또는 타인의 도움을 필요로 할 수 있다. 그러므로 이 항목을 다룰 때에는 두 가지의 변수를 고려하여야 한다. 1) 대변 가리기의 성공정도, 2) 필요한 도움의 양(정도). 대개 이 두 가지는 서로 상호보완적이다. 예를 들어 실금이 심할수록 도움의 정도는 많아진다. 그러나 이 두 가지의 정도가 항상 같은 것은 아니며 반드시 더 낮은 정도를 기록해야 한다.

의자, 휠체어로 이동(Transfers – Chair, Wheelchair)

만약 걷는 것이 이동의 전형적인 형태라면 침대, 의자, 휠체어에서 일어서는 모든 형태의 이동하는 것을 포함한다(아동이 어떤 방법으로 의자 또는 휠체어에서 일어서고 앉는가를 알아본다).

No Helper(Independent)

7. 완전독립 (Complete Independence)
   걸을 수 있다면, 의자로 걸어가서 앉고 서는 것이 가능하며 침대에서 의자로 이동할 수 있다. 안전하게 수행하여야 한다.
   휠체어를 사용한다면, 침대나 의자로 다가가서 브레이크를 잠그고, 발판을 올리고, 필요하다면 팔걸이를 제거하고, 선 자세에서 축으로 돌거나(standing pivot) 미끄러져 이동하고, 다시 휠체어로 돌아올 수 있다. 모든 과정을 안전하게 수행할 수 있다.

6. 부분독립 (Modified Independence)
   미끄럼판(sliding board), 리프트(lift), 손잡이(grab bar), 혹은 특수한 방석이나 의자(special seat/ chair), 교정보정기(brace), 목발(crutch)과 같은 보조 기구가 필요하거나, 수행하는데 시간이 좀더 걸리거나 안정성을 고려해야 한다.

Helper(Dependent)

5. 지도감독 (Supervision or Setup)
   감독(standby, cuing, coaxing)이 필요하거나, 준비(미끄럼판을 대주거나 발판을 움직여 주는 것)를 해 주는 것이 필요하다.

4. 약간보조 (Minimal Contact Assistance)
   아동은 이동 동작의 대부분(75% 이상)을 수행할 수 있다.

3. 중간보조 (Moderate Assistance)

아동은 이동 동작의 절반이상(50~74%)을 수행할 수 있다.

2. 최대보조 (Maximal Assistance)

아동은 이동 동작의 절반이하(25~49%)를 수행할 수 있다.

1. 완전보조 (Total Assistance)

아동은 이동 동작을 거의 수행할 수 없다(25% 이하).

화장실로 이동(Transfers-Toilet)

화장실에서 변기로 옮겨 앉고 일어서는 과정을 포함한다.

No Helper(Independent)

7. 완전독립 (Complete Independence)

걸을 수 있다면, 변기로 걸어가서 앉고 다시 일어날 수 있으며, 이 과정을 안전하게 수행한다.

휠체어를 사용한다면, 변기로 다가가서 브레이크를 잠그고, 발판을 올리고, 필요하다면 팔걸이를 제거하고, 선 자세에서 축으로 돌거나(standing pivot) 미끄러져 이동하고, 다시 휠체어로 돌아올 수 있다. 모든 과정을 안전하게 수행할 수 있다.

6. 부분독립 (Modified Independence)

미끄럼판(sliding board), 리프트(lift), 손잡이(grab bar), 혹은 특수한 방석이나 의자(special seat/chair), 교정보정기(brace), 목발(crutch)과 같은 보조 기구가 필요하거나, 수행하는데 시간이 좀더 걸리거나 안정성을 고려해야 한다.

Helper

5. 지도감독(Supervision or Setup)
   감독(standby, cuing, coaxing)이 필요하거나, 준비(미끄럼판을 대주거나 발판을 움직여 주는 것)를 해 주는 것이 필요하다.

4. 약간보조(Minimal Contact Assistance)
   아동은 이동 동작의 대부분(75% 이상)을 수행할 수 있다.

3. 중간보조(Moderate Assistance)
   아동은 이동 동작의 절반이상(50~74%)을 수행할 수 있다.

2. 최대보조(Maximal Assistance)
   아동은 이동 동작의 절반이하(25~49%)를 수행할 수 있다.

1. 완전보조(Total Assistance)
   아동은 이동 동작을 거의 수행할 수 없다(25% 이하).

욕조, 샤워실로 이동(Transfers - Tub, Shower)

욕조나 샤워실에 들어가고 나오는 과정을 포함한다.

No Helper(Independent)

7. 완전독립(Complete Independence)
   걸을 수 있다면, 욕조와 샤워실에 혼자서 안전하게 걸어가서 들어가고 나올 수 있다. 휠체어를 사용한다면, 욕조나 샤워실로 다가가서 브레이크를 잠그고, 발판을 오리며, 필요하다면 팔걸이를 제거할 수 있다. 또한 선 자세에서 축으로 돌거나(standing pivot)나 미끄러져 이동하고, 다시 휠체어로 돌아올 수 있다. 모든 과정을 안전하게 수행할 수 있다.

6. 부분독립(Modified Independence)

미끄럼판(sliding board), 리프트(lift), 손잡이(grab bar), 혹은 특수한 방석이나 의자(special seat / chair), 교정보정기(brace), 목발(crutch)과 같은 보조 기구가 필요하거나, 수행하는데 시간이 좀더 걸리거나 안정성을 고려해야 한다.

Helper(Dependent)

5. 지도감독(Supervision or Setup)

감독(standby, cuing, coaxing)이 필요하거나, 준비(미끄럼판을 대주거나 발판을 움직여 주는 것)를 해 주는 것이 필요하다.

4. 약간보조(Minimal Contact Assistance)

아동은 이동 동작의 대부분(75% 이상)을 수행할 수 있다.

3. 중간보조(Moderate Assistance)

아동은 이동 동작의 절반이상(50~74%)을 수행할 수 있다.

2. 최대보조(Maximal Assistance)

아동은 이동 동작의 절반이하(25~49%)를 수행할 수 있다.

1. 완전보조(Total Assistance)

아동은 이동 동작을 거의 수행할 수 없다(25% 이하).

걷기(Locomotion – Walk / WheelChair / Crawl)

장소 옮기기는 선 자세를 유지하며 걷기나, 앉은 자세에서 휠체어 사용하기 또는 실내에서 네발기기 등을 포함한다. 만약 걷기와 휠체어를 모두 사용하면 W와 C를 모두 표시한다. 아동의 주된 이동방식을 기록하며, 만약 재활프로그램을 시작한다면 훈련방법을 기록한다.

W = 걷기
C = 휠체어를 사용할 경우 표시하며, 6점(Modified Independence)부터 줄 수 있다.
L = 네발기기를 사용하거나 스스로 이동하는 방식이 있다면 L로 표시하며, 5점(Household Ambulation)부터 줄 수 있다.

5 : 서로 다른 두 방을 이동할 수 있다(Household Ambulation).
4 : 방에서 밖으로 나올 수 있다(Minimal Assist).
3 : 방안에서 위치를 바꿀 수 있다(Moderate Assist).
1 : 나머지 경우(Total Assist)

No Helper(Independent)

7. 완전독립 (Complete Independence)

혼자서 적어도 50m(150 feet) 정도를 보조기 없이 혼자서 안전하게 걸을 수 있다.

6. 부분독립 (Modified Independence)

걸을 수 있다면, 적어도 50m 정도는 걷지만 보조기나 의지를 사용하고, 수행하는데 시간이 많이 필요하거나, 안정성을 고려해야 한다.

걸을 수 없다면, 수동이나 전동 휠체어를 사용하여 독립적으로 50m 정도를 갈 수 있다. 독립적으로 회전이 가능하고, 식탁이나, 침대, 화장실로 접근할 수 있으며, 적어도 3°정도의 경사로를 오를 수 있고, 양탄자나 문턱을 조정하여 통과할 수 있다.

5. 예외 (실내에서의 보행 / Household Ambulation)

보조기를 사용하거나 없이 최소 17m(50 feet) 정도의 짧은 거리를 걸어서 갈 수 있으나, 수행하는데 시간이 좀 더 걸리거나, 안정성을 고려해야 한다.

전동 휠체어나 수동 휠체어를 사용하여 짧은 거리(최소 17m)를 이동할 수 있다.

네발기기로 짧은 거리(최소 17m – 서로 다른 두 방을 이동할 수 있는 정도)를 갈 수 있다.

Helper(Dependent)

5. 지도감독 (Supervision or Setup)
   걸을 수 있다면, 최소 50m 걸어서 갈 수 있으나 감독(standby, cuing, coaxing)이 필요하다.
   휠체어를 사용한다면, 최소 50m를 이동할 수 있으나 감독(standby, cuing, coaxing)이 필요하다.

4. 약간보조 (Minimal Contact Assistance)
   아동은 최소 50m 거리이동의 75% 이상을 수행할 수 있다. 네발기기를 사용하는 경우에는 10m~15m를 이동할 수 있다(방에서 밖으로 나올 수 있는 정도).

3. 중간보조 (Moderate Assistance)
   아동은 최소 50m 거리이동의 50~74% 이상을 수행할 수 있다. 네발기기를 사용하는 경우에는 4.5m~5m를 이동할 수 있다(방안에서 위치를 바꿀 수 있을 정도).

2. 최대보조 (Maximal Assistance)
   아동은 최소 17m 거리이동의 25~49% 이상을 수행할 수 있다. 이동시 한명의 보조자가 필요하다.

1. 완전보조 (Total Assistance)
   아동은 스스로 거의 이동할 수 없고(이동의 25% 이하를 수행), 이동시 두명의 보조자가 필요하다. 또는 최소 17m 거리를 걷거나 휠체어를 사용하거나 네발기기로 이동할 수 없다.

계단 오르고 내리기(Stairs)

실내에서 12~14개의 계단을 오르고 내린다.

No Helper(Independent)

7. 완전독립 (Complete Independence)
12~14개의 계단을 손잡이나 도움없이 안전하게 한번에 오르내린다.

6. 부분독립 (Modified Independence)
12~14개의 계단을 손잡이나 지팡이, 휴대용 지지대(portable supports)를 사용해서 오르내릴 수 있으나, 수행하는데 시간이 좀더 걸리거나 안전성을 고려해야 한다.

5. 예외 (집안의 계단을 사용할 때 / Household Stair Use)
보조기를 사용하거나 사용하지 않고 독립적으로 계단을 4~6개를 오르고 내릴 수 있으나, 수행하는데 시간이 좀더 걸리거나 안정성을 고려해야 한다.

Helper(Dependent)

5. 지도감독 (Supervision or Setup)
계단을 오르내릴 때, 감독(standby, cuing, coaxing)이 필요하다.

4. 약간보조 (Minimal Contact Assistance)
아동은 12~14개의 계단 오르내리기의 75% 이상을 수행할 수 있다.

3. 중간보조 (Moderate Assistance)
아동은 12~14개의 계단 오르내리기의 50~49% 이상을 수행할 수 있다.

2. 최대보조 (Maximal Assistance)
아동은 4~6개의 계단 오르내리기의 25~49% 정도를 수행할 수 있다. 계단 오르내리기를 할 때 한명의 보조자가 필요하다.

1. 완전보조 (Total Assistance)
혼자서는 거의 계단을 오르내릴 수 없고(25% 이하), 계단 오르내리기를 하거나 계단에서 아동을 옮길 때 두명의 보조자가 필요하다.

이해력(Comprehension)

시각/청각적인 의사소통을 이해하는 것이다(예 : 쓰기, 상징언어, 몸짓, 그림 등). 아동이 주로 의사소통에 사용하는 방법을 평가하고 기록해야 한다. 만약에 두가지를 모두 사용하면 A와 V 모두 기록한다.

A = 청각(Auditory) V = 시각(Visual)

No Helper(Independent)

7. 완전독립 (Complete Independence)

언어, 몸짓 그림 등을 사용한 일상적인 상황의 대화를 이해하고, 서로 연관되지 않은 (unrelated) 3단계 지시사항을 이해한다(예. 장난감을 치우고, 손을 씻고, 코트를 입어라).

6. 부분독립 (Modified Independence)

언어, 몸짓, 그림 등을 사용한 일상적인 상황의 대화를 이해하고, 서로 연관되지 않은 (unrelated) 3단계 지시사항을 이해하는데 약간의 어려움을 느낀다. 청각, 시각적인 도움이나 다른 보조도구가 필요할 수 있고, 정보를 이해하는데 시간이 좀더 필요할 수 있다.

Helper(Dependent)

5. 지도감독 (Standby Prompting)

일상적인 상황에서의 대화를 90% 이상 이해하고, 서로 연관된(related) 3단계 지시사항을 이해한다(예. 코트를 입고, 신발을 신고, 모자를 써라).

4. 약간보조 (Minimal Prompting)

일상적인 상황에서의 대화를 75~90% 이해하고, 서로 연관되지 않은(unrelated) 2단계 지시사항을 이해한다(예. 장난감을 치우고, 손을 씻어라).

3. 중간보조 (Moderate Prompting)

일상적인 상황에서의 대화를 50~74% 이해하고, 서로 연관된(related) 2단계 지시사항을 이해한다(예. 신발을 벗고, 양말을 벗어라).

2. 최대보조 (Maximal Prompting)

일상적인 상황에서의 대화를 25~49% 이해한다. 한 단어나 주요 어구, 몸짓을 사용하는 1단계 지시(예, 이름을 불렀을 때, '예 또는 아니오'에 더한 대답)를 이해한다. 절반 이상의 보조가 필요하다.

1. 완전보조 (Total Assistance)

일상적인 상황에서의 대화를 25% 이하 이해하거나 전혀 이해하지 못한다. 또는 도움이 있어도 적절하고 지속적인 반응이 없다.

※ multi-step unrelated command의 정의 : 한가지 작업을 수행하는 것이 또 다른 작업을 수행하는데 영향을 주지 않는 언어지시

multi-step related command의 정의 : 한가지 작업을 수행하는 것이 또다른 작업을 수행하는데 영향을 주는 언어적 지시

표현력(Expression)

언어 또는 비언어적 방법을 사용하여 자신의 의견을 명확하게 표현하는 것이다. 이번 항목에서는 말을 사용하거나 글쓰기, 몸짓, 의사소통 보조도구를 사용하여 알아듣기 쉬운 말이나 명확한 표현을 사용하는 것을 포함한다. 아동이 주로 의사소통에 사용하는 방법을 평가하고 기록해야 한다. 만약에 두가지를 모두 사용하면 V와 N에 모두 기록한다.

V= 언어적 표현(Verbal) N= 비언어적 표현(Nonverbal)

No Helper(Independent)

7. 완전독립 (Complete Independence)
   기본적인 요구나 생각들을 언어적/비언어적으로 명확하고 유창하게 표현한다. 몸짓(상징언어)이나 그림을 이용한 표현도 포함된다.

6. 부분독립 (Modified Independence)
   기본적인 요구나 생각들을 일상적인 상황에서 표현하는데 약간의 어려움을 느낄 수 있다. 부과적인 의사소통 보조기구나 방법이 필요하다.

Helper(Dependent)

5. 지도감독 (Standby Prompting)
기본적인 요구나 생각들을 일상적인 상황에서 90% 이상 표현한다.

4. 약간보조 (Minimal Prompting)
   기본적인 요구나 생각들을 일상적인 상황에서 75~90% 정도 표현한다.

3. 중간보조 (Moderate Prompting)
   기본적인 요구나 생각들을 일상적인 상황에서 50~74% 정도를 표현하기 위하여 단어나 몸짓, 그림 등을 결합하여 사용한다.

2. 최대보조 (Maximal Prompting)
   "엄마", "아빠"를 말할 수 있고, 한 음절의 단어를 적절히 사용한다. 기본적인 요구나 생각들을 일상적인 상황에서 25~49% 정도 표현할 수 있다. 절반 이상의 보조가 필요하다.

1. 완전보조 (Total Assistance)
   기본적인 요구나 생각들을 거의 표현할 수 없거나 25% 이하 표현한다. 도움이 있음에도 불구하고 적절하고 지속적인 표현이 어렵다.

사회적 상호작용(Social Interaction)

놀이에서 다른 아동과 어울리거나 그 놀이에 참여하는 것을 말한다.

No Helper(Independent)

7. 완전독립 (Complete Independence)
어른의 조언없이 다른 아동과 협조하고 놀이에 완전 참여한다. 아동의 행동이 안전하고 적절하게 자신을 조절할 수 있다.

6. 부분독립 (Modified Independence)
어른의 조언없이 다른 아동과 협조하고 놀이에 완전 참여할 수 있으나, 안전성을 고려해야 한다.

Helper(Dependent)

5. 지도감독 (Simple Supervision)
자신의 순서를 기다릴 수 있고, 놀이의 규칙을 90% 이상 이해하고 수행한다. 놀이의 순서구성에 성인의 도움이 10% 정도 필요하다.

4. 약간보조 (Minimal Direction)
놀이 안에서 자신의 순서를 기다리는 것을 75~90% 정도 수행할 수 있다. 놀이의 순서구성에 성인의 도움이 25% 정도 필요하다.

3. 중간보조 (Moderate Direction)
놀이 안에서 자신의 순서를 기다리는 것을 50~74% 정도 수행할 수 있다. 놀이의 순서구성에 성인의 도움이 50% 정도 필요하다.

2. 최대보조 (Maximal Direction)

놀이 안에서 자신의 순서를 기다리는 것을 25~49% 정도 수행할 수 있고, 약간의 상호교환이 있다. 놀이 순서 구성에 성인 도움이 50% 이상 필요하다.

1. 완전보조 (Total Assistance)

다른 아동과 거의 놀지 못한다. 성인이 놀이의 전 과정을 구성해주어야 한다.

※ 주의 : 상호작용(interaction)은 아동과 아동(또래친구) 사이에서 일어나야 한다. 아동과 성인간에 나타나는 것은 상호작용(interaction)으로 볼 수 없다.

일반적 상황에서 문제해결(Problem Solving : General Criteria)

일상생활에서의 문제해결 기술을 평가한다. 일상적인 활동을 수행할 때, 발생되는 문제를 해결하기 위한 작업을 시작하고 구성하며 수정하는 능력을 살펴보는 것이다. 발생되는 문제점을 인식하고, 그러한 상황에 대처하는 아동의 행동 양식과 문제점을 해결하는 방법을 살펴보는 것이다.

아동이 신체적, 언어적 수행에 방해가 될 정도의 운동기능 손상이나 의사소통적인 문제점을 가지고 있다면, 다음과 같은 기준으로 평가할 수 있다.

No Helper(Independent)

7. 완전독립 (Complete Independence)

주위에서 일어나는 사건들을 파악하고, 문제에 대한 해결방법을 인식할 수 있다. 예를 들어 물을 엎질렀을 때, 그것을 깨끗이 닦거나 쏟아지는 것을 막을 수 있다. 아동은 문제를 해결할 때 적절한 순서에 의해 해결한다.

6. 부분독립 (Modified Independence)

아동은 주위에 일어나는 사건들을 파악할 수 있다. 문제가 발생했을 때 적절한 방법으로 대처하지만, 문제해결까지 시간이 좀더 걸리거나, 안정성을 고려해야 한다.

Helper(Dependent)

5. 지도감독 (Simple Supervision)
   아동은 일상적인 상황이나 다른 상황에서 발생한 문제에 대하여 90% 이상의 적절한 반응을 하고, 10% 정도의 도움이 필요하다.

4. 약간보조 (Minimal Direction)
   아동은 일상적인 상황이나 다른 상황에서 발생한 문제에 대하여 75~90% 정도 적절한 반응을 보이고, 25% 정도의 도움이 필요하다.

3. 중간보조 (Moderate Direction)
   아동은 일상적인 상황이나 다른 상황에서 발생한 문제에 대하여 50~74% 정도의 적절한 반응을 보이고, 50% 정도의 도움이 필요하다.

2. 최대보조 (Maximal Direction)
   아동은 일상적인 상황이나 다른 상황에서 발생한 문제에 대하여 25~49% 정도의 적절한 반응을 보이고, 75% 정도의 도움이 필요하다.

1. 완전보조 (Total Assistance)
   아동은 일상적인 상황이나 다른 상황에서 발생한 문제에 대하여 적절한 반응이 거의 없다.

※ 전화사용하기, 식료품 분류하기 등 문제해결에 대한 2가지 예를 제시하여, 아동이 높은 점수를 얻은 것을 기록한다.

전화사용에서 문제해결(Problem Solving : Using the Telephone)

No Helper(Independent)

7. 완전독립 (Complete Independence)
   아동은 친구들이나 주위 사람에게 전화를 걸기 위해 전화기를 적절하게 사용할 수 있다. 필요하다면 전화번호부에서 번호를 찾을 수 있다. 아동은 전화를 받을 수 있고, 도움없이 메시지를 명확하게 전달할 수 있다.

6. 부분독립 (Modified Independence)

아동은 친구들이나 주위 사람들에게 전화를 걸기 위해 전화기를 적절히 사용할 수 있으나, 전화번호부에서 번호를 못 찾을 수 있다. 전화를 받을 수는 있지만, 메시지 전달을 명확히 못할 수 있다.

Helper(Dependent)

5. 지도감독 (Simple Supervision)

아동은 전화를 사용할 때 감독(prompting)이 필요하다.

4. 약간보조 (Minimal Direction)

아동이 전화번호를 누를 때 도움이 필요하다.

3. 중간보조 (Moderate Direction)

아동은 전화 내용에 응답하고, 대화를 할 수 있다.

2. 최대보조 (Maximal Direction)

아동은 전화를 잘 받지 못한다. 그러나 벨소리가 울리면 응답을 해야 한다는 것을 안다. 아동이 전화기에 응답할 수 있으나 대화가 잘 이루어지지 않는다.

1. 완전보조 (Total Assistance)

아동은 전화를 이용한 의사소통에 전혀 참여하지 못한다.

※ 전화기를 사용하기 위하여 손을 뻗는 행동은 이 문항의 평가내용이 아니다.

상점에서 문제해결(Problem Solving : Sorting Groceries)

식료품은 아동이 들 수 없이 크거나 무거워서는 안된다. 아동에게 안전해야 한다.

No Helper(Independent)

7. 완전독립 (Complete Independence)
식료품들을 집안으로 옮긴 후, 아동이 분류하여 적절한 장소에 넣을 수 있다. 우유, 달걀, 버터 등의 냉장식품은 냉장고로 옮길 수 있다. 물건이 너무 무겁거나 큰 것이나, 보관 장소가 너무 높아 아동의 손이 닿기 어려운 곳은 시도하지 않는다.

6. 부분독립 (Modified Independence)
아동은 식료품들을 적절히 분류하고 보관한다. 그러나 때때로 냉장 식품을 냉장고에 넣는 것을 잊을 수 있다. 또한 너무 무겁거나 큰 것을 옮기려고 시도하거나, 보관 장소가 너무 높은 곳임에도 불구하고 시도하여 옮겨 놓으려 한다.

Helper(Dependent)

5. 지도감독 (Simple Supervision)
아동은 과제의 90%를 수행하고, 10% 정도의 보조나 충고가 필요하다.

4. 약간보조 (Minimal Direction)
아동은 과제의 75~90% 정도를 수행하고, 25% 정도의 도움이 필요하다.

3. 중간보조 (Moderate Direction)
아동은 과제의 50~74% 정도를 수행하고, 50% 정도의 도움이 필요하다.

2. 최대보조 (Maximal Direction)
아동은 과제의 25~49% 정도를 수행하고, 75% 정도의 도움이 필요하다.

1. 완전보조 (Total Assistance)

아동은 식료품 분류에 전혀 참여할 수 없다.

기억력(Memory)

일상생활을 하는데 인식하고 있어야 하는 것과 관련된 기술이다. 언어적/시각적인 정보를 기억하고 다시 생각해내는 능력을 평가한다. 기억력의 손상은 과제 수행을 어렵게 함은 물론 학습능력에 손상을 준다.

→ 이 항목은 기억력의 손상으로 인하여 수행 못하는 것인지, 행동적인 문제로 인하여 수행하지 못하는 것인지에 대한 구분이 필요하다.

No Helper(Independent)

7. 완전독립 (Complete Independence)

아동은 새로운 게임의 규칙과 과정을 반복할 필요없이 설명을 들은 후 배울 수 있다. 아동이 익숙한 게임의 규칙과 과정을 다른 사람의 보충설명 없이 전달할 수 있다.

6. 부분독립 (Modified Independence)

자신에게 익숙한 게임의 규칙과 과정을 다른 사람의 보충설명 없이 전달할 수 있다. 그러나 새로운 게임을 배울 때에는 규칙과 과정에 대한 설명을 반복해 주어야 한다.

Helper(Dependent)

5. 지도감독 (Simple Supervision)

아동은 기념일(국경일)이나 생일, 특별한 사건이 일어난 날(특별한 곳을 방문한 날, 선물을 받은 날, 특별한 음식을 먹는 날 등)의 의미를 알고 설명할 수 있다.

4. 약간보조 (Minimal Direction)

아동은 시, 노래를 따라 부를 수 있다.

3. 중간보조 (Moderate Direction)
   아동은 자신의 이름, 나이, 성별을 알고 말할 수 있다.

2. 최대보조 (Maximal Direction)
   아동은 자신의 이름과 성별을 인식하고 있다.

1. 완전보조 (Total Assistance)
   아동은 간단한 동작을 전혀 모방할 수 없거나 약간 할 수 있다. '까꿍' 정도는 할 수 있다.

WeeFIM® norms for children 3 to 8 years

Apply to ages (months)	36>39	39>42	42>45	45>48	48>51	51>54	54>57	57>60	60>63	63>66	66>69	69>72	72>75	75>78	78>81	81>84	84>87	87>90	90>93	93>96
Norm for age (months)	36	39	42	45	48	51	54	57	60	63	66	69	72	75	78	81	84	87	90	93
1 Eating	5	5	6	6	6	6	6	6	6	6	6	7	7	7	7	7	7	7	7	7
2 Grooming	3	4	4	4	5	5	5	5	5	5	6	6	6	6	6	7	7	7	7	7
3 Bathing	3	3	4	4	4	4	5	5	5	5	6	6	6	6	6	6	7	7	7	7
4 Dressing Upper	4	4	4	5	5	5	5	5	6	6	6	6	6	6	7	7	7	7	7	7
5 Dressing Lower	4	4	4	4	5	5	5	5	5	6	6	6	6	6	7	7	7	7	7	7
6 Toileting	4	5	5	5	5	5	5	6	6	6	6	6	6	7	7	7	7	7	7	7
7 Bladder	5	5	5	5	5	6	6	6	6	6	6	6	7	7	7	7	7	7	7	7
8 Bowel	6	6	6	6	6	6	6	7	7	7	7	7	7	7	7	7	7	7	7	7
Self Care Total	34	36	38	39	41	42	43	45	46	47	49	50	51	52	54	55	56	56	56	56
9 Bed, Chair, Wheelchair	7	7	7	7	7	7	7	7	7	7	7	7	7	7	7	7	7	7	7	7
10 Toilet	6	6	6	6	6	6	7	7	7	7	7	7	7	7	7	7	7	7	7	7
11 Tub, Shower	5	5	5	6	6	6	6	6	6	6	6	7	7	7	7	7	7	7	7	7
12 Walk/ Wheelchair	6	6	6	6	6	7	7	7	7	7	7	7	7	7	7	7	7	7	7	7
13 Stairs	5	6	6	6	6	6	6	6	7	7	7	7	7	7	7	7	7	7	7	7
Mobility Total	29	30	30	31	31	32	33	33	34	34	34	35	35	35	35	35	35	35	35	35
14 Compre-hension	5	5	5	5	5	6	6	6	6	6	7	7	7	7	7	7	7	7	7	7
15 Expression	6	7	7	7	7	7	7	7	7	7	7	7	7	7	7	7	7	7	7	7
16 Social Interaction	3	3	4	4	4	4	4	5	5	5	5	5	5	5	6	6	7	7	7	7
17 Problem Solving	5	5	5	5	6	6	6	6	6	7	7	7	7	7	7	7	7	7	7	7
18 Memory	5	5	5	5	5	5	6	6	6	6	6	6	7	7	7	7	7	7	7	7
Congnition Total	24	25	26	26	27	28	29	30	30	31	32	32	33	33	34	34	35	35	35	35
Motor Total	63	66	68	70	72	74	76	78	80	81	83	85	86	87	89	90	91	91	91	91
Cognitive Total	24	25	26	26	27	28	29	30	30	31	32	32	33	33	34	34	35	35	35	35
Total	87	91	94	96	99	102	105	108	110	112	115	117	119	120	123	124	126	126	126	126

Source : Uniform Data System for Medical Rehabilitation, 1998, 2000. The WeeFIM Clinical System Guide, Version 5.01, Buffalo : UDS_{MR}. LTCS WeeFIM score sheet Feb 08

WeeFIM is a registered trademark of Uniform Data System for Medical Rehabilitation, a division of UB Foundation Activities, Inc.

AROC (the Australasian Rehabilitation Outcomes Centre) holds the territorial licence for the WeeFIM in Australia.

부록 4

SCIM

(Spinal Cord Independence Measure)

척수손상 환자를 위해 Catz 등(1997)에 의해 개발된 SCIM을 보완하여 개발된 평가도구로 자조활동, 호흡근과 조임근 조절, 이동의 세 영역으로 되어 있으며, 각 영역별 총점은 자조활동 20점, 호흡근과 조임근 조절은 40점, 이동 40점으로 완전 의존은 0점에서 완전 독립수준은 100점이다.

SCIM – Spinal Cord Independence Measure Version Ⅲ

자조 기술

Exam

1	2	3	4	5	6

1. **식사**(숟가락질, 젓가락질, 뚜껑 열기, 물 따르기, 음식물 입으로 가져가기, 물컵 잡기) ……
   0. 비경구적 섭취, 위절제술 또는 완전히 의존적인 경구 섭취
   1. 먹고/먹거나 마시는데 부분적인 도움이 필요, 또는 보조도구를 사용하여 섭취
   2. 독립적으로 섭취 ; 보조도구가 필요하거나 숟가락질, 젓가락질하고/하거나 물을 따르고/따르거나 뚜껑을 열 때만 도움 필요
   3. 독립적으로 먹고 마실 수 있음 ; 도움이나 보조도구가 필요하지 않음(보조도구, 도움 없이 독립적으로 먹고 마실 수 있음)

2. **목욕**(비누칠하기, 몸과 머리 말리기, 수도꼭지 조작)

   A. **상체** ……

   0. 완전히 의존적
   1. 약간의 도움으로 씻을 수 있음
   2. 보조도구를 사용하거나 특별히 준비된 환경(예, 손잡이, 의자)에서 독립적으로 씻을 수 있음
   3. 보조도구, 특별히 준비된 환경 없이 완전히 독립적으로 수행

B. **하체** .... ☐☐☐☐☐☐

0. 완전히 의존적
1. 약간의 도움으로 씻을 수 있음
2. 보조도구를 사용하거나 특별히 준비된 환경에서 독립적으로 씻을 수 있음
3. 보조도구, 특별히 준비된 환경 없이 완전히 독립적으로 수행

3. **옷입기**(옷, 신발, 영구적 보조기 : 상의와 하의 입기, 착용하기, 옷 벗기)

A. **상체** .... ☐☐☐☐☐☐

0. 완전히 의존적
1. 단추, 지퍼나 끈이 없는 옷을 부분적인 도움을 받으며 입을 수 있음
2. 단추, 지퍼나 끈이 없는 옷을 독립적으로 입을 수 있음 ; 보조도구나 특별히 준비된 환경에서
3. 단추, 지퍼나 끈이 없는 옷을 독립적으로 입을 수 있음 ; 특별히 준비된 환경 없이, 단추나 지퍼, 끈에만 도움이나 특별히 준비된 환경이 필요
4. 어떠한 옷이든 독립적으로 입을 수 있음

B. **하체** .... ☐☐☐☐☐☐

0. 완전히 의존적
1. 단추, 지퍼나 끈이 없는 옷을 부분적인 도움을 받으며 입을 수 있음
2. 단추, 지퍼나 끈이 없는 옷을 독립적으로 입을 수 있음 ; 보조도구나 특별히 준비된 환경에서
3. 보조도구나 특별히 준비된 환경 없이도 단추, 지퍼나 끈이 있는 옷을 독립적으로 입을 수 있음 ; 단추, 지퍼, 끈에만 도움이나 특별히 준비된 환경이 필요
4. 어떠한 옷이든 독립적으로 입을 수 있음 ; 보조도구나 특별히 준비된 환경 없이

4. **세면 및 몸단장하기**(손과 얼굴 씻기, 이 닦기, 빗질, 면도, 화장) .... ☐☐☐☐☐☐

0. 완전히 의존적
1. 부분적인 도움이 필요
2. 보조도구를 사용하여 세면을 독립적으로 할 수 있음
3. 보조도구 사용 없이 세면을 독립적으로 할 수 있음

하위 총점(0–20) ☐☐☐☐☐☐

호흡근과 괄약근 조절

5. **호흡** .... ☐☐☐☐☐☐

0. 기관 삽관과 영구적이거나 간헐적인 보조 호흡기가 필요
2. 기관 삽관하여 독립적으로 호흡 가능 ; 산소가 필요하고, 기침이나 기관 삽관 관리에 많은 보조 필요
4. 기관 삽관하여 독립적으로 호흡 가능 ; 기침을 하거나 기관 삽관 관리에 약간의 보조 필요
6. 기관 삽관 없이 독립적으로 호흡 가능 ; 산소가 필요하고, 기침 시 많은 보조 필요하고, 마스크에(예, 작은 소리로 말하는 것)나 간헐적 보조 환기가 필요
8. 기관 삽관 없이 독립적으로 호흡 가능 ; 약간의 보조가 필요하거나 기침 시 자극이 필요

10. 보조나 보조도구 없이 독립적으로 호흡가능(완전 독립적으로 수행)

6. 괄약근 조절 - 방광 ································ ☐☐☐☐☐☐

0. 유치 도뇨
3. 잔뇨 100cc 이상 ; 보조에 의한 간헐적 도뇨 또는 도뇨하지 않음
6. 잔뇨 100cc 이하이거나 간헐적 자가 도뇨 ; 소변 배출기구 사용에 도움이 필요
9. 간헐적 자가 도뇨 ; 외적 소변 배출기구 사용 ; 소변 배출기구 사용에 도움이 필요 없음
11. 간헐적 자가 도뇨 ; 도뇨 사이에 절제 가능 ; 외적 소변 배출기구 사용 안함
13. 잔뇨 100cc 이하 ; 외적 소변 배출만 필요, 소변 배출하는데 도움 필요 없음
15. 잔뇨 100cc 이하 ; 절제가능 ; 외적 소변 배출기구 사용 안함

7. 괄약근 조절 - 장 ································ ☐☐☐☐☐☐

0. 불규칙적이거나 변실금 혹은 변비(<1회/3일)
5. 규칙적이거나, 보조처치(좌약, 관장) 필요 ; 드물게 변실금(한 달에 2번 이하)
8. 보조처치 없이 규칙적인 배변 ; 드물게 변실금(한 달에 2번 이하)
10. 보조처치 없이 규칙적인 배변

8. 화장실 이용(회음부 위생관리, 옷 입고 벗기, 화장지나 기저귀 이용) ········ ☐☐☐☐☐☐

0. 완전 보조 필요
1. 부분적인 보조 필요; 혼자서 닦지 못함
2. 부분적인 보조 필요; 환자 독립적으로 닦을 수 있음
4. 보조도구를 사용하거나 특별히 준비된 상태(예, 손잡이)에서는 독립적으로 화장실 이용
5. 보조도구나 특별히 준비된 상태 없이도(장애인용 화장실) 독립적으로 화장실 이용

하위 총점(0-40) ☐☐☐☐☐☐

이동(방과 화장실)

9. 침상동작과 욕창방지를 위한 동작 ································ ☐☐☐☐☐☐

0. 모든 동작에 보조 필요 ; 침상에서 상체만 돌아눕기, 하체만 돌아눕기, 일어나 앉기, 휠체어에서 상체 들어올리기, 보조도구가 있거나 없거나, 전동 보조도구는 사용하지 않고
2. 보조 없이 동작 중에 한 가지 동작을 수행할 수 있음
4. 보조 없이 동작 중에 두 가지나 세 가지 동작을 수행할 수 있음
6. 모든 침상 동작을 수행할 수 있고 압력 경감을 독립적으로 수행

10. 이동 동작 : 침대-휠체어(휠체어잠그기, 발판과 팔걸이 조작 및 제거, 옮겨앉기, 발올리기)

0. 완전히 의존 ································ ☐☐☐☐☐☐
1. 약간의 보조나 감독, 보조 장비(예, 미끄럼판) 필요
2. 완전 독립적으로 수행 (혹은 휠체어를 필요로 하지 않음)

11. **이동 동작** : 휠체어–변기–욕조(만약 변기휠체어를 사용한다면 ; 변기휠체어와 휠체어의 이동, 만약 일반적 휠체어를 사용한다면 ; 휠체어 잠그기, 발판과 팔걸이 조작, 이동, 발 올리기) ············ □□□□□□

0. 완전 의존적
1. 약간의 보조나 감독, 보조 장비(예, 손잡이) 필요
2. 완전 독립적으로 수행(혹은 휠체어를 필요로 하지 않음)

이동(실내와 실외, 평탄한 면)

12. **실내이동** ············ □□□□□□

0. 완전히 의존적
1. 전동 의자차 사용하거나 약간의 보조로 수동 의자차 사용
2. 수동 의자차 사용하거나 독립적으로 이동함
3. 걷는데 감시 필요(보조도구의 유무에 상관없이)
4. 목발이나 워커로 보행(swing)
5. 목발이나 두 개의 지팡이로 보행(reciprocal walking)
6. 한 개의 지팡이로 보행
7. 하지 보조기만 착용하여 보행
8. 보조기 없이 완전 독립적으로 수행

13. **중등도 거리 이동(10~100m)** ············ □□□□□□

0. 완전히 의존적
1. 전동 의자차 사용하거나 약간의 보조로 수동 의자차 사용
2. 수동 의자차 사용하거나 독립적으로 이동함
3. 걷는데 감시 필요(보조도구의 유무에 상관없이)
4. 목발이나 워커로 보행(swing)
5. 목발이나 두 개의 지팡이로 보행(reciprocal walking)
6. 한 개의 지팡이로 보행
7. 하지 보조기만 착용하여 보행
8. 보조기 없이 완전 독립적으로 수행

14. **실외 이동(100m 이상)** ············ □□□□□□

0. 완전히 의존적
1. 전동 의자차 사용하거나 약간의 보조로 수동 의자차 사용
2. 수동 의자차 사용하거나 독립적으로 이동함
3. 걷는데 감시 필요(보조도구의 유무에 상관없이)
4. 목발이나 워커로 보행(swing)
5. 목발이나 두 개의 지팡이로 보행(reciprocal walking)
6. 한 개의 지팡이로 보행

7. 하지 보조기만 착용하여 보행
8. 보조기 없이 완전 독립적으로 수행

15. 계단 오르내리기 ············ □□□□□□

0. 계단을 오르거나 내려갈 수 없음
1. 타인의 도움이나 감독으로 적어도 3계단 오르거나 내려갈 수 있음
2. 보조도구(handrail, 목발, 지팡이)를 이용하여 적어도 3계단 오르내릴 수 있음
3. 타인의 도움이나 감독 없이 적어도 3계단 오르내릴 수 있음

16. 이동 동작 : 휠체어-자동차(자동차로 접근, 휠체어 잠그기, 발판과 팔걸이 제거, 자동차 안 또는 밖으로 옮겨 앉기, 휠체어를 자동차 안 또는 밖으로 옮기기) ········ □□□□□□

0. 완전히 의존적
1. 약간의 보조나 감독, 보조 장비 필요
2. 독립적으로 이동 ; 보조 장비 필요 없음(혹은 휠체어를 필요로 하지 않음)

17. 이동 동작 : 바닥-휠체어 ············ □□□□□□

0. 도움 필요
1. 보조 장비의 유무에 관계없이 독립적으로 이동(혹은 휠체어를 필요로 하지 않음)

하위 총점(0–40) □□□□□□

전체 SCIM 총점(0~100) □□□□□□

부록 5

AMPS

(Assessment Motor Process Skills)

Assessment of motor and process skills(AMPS)이란?

AMPS는 ADL 평가도구로 Barthel Index, FIM, COPM 등과 함께 작업치료 일상생활활동을 평가하는 도구이다. AMPS는 운동 및 처리기술 평가로서 작업분석적인 ADL, PADL평가 도구이다. 이 평가도구는 작업치료사 Anne G. Fisher(미국 콜로라도 대학 작업치료과 교수)에 의해 1980년대 후반에 IADL 평가법 개발에 착수하여 1995년 매뉴얼 1판(63과제)을 개발하였고, 1999년 매뉴얼 3판(76과제)에서 ADL과제를 도입하였다. 2001년에 매뉴얼 4판(83과제)에서 아시아 과제를 도입하였으며, 2003년에는 매뉴얼 5판을 개발하여 약 10여 년간 세계 각국에서 사용되어지고 있다.

AMPS 목적

1. ADL/IADL 수행할 때 문제가 되는 운동 및 처리기술을 파악한다.

예를 들어 클라이언트 혼자서 일상생활 수행을 모두 잘 한다고 하는데, 과연 안전하고 효율적으로 잘 할 수 있을까? 만약 안된다면 어떤 기술에 문제가 있는 것인지 파악하기 위함이다.

2. ADL/IADL의 자립정도를 예측하기 위하여

예를 들어 클라이언트가 치료 후에 지역사회로 복귀 시에 과연 혼자서 어느 정도 자립하여 생활할 수 있을까?

어떠한 도움이 필요한가를 평가하기 위해

AMPS 평가

1. 과정

1) 익숙하고 적절한 과제를 결정하기 위해 클라이언트와 인터뷰한다.
2) ADL과제 2, 3개를 선택한다.
3) 과제를 미리 연습해 본다.
4) 연습되었던 과제를 실제로 수행한다.
5) 과제수행에서 관찰된 것을 운동 및 처리기술항목에 채점한다.
6) 채점한 것을 컴퓨터에 입력하여 보고서를 작성한다.
7) AMPS 결과를 해석하고, 작업치료계획을 세운다.

2. 과제의 예(커피 또는 차 – 1, 2인분)

1) **핵심과제**

① 물을 끓여 붓거나 커피메이커로 내린 커피 또는 차를 1인분 또는 2인분 준비한다.

② 커피나 차를 컵이나 머그잔에 따른다.

③ 우유나 크림과 함께 카운터 또는 테이블에 놓는다.

2) **특정기준**

① 커피나 차를 컵이나 머그잔에 따라야 한다.

② 우유나 크림을 담은 용기와 함께 커피나 차를 내어 놓게 한다.

3) **선택사항**

① 커피 또는 차

② 끓는 물 또는 커피메이커, 전기 포트 등을 이용하기

③ 차를 위한 물은 전기주전자 또는 가스렌지, 전자렌지 등을 이용하여 끓인다.

④ 설탕 또는 감미료는 선택사항이다.

4) **정리**

클라이언트는 불필요한 물건들을 알맞은 뚜껑으로 닫아 원래 있던 장소에 두고, 사용한 식기류를 싱크대에 넣어두고, 흘린 것을 닦고, 쓰레기는 휴지통에 버리도록 한다. 전원을 끄거나 커피 여과지는 버리지 않아도 된다.

5) **시작 전에 클라이언트가 알아야 할 것**
모든 필요한 도구나 재료의 위치, 전기 기구의 작동을 포함하여 설정된 환경에 익숙해야 한다.

6) **시작 전에 검사자가 알아야 할 것**
클라이언트가 물을 끓여 붓거나 커피메이커로 내린 커피를 준비할 것인지, 몇 인분을 할 것인지를 정해야 하며, 커피와 감미료를 함께 내놓을 것인지를 확인한다.

* 주의 사항 : 과제의 내용에 있는 그대로 수행하여야 한다.

3. 항목 별 단계척도(4점 척도)

Score	level
4 점	유능한 수행(competent performance)
3 점	의문스러운 수행(questionable performance)
2 점	비효율적인 수행(ineffective performance)
1 점	받아들일 수 없는 수행(unacceptable performance)

4. 각 과제에 대한 점수를 컴퓨터에 입력

컴퓨터 프로그램이 소점(raw scores)을 다음의 것을 고려하여 능력치(Logit)로 조정해 준다.

1) 평가자의 관엄도(Rater severity)
2) 과제 난이도(Task challenge)
3) 항목 난이도(Item difficulty)

5. Occupational Therapy Intervention Process Model(OTIPM) ; Top down approach

1) 클라이언트 중심의 문맥을 확립
2) 작업수행의 장점, 문제점, 잠재적인 문제점을 파악
3) 수행분석을 실시
4) 클라이언트가 효과적으로 수행하고 있는 또는 수행하고 있지 못하는 행동(action)을 정의
5) 원인을 해석하고 잠재적인 원인을 명확히 함
6) 적절한 개입모델을 선택/실시(보상적/치료적 작업)

7) 개선된 작업수행을 재평가

6. AMPS 평가 기준

1) 혼자서 자립하여 지역에서 살아갈 만큼의 생활능력이 있을까?
AMPS의 지표- 지역에서 자립할 수 있는 지표는?
① **운동기술능력 측정치** : 2.0 logit
② **처리기술능력 측정치** : 1.0 logit

2) 옷입기는 혼자서 가능하지만, 그밖에 가정에서 하는 작업들은 어떨까?
AMPS의 과제난이도
(1) 옷입기(상의)
① 운동기술 : 0.5 logit
② 처리기술 : 0.7 logit
(2) 옷입기(상의, 하의)
① 운동기술 : 0.1 logit
② 처리기술 : 0.2 logit
예) 차 준비하기, 화분에 물주기, 다리미질하기 등

3) 발병 후 ADL이 Total dependent 레벨에서 재활치료 후 지역사회에서 independent 가능한 레벨에 이르기까지의 능력변화를 같은 평가법으로 계속해서 비교평가하고 싶은가?
AMPS의 과제수 및 폭 넓은 과제 난이도
① 대상범위 : 3세 이상
② 측정가능범위 : 중증장애인부터 일반인(약간이라도 ADL 활동에 참여할 수 있는 사람)

4) 1시간 정도의 긴 시간으로 클라이언트의 전반적인 생활능력과 작업수행에 있어서의 문제점을 파악하고 싶을 때
(1) 소요시간 : 5~30분 × 과제 2개(1시간 이내)
(2) AMPS의 능력평균치

① 일반인의 연령별 능력치(표 참조)

② 생활능력수준별 능력치(표 참조)

(3) 16개의 운동항목, 20개의 처리기술항목에 의한 작업분석

7. 클라이언트의 능력 수준의 판단 (1)

* 일반인의 연령별능력(Fisher, 2001)

	3~8세 (n=496)	9~15세 (n=620)	16~59세 (n=1118)	60~90세 (n=882)
운동기술 척도				
평균	1.8	2.6	3.2	2.6
표준편차	0.8	0.7	0.6	0.7
처리기술 척도				
평균	0.8	1.5	2.2	1.8
표준편차	0.7	0.7	0.7	0.7

단위 : logit

클라이언트의 능력 수준의 판단 (2)

* 생활능력수준별 능력치(Fisher, 2001)

	생활 능력 수준 (지역에서)		
	자립	개요필요 (경도)	지역에서 개요필요 (중등도-중증)
운동기술 척도			
평균	2.8	1.8	1.1
표준편차	1.1	1.2	1.3
처리기술 척도			
평균	1.9	0.9	0.1
표준편차	0.8	0.7	0.8

단위 : logit

8. AMPS 기술 항목

1) **운동기술**(Motor skills) : 과제수행 중 자기 자신이나 물건을 움직이는데 필요한 목적지향적인 행동

2) **처리기술**(Processing skills) : 과제수행 중에 다음의 목적으로 사용되는 목적지향적인 행동
   ① 도구나 재료를 적절하게 선택하여 사용하기
   ② 시간의 경과에 따라 수행을 조직화하기
   ③ 문제에 직면했을 때 잘 대응하기
3) 운동기술은 16개 운동항목, 처리기술은 모두 20개 항목으로 되어 있다. 각 항목은 4점 척도로 이루어져 있다.

9. AMPS 항목

	하위항목	세부항목
Motor Skill(16)	Body position	Stabilizes
		Aligns
		Positions
	Obtaining and holding objects	Reaches
		Bends
		Grips
		Manipulates
		Coordinates
	Moving self and objects	Moves
		Lifts
		Walks
		Transports
		Calibrates
		Flows
	Sustaining performance	Endures
		Paces

	하위항목	세부항목
Process Skills(20)	Sustaining performance	Paces
		Attentions
		Heeds
	Applying Knowledge	Chooses
		Uses
		Handles
		Inquires
	Temporal Organization	Initiation
		Continues
		Sequences
		Termination
	Organizing and Objects	Searches / Locates
		Gathers
		Organizes
		Restores
		Navigates
	Adapting performance	Notice / Responds
		Adjusts
		Accommodations
		Benefits

수행 기술(Performance Skills)

과제(task), 물체(objects), 그리고 환경(environments)과 상호작용하는 기술들

1. 운동기술(MOTOR SKILLS)

(1) 자세잡기(Body Position)

과제의 물체(task objects)와 수행하는 동안 자신의 신체를 고정하고 정렬시키는 것(aligning)

① **고정**(Stabilizes) – 일의 물체(objects)와 상호작용하는 동안 몸통을 조절하고 균형을 유지하는 것, 과제수행 중 균형을 잃거나 순간적인 변화를 보이지 않음(예. 빨리 물건을 움직임)〔일시적인 지지, 일시적인 균형상실, 넘어질 뻔함, 비틀거림〕

② **정렬**(Aligns) – 과제를 수행하는 중 지속적으로 지지해야 할 필요성을 느끼지 않으면서 똑바로 앉거나 서는 자세를 유지함, 과제수행하는 동안 지속적이고 일관되게 똑바른 직립의 자세를 유지하는 것〔지속적인 기댐, 지속적인 지지〕

③ **자세**(Positions) – 과제수행 중 효율적 팔의 움직임 사용하고 과제 물체와 관련하여 지속적이고 일관되게 물체와 관련하여 신체, 팔 또는 휠체어를 위치시키는 것〔어색한 팔과 신체의 위치, "elbow up", 물체와의 거리가 너무 멀거나 너무 가까운 것〕

(2) 대상물을 손에 넣고 유지하기(Obtaining and holding objects)

① **뻗기**(Reaches) – 과제의 물체(objects)를 효율적으로 잡거나 위치시키기 위해 팔을 뻗어 이동시키기(필요하다면 몸통도 적절히 이동시킴), 물체를 잡기 위해 팔을 뻗어 능숙하게 사용하는 것〔도구나 대상물에 손을 뻗거나 갖다 놓을 때의 노력, 물건에 손을 뻗거나 갖다 둘 때의 뻣뻣한(stiff) 구부림〕

② **구부리기**(Bends) – 과제수행을 위해 지속적이고 일관되게 적절한 방향으로 몸통을 구부리고, 회전하고, 비트는 것〔물건에 손을 뻗거나 놓을 때 체간을 "뻣뻣하게" 굽힘, 앉거나 체간을 구부릴 때의 뻣뻣한 굽힘〕

③ **쥐기**(Grips) – 물건을 다룰 때 "미끄러지지 않고" 물체를 잡거나 쥐기〔물건을 다룰

때 "grip slip"〕

④ **조작하기**(Manipulates) – 일의 물체(objects)와 상호작용할 때 민첩하게 잡고/놓는 패턴과 개별적인 손가락의 움직임, 손안에서 조작 패턴들을 사용하여 물건을 다루는 것〔물건을 다룰 때 손안에서의 조작 "fumbles"〕

⑤ **협응**(Coordinates) – 양측 운동 과제를 수행하는 중 물체를 안정적으로 다루기 위해 둘 이상의 신체 부위를 함께 사용하는 것〔물건을 고정하기 위해 신체의 두 부분을 사용할 때 "grip slip"이나 조작 미숙〕

(3) 자신과 대상 움직이기(Moving self and objects)

① **움직임**(Moves) – 지지 면을 따라 일의 물체(objects)를 밀고 당기고 끄는 것. 휠체어 추진, 옷을 끌어올릴 때, 서랍이나 문을 열 때의 노력〔물건을 밀거나 당길 때, 휠체어 추진, 옷을 끌어 올릴 때, 서랍이나 문을 열 때의 노력의 증가 또는 불안정〕

② **들어올리기**(Lifts) – 이동하면서(ambulating) 또는 한 장소에서 다른 장소로 이동하지 않는 상태에서 물체를 수직 위로 들어 올리거나 한 곳에서 다른 곳으로 들어 올리는 것〔물건을 들어 올릴 때 노력이 증대되는 것〕

③ **걷기**(Walks) – 과제수행 중 외부 도움이나 보조도구〔예 ; 지팡이(cane), 보행기(walker), 휠체어(wheelchair)〕의 도움 없이 걷거나, 발이 질질 끌린다거나 비틀림 없이 지면을 걸어서 이동하거나 걷다가 방향을 바꿀 수 있는 것〔보행시의 "비틀거림"이나 불안정, 다른 사물에 기대면서 걷는 것〕

④ **이동**(Transports) – 보행 시, 휠체어 또는 보행기(walker)를 사용해 물체(objects)를 한 장소에서 다른 장소로 운반하는 것〔물건을 운반할 때의 비효율적인 운동 기술〕

⑤ **측정**(Calibrates) – 물체와 상호작용하는 동안 힘(force), 속도(speed), 움직임 한계(extent) 등을 적절히 조절하거나 등급(grade) 조절하는 것(예 ; 너무 많거나, 너무 적지 않게)〔힘, 속도나 움직임 정도의 조절〕

⑥ **유연성**(Flows) – 일의 물체(objects)와 상호작용할 때 부드럽고 유연한 팔과 손 움직임〔팔과 손의 불안정한 움직임, 떨림, 뻣뻣함〕

(4) 수행을 지속하기(Sustaining performance)

① **인내**(Endures) – 육체적인 피로가 뚜렷하게 나타나지 않고, 쉬기 위해 중지하거나

"한 숨 쉬기 위해" 멈추는 일없이 과제를 지속해서 수행하거나 또는 완성시키기〔명백한 신체적, 정신적 피로가 보이는 것〕

② **속도유지**(Paces) – 과제수행 전 단계에 걸쳐 지속적이고 효과적인 속도(rates) 또는 템포(tempo)를 유지하기〔속도나 템포가 느리거나, 불규칙하거나 너무 급한 것〕

(5) 힘과 노력(Strength and effort)

물체(objects)와 효과적으로 상호작용하기 위해 근육의 힘이 요구되는 기술들과의 관계

2. 처리기술(PROCESS SKILLS)

"일상생활에서 과제(task)를 완성하기 위해 행동을 취하거나 수정 보완하기 위해 사용되는 기술들"

(1) 수행을 지속하기(Sustaining performance)

① **속도유지**(Paces) – 과제수행 전 단계에 걸쳐 지속적이고 효과적인 속도(rates) 또는 템포(tempo)를 유지하기

② **집중하기**(Attends) – 과제에 초점을 맞추어 집중하고(focused attention), 외부의 청각 또는 시각 자극으로 인해 그 일에서 분산되지 않음. "하고 있는 일"에서 벗어나 산만해지지 않고 주의집중을 유지하는 것〔과제에서 다른 곳으로 시선을 돌리고 잠시 중단되는 것〕

③ **유의**(Heeds) – 환경적 단서나 안내 없이 특정과제의 완성(예 ; 처음에 동의한 과제 성과)에 초점이 맞춰진 목표 지향적인 과제 활동을 하는 것〔과제의 원래 계획에 따르다. 핵심적인 목표(과제)에 유의하는 것〕

(2) 지식 적용하기(Knowledge performance)

과제와 관련된 지식들을 알아내고 사용할 수 있는 능력

① **선택**(Chooses) – 과제수행하기 전에 필요한 적절한 도구(tools)와 재료(materials)들을 선택하는 것〔과제를 할 때 선택한 재료나 도구를 선택하지 않는 것. 잘못된 선택 또는 필요 이상의 것 또는 모자라게 선택하는 것〕

② **사용**(Uses) – 의도된 목적에 적당하게 또는 위생적으로 도구나 재료를 사용하고 각각의 도구와 재료를 고유한 특성과 유용성에 맞춰 사용하는 것〔도구를 도구로써 사용하는 것. 과제에 맞는 적당한 도구를 사용하고 위생적으로 사용하는 것〕

③ **다루기**(Handles) – 도구나 재료들이 손상되거나 떨어지는 않게 적절하게 지지해 주면서 고정시켜 잡는 것〔조심해서 취급하는 것. 물건을 잡거나 고정하는 것. 과제를 하면서 지지하지 못하여 과제가 지연되는 것〕

④ **요구**(Inquires) – client가 이미 알고 있어야 할 정보를 묻는다. (a) 구두 질문을 하거나 글자로 쓰여 진 지시 또는 라벨 등을 이용하여 필요한 구두 또는 서면 정보를 찾는 것 (b) 불필요한 정보에 대한 질문은 하지 않음(예 ; 재료는 어디에 있는지 또는 과제는 어떻게 수행해야 하는지 등의 질문)〔클라이언트가 알고 있어야 할 정보를 묻는 것. 반복하여 정보를 요청하는 것〕

(3) 시간적 조직화(Temporal organization)

과제에 있어서 활동 순서(sequencing), 시작(beginning), 논리적 순서(logical ordering), 연속(continuation)과 단계의 완성(completion)과 관련된 것

① **시작**(Initiates) – 지속적이고 일관되게 다음 행동이나 단계를 주저하지 않고 시작함 또는 단계를 밟아 나가는 것〔행동이나 단계를 시작하는 것을 주저한다. 단계를 생략한다.〕

② **계속**(Continues) – 불필요한 방해 없이 단계들의 순서를 수행함, 일단 행동을 순서대로 시작하면 그 단계가 성취될 때까지 지속하는 것〔행동이나 과제 단계의 행동을 중단하는 것〕

③ **순서**(Sequences) – 시간과 에너지의 효율적인 사용을 위해 효과적이고 논리적인 순서로 각 단계들을 수행함 (a) 임의적 순서 또는 (b) 부적절하게 반복되는 단계는 배제〔단계의 논리적인 순서. 이상한 단계(순서)로 수행하는 것〕

④ **끝내기**(Terminates) – 보속증, 부적절한 지속 또는 미성숙하게 그만두는(premature cessation) 일 없이 하나의 행동이나 하나의 단계를 완성시키는 것〔과제의 시간을 너무 길게 또는 짧게 마무리하는 것(시간적으로)〕

(4) 공간과 대상물 조직화하기(Organizing space and objects)

과제수행 공간(space)과 물체(objects)를 조직화하기 위한 기술

① **찾기 / 위치시키기**(Searches / locates) – 논리적인 방법으로 도구와 재료를 찾고, 배치시키고, 환경 안에 있는 것을 찾아내는 것(예 ; 앞 · 뒤 · 꼭대기에서 찾기)〔논리적인 탐색과정. 찾기 기술〕

② **모으기**(Gathers) – 필요하다고 생각되는 것 또는 잘못 놓여진 도구나 재료들을 한 곳에 모으기 (a) 놓여진 물건들을 작업공간으로 가져오기 (b) 쏟아졌거나 잘못 놓여진 재료를 모아 제 위치 갖다 놓기〔같이 모으는 것. 다시 모은다(regathers)〕

③ **조직화하기**(Organizes) – 과제를 원활히 수행하기 위해 (a) 한 작업장 안에 (b) 적절한 작업 공간 내에 정돈된 방식으로 질서 있게 도구나 재료를 논리적으로 질서정연하게 또는 공간적으로 배열하기〔복잡하거나 너무 벌어진 작업 공간. 옷의 공간적으로 정리하는 것〕

④ **복원하기**(Restores) – (a) 적절한 장소에 도구 및 재료 갖다 놓기 (b) 작업 장소 원상 복귀시키기(예 ; 바닥 깨끗하게 청소하기) (c) 용기 뚜껑 닫고 필요한 경우 커버 씌우기 (d) 비닐봉지 접거나 밀봉하기〔작업공간을 깨끗이 정리하는 것. 도구와 재료들을 제자리에 위치하기〕

⑤ **조종하기**(Navigates) – 지속적이고 일관되게 공간을 통과하여 움직이는 도중 예상하지 못한 장애물을 피하기 위해 팔, 신체 또는 휠체어의 움직임 패턴을 조정하여 장애물과 접촉을 피하는 것(장애물을 피하기 위해 손에 들고 있는 물건을 옆으로 치우는 것을 포함)〔부딪히는 것(bump in). 팔, 손, 신체와 휠체어의 움직임 궤도에 부닺히는 것〕

(5) 적절히 수행 지속하기(Adapting performance)

과제수행 중 발생하는 실수로 인한 결과들을 통해 배우고, 예측하고, 교정하며 실수로부터 이익을 얻는 능력과 관련된 것

① **주목 / 반응하기**(Notices / responds) – (a) 과제의 진행(task progression)을 예측할 수 있는 피드백을 제공하는 비언어성 환경(nonverbal environmental) / 지각적 단서(perceptual cues) (예 ; 움직임, 소리, 냄새, 열, 수분, 재질, 모양, 농도) 및 (b) 물체와 다른 것과의 공간적 배치(예 ; 물체를 쌓기 위해 정렬시키기) 등에 대해 적절히 반응하는 것, 주목하기 그리고 지적 했을 때 효과적이고 효율적으로 반응하기〔물건의 움직임, 위치, 배열, 열린 문이나 서랍을 눈치 채고 반응하기〕

② **조절**(Adjusts) – 문제 발생 예측 또는 그에 대한 반응으로 작업 환경을 바꿈 (a) 새

로운 작업장으로 장소를 변경하거나 현 작업장에서 도구나 재료를 가져오거나 제거하는 것 (b) 또는 환경적 조건(예 ; 마개를 열거나 잠그기, 온도를 올리거나 낮추기)과 같이 약간의 변화를 시도함으로 효과적으로 문제를 대처함〔가다, 가지러가다, 잠그다, 풀다 ; 켜다, 끄다(turn on, off) ; 강하게 또는 약하게 하는 것〕

③ **순응**(Accommodates) – 발생 가능한 문제를 예측하여 그에 대한 반응으로 작업장 안에서의 행동을 수정하거나 물체의 위치를 변경시킴 (a) 자신의 행동 순서와 관계된 방법을 바꾸고 (b) 작업장에서 도구나 재료 다루는 방법을 새롭게 하며 (c) 필요할 때 적절한 도움을 요청하므로 환자는 효과적으로 문제를 예측하거나 반응할 수 있는 것〔작업공간 내에서 방법을 바꾸는 것. 작업공간 내에서 물건을 재 위치시키는 것. 도움을 요청하는 것〕

④ **이익**(Benefits) – 원치 않는 상황이나 문제를 예측하여 이것이 재발하고 지속되는 것을 방지하는 것〔ADL 운동기술이나 ADL 처리기술 문제가 반복적으로 나타나거나 지속되는 것. 언어적 단서가 도움이 되지 않음〕

참고문헌 Reference

권혜정 외. 보장구의지학. (1993). 고문사.

김기환 감수. 의학대사전. (2002). 현문사.

김봉옥 외. 재활의학에서 필요한 보조기학. (2002) 영문출판사.

김종만, 이충휘. 신경계물리치료학. (2001) 정담.

김진호, 한태륜. 재활의학. (2002). 군자출판사.

김진호 외. 보조기학과 의지학. (1997). 대학서림.

대한작업치료사학회, Functional Independent Measure(FIM), Modified Barthel Index(MBI) (1997).

배성수 외. 임상운동학. (2000). 영문출판사.

서문자 외. 재활의 이론과 실제. (2000). 서울대학교 출판부.

손은교. 스플린트 제작원리와 적용. (2001). 정담.

손은교, 이재신. 캐나다 작업수행측정 (COPM). (2001). 정담.

오윤택 외 . 작업치료 측정 및 평가. (2003). 한미의학.

정진우 외. 일상생활동작과 기능훈련 (1991). 대학서림.

정진우. 척수신경의 검진. (1991). 대학서림.

최혜숙 외. 작업치료학. (2010). 현문사.

최혜숙. 작업치료입문. (2002). 영문출판사.

최혜숙 외 작업치료학 개론. (2011). 계축문화사.

최혜숙 외 질환별 작업치료. (2004). 한미의학.

橋元 陸. 일상생활활동. (1999). 神陸文庫.

Anne G. Fisher. Assessment of Motor and Process Skills (AMPS), 5th ed. (2003). Three Star Press, Inc.

Barbara Tyldesley. June l. Grieve. “The Anatomy of Movement” Muscles, Nerves and Movement Kinesiology in daily living. (1989). Blackwell Scientific Publications.

Bella J. May. “Adaptive Equipment for The Home” Health and Rehabilitation

Concepts of Care 2ed. (1999). F. A. Davis Company.

Bella J. May. Home Health and Rehabilitation Concepts of Care 2ed (1999.) F. A. Davis Company.

Bette R. Bonder, Marilyn B. Wagner. "Self–care" Functional performance in Older Adults (2001). F. A. Davis Company.

Carole B. Lewis, Ph.D. "Improving Mobility In Older Persons" A Manual for Geriatic Specialist (1989). An Aspen Publication.

Catherine A. Trombly, Mary Vining Radomski. Occupational Therapy for Physical Dysfunction 5th. (2002). Lippincott Williams & Wilkins.

Catz, A, Itzknovich, M., Agranov, E., Ring, H., & Tamir, A. (2001). The spinal Cord Injury Independence Measure (SCIM) : Sensitivity to functional changes in subgroups of spinal cord lesion patients. Spinal cord, 39(2), 91–100.

Charles H. Christiansen, Carolyn M. Baum. "The Role of the Physical Environment in Occupational Performance" Occupational Therapy Enabling. Function and Well–Being. (1997). SLACK In corporated.

Cynthia C. Norkin, D. joyce White. "The Elbow and Forearm" Measurement of Joint Motion 2ed, (1995). F.A. Davis Company.

Elaine Bukowski. Muscular Analysis of Everyday Activities (2000). SLACK In corporated.

Granger C. V, Cotter A. C, Hamilton B. B, Fiedle R. C., Functional assessment scale : A study of persons after stroke. (1993) Arch Phys Med Rehabil.

Jane Case–Smith, Allen S. Allen, Pat Nuse Pratt "Feeding Intervention" Occupational Therapy for Children 4ed. (2001). Mosby, Inc.

J.S. Keene and C.A. Anderson, "Hip Fractures in the Elderly : Discharge Predictions With a Functional Rating Scale,"(1982). Journal of the American Medical Association 248 : 564.

Jules M. Rothstein and Serge H. Roy, Steven L. Wolf. The Rehabilitation Specialist's Handbook 2ed, (1998). Book promotion & Service LTD.

Julia Van Deusen Denis Brunt. "Self–Care" Assessement in Occupational Therapy and Physical Therapy, (1997). W.B. Saunders Company.

Karen McGough Monks, Pocket guide to Home Health Care. (2000). W. B. Saunders Company.

Kielhofner, A model of human Occupation : Theory and application (2nd. ed, pp 113–137). Baltimor : Williams & Wilkins.

Lawrence H. Bannister. Gray's Anatomy 38th, ed (1995).

Larraine Williams Pedretti. Occupational Therapy Practice Skills for Physical Dysfunction 4ed, 5th. (1996, 2001). Mosby Company.

Martha Freeman Somers, Spinal Cord Injury Functional Rehabilitation (1992). Appleton & Lange.

Maureen E. Neistadt, Elizabeth Blesedell Crepeau. Willard & Spackman's Occupational Therapy 9ed (1998). Lippincott Williams & Wilkins.

Maureen E. Neistadt Occupational Therapy Evaluation for Adults. (2000). Lippincott Williams & Wilkins.

M. Lynn Palmer. "Functional activities for Bilateral Lower Limb and Trunk Involvement." Manual for Functional training, 3ed. (1992). F. A. Davis.

M.A. Shepard, D. Parker, and N. DeClucque, "The Under–Reporting of Pressure Sores in Patients Transferred Between Hospitaland Nursing Home," Journal of the American Geriatric Society 35(1987) : 159.

M. Miller and D. Elliott, "Errors and Omissions in Diagnostic Records on Admission of patients to a Nursing Home," (1976). Journal of the American Geriatric Society 24 : 108.

Pat Nuse Pratt, Anne Stevens Allen. Occupational Therapy for Children 3rd, ed.(1995). Mosby Company.

Pedretii LW. Occupational therapy : Practice Skills for Physical Dysfuction. 5th ed. (2001). St Louis Mosby Company.

Rosenthal, Griffith, Kreutzer, Pentland Rehabilitation of the Adult and Child (1999). F. A. Davis Company.

R.R. Richter, "Rolling from Supine to Prone." (Poster presentation at the American Physical Therapy Association Annual Meeting, San Antonio,

Texas, June (1987).

Sally E. Ryan. "The Elderly With Hearing and Visual Impairments" Occupational Therapy. (1993). SLACK Incorporated.

S. Baker and A. Harvey, "Fall Injuries in the Elderly,"(1985). Clinics in Geriatric Medicine 1 : 501.

Shah, S., Cooper, B. Modified Barthel Index, The Journal of Clinical Epidemiology, (1989).

Shereen D. Farber, Neurorehabilitation A Multisensory approach. (1982). W. B. Saunders Company.

S. Nuzik et al., "Sit-to-Stand Movement Pattern," Physical therapy 66, no. 11 (1986) : 1540-1541.

Susan Ryerson, Kathryn Levit. Functional movement reeducation. Churchill Livingstone (2003).

Steven G. Lesh. "Clients with Repetitive Stress or Work-Related Injuries" Clinical Orthopedics. (2000). F.A. Davis company.

찾아보기 Index

ㅂ

ㅅ

ㅇ

ㅈ

ㅊ

ㅋ

ㅌ

ㅍ

ㅎ

A

B

C

D

I

J

K

L

M

N

O

P

Q

R

S

공저자명단

최 혜 숙 (전 동남보건대학교 작업치료과)

강 보 선 (포항대학교 작업치료과)

김 금 숙 (혜전대학교 작업치료과)

송 창 순 (조선대학교 작업치료학과)

장　　철 (경남정보대학교 작업치료과)

정 복 희 (호원대학교 작업치료학과)

정 상 미 (상지대학교 작업치료학과)

황 기 철 (백석대학교 작업치료학과)

일상생활동작학 〈제3판〉　　　　값 30,000원

2004년 9월 1일 1판1쇄 발행
2008년 8월 15일 2판1쇄 발행
2013년 8월 30일 3판1쇄 발행
2021년 8월 20일 3판4쇄 발행

공 저 자 : 최혜숙・강보선・김금숙
송창순・장　철・정복희
정상미・황기철
발 행 인 : 주　영　일
발 행 처 : **계　축　문　화　사**

서울특별시 종로구 통일로12길 16-17
우편번호 03029
TEL : 735-2257・738-9746
FAX : 723-9025
E-mail : gyechuk@hanmail.net
홈페이지 : http://gyechuk.co.kr
1973. 10. 31 등록번호 제300-1973-8호
ISBN 978-89-5629-310-3　93510